Nursing Policy and Management

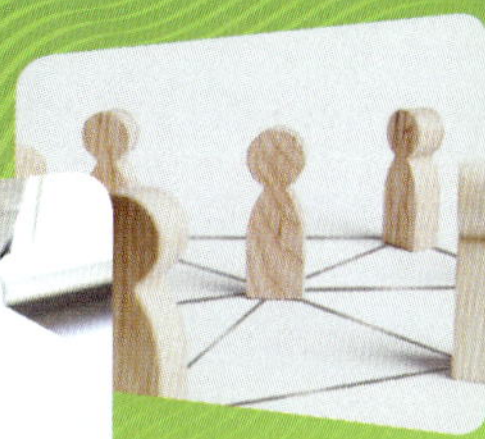

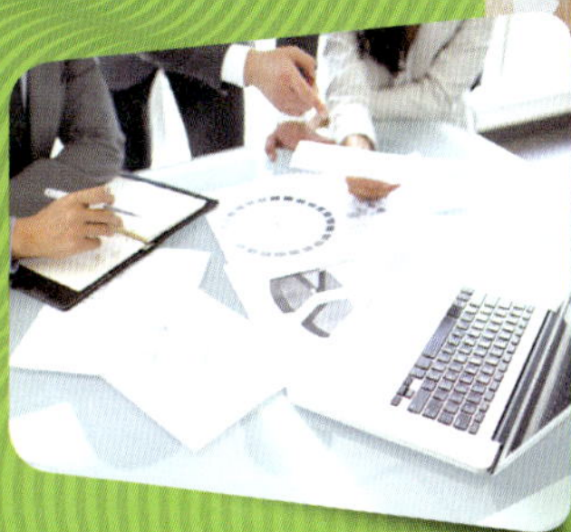

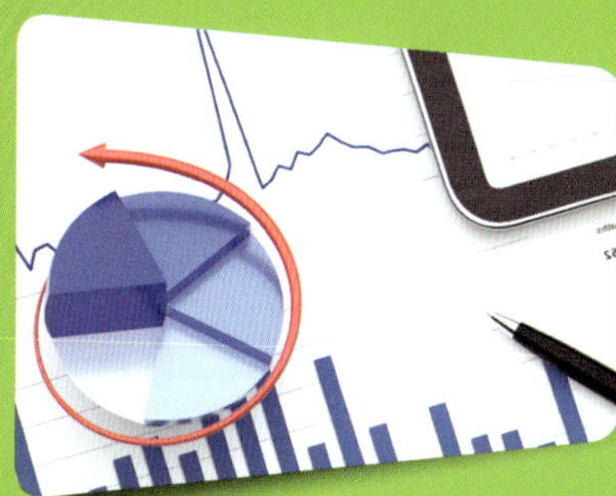

제 2 판

간호관리학

– 간호정책과 간호경영

박성애 김명자 김인경 김진현 배현지 이경아 이은희
장해나 정유미 정은영 주미경 황인영 공 저

정문각 JMK

머리말

간호관리학은 간호정책과 간호경영이라는 두 가지 핵심적인 접근방법을 모두 포함하는 개념이다. 이에 따라 본서는 간호사와 간호서비스를 포괄하고 있는 보건의료체계와 보건의료정책에 대한 이해를 바탕으로 의료조직 내에서 간호사가 갖추어야 할 전문 지식과 관리 역량을 향상시키기 위해 필요한 과학적 방법론을 다루고 있다. 제한된 지면에서 방대한 학문적 내용을 담아내는 것이 쉽지 않지만 간호정책과 간호경영의 기초이론에 대한 이해를 중심으로 기술하였다.

전통적으로 간호관리학이 병원 간호부서장의 관리기능에 집중하였으나 본서는 보건의료체계에서 간호사의 역할 확대와 더불어 간호관리학의 연구범위가 기존의 병원간호조직에서 보건의료체계로 확장되는 최근의 연구 추세를 반영하여 보건의료정책과 병원간호조직관리의 두 축이 균형을 유지하도록 고려하였다. 특히 국가보건의료체계와 보건의료의 사회 · 경제적 특성, 보건정책 결정과정을 먼저 이해하고, 보건의료체계의 일부를 구성하고 있는 병원산업과 병원조직 내에서 기능하고 있는 간호관리과정을 기술하는 순서로 구성하여, 독자로 하여금 간호관리자의 위치와 역할을 거시적으로 이해하는 데 도움을 주고자 하였다.

본서는 전통적인 간호관리의 순환과정인 기획, 조직, 인사, 지휘, 통제의 표준적인 내용과 사례를 포함하되 간호관리학의 이론적 모태가 되고 있는 행정학과 경영학의 학문적 동향을 반영하여 지휘는 '리더십과 동기부여'로, 통제는 '평가와 환류'로 표현하였다. 또한 불가피한 경우가 아니면 영어 단어 대신 한글 표현을 사용하였으며, 예방의학, 예방치과학, 예방한의학, 사회약학 등 인접 학문의 관리전공 교과서 내용을 참조하여 간호관리학의 포괄범위를 병원간호조직으로 한정하지 않고 보건의료체계로 그 시야를 넓히고자 노력하였다.

본서는 간호관리과정의 각 단계에 따른 내용을 구성할 때 실무에서 활용되고 있는 간호관리과정에 대해서도 간단하게 설명하였다. 특히 국내외의 전공 도서를 참고하여 기존 교과서의 내용 중 지나치게 세부적이거나 어려운 내용을 삭제하였고, 학부 교과서의 난이도를 넘지 않도록 조정하였다. 간호관리의 실무적용 관련 부분은 간호관리학실습 과목의 내용과 중복되지 않도록 최소화하였다.

제1장에서는 간호관리학의 새로운 패러다임을 소개하고, 간호관리학을 구성하는 세 가지 이론 분야인 간호경영학, 간호정책학, 간호행정학의 주요 내용과 연구방법론을 개괄하였다. 또한 간호관리자의 역할과 관리이론의 역사적 변천과정에 대하여 살펴보았다. 제2장에서는 각국 보건의료체계의 유형과 성과를 살펴보고, 우리나라의 보건의료체계, 국민건강보험, 의료급여, 장기요양보험, 간호사의 주요 활동 무대인 보건의료기관의 유형과 특성, 우리나라 병원산업과 경영관리에 대하여 기술하였다. 제3장에서는 보건경제학의 기초이론에 근거하여 간호인력과 간호서비스의 경제학적 분석방법을 소개하였으며, 간호사에 대한 수요와 공급, 간호수가, 간호사 임금이론, 의료민영화, 경제성 평가 방법론을 설명하였다. 제4장에서는 정책학의 기초이론을 개괄하고, 우리나라 간호정책의 주요 쟁점, 간호간병통합서비스 정책의 사례를 소개하였다. 제5장에서는 전통적인 기획의 개념과 방법론을 기술하였으며, 최근 보건의료분야의 의사결정 연구에서 빈번하게 사용되고 있는 선형계획법, 의사결정나무, 계층분석법을 소개하였다. 제6장에서는 조직의 개념과 기본원리, 조직구조의 유형, 조직변화, 조직문화를 간호사의 입장에서 설명하였다. 제7장에서는 직무분석과 인적자원에 대한 수요예측, 간호업무량, 간호인력의 모집과 배치, 교육훈련과 경력개발, 직무수행 평가를 설명하였다. 제8장에서는 의료기관회계의 기초개념과 재무제표, 의료기관의 재무관리와 마케팅 이론에 대하여 간단히 기술하였다. 제9장에서는 리더십과 동기부여에 대하여 고전적 이론과 최근의 연구동향을 소개하고, 권한부여, 의사소통, 갈등관리, 협상과 협력에 대하여 설명하였다. 제10장에서는 간호관리과정의 마지막 단계인 평가와 환류에 대하여 간호표준과 간호의 질 평가, 의료서비스 질 관리를 중심으로 기술하였다. 제11장에서는 간호단위관리의 주요 대상인 물품, 약품, 환자, 간호기록, 간호정보에 대한 관리방법을 살펴보았다. 제12장에서는 최근 그 중요성이 더욱 강조되고 있는 환자안전과 관련된 주요 개념을 소개하고, 환자안전 관리 활동, 간호사의 법적 책임, 환자안전 보고체계에 대하여 설명하였다.

끝으로 본서가 간호학생과 간호사의 간호정책에 대한 이해도를 높이고, 간호관리에 대한 지식과 관리능력을 개발하는 데 도움이 되기를 바라며, 출판을 위해 수고해 주신 도서출판 정문각 JMK 여러분께 감사드린다.

2022년 3월

박성애 외 저자 일동

차 례

4장 간호와 정책 / 125

5장 기 획 / 145

6장 조 직 / 193

7장 인적자원관리 / 231

8장 재무관리와 마케팅 / 289

9장 리더십과 동기부여 / 321

10장 평가와 환류 / 367

11장 간호단위관리 / 401

12 장 환자안전관리 / 449

Nursing Policy and Management

제 01 장

간호관리학의 개념과 이론

01 간호관리학의 개념과 이론

학습목표
- 간호관리학의 전통적 개념과 새로운 패러다임을 이해한다.
- 간호관리자의 역할과 리더십을 설명한다.
- 간호관리과정을 설명한다.
- 간호관리이론을 설명한다.
- 간호관리학의 새로운 연구방법론을 설명한다.

주요용어 • 관리 • 간호관리 • 간호관리학 • 간호관리과정 • 간호관리이론 • 간호행정학

01 간호관리와 간호관리학의 개념

1) 관리

관리는 과학이자 예술이다(Cecil & Rothwell, 2007). 오랜 시간 많은 학자들이 관리와 관련된 개념, 이론, 지식, 기법을 구명(究明)하고 논의함으로써 과학으로서의 면모를 갖추었으며, 이렇게 축적되어 온 지식이나 기법을 실제로 관리업무에 접목함으로써 원하는 결과를 도출하는 과정은 하나의 예술로써 평가받을 만하다. 모든 관리자는 직책이나 지위의 고하에 관계없이 자신에게 맡겨진 관리업무를 수행하고 있다.

관리는 다음 네 가지 특성으로 설명할 수 있다(Longest, Rakich, & Darr, 2000).

- 하나의 과정으로서 그 안에서 일련의 지속적인 기능과 활동이 상호작용하며 연관성을 가진다.
- 조직의 목표를 달성하기 위한 과정이다.
- 인적자원과 물적자원의 활용을 통해 조직의 목표를 달성한다.
- 공식적인 조직환경 내에서 이루어진다.

2) 간호관리

이러한 관리의 개념은 관리활동이 일어나고 있는 어떠한 조직에서나 적용이 가능한데 간호조직에 적용하는 경우를 간호관리라고 할 수 있다. 간호관리란 간호관리자가 공식적인 간호조직 내에서, 해당 간호조직은 물론 그 조직이 속한 상위조직의 목표를 달성하기 위하여 인적 · 물적 자원을 보다 효과적이고 효율적으로 사용하기 위해 수행하는 다양한 관리기능과 활동의 연속적 과정이라고 정의할 수 있다.

스완스버그(Swansburg)는 간호관리자가 간호부서나 간호단위에서 간호활동을 기획, 조직, 인사, 지휘, 평가하는 과정을 간호관리라고 하였으며, 때로는 간호조직을 관리하는 간호관리자 집단 자체를 간호관리라고 하였다. 길리스(Gillies)는 간호관리의 정의를 간호대상자에게 양질의 간호서비스를 제공하기 위해서 간호사의 노력과 필요한 모든 자원의 활용을 기획, 조직, 인사, 지휘, 통제하는 과정과 기능이라고 하였다. 이처럼 간호관리의 개념을 종합해 보면, 간호관리란 넓은 의미로는 간호대상자에게 양질의 간호를 제공하기 위해 간호사가 알고 행해야 할 지식과 기법이라고 정의할 수 있으며, 좁은 의미로는 간호조직의 목표달성을 위한 지식과 기법이라고 정의할 수 있다.

간호의 목표가 양질의 간호를 제공하는 것이라면, 간호관리의 목표는 간호업무를 합리화하고 변화하는 환경에의 적응과 변화를 유도할 뿐만 아니라 간호직원의 사기앙양을 통해 간호의 목표를 달성하는 것이다. 관리와 마찬가지로 간호관리는 간호조직 측면에서 접근하며, 조직구성원인 간호인력이 매우 중요한 자원이며, 간호조직은 간호의 목표인 양질의 간호를 효율적, 효과적으로 달성하는 데 노력을 집중한다. 또한 양질의 간호를 위해 자원을 기술적으로 활용하는 일련의 과정인 동시에 기능이다(표 1-1).

표 1-1 관리와 간호관리의 비교

구분	관리	간호관리
접근 방식	조직 내에서 접근	간호조직의 측면에서 접근
중요한 자원	인적 요소	간호사 포함 인적 요소
조직 목표	목표 추구	양질의 간호목표 추구
관리 수단	자원의 기술적 활용	양질의 간호를 위한 자원의 기술적 활용
관리활동	일련의 과정이며 기능임	일련의 과정이며 기능임

따라서 간호관리란 간호관리자가 양질의 간호를 제공하려는 목표를 위해 환자간호를 기획하고 조정하며 간호현장을 지휘, 통제함으로써 간호의 목적을 성취하도록 준비하는 것이다. 간호의 대상이 개인, 가족, 지역사회라면, 간호관리의 대상은 간호를 받는 대상

자(개인, 가족, 지역사회)와 간호제공자(간호인력) 그리고 간호조직으로 볼 수 있다.

3) 간호관리학

간호의 목표가 양질의 간호를 제공하는 것이라면, 간호관리의 목표는 간호업무를 합리화하고 변화하는 환경에 적응과 변화를 유도할 뿐만 아니라 간호인력의 사기앙양을 통해 간호조직의 목표를 달성하는 것이다. 이와 같은 정의에 의하면 전통적인 간호관리학은 간호조직의 목표를 달성하기 위한 지식과 관리기법을 연구하는 학문으로 정의될 수 있다.

그러나 최근 들어 간호관리자에게 보다 폭넓은 시야와 통찰력에 기반한 간호관리 영역의 확대가 요구되고 있다. 기존의 간호관리는 간호조직, 즉 병원의 간호부 혹은 각 병동 내에서의 관리활동에 주로 초점을 두고 행해져 왔으나 현대에 와서는 사회와 의료환경이 급변하고 간호사의 전문성이 증대되었으며, 각 학문분야별 융합과 협력을 통한 상호발전의 강조로 인해 간호관리자도 단순히 해당 부서나 병동 내로 그 활동을 국한하지 않고 경영, 행정, 정책, 정치적 영역에 이르기까지 그 역할을 확대하는 새로운 패러다임이 필요하게 되었다.

이러한 간호관리활동은 다변화와 영역 확장을 통해 간호사 스스로의 위상을 정립하고, 간호근무자와 환자의 권리와 안전을 보장함은 물론, 나아가 보다 건강한 사회를 실현하는 데 이바지할 수 있을 것이다. 이러한 관점에서 간호관리학은 전통적인 경영관리의 개념에서 벗어나 간호정책을 포괄하는 개념으로 확장되고 있다.

4) 간호관리의 중요성

우리나라의 GDP 대비 국민의료비는 7.6%로 OCED 평균 8.8%보다 낮지만 국민의료비의 증가 속도는 OECD 회원국 중 가장 빠른 편이다(OECD, 2021). 이러한 추세는 건강증진에 대한 관심 증가로 건강관리의 결과라기보다는 자원의 비효율적인 활용에 기인했다고 볼 수 있다. 국민건강보험과 노인장기요양보험에서 인구의 급격한 노령화에 의한 노인의료비의 급증, 고가의료기술의 도입과 소득수준의 향상으로 늘어나는 국민의료비의 관리방안에 대해 국가와 국민의 관심이 고조되고 있다. 따라서 간호서비스의 효율적 활용이 의료자원의 효율적 배분과 국민의료비의 효율성 제고에 매우 중요한 대안이 될 것이다.

보건의료공급체계의 절대다수를 차지하는 병원은 운영비가 매우 많이 드는 조직이며, 전체 병원 운영비 중 인건비가 가장 큰 비중을 차지하는데, 간호조직이 가장 많은 인적자원을 사용하고 있다. 간호사와 간호조직은 병원이라는 전체 조직의 효율성을 높이는 데 결정적 역할을 할 수 있으며, 이에 병원은 질적 의료서비스에 대한 환자의 요구가 증가하고, 특히 의료기관의 전문성과 책임을 더 요구하는 상황에서 양질의 의료서비스를 제공해야만 한다.

24시간 환자 곁에서 간호를 수행하는 간호사의 업무는 의료서비스의 상당 부분을 차지하므로 간호단위 수준의 관리는 병원의 질적인 의료서비스 제공과 깊은 관련이 있다. 따라서 간호관리자는 경영관리의 개념과 과정을 이해하고, 간호단위에서 이를 실천해 나가기 위한 핵심적 역할을 할 수 있어야 한다.

02 간호관리학의 새로운 패러다임

간호학의 발달과 더불어 간호관리학의 학문적 성격과 적용 영역 또한 급속하게 변모하고 있다. 기존의 간호관리학은 주로 병원 간호단위의 목표달성에 필요한 지식과 기법에 대한 연구를 다루고 있다. 그러나 최근 간호를 둘러싸고 있는 보건의료제도와 사회 · 경제적 환경이 과거와는 비교할 수 없을 정도로 많이 변화하였고, 간호사의 사회적 역할 또한 점차 확대되고 있는 추세이므로 이를 포괄할 수 있는 새로운 패러다임의 정립이 필요하다.

기존의 간호관리학이 의료기관의 간호조직을 연구하는 간호경영학(nursing management)의 차원에 머물러 있었다면 새로운 간호관리학은 공적 영역에서의 보건행정뿐만 아니라 공공정책의 입장에서 간호문제를 바라보는 간호정책학(nursing policy), 공공부문의 간호관리를 다루는 간호행정학(nursing administration)을 포함해야 할 것이다. 즉, 새로운 간호관리학(nursing management and policy)은 좁은 의미에서의 전통적인 간호경영학뿐만 아니라 간호정책학과 간호행정학을 포괄하는 넓은 개념으로 이해될 수 있다(표 1-2).

우리나라에서는 학부 과정의 교과목 및 간호사 국가 면허 시험과목의 명칭이 간호관리학으로 되어 있으나 전공 학회의 명칭은 한국간호행정학회로 되어 있어 혼동을 주고 있다. 관행적으로 간호행정학과 간호관리학을 구분하지 않고 동일한 개념으로 인식하는 경향이 있다. 간호관리학을 포괄적인 개념으로 이해할 경우 간호관리학은 간호경영학, 간호정책학, 간호행정학을 모두 포함하는 것으로 이해할 수 있는데, 간호경영학, 간호정책학, 간호행정학의 관계를 구분하기 위해 우선 민간과 공공이라는 두 가지 개념으로 구별할 필요가 있다. 정책과 행정은 모두 공익목적을 달성하기 위한 공공문제의 해결 및 공공서비스의 생산, 분배와 관련된 정부의 제반활동과 상호작용이라고 정의할 수 있다. 이러한 개념에 의하면 간호행정학은 행정학을 공공간호분야에 응용한 것이라고 볼 수 있는데, 간호행정학을 공공관리의 개념으로 정의할 경우 간호행정학의 연구대상이나 범위가 정부조직 내에서 활동하는 간호자원의 관리에 국한될 것이므로 아직은 그 범위가 넓지 않다. 즉, 간호행정학의 내용과 대상이 극히 제한적이므로 간호행정학을 간호정책학과 분리하는 실익은 크지 않다.

본 장에서는 간호관리학을 간호경영학, 간호정책학, 간호행정학으로 구분한다.

표 1-2 간호관리학의 새로운 패러다임

구분	간호관리학(nursing management and policy)		
	간호경영학	간호정책학	간호행정학
기본시각	병원경영 (hospital management)	공공정책 (public policy)	공공행정 (public administration)
연구목표	병원경영의 성과, 간호단위관리의 성과	간호정책의 성과 (효율성, 형평성)	간호행정관리의 성과 (효율성)
연구방법론	경영학(조직론, 인사관리, 재무관리, 마케팅 등)	정책학, 경제학	행정학(조직, 인사행정, 재무행정), 법학
주요 내용	간호경영관리 • 기획 • 조직관리 • 인적자원관리 • 지휘(동기부여, 리더십) • 통제(환자안전, QI) • 병원회계와 재무관리 • 원무관리 • 물자관리 • 간호정보 • 마케팅(홍보) • 법과 윤리	간호정책분석평가 • 보건의료체계 • 보건의료정책 • 사회보험제도 • 장기요양보험제도 • 간호수가 • 지불제도 • 간호의 경제성 평가 • 간호인력수급정책 • 전문간호사제도 • 간호교육정책	간호행정관리 • 간호직 조직관리 • 간호직 인사행정 • 간호서비스 예산 • 공공간호서비스 • 지역사회간호 • 공공간호전달체계 • 국제간호

1) 간호경영학

(1) 개념

전통적인 간호관리학은 앞에서 기술한 바와 같이 병원이라는 경영체 내에서 활동하는 간호관리자의 입장에서 간호조직관리의 효율화를 통해 조직이 추구하는 목표를 효과적으로 달성할 수 있는 지식과 기법을 연구하는 학문이라고 할 수 있다. 이런 점에서 좁은 의미의 간호관리학이라고 볼 수 있으며, 이는 곧 간호경영학(nursing management)이라고 정의될 수 있다.

그동안 우리나라에서는 관행적으로 간호행정학을 간호경영학의 개념과 동일하게 사용해 왔거나 혹은 간호행정학을 간호경영학 및 간호정책학을 모두 포함하는 개념으로 인식하기도 하였다. 그러나 의료기관의 간호조직 및 간호업무에 대한 분석이 이론적으로 행정학에 근거하고 있는 것은 아니라는 사실에 유의해야 한다. 행정은 공공관리이며, 사적 관리인 경영과 구분된다. 이론상으로 병원의 간호관리에 적합한 학문분야는 경영학이다. 따라서 학문적으로는 간호경영학이란 용어가 더 적절하며, 간호행정학은 공공부문의 간호 관련 업무에 대한 연구분야이다.

간호행정학의 개념이 이처럼 혼동스러운 것은 의료기관의 법적 성격과 문화적 환경에 기인한다. 우리나라의 의료기관은 의료법상 비영리기관으로 규정되어 있으며, 영리추구는 법적으로 금지되어 왔다. 또 전통적으로 의료인은 의료기관이 이윤을 추구하기보다는 인술을 베푸는 기관으로 국민에게 인식되기를 선호하였으며, 따라서 의료기관의 이미지가 어떤 형태로든 이윤과 연결되는 것을 기피하였다. 즉, 의료는 상술이 아닌 인술이라고 인식하였기 때문에 이윤추구를 먼저 떠올리게 되는 경영이라는 용어보다는 공공 또는 공익을 의미하는 행정이란 용어를 사용하게 되었다.

그러나 최근에는 민간병원이 대부분인 우리나라의 실정을 감안하여 병원도 하나의 경영단위로 인식하고, 이것을 직접적으로 다루는 경영학에서 그 근거를 찾아 병원경영, 의료경영, 간호경영, 간호경영관리 등의 용어가 널리 사용되고 있다.

(2) 연구분야

간호경영학의 주요 내용은 병원경영에 대한 관심을 비롯하여 간호행정의 조직, 인사관리, 지휘, 통제, 간호예산, 입 · 퇴원관리, 진료비 청구, 간호원가분석을 비롯하여 물류관리, 구매관리, 간호정보, 홍보와 마케팅 등의 원무관리가 포함된다. 간호경영학의 대표적인 연구방법론으로는 경영학의 기본이론인 조직론, 인적자원관리, 재무관리, 회계학, 마케팅, 생산관리 등이 응용될 수 있다.

2) 간호정책학

(1) 개념

간호정책학은 간호학과 정책학이라는 서로 다른 두 가지 학문의 결합으로서 보아야 할 것이다. 간호정책이란 간호서비스를 통해 지역사회주민의 건강을 유지, 증진시키고 정신적 안녕 및 사회적 효율을 도모할 수 있도록 공공자원의 효율적 배분과 형평성 제고를 위한 공공정책을 말하며, 또한 간호정책학은 간호정책의 수행에 필요한 정책수단을 개발하고 분석, 평가하는 학문이다. 즉, 간호에 정책의 원리를 적용하여 국가 혹은 지방자치단체를 통해 국민의 건강을 증진시키기 위한 정책을 형성, 집행, 평가하는 연구분야이다.

(2) 연구분야

간호정책학은 기본적으로 공공정책의 수립과 집행을 담당하는 주체인 정부의 시각에서 간호서비스를 인식하게 되며, 따라서 연구내용은 주로 국가보건의료체계 내에서 간호분야에 직간접적으로 영향을 미치는 정책으로써 간호인력수급, 간호수가와 지불제도, 간호교육제도, 공공보건조직과 간호인력, 전문간호사제도, 건강보험, 노인장기요양보험, 간호서비스의 경제성 평가 등이 포함된다. 간호정책학의 이론적 기반은 일반적으로 공공정책분석에서 널리 활용되고 있는 정책학과 경제학이다. 최근에는 간호경제학(nursing economics)이 간호관리학의 필수적인 연구방법론으로 자리매김하고 있으며, 간호서비스에 대한 체계적인 분석과 설득력 있는 정책대안을 제시하고 있다.

3) 간호행정학

(1) 개념

행정의 개념은 기본적으로 공공(public)이라는 관점인데, 이러한 관점에서 행정은 공익목적을 달성하기 위한 공공문제의 해결, 공공서비스의 생산 및 분배와 관련된 정부의 제반 활동과 상호작용이라고 정의할 수 있다. 따라서 간호행정은 공익목적을 위한 간호서비스의 생산 및 분배와 관련된 정부활동이라고 할 수 있다.

그런데 간호행정학의 개념에 대해서는 두 가지 견해가 있을 수 있다. 우선 공사행정일원론(公私行政一元論)의 입장에서 행정은 민간경영의 관리기법을 공공부문에 그대로 적용한 것이며, 따라서 두가지는 본질적으로 동일하다는 것이다. 이 견해에 의하면 간호행정학은 경영학의 기법을 간호행정분야에 응용한 것이라고 볼 수 있다. 다른 한 가지 견해는 간호행정학은 경영학을 간호행정부문에 적용한 것이 아니라 행정이 추구하는 고유한 가치인 공익목적과 정치적 성격이 강한 정책적 특성을 반영한 정부의 활동을 연구하는 분야라고 정의하는 공사행정이원론(公私行政二元論), 즉 정치행정 일원론의 입장이다. 이는 간호행정학이 경영학에 근거하여 간호행정조직의 관리기법을 연구하는 것에 국한되지 않고, 오히려 정치적 성격이 강한 간호정책을 연구하는 분야에 더 가깝다는 견해이다.

최근에는 행정학과 정책학을 학문적으로 구분하는 뚜렷한 기조가 있으므로 이러한 논리에 의하면 간호행정학은 정책학과는 달리 경영학의 관리기법을 간호행정분야에 응용한 것이라고 볼 수 있다. 그러나 간호행정학을 이처럼 공공관리의 개념으로 정의할 경우 간호행정학의 연구대상이나 범위가 정부조직 내에서 아직은 넓지 않으므로 간호행정학의 수요는 크지 않다.

(2) 간호행정의 특성

간호행정은 간호와 행정이 결합되어 만들어진 공공활동이다. 이러한 점에서 간호행정의 특성을 공공성과 사회성, 봉사성, 조장성과 교육성, 과학성과 기술성 등으로 정리할 수 있다.

가. 공공성과 사회성

간호행정은 공공복지와 집단의 건강을 추구함으로써 이윤추구에 초점을 두는 관리와는 다르며, 행정행위가 사회전체 구성원을 대상으로 한 사회적 건강증진에 있다.

나. 봉사성

국가 행정은 국민의 행복과 복지를 위해 직접 개입하고 간섭하고 봉사한다. 간호행정도 국민의 건강증진을 위하여 적극적으로 서비스하는 봉사성을 가지고 있다.

다. 조장성과 교육성

간호행정은 지역사회주민 교육 또는 자발적인 참여를 조장함으로써 교육적인 목적을 달성한다.

라. 과학성과 기술성

과학과 기술의 발달에 의한 안전한 건강지식과 보건기술을 바탕으로 한 과학행정, 기술행정의 성격을 가진다.

마. 건강에 관한 개인적 가치와 사회적 가치의 상충

생명의 유일함에 대한 무한대의 서비스 욕구를 추구하는 개인의 가치와 한정된 서비스를 분배하려는 사회적 형평성이 상충하는 경우가 발생한다.

장래에 국민 건강증진 및 삶의 질 향상에 대한 관심의 증가, 보건의료 요구의 증대, 보건의료와 관련된 국가 및 민간기관의 역할 증대로 인한 관심과 재조명 등 간호행정에 대한 요구는 더 커질것으로 보인다. 간호행정은 그 대상이 지역사회에서부터 국가와 국제간호로 더 넓게 확대되는 추세이며, 공공간호서비스의 범위도 지역사회, 국가나 인류에 대한 소극적인 간호의 단계에서부터 적극적인 건강과 효율성의 향상에 관여하는 실천과정이 포함될 수 있다.

(3) 연구분야

간호행정학의 주요 내용은 간호행정의 역사, 간호행정의 조직, 인사관리, 예산편성, 간호생산성, 공공간호서비스, 지역사회간호, 국제간호 등이며, 연구방법론으로는 조직론,

인사행정, 재무행정, 관리과학, 의사결정론 등 행정학의 주요 이론이 활용될 수 있다.

4) 외국대학의 간호관리학 교과목

미국, 영국, 캐나다 등의 외국대학의 간호관리학전공 교과과정을 분석해 보면 각 대학마다 고유한 특성이 있어 일률적으로 단정하기는 어려우나, 간호관리학 전공과정이 비교적 활발하게 운영되고 있는 대학의 경우 대체적으로 간호경영과 간호정책 관련 교과목으로 구성되어 있다. 전공분야별로 필수과목과 선택과목이 조금씩 다르지만 개설되는 교과목은 대부분 유사한 것으로 나타난다.

기초과목으로서 경제학, 재무관리, 간호조직론, 보건의료체계, 보건정책, 간호정보학이 일반적으로 포함되어 있으며, 분야별로 세부적인 심화학습이나 다양한 과목이 편성된 체제를 가지고 있다. 외국과 한국의 간호대학은 교육과정과 임상현실이 다를 수 있으므로 외국대학의 교과과정을 그대로 모방하기에는 무리가 있으나, 우리나라 간호관리학의 교육방향을 설정하는 데 참고자료로 활용할 수는 있을 것이다(표 1-3).

표 1-3 외국 주요 대학의 간호관리학 전공과목

분야	간호관리학 전공과목
간호정책	보건경제학, 경제분석, 연구방법론 및 연구설계, 역학원론, 보건의료체계론, 비교보건체계론, 보건정책, 간호정책, 정책이론, 공공정책리더십, 사회정책론
간호경영	경제학 및 회계학의 기초, 간호조직론, 인사관리, 노사관리, 간호윤리, 재무관리, 회계학, 간호예산, 간호관리상담, 간호관리실습, 간호성과측정, 응용통계학, 관리과학, 간호정보학, E-Health, 보건의료마케팅, 간호사업론, 리더십개발, 의약품 및 의료기술관리

한편 국내 의과대학이나 한의과대학에서는 의료관리학, 예방의학, 예방한의학 등의 교과목 명칭으로 되어 있으며, 주요 내용은 보건의료체계, 보건의료자원, 의료이용, 건강보장, 보건의료경제, 병의원 경영관리, 의료의 질 관리, 국제보건 등으로 구성되어 있다. 간호관리학의 교과내용이 대부분 병원내 간호단위관리에 집중되어있는 것과 비교하면 의료관리학이나 예방한의학은 교과내용이 보건의료체계와 보건의료정책 중심으로 구성되어 있어 상대적으로 간호관리학의 시야를 넓힐 필요가 있다.

03 간호관리자의 역할과 리더십

1) 간호관리자의 유형과 역할

간호관리자의 유형은 가장 상층에 간호부원장, 간호(본)부장, 간호국장 등과 같은 최고관리자(senior or top management), 중간층에 각 부서별 간호과장, 간호팀장 등의 중간관리자(middle-level management), 최하층에 간호단위관리자, 책임간호사 등과 같은 일선관리자(first-level or supervisory management)의 세 개 계층으로 구분된다(그림 1-1). 여기서 의료기관마다 간호관리자에 부여한 명칭이 다르므로 어떠한 관리자가 어떠한 계층에 속하는지는 해당 기관의 구조와 해당 관리자가 담당한 업무에 따라 구분이 다를 수 있으므로 의료기관의 조직도를 통해 확인할 수 있다.

최고관리자, 중간관리자, 일선관리자 모두 관리업무를 수행하지만 각각이 부여받은 권한의 종류와 책임의 범위가 다르다. 주로 최고관리자는 조직 전체의 인력과 자원에 대한 관리업무를 수행하며, 그 결과에 대한 책임과 권한을 부여받으며, 중간관리자는 담당한 부서 혹은 단위를 관리하고, 일선관리자는 특정 업무나 작은 규모의 집단에 대한 관리를 책임지게 된다. 각 계층별로 관리자의 역할과 책임 범위는 다르지만 각각의 관리기능이 제대로 수행되어야만 그 조직이 제대로 운영될 수 있으므로 그 책임과 업무의 범위에 관계없이 모든 관리업무가 중요하다.

또한, 민츠버그(Mintzberg)는 관리자는 일반적으로 대인관계적 역할(interpersonal roles), 정보적 역할(informational roles), 의사결정자 역할(decisional roles)을 수행하며, 이는 각 역할 영역별로 다시 세분화된다고 하였다(그림 1-2).

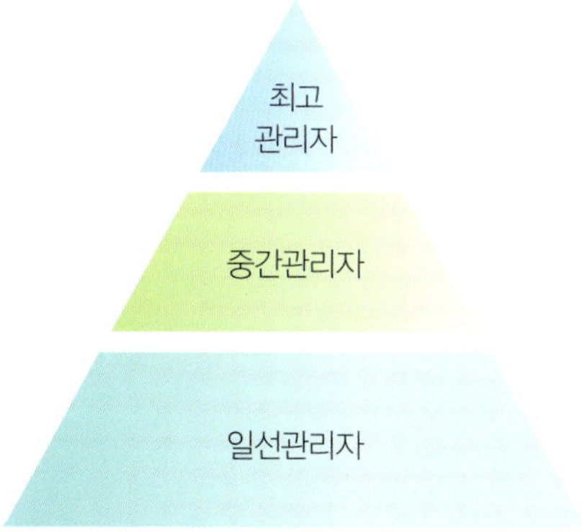

그림 1-1 간호관리자의 유형과 계층구조

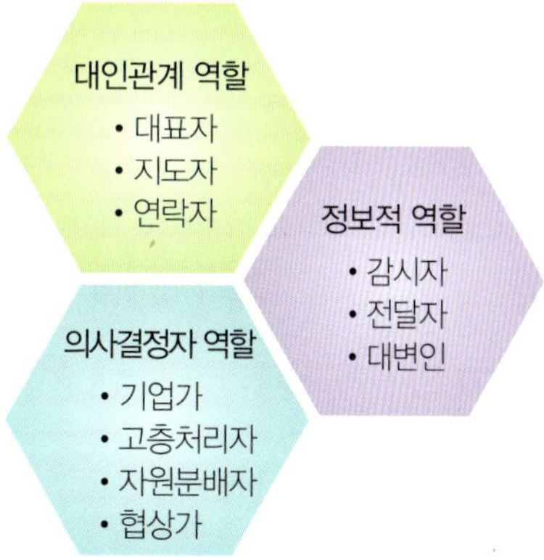
대인관계 역할
• 대표자
• 지도자
• 연락자
정보적 역할
• 감시자
• 전달자
• 대변인
의사결정자 역할
• 기업가
• 고충처리자
• 자원분배자
• 협상가

그림 1-2 간호관리자의 역할

(1) 대인관계적 역할

가. 대표자(figurehead)

조직의 대표에게 요구되는 사회적, 법적 의무와 더불어 상징적이고 정형적인 업무를 수행한다.

나. 지도자(leader)

조직원에게 동기를 부여하고 이들의 개인적 성장을 도모하며, 직원의 채용과 교육훈련 등 지도자로서 수행해야 할 업무를 실시한다.

다. 연락자(liaison)

직접적인 상사나 부하직원 외에도 다른 부서 혹은 다른 기관의 사람들과 관계를 유지하며 연결해 주는 연락자의 역할을 수행한다.

(2) 정보적 역할

가. 감시자(monitor)

조직 내 · 외부의 변화를 감시하고 탐색하며 조직에 필요한 정보를 수집한다.

나. 전달자(disseminator)

수집된 정보를 전체 혹은 필요한 일부 조직원에게 배포하고 분배하는 역할을 수행한다.

다. 대변인(spokesperson)

자신이 속한 조직의 대외용 정보를 외부인에게 전달하고 대변하는 역할을 수행한다.

(3) 의사결정자 역할

가. 기업가(entrepreneur)

기업가 정신을 바탕으로 조직 내 · 외부의 변화를 통해 감지된 가능성과 기회를 포착하고 활용한다.

나. 고충처리자(disturbance handler)

조직 내에서 발생한 주요 당면과제를 분석하고 해결방안을 제시함으로써 조직의 생산성 향상과 발전에 저해가 될만한 요소를 해결한다.

다. 자원분배자(resource allocation)

조직이 효과적으로 자원을 활용할 수 있도록 자원의 배분을 계획하고 실제로 분배하는 역할을 수행한다.

라. 협상가(negotiator)

조직 내 · 외부의 크고 작은 협상업무에서 조직을 대표하여 협상을 진행하고 성사시키는 역할을 수행한다.

2) 간호관리와 리더십

간호관리를 학습하다 보면 흔히 혼동되는 것 중의 하나가 관리(management)와 리더십(leadership)이 어떻게 다른가 하는 것이다. 관리는 모든 조직에서 수행되는 하나의 기능인 반면, 리더십은 조직에 활력을 불어넣는 지도자(leader)와 추종자(follower)의 관계로 정의할 수 있다(Stanley, 2006). 또는 관리가 자원의 조직과 분배를 통해 조직의 모든 혹은 일부를 지휘하고 이끌어 가는 과정이라면 리더십은 집단이 공동목표를 성취하기 위해 행동하도록 하는 동기부여의 예술이라고 정의하기도 한다(Marquis & Huston, 2012).

관리와 리더십은 이론적으로 매우 다른 특성을 가지고 있다. 관리는 현상을 유지하고 안정시키기 위한 목적을 가지므로 조직의 부여한 목표를 달성하기 위해 규칙, 보상, 조정을 통해 통제에 중점을 두는 반면, 리더십은 변화를 목적으로 하므로 갈등과 위기를 두려워하지 않고 비전을 제시함으로써 사람을 일정한 방향으로 이끌어 가는 데 중점을 두게 된다. 관리와 리더십의 구체적 차이점은 표 1-4에 잘 나타나 있다.

이렇듯 이론적으로 관리와 리더십에는 여러 가지 차이점이 있어 학계에서나 실무에서 관리자와 리더(지도자)의 역할이 혼동되어 역할갈등을 초래할 수 있으며, 각각의 특성이 서로에게 부정적인 영향을 줄 수 있으므로 역할이 구분되어야 한다는 주장이 있다(Christian & Norman, 1998; Stanley, 2006).

그러나 최근 들어 사회와 의료환경이 다변화되고 복잡해짐에 따라 간호사도 관리와 리더십을 구분하는 것이 아니라 간호관리자로서의 역할과 간호지도자로서의 역할을 고루 습득하고 각각의 역할에 따른 기술을 개발함으로써 관리자와 리더의 역량을 모두 갖추어야만 조직의 발전에 기여할 수 있다는 것이 일반적인 의견이다. 이러한 통합형 리더-관리자는 다음과 같이 여섯 가지 명확한 특성을 가진다(Gardner, 1990).

① 장기적인 관점에서 비전을 가지고 미래지향적으로 사고하며 자신의 의사결정이 지금 당장뿐만 아니라 장기적으로 어떤 영향을 미칠 것인지까지 고려한다.
② 상위조직을 고려하는 외부지향적 관점을 가짐으로써 자신이 현재 속한 단위나 부서가 상위조직에 어떠한 영향을 미치는지 이해한다.
③ 자신이 속한 조직을 넘어서 다른 사람에게까지 영향력을 미친다.
④ 비전, 가치, 동기부여를 강조한다. 지도자형 관리자는 다른 사람과의 관계에서 발생

하는 무의식적이고 때로는 비이성적인 역동까지도 직관적으로 이해하며 각각의 상황에서 다른 사람이나 상황적 차이점에 대해 민감하게 감지한다.

⑤ 정치적으로 민감하여 각각 다른 대상자의 요구나 기대에 잘 부응한다.

⑥ 변화에 대해 생각한다. 전통적인 관리자는 조직구조나 각종 절차에 대해 수용하지만, 지도자형 관리자는 현실 세계의 변화에 따라 조직이 뒤처지지 않도록 변화를 추구한다.

표 1-4 관리와 리더십의 차이

구분	관리 혹은 관리자의 특성	리더십 혹은 리더의 특성
목적	안정	변화
추구하는 것	목표달성	비전, 가치표현
이론적인 유형	거래적	변혁적
갈등에 대한 대응	갈등회피 혹은 갈등관리	갈등을 건설적으로 활용
권력의 원천	공식적 권한과 직책의 서열	개인적 카리스마 및 가치
비난 및 책임에 대한 태도	타인을 비난	비난을 수용
에너지	통제	열정
관계지향점	부하직원	추종자
방향	기존의 경로를 이용	새로운 길을 개척
초점	업무 혹은 사람을 관리	사람을 선도
기획의 중점	세부계획 수립	방향을 설정
원동력과 지향대상	머리와 이성에 호소	마음과 영혼에 호소
반응	반사적	선제적
설득의 방법	설명	설득
동기부여	금전적 혹은 기타 가시적 보상	업무에 대한 열정과 가치의 통합
규칙과의 관계	규칙을 제정하거나 준수	규칙을 깨트리거나 규칙의 경계를 탐색
위험요소에 대한 태도	위험을 최소화	위험을 감수
미래에 대한 접근방법	체계와 절차 정립	새로운 기회를 창출
조직 내 해당자	상위 서열자가 해당됨	누구든지 지도자 될 수 있음
조직에서의 중요도	필요	필수

자료: Stanley, D.(2006). Role conflict: leaders and managers. Nursing Management, 13(5), p33

04 간호관리과정

간호관리과정(nursing management process)은 기획, 조직, 인사, 지휘, 통제의 다섯 가지 관리기능을 통해 간호조직의 자원을 효율적으로 분배하고 활용함으로써 조직의 목표를 효과적으로 달성하도록 하는 일련의 순환과정이다. 관리기능은 페이욜(Fayol)에 의해 최초로 기획(planning), 조직(organizing), 지휘(directing), 조정(coordinating), 통제(controlling)로 명명되었으며, 그 이후 귤릭(Gulick)이 기획, 조직, 인사, 지휘, 조정, 보고(reporting), 예산편성(budgeting)으로 구분하여 발전시켰다.

이후 이러한 기능과 활동의 명칭은 시대에 따라 조금씩 변화하여 관리기능을 기획, 조직, 인사, 지휘, 통제의 다섯 가지로 정리하여 관리과정으로 부르고 있다(Marquis & Huston, 2012). 그런데 최근에는 지휘와 통제라는 권위적 명칭 대신 동기부여와 리더십, 평가와 환류라는 긍정적 용어를 사용하고 있다(그림 1-3). 각각의 관리기능 혹은 관리과정 요소에 대해서는 아래에 간략히 소개되어 있으며, 본 교재의 각 장에서 자세히 학습하게 될 것이다.

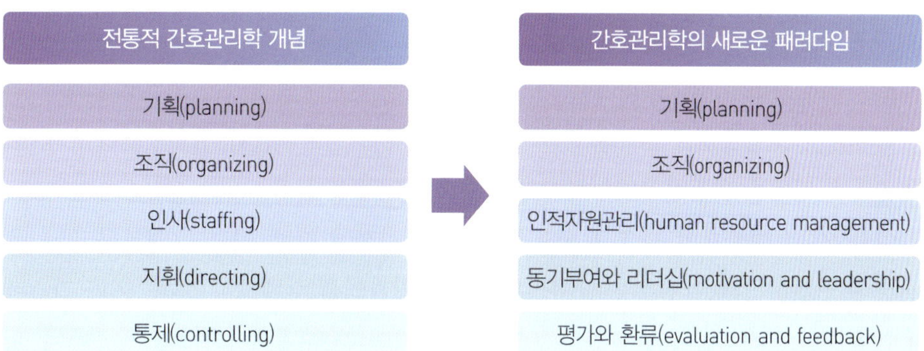

그림 1-3 간호관리학의 개념 변화

1) 전통적 간호관리과정과 새로운 패러다임

(1) 기획

기획(planning)은 관리과정의 첫 단계로, 조직이 미래를 향해 나아가기 위한 일련의 활동 계획(plan)을 수립하는 것이다. 기획을 통해 조직의 비전, 목적, 목표를 수립하고 정책, 절차와 규칙 등을 결정함으로써 조직의 목표를 달성하기 위한 방법을 모색한다. 즉,

기획은 조직이 목표를 성취하기 위해 누가, 무엇을, 언제, 어디서, 어떻게 할 것인가에 대해 미리 결정하며 성과와 결과측정을 위한 평가기준을 마련하는 단계로서 다른 관리기능에 선행하는 필수적인 과정이다.

성공적인 기획을 위해 간호관리자는 조직의 비전, 목적 및 철학을 이해하고 목표를 제시하며 전략적 운영기획을 해야 하고 자원분배를 위한 예산이 마련되어야 한다. 특히 간호관리자는 시간관리 및 비판적 사고와 창조적 문제해결 능력 개발을 통해 간호업무수행을 관리해 나가야 한다.

(2) 조직

일단 기획을 통해 조직의 목표가 결정되면 관리자는 그 목표를 실현하기 위해 공식조직을 구성해야 한다. 조직구성원 개개인의 직책을 정하고, 업무를 구분하여 세분화하는 등의 활동이 조직에 포함된다. 병원의 경우 병동 등 해당 간호조직의 목표를 달성하기 위해 가장 적합한 환자간호전달체계를 결정하는 것이 해당된다.

(3) 인적자원관리

전통적 간호관리과정의 인사(staffing)는 직원채용이라는 좁은 의미이며, 넓은 의미의 인사관리(personal management)를 포함하기도 한다. 최근에는 인적자원관리(human resource management)라는 용어가 사용되고 있다. 인적자원관리는 기본적으로 인력의 채용(staffing), 고용유지, 직무분석, 직무수행 평가, 보상, 직원의 사회화, 팀 구축(team building), 경력개발 활동을 포함하는 매우 중요한 기능이다.

간호관리자는 대상자의 간호요구도와 필요간호시간에 따른 인력을 배분하고, 간호사의 능력에 기초한 간호업무를 분담시키는 인적자원관리를 수행해야 하며, 이때 간호생산성과 간호직원의 직무만족을 높임과 동시에 직접적인 간호를 대상자에게 제공할 수 있도록 노력해야 한다.

(4) 동기부여와 리더십

전통적 간호관리과정의 지휘(directing)라는 용어 대신 최근에는 동기부여(motivation)와 리더십(leadership)이라는 용어로 사용되고 있다. 동기부여는 조직구성원에게 성취의욕을 고취하고 의사소통함으로써 조직 내에서 어떠한 행위를 적극적으로 유발하는 기능이다.

간호관리자는 효과적인 리더십(leadership)을 발휘하고 간호직원에게 동기를 부여하며 구성원 간 의사소통을 원활하게 하여 갈등을 적절히 관리함으로써 집단관리에 대한 관리자로서의 역할을 해야 한다.

(5) 평가와 환류

전통적 간호관리과정의 통제(controlling)라는 용어 대신 최근에는 평가(evaluation)와 환류(feedback)라는 용어가 사용되고 있다. 평가와 환류 기능을 통해 관리자는 조직구성원의 활동과 업무를 감독하고 예상 성과와 실제 성과를 비교하여 필요한 부분에 대해서는 시정 조치를 시행한다. 평가와 환류 기능에는 성과평가, 간호의 질 관리, 법적 · 윤리적 책임, 재정관리가 포함된다.

간호관리자는 간호업무표준을 설정하고 간호업무의 성과나 결과를 측정하여 설정된 표준과 비교하고, 간호업무성과를 향상시키기 위한 교정활동을 함으로써 기획과 목표달성을 보장하려는 노력이 필요하다.

이러한 관리기능은 퍼즐과 같이 유기적으로 연계되어 있고, 상호보완적이며 순환반복되는 과정이다. 따라서 각 기능 간의 상호관계는 한마디로 정의하기 어렵고, 어느 한 가지 혹은 몇 가지 기능만으로 효과적인 관리를 수행할 수 없으므로 관리자는 이 다섯 가지 기능을 모두 수행할 수 있는 역량을 갖추어야 한다.

2) 간호관리체계모형

길리스(Gillies)는 간호관리를 체계이론의 관점에서 설명하면서 간호조직체계는 투입, 전환과정, 산출과 환류의 기전을 가지는 간호관리의 순환과정을 제시하였다. 길리스의 간호관리체계모형을 살펴보면 다음과 같다(그림 1−4).

(1) 투입요소

간호관리체계모형에서 투입이란 목표를 달성하기 위해 필요한 특정자원을 말하며, 기본적인 투입자원은 산출을 위한 물자(장비, 물품, 기술), 인력, 예산, 시설, 건물설계(건물디자인, 건물크기), 정보를 들 수 있다. 이러한 자원은 산출을 얻기 위해 필요하고 이용되어야 하는 필수요소이다. 그러나 이러한 투입요소는 조직의 목표와 성과, 기대하는 산출물의 특성에 따라 양, 질, 종류가 달라질 수 있다. 특히 건물설계와 기술은 간호직원의 수와 환자간호전달체계에 직접적인 영향을 주게 된다. 따라서 투입요소를 크게 소비자 투입요소와 생산자 투입요소로 나누어 볼 수 있는데, 소비자 투입요소에는 환자의 중증도나 간호요구도가 있으며, 생산자 투입요소로는 간호직원의 기술, 경험, 태도, 교육이 해당된다.

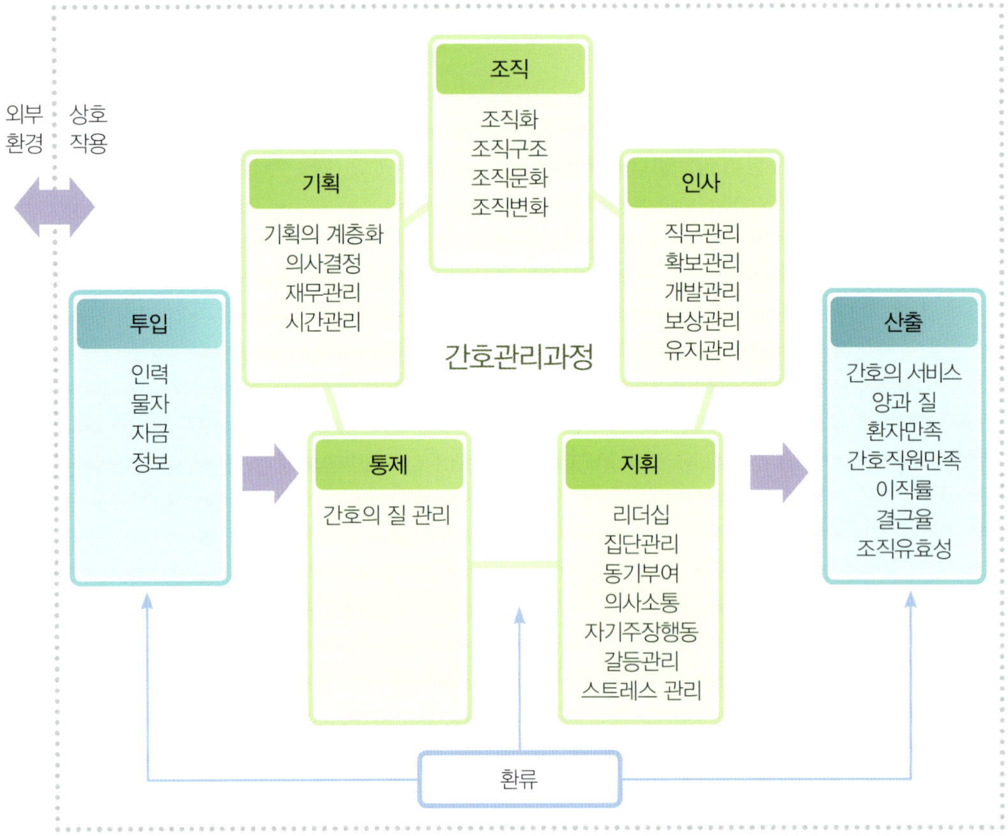

그림 1-4 간호관리체계모형

(2) 전환과정

전환과정은 사회적, 기술적 과정의 상호작용을 통하여 투입이 조직의 산출로 전환되는 것을 말한다. 전환과정에는 자료수집과 함께 간호관리과정이 포함되며, 동시에 각 단계에서는 의사결정, 재무회계, 예산관리, 권력과 권한, 의사소통, 동기부여, 리더십, 갈등관리, 정보관리의 지원기능이 요구된다.

(3) 산출

산출은 관리과정에 의한 조직의 산출을 말한다. 산출은 조직이 추구해야 할 가치관이 반영되어야 하는데, 환자 측면에서 간호시간, 간호의 질, 환자만족도, 사망률, 합병증 발생률, 낙상 발생률, 욕창 발생률을 들 수 있으며, 간호직원 측면에서 직무만족도, 이직률, 결근율, 조직몰입도가 해당된다. 간호조직 측면에서는 간호생산성의 향상을 들 수 있고, 전환과정의 평가를 통한 환류와 연관된다. 이러한 성취정도는 간호조직의 상위조직 특성과 목표에 따라 달라진다.

(4) 환류

환류(feedback)는 산출이 합당한가를 질문하고 이에 따라 변화를 위한 정보를 해당되는 단계로 되돌리게 된다. 이렇게 정보를 되돌리는 곳은 바로 투입과 전환과정의 각 단계이며, 추가적인 투입과 교정행동으로서 관리과정이 필요하게 된다.

3) 간호관리의 목표

관리란 조직의 목표를 달성하기 위하여 개인이나 집단의 자원을 활용하여 기획, 조직, 인사, 지휘, 통제를 하는 과정이라고 정리할 수 있다. 따라서 간호관리는 간호조직의 목표를 달성하기 위해 간호관리자가 간호관리과정을 통해 간호직원이 간호의 궁극적인 목적인 양질의 간호를 수행할 수 있도록 관리해 나가는 과정이라고 볼 수 있다.

(1) 효과성

효과성(effectiveness)은 목표달성의 정도를 의미한다. 예를 들면, 간호사의 직무만족도를 제고하기 위해 설정한 목표가 5점 만점에 4점이라고 한다면 효과성은 간호관리활동의 결과로서 직무만족도 4점 이상으로 개선되었는가 하는 것이다. 설정된 목표 이상으로 최대의 효과를 달성하는 것이 관리의 목표이다.

(2) 생산성

생산성(productivity)은 생산요소의 투입량 대비 산출량의 정도를 비교한 것으로, 산출/투입의 비(ratio)로 정의된다. 산출은 진료건수, 환자 수, 진료수익, 평균재원일수, 간호서비스의 질, 사망률, 조직유효성 등 다양하게 정의될 수 있다. 예를 들면, 외래간호사 2명이 1일 외래환자 200명을 담당하였다면 간호사의 생산성은 200/2=100명으로 산출된다. 최소의 투입량으로 최대의 산출량을 얻는 것이 관리의 목표이다.

생산성 = 산출량/투입량

간호관리에서 가장 혼동되고 있는 개념이 생산성과 효율성인데, 생산성은 투입과 산출이 모두 실물단위로 측정되는 개념이고, 효율성은 투입이 비용으로 측정되는 화폐적 개념이다.

(3) 효율성

효율성(efficiency)은 투입비용 대비 산출량의 정도를 측정하는 개념으로 정의된다. 즉, 효율성=산출량/비용 혹은 효율성=비용/산출량으로 측정된다. 효율성은 능률성이라고 불리는데, 동일한 의미이다. 최소의 비용으로 최대의 산출량을 얻는 것이 관리의 목표이다.

효율성 = 산출량/비용

4) 관리자 계층별 관리기능의 차이

기획, 조직, 인사, 지휘, 통제는 모든 계층의 관리자가 수행하는 관리기능이지만 각 계층별로 각각의 기능의 비중이나 업무 특성이 달라진다. 예를 들면, 그림 1-5에서 보는 바와 같이 최고관리자는 다른 계층의 관리자보다 기획기능과 인사기능을 더 많이 수행하는 한편 일선관리자는 조직기능과 지휘기능을 더 많이 수행한다.

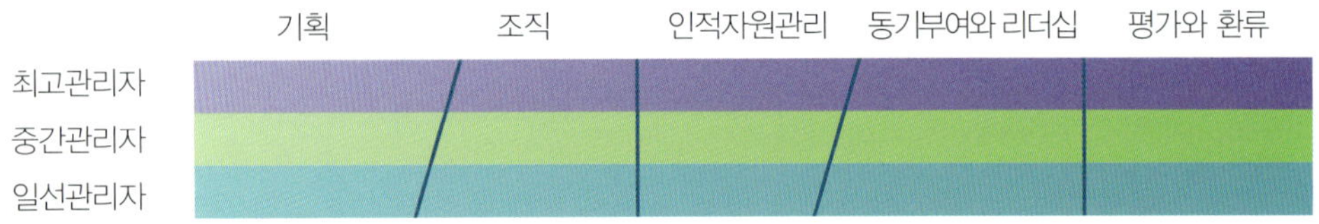

그림 1-5 관리계층별 관리기능의 차이

자료: Plunkett, W. R. & Attner, R. F.(1998). Introduction to Management. p 18

카츠(Katz)는 관리자가 이러한 다섯 가지 관리기능을 제대로 수행하기 위해서는 기본적인 관리기술이 필요하며, 이를 실무적 기술(technical skill), 인간적 기술(human skill), 개념적 기술(conceptual skill)로 구분하였다(그림 1-6).

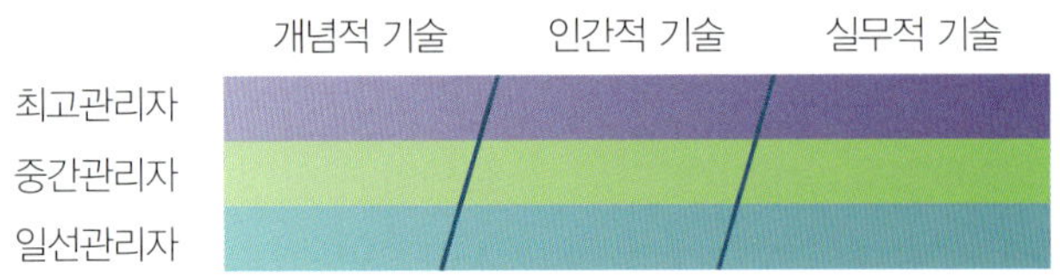

그림 1-6 관리기술

자료: Jones, G. R., George, J. M. & Hill, C. W. L., (2000). Contemporary Management. p 14

(1) 실무적 기술

관리자가 특정 분야의 업무를 감독하기 위해 필요한 지식, 방법, 장비 등을 사용하는 능력이며, 이는 관리자가 직접 활용하는 기술은 아니더라도 부하직원의 업무를 지휘, 감독하고 조정하기 위해 알아야 할 기술이다. 예를 들어, 간호단위관리자가 정맥주사 주입 절차를 제대로 알고 있다면 병동의 일반 간호사가 해당 간호술기를 수행할 때 오류가 있는 경우 이를 정확하게 발견하고 이러한 오류가 더 이상 발생하지 않도록 교육을 실시할 수 있다. 실무적 기술은 모든 관리자에게 일정 수준 필요한 기술이지만 실무를 담당하는 일반 간호직원과 접촉할 기회가 더 많은 일선관리자에게 더 많이 필요한 기술이다.

(2) 인간적 기술

관리자가 본인이 속한 조직 내외의 다양한 사람과 원만하게 의사소통하고 효과적으로 상호작용할 수 있는 능력이다. 이는 조직구성원에게 동기를 부여하고, 상호협조와 협력을 유도하여 보다 효과적으로 조직의 목표를 달성하기 위해 관리자가 꼭 갖추어야 할 기술이다. 예를 들면, 병동의 일반간호사가 육아문제로 힘들어하는 경우 간호단위관리자는 그 어려움을 공감하고 관심을 기울여 주며 육아와 직장생활을 병행할 수 있는 방안을 함께 모색함으로써 해당 간호사의 이직의도를 감소시키고 조직몰입을 증가시킬 수 있다. 이러한 인간적 기술은 업무중심에서 인간중심으로 변화하고 있는 최신 사회 경향에 비추어 볼 때 어느 계층의 관리자에게나 필수적인 기술이다.

(3) 개념적 기술

분석적 사고 능력으로, 이러한 기술을 통해 조직을 이해하고, 주변의 변화를 인식하며, 이에 따라 자신이 관리하는 조직뿐 아니라 조직 전체가 조직의 목표를 달성하기 위해 수행해야 할 업무를 파악하여 큰 틀 안에서 기획하고 조직할 수 있는 능력을 갖추게 된다. 예를 들면, 병원조직이 환자만족도 향상 사업을 진행한다면 외래 간호단위관리자는 조직이 지향하는 바를 파악하고, 외래에서 환자만족도를 증가시키기 위한 방법으로 진료대기시간을 감소시키기 위한 프로젝트를 기획하여 팀을 구성하고 수행할 수 있다. 개념적 기술은 하위계층의 관리자보다는 보다 큰 조직을 진단하고 변화를 기획하는 상위계층의 관리자에게 더 많이 필요한 기술이다.

05 관리이론

간호조직을 관리해 나가기 위해서는 조직에 적용하는 관리이론에 대해 알 필요가 있다. 복잡하고 다양한 조직을 다루는 관리이론은 경영학, 경제학, 심리학, 사회학, 인류학 등 다양한 사회과학을 기반으로 개발되어 왔으며, 시대와 조직의 변화에 따라 지속적으로 발전하고 있다. 관리이론은 1800년대부터 시대에 따라 고전적 관리이론, 행동과학이론, 체계이론, 상황이론 등 현재에 이르기까지 다양한 명칭으로 변화해 왔다. 본 장에서는 주요 관리이론의 변천사를 간략하게 살펴본다.

먼저 조직을 외부환경과 단절된 폐쇄체계로 보면서 조직구성원을 합리적으로 사고하고 행동하는 것으로 간주하는 폐쇄-합리적 조직이론이 1880~1930년대에 나타났으며, 이에 속하는 관리이론으로 과학적관리론, 행정관리론, 관료제론 등이 있다.

1930~1960년대에 주창된 폐쇄-사회적 조직이론은 인간관계학파들이 대부분 제시하였는데, 이들 이론은 조직의 구성원이 다양한 욕구를 가진 인간이며, 이들의 사회적 욕구를 연구하고 그 결과를 이용하여 생산성을 향상시키고자 하는 신념을 가진 이론이다. 조직과 인간의 상호관계에 중점을 둔 인간관계론 이후 개인과 조직 간의 통합에 중점을 둔 행태과학론이 있다. 행태과학론에는 맥그리거(McGregor)의 X-Y이론, 허츠버그(Hertzberg)의 2요인이론, 매슬로우(Maslow)의 욕구단계이론 등이 있다.

1960~1970년대에 주창된 개방-합리적 조직이론은 과거의 폐쇄체계적인 조직이론과 비교할 때 정치, 경제, 사회, 문화, 기술, 조직 간 요소 등 조직을 둘러싼 환경변수를 본격적으로 고려하기 시작하여 조직환경의 중요성을 강조하고, 더불어 조직이나 인간의 합리성 추구를 강조하고 있으며, 이에 관한 대표적인 이론이 체계이론과 구조적 상황이론이다.

1970년대 이후에 각광을 받고 있는 관리이론인 개방-사회적 조직이론은 조직 속에 흐르고 있는 비공식성, 비합리성에 초점을 맞추어 규칙만으로 설명하기 어려운 조직의 비합리적인 동기적 측면을 다루고 있다. 이에 해당하는 이론으로는 조직문화이론이나 혼동이론을 들 수 있다.

1) 고전적 관리이론

고전적 관리이론은 1880년부터 1930년 사이에 개발된 이론으로써 과학적 관리론, 행정관리론, 관료제 이론이 대표적이다.

(1) 과학적 관리론

과학적 관리론(scientific management)은 테일러(Frederick W. Taylor)에 의해 19세기 후반~20세기 초에 작업 효율과 방법을 향상시키는 최선의 방법을 과학적으로 탐구, 관찰, 측정, 과학적 비교의 원칙을 적용하여 연구한 이론으로, 작업 표준을 위한 시간-동작연구를 통해 발전시켰다. 테일러는 조직원의 생산성을 증가시키기 위한 방법을 제시하고 이를 과학적 관리론이라고 명명하였다.

과학적 관리학파의 특징은, 첫째 작업효율을 향상시키는 분업전문화의 원리에 입각한 직무설계를 하고, 둘째 종업원에게 과업할당을 과학적으로 결정하기 위해 작업표준을 위한 시간–동작연구를 시행하고, 셋째 직무에 적합한 종업원을 선발 · 훈련하고 표준화가 이루어지도록 하며, 넷째 차별적 성과급제의 임금제도로 정해진 과업 이상을 한 경우에 높은 임금을 지급하도록 하였다. 또한 생산성을 결정하는 사람이 감독이 아니라 종업원 자신이라고 하였다.

과학적 관리론은 영국이 18세기 후반에 산업혁명을 계기로 수공업에서 기계공업으로 변하게 되고 대량생산으로 발전하면서 기계중심의 공정이 인간의 노동력 자체도 기계화함으로써 인간의 존엄성과 인간성을 상실하게 되고 비인격화하는 분위기로 가게 되었다. 뿐만 아니라 미국의 초기 경영관리형태에서도 노동자의 인간성을 무시하고 실용주의에 입각한 경영형태를 보였다. 테일러의 과학적 관리론은 근대산업의 기계화과정에서 인간 노동력을 과학적으로 합리화시켜 생산능률향상에 이바지하기도 하였다.

과학적 관리론의 네 가지 주요 원칙은 다음과 같다.

가. 시간–동작연구

전통적으로 사용되는 경험에 의한 방법 대신 과학적 방법을 사용해야 한다. 즉, 시간과 동작을 연구하고 숙련된 직원의 경험에 근거하여 업무를 과학적으로 설계함으로써 효율성을 증진할 수 있다.

나. 직무분업화

관리자와 직원은 상호협조적이고 의존적인 관계를 가져야 하며, 업무는 동등하게 분배되어야 한다. 그러나 관리자는 업무를 계획하고 준비하고 감독하는 역할을 하는 반면, 직원은 해당 업무를 직접 수행하므로 각각의 역할이 다르다.

테일러의 과학적 관리론은 조직의 생산성과 수익을 급속하게 증가시켰으며, 자유방임주의 경제학과 낙관주의가 팽배하던 산업혁명을 체계적으로 이끌어 가는 관리이론이 되었다. 그러나 과학적 관리론은 생산성을 증가시키기 위한 관리에만 철저하게 초점을 맞춤으로써 비인간적이며, 고용주 입장에서만 관리방법이 제시되어 조직원에게는 큰 이익이 되지 못하였다는 비판을 받았다.

과학적 관리법이 산업계에 초점이 되기 시작한 것은 1910년 후반인데, 미국 동부 제철회사의 철도운임 인상과 관련하여 운영의 비효율성을 과학적 관리법으로 해결하려고 하였다. 그러나 이는 기업주의 사리를 위한 수단으로 오용되면서 과학적 관리법에 대한 종업원의 오해와 불평, 반감이 증폭되어 인간관계론이 등장하는 계기를 만들었다.

과학적 관리가 산업계에 적용되는 것을 노동자들이 반대하는 큰 이유는 경영자가 노동자를 기계와 같이 취급하여 그 인간성과 존엄성을 무시한다는 것이다. 특히 시간–동작연구와 차별적 성과급제도 등에서 볼 수 있는 테일러의 인간관은 경제적 합리주의에 입각한 것으로, 노동자의 인간성을 무시한 것으로 볼 수 있다. 오늘날 간호분야에서는 기능적 간호분담방법의 적용, 간호업무량 분석에서 활용된다.

다. 인사체계(적합한 업무 배치)

직원을 고용하고 훈련하고 능력에 맞게 승진시킬 수 있는 인사체계를 갖추어야 한다. 개인의 능력과 한계를 파악함으로써 각자에게 가장 적합한 업무를 부여할 수 있다.

라. 성과급 지급

직원은 자신의 조직에 잘 부합하고 있는지, 조직의 생산성에 어떻게 기여할 수 있을지 파악할 수 있는 능력을 가져야 하며, 이를 통해 조직의 사명을 공유하고 공통의 목적을 가질 수 있다. 사람은 돈으로만 동기부여가 가능한 경제적 동물이므로 업무성과와 생산성에 대한 금전적 보상을 통해 조직의 생산성을 제고할 수 있다.

(2) 행정관리론

행정관리론(administrative management)은 관리과정론이라고도 하며, 페이욜(Henry Fayol)이 대표적 이론가이며, 일반적인 관리원칙을 규명하고 정립한 이론이다. 페이욜은 1925년에 최초로 관리기능을 기획, 조직, 지휘, 조정, 통제로 구분하였으며, 이 기능은 여러 학자를 거치며 변화하여 현재에 통용되는 관리기능 혹은 관리과정의 기반이 되었고, 오늘날 간호과정에서도 활용된다. 페이욜은 관리를 위해 필요한 14개의 관리원칙을 제시하였다(표 1−5). 페이욜의 관리원칙은 상호상충되는 원칙이 많고, 의미가 애매하여 실질적인 효과를 기대하기 어려우며, 각 원칙의 타당성을 검증하기 어렵다.

행정관리론에서 말하는 조직은 관리를 위한 수단이고 전문화된 과업을 편성하고 각 조직구성원은 그 과업에 적당한 권한과 책임이 주어져 한 명의 상사로부터만 지휘명령을 받아야 하며, 그 권한은 공식의 계층에 의해 위에서 아래로 흐르지 않으면 안 된다고 하는 등 조직의 원리를 제시하였다. 그러나 이러한 원리는 요소와 원칙에 중복되며, 과학적 방법으로 이론적 근거 제시가 불충분하고, 이론이 경험과 제한된 관찰에 근거를 두고 검증이 안되며, 조직행위에 대한 이해보다는 규범적인 것에 관심을 치중하였다는 비판을 받게 된다. 오늘날은 간호관리분야의 간호관리과정에서 활용된다.

한편, 귤릭(Luther H. Gulick)과 어윅(Lyndall F. Urwick)은 행정의 과학화에 가장 크게 기여한 학자이다. 특히 다양한 행정기구의 보직을 맡았었던 귤릭은 행정이란 결정적으로 최고관리자의 능력에 달려 있다고 했다. 그리고 3가지 원칙으로 명령과 통일의 원칙, 계층제의 원리, 통솔범위의 원칙을 제시하며, 행정을 전문화하고 효율적으로 실행하는 데 있어 페이욜의 5가지 관리과정을 7가지 요소(POSDCORB)로 확대하고 발전시켰

표 1-5 페이욜의 14개 관리원칙

원칙	내용
분업의 원칙	분업을 통한 전문화는 개인의 경험과 기술을 발전시켜 생산성을 증가시킴
권한의 원칙	권한과 그에 수반되는 책임의 균형을 유지해야 함
규율의 원칙	조직원은 명령에 복종해야 하며 관리자는 훌륭한 리더십을 발휘해야 함
명령통일의 원칙	각 조직원은 오직 한명의 상관으로부터 명령을 받아야만 명령체계의 갈등을 방지할 수 있음
지휘통일의 원칙	동일한 활동에 관련된 조직원은 하나의 계획에 동일한 목표를 가져야 하며 이는 조직의 통일성과 조정에 필수적임. 명령의 통일성은 지휘의 통일성 없이 존재하지 않지만 명령의 통일성이 반드시 지휘의 통일성에서 비롯되는 것은 아님
공동이익 우선의 원칙	관리자는 항상 조직의 목표를 최우선으로 삼아야 함
보상의 원칙	급여는 가장 완벽한 동기부여 수단임
집권화의 원칙	집권화는 조직의 여건이나 조직원의 우수성과 관련
계층조직의 원칙	서열은 지휘의 통일성에 필수적인 요소이며, 계층조직은 조직의 최하위층부터 최고위층까지의 계층단계의 수를 의미하며 너무 많은 단계가 있어서는 안됨
질서의 원칙	물리적 질서와 사회적 질서 모두 필요하며, 물리적 질서를 통해 시간과 불필요한 행위의 낭비를 방지할 수 있고, 사회적 질서는 조직과 선택을 통해 구현 가능함.
공평의 원칙	조직운영에 있어서 친절과 공정성의 조화는 필수적임. 조직원을 잘 대우함으로써 공평성을 구현할 수 있음
고용안정의 원칙	조직원은 고용안정과 경력개발이 보장되는 경우, 업무에 더 충실함. 고용불안과 높은 이직률은 조직에 부정적 영향을 미침
주도성의 원칙	조직원이 창의성과 주도성을 발휘할 수 있는 기회를 제공하고, 관리자의 능력 과시를 자제해야 함
사기의 원칙	관리자는 조직원의 사기를 높여야 함. 조직원의 노력을 조화롭게 이끌어내고, 열정을 발휘하도록 격려하며, 조직원의 능력을 활용하고, 조직원 간에 서로 질투하거나 불화를 초래하지 않도록 성과를 보상해야 함

다. POSDCORB는 기획(planning), 조직(organizing), 인사(staffing), 지휘(direction), 조정(coordinating), 보고(reporting), 예산편성(budgeting)의 첫머리 글자를 따서 만든 단어이다. 이 요소는 최고관리자의 관리기능을 확립하는 데 커다란 기여를 했다.

(3) 관료제론

독일의 사회 · 경제학자 베버(Max Weber)는 관료제 이론의 대표적 이론가로서 조직의 목적을 달성하기 위해서는 관료제가 이상적인 체계라고 하였다. 관료제에 대해서는 다양한 정의가 있으나 일반적으로 대규모 조직을 관장하는 행정체계를 지칭하는 의미로 사용되고 있다. 베버는 관료제가 인간 행위를 조직하는 가장 효율적이고 합리적인 방법이며, 관료제의 체계적인 절차와 조직화된 계층을 통해 질서를 유지하고 효율성을 극대화하며 편파주의를 없앨 수 있다고 하였다.

베버는 조직에는 전통적 권력(traditional power), 카리스마적 권력(charismatic power), 관료적 권력(bureaucratic power) 혹은 합법적 권력(legal power)의 세 가지 유형이 있으며, 이 중 관료적 혹은 합법적 권력에 의한 조직의 형태가 관료제이며, 관료제가 근대사회의 대규모 조직을 가장 잘 설명하고 있다고 하였다. 베버는 관료조직의 특성을 다음과 같이 제시하였다.

- 고도의 분업화와 전문화가 이루어진다.
- 권한의 계층이 잘 정의되어 있다.
- 합리성, 객관성, 일관성의 원칙을 준수한다.
- 조직구성원 사이에 공식적이고 비개인적인 관계를 유지한다.
- 상호관계는 인격이 아닌 직위에 기초한다.
- 규칙과 규정이 잘 정의되어 있고, 조직원의 의무와 권리가 모두 규정되어 있고, 이러한 규칙과 규정은 엄격하게 준수되어야 한다.
- 모든 업무에 대해 수행하는 방법이 정해져 있다.
- 승진은 기술적인 능력에 근거하여 이루어진다.
- 관료적 혹은 합법적 권력만 인정된다.

관료제는 능력이 있는 구성원을 선발하려는 노력을 통해 구성원의 선발에 객관성을 부여하며 정실주의를 지양한다. 조직구성원에게 무사안일주의를 유발시킨다는 점이 우려되지만, 종신고용을 보장해줌으로써 구성원에게 안정감을 주려고 한다. 또한 규정이나 규칙 등이 여러 가지 활동의 제약 요소로 작용할 우려가 있기는 하지만 행동의 모호성 감소와 통일성을 높여 준다. 또한 수직적 위계구조가 책임 전가의 수단이 될 가능성이 있으나, 권한의 범주와 의사결정라인을 확인해 주는 긍정적인 면을 가지고 있다.

반면, 관료제는 여러 가지 측면에서 비판을 받고 있는데, 예를 들면 규정과 규칙을 지나치게 강조하고, 오늘날 모든 조직 내에서 중요한 역할을 수행하는 비공식적 조직의 중요성을 인정하지 않았다. 관료제는 행정업무가 많아 시간과 노력은 물론 금전적인 낭비가 많다는 단점이 있으며, 정형성과 규정으로 인해 신속한 의사결정에 어려움이 있다. 따라서 관료제는 정부조직에는 적합하지만 빠른 의사결정과 유연성이 생명인 기업조직에는 효율적인 관리제도가 아니다. 뿐만 아니라 인사에 있어서 개인의 기여도보다는 기술적 역량에 치중하여 인적자원의 활용에 있어서도 효과성이 제한된다.

관료제 이론은 지나친 형식에 사로 잡혀 비효율적인 사무의 복잡화와 규칙의 경직된 적용, 책임전가와 비개인성, 변화에 대한 무기력한 태도를 야기하며, 조직의 목표가 하부목표나 개인의 목표에 따라 목표와 수단이 전도될 가능성을 가지고 있다. 또한 지나친 관료제는 적절하지 못한 상황에도 불구하고 공식화된 규칙과 절차만의 적용으로 바람직하지 못한 결과를 초래할 수 있으며, 구성원의 소외감과 더불어 비인격화로 구성원들이 자신이 조직과 아무런 관계가 없다는 느낌을 갖게 할 수도 있다.

관료제는 권력이 계층화된 조직구조에 따라 명령체계를 이루고 있으므로 상부의 집권화가 강해지며, 조직의 고객은 항상 관료제 속에 있는 조직구성원을 비인간적이며 규칙우선주의적으로 여기게 한다. 관료제는 단편적으로는 순기능과 역기능을 모두 가지고 있으므로 안정적 환경 속에서 일상적인 정형적 문제를 효율적으로 다루어야 하는 상황이 계속 발생하는 한 그 필요성이 존속하게 될 것이다. 따라서 관료제 조직구조가 효율적이기 위해서는 애드호크조직(adhocracy), 매트릭스조직(matrix orgnization), 프로젝트팀(project team)과 같이 유기적이면서 상황조건이 적합한 조직이 필요하게 된다. 또한 조직과 인간의 통합을 꾀함으로써 기능적인 합리성과 실질적 합리성의 조화를 추구하도록 노력해야 하며, 조직의 민주화를 통해 분권화를 촉진하고 조직 결정에 있어 고객의 참여를 제도화하여 운영하는 방법 등을 도입하여 실천함으로써 관료제의 효과를 극대화할 수 있을 것이다.

이상적인 관료제는 먼저 분업과 고도화된 공식화, 명확히 규정된 권한의 위계구조, 비인격성, 능력에 기초를 둔 평가, 조직구성원의 신분보장, 구성원의 조직생활과 사생활의 명확한 구별 등을 통해 합리적이고 효율적인 조직구조를 관리하게 된다. 오늘날 분업화, 전문화, 제도화와 공식화를 적용한 관리, 조직의 효율성을 강조하는 간호관리분야에 광범위하게 활용된다.

2) 신고전적 관리이론

신고전적 관리이론은 고전적 관리이론이 인적 요소의 중요성을 간과한 채 관리이론을 전개한 것에 반하여 조직구성원의 심리, 관계, 행동에 초점을 두고 연구한 이론이며, 유명한 호손 연구로 상징되는 인간관계론(human relations management)이 대표적인 이론이다.

(1) 인간관계론

인간관계론은 조직 내에서 비공식 집단(informal group)과 집단적 관계를 중시하고, 민주적이고 참여적인 관리를 통하여 목표달성을 도모하는 조직이론을 말한다. 베버의 관료제가 인간에 대한 관심을 배제하였던 반면에 인간관계론은 인적 요소에 초점을 두고 관리이론을 전개하였다. 특히 이렇게 관리에 있어서 인간의 중요성을 인식하고 인간중심의 관리로 전환하게 된 데에는 호손 연구가 큰 역할을 하였다.

1920년대 노동자의 불만이 표출되기 시작하고, 산업혁명으로 인해 상당수의 비숙련 노동자가 전문적인 업무를 하게 됨에 따라 조직원의 만족도에 대한 고찰이 시작되었다. 1930년부터 1970년에 이르는 인간관계관리론의 시대에는 참여적 관리(participatory management)와 인간적 관리(humanistic management)의 개념이 개발되고 인간에 대한 관심을 갖게 되었다. 인간사회 전역에서 전 인간상호관계에 적용되고 있다.

(2) 호손 연구

호손 연구(Hawthorne research)는 하버드대학교의 메이요(George E. Mayo) 교수팀에 의해 1924년에서 1939년 사이 시카고의 서부전기회사(Western Electric Company)의 호손 공장에서 수행되었던 일련의 실험을 말한다(고영복, 2000). 실험의 목적은 작업방법의 개선과 표준화, 조명도, 휴식시간, 보상제도 등의 물리적인 조건이 작업의 효율성에 미치는 영향을 조사하는 것이었으며, 실험집단과 비교집단으로 나누어 총 4단계에 걸쳐서 실험이 진행되었다.

1단계는 조명이 생산성에 미치는 효과를 측정하기 위한 실험이 진행되었는데, 실험집단뿐만 아니라 비교집단에서조차 작업성과가 향상되는 결과가 나왔다. 2단계는 6명의 여성으로 이루어진 계선기 작업조를 대상으로 하는 실험이 이루어졌는데, 노동조건 개선, 휴식시간 변화, 간식제공, 노동시간 단축, 집단상여금 등의 물리적 조건이 산출량 증가에 기여하는 것으로 관측되었으나, 실험이 끝난 후 작업조건을 원래 상태로 환원하였음에도 불구하고 산출량에 변화가 없었다. 3단계 연구는 면접조사였는데, 종업원은 실험과정에서 자신이 관심을 받고 있다고 의식함으로써 더 열심히 일하게 되었다고 답변하였으며, 집단의 사회적 조건이 작업의욕에 큰 영향을 미치는 것으로 밝혀졌다. 마지막 4단계 배전기 실험에서는 상사, 동료와의 관계, 집단 내의 분위기, 비공식 집단(informal group)의

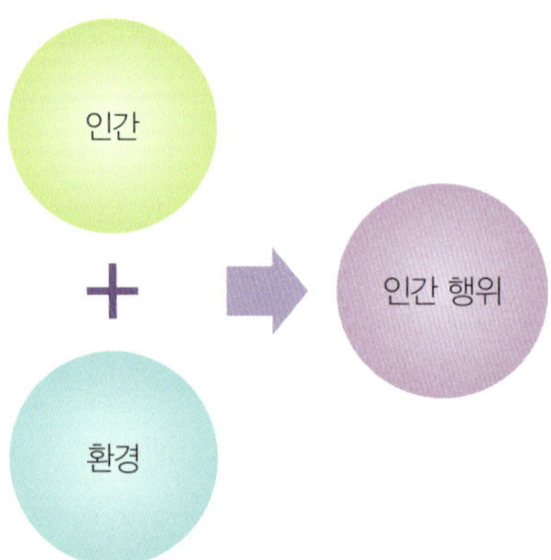

그림 1-7 인간 행위에 대한 가정

인간관계가 생산성 향상에 큰 기여를 하는 것으로 밝혀졌다.

4차에 걸친 실험을 통해 메이요는 조직 내에서 인간관계론에 대한 중요성을 확인함과 동시에 비공식적인 조직을 중시하고, 이 기능을 이해하여 지도하는 것이 생산효율을 향상시키는 것으로 결론을 내렸다. 호손 실험의 결과로 과거의 고용과 배치, 임금 지급 등과 같이 제도적 측면을 중시하는 것보다 집단이라는 사회적 구조를 중시하는 인간관계관리가 중요함을 확인하게 되었고, 이는 관리의 사고를 변화시켰으며, 관리자는 구성원의 행동 과정의 중요성을 인식하고, 구성원을 단순한 생산도구가 아닌 값진 자원으로 인정하게 되었다.

(3) 인간관계론의 특징

가. 비공식 집단의 중요성

조직의 움직임 혹은 조직구성원의 행태는 규정과 제도에 의한 공식 집단보다 비공식 집단에 의해 정해지는 경우가 더 많다. 공식 집단도 비공식 집단과의 공존이 가능한지에 관심을 가졌다.

나. 사회적 욕구

개인행동은 단순한 경제적 욕구뿐만 아니라 사랑, 미움, 소속감, 자부심 등 사회적, 인간적 욕구에 따라 지배된다.

다. 인간중심의 경영

합리와 효율보다는 직무만족, 자율권부여, 인정을 해 주는 관리가 조직성과를 좌우한다. 즉, 인간의 동기부여의 문제에 관심을 가졌다.

라. 참여의 경영

민주적 리더십, 하의상달적 커뮤니케이션은 인간중시관리에 매우 효과적이다. 결국 의사소통, 리더십 등이 중요한 문제로 대두된다.

(4) 인간관계론의 의의와 한계

인간관계론은 인간의 상호작용을 조직에 최초로 도입하였다는 점에서 그 역사적인 의의를 찾을 수 있겠으나, 초점이 지나치게 조직 내 사회집단에만 국한되고 사회 전체와의 관련성을 경시함으로써 조직의 논리를 무시하는 경향이 있으며, 조직의 공식적인 측면을 경시하고 지나치게 비공식적 조직을 강조하여 동기부여가 경영성과와 연결되지 못한다는 문제점을 나타내게 되었다. 이후 인간관계론은 심리학, 사회학 등 인접 과학과 상호교류하면서 행동과학으로 발전하게 된다.

3) 현대적 관리이론

(1) 행동과학적 접근

가. 행태과학론

행태과학론(behavioral science approach)은 1950년대 초에 나타났으며 심리학, 사회학, 인류학적 접근을 통해 인간의 행동에 영향을 미치는 요인을 체계화하여 과학적인 방법을 사용하도록 강조하였다. 인간행위에 관한 가정으로 인간의 행위는 개인적 요소와 환경적 요소가 개별적으로 행위에 영향을 미치거나 행위 결정에 상호작용한다고 보았다.

인간의 행위는 개인과 집단의 두 차원으로 설명이 가능하며, 이러한 행위로 나타나는 과정은 다음과 같다.

가) 개인의 인지과정

개인적 차원에서의 인지과정은 지각, 학습, 태도 등의 순으로 일어난다. 먼저, 지각이 일어나는데, 이때 관리자와 조직구성원의 지각세계를 동일시하는 오류에 빠지기 쉽다. 조직구성원은 끊임없이 타인을 지각하고 타인에 의해 지각된다. 다음 단계로 학습이 되는데, 학습이란 강화된 연습이나 경험의 결과로 발생하는 행위의 잠재력에 있어 지속적인 변화를 말하고, 이에 따라 태도가 형성되며, 이는 개인적 세계의 어떤 측면에 관한 동기부여, 감정, 지각, 인지과정의 지속적인 과정으로 개인 내에 존재하는 하나의 과정으로 여겨진다.

나) 성과지향적인 개인행위

개인의 인지과정을 거쳐 자신의 성과지향적인 개인행위로 나타날 때는 세 가지 요소의 함수관계로 나타난다. 개인행위의 역동적인 과정을 이해하고 행위를 유도하는 것이 중요한데, 개인의 문제해결을 의사결정을 통한 문제해결로 본다면 직무만족과 동기부여의 함수관계에 있는 개인의 능력, 성과를 결정짓는 또 하나의 것으로 능력과 직무만족의 함수가 되는 동기부여, 직무에 대한 태도로 설명되는 가치판단, 정신건강, 신체건강 측면에서 개인적으로 중요한 직무만족, 이 세 가지 요소가 상호작용을 함으로써 성과지향적인 개인의 행위를 결정짓는다고 보고 있다. 따라서 조직구성원 속에서 직무에 만족하는 사람은 대외적으로 조직을 긍정적으로 표현하며, 조직 내부에서도 원만한 관계유지, 이직률과 결근율을 감소시킨다고 보고 있다.

다) 목적추구적 집단행위

위에서 언급한 바와 같이, 성과지향적인 개인이 모여 조직이 요구하는 목적추구적인 집단행위를 하게 되는데, 집단행위가 조직의 목표지향적이기 위해서는 조직의 창조적 · 헌신적 행위에 대한 자극을 주는 갈등관리, 조직구성원에게 영향력을 행사하는 리더십,

조직구성원을 묶어 주는 조직의 응집력, 정보의 공유를 위한 의사소통 등이 필수적이다.

이러한 행태과학론을 실제 조직에서 적용한 대표적인 것으로는 개인과 조직의 목표가 합치되도록 인간중심의 관리를 지향하는 현대적 인적자원관리와 조직구조, 관리, 행위의 구성요소 중 행위중심의 계획된 변화를 주도하는 조직개발(organization development) 등을 들 수 있다. 이외에 허츠버그(Hertzberg)의 2요인이론, 매슬로우(Maslow)의 욕구단계이론, 맥그리거(McGregor)의 X-Y이론 등이 있다. 간호분야에서는 동기부여, 리더십 등에서 활용되고 있다.

행태과학론은 조직적 측면과 구성원의 측면, 기계적 측면과 인간적 측면 중 어느 한쪽 면만을 지나치게 강조함으로써 궁극적으로 생산성 저하는 물론 갖가지 불합리를 초래한 고전이론과 인간관계론의 균형점을 찾아줌으로써 조직과 구성원 모두에게 합리적인 길을 찾게 해 주었다. 또한 인간의 성격 연구를 통하여 사기, 감수성, 심리적 안정과 같은 정서적 측면, 기업 심리에 관심을 갖게 되었고, 조직과 구성원 간의 긴장과 갈등을 효율적으로 관리할 수 있게 되었다.

나. 의사결정이론

의사결정이론은 합리적 관점에 근거한 관리이론이다. 의사결정론에서 의사결정은 조직의 문제를 확인하고 해결하는 과정이라고 정의하고 있다. 의사결정론에서는 경영환경과 조직의 상황에 관한 정보를 수집하고 조직의 성과가 만족할만한 것인지 판단하여 문제의 원인을 진단하고 문제해결에 대한 방안을 탐색하여 최적의 대안을 선택하고 실행함으로써 문제를 해결한다. 특히 기업경영과 관련되는 문제, 예를 들면 수요 예측, 재고 관리, 생산량 조절, 작업일정을 결정하기 위해 관련 변수를 계량화하여 통계 자료를 입력하고 계산 결과를 바탕으로 의사결정을 하는 것이 가장 합리적이라고 보는 것이다.

최초의 의사결정론자로 볼 수 있는 사이먼(Herbert A. Simon)에 따르면 조직의 의사결정자는 완벽한 객관적 합리성을 충족시키는 결정이 아니라 제한된 합리성(bounded rationality) 내에서 대체로 만족할만한 수준이면 결정을 내린다고 하였다. 왜냐하면 실제 현실에서는 여러 제약이 복합적으로 작용하면서 완벽한 합리성을 기대하기 어렵기 때문이다.

그 이후 정보기술과 컴퓨터의 발전은 수리적 모형 개발을 촉진하였으며, 의사결정자에게 사회심리적인 요소까지도 객관화된 계량지표로 변환시켜 의사결정 시에 참고자료로 이용하기까지 이르렀다. 경영과학 모형과 카네기모형은 대표적인 의사결정론자의 실제적 모형이다.

그러나 현대의 기업경영 환경은 새로운 경영전략, 리엔지니어링, 구조조정, 합병과 인수 등 대규모의 변화가 요구된다. 이러한 불확실하고 불안정한 환경에서는 합리적 접근방법으로 문제를 해결하는 데 한계가 있을 수 있다. 이와 관련하여 계량적 접근을 지양하고 인간행동적 의사결정에 집중하여 개인의 심리적 의사결정과 집단의 의사결정 행동에 관한 연구가 병행되었으므로, 계량적 의사결정보다는 실제의 인간행동을 바탕으로 한 개인과 집단의 의사결정이 주요 연구 주제가 되었다.

의사결정이론의 실제적 모형으로 경영과학 모형과 카네기모형을 들 수 있다. 경영과학 모형은 합리적인 의사결정 모형과 비슷하다. 경영과학 모형(Operations Research model)은 제2차 세계대전 중 대규모의 긴급한 군사작전을 수행 시 활용되었던 방법이다. 경영과학 모형의 문제점은 계량적 자료가 충분하지 않은 경우나 암묵적인 지식을 다루어야 할 경우에는 적용이 어렵다는 점이다. 따라서 경영과학의 역할은 하나의 중요한 의사결정을 하는 것보다 경영자의 의사결정을 보완하는 것이어야 한다. 카네기 모형(Carnegie decision model)은 제한된 합리성에 근거한 의사결정 모형이다. 카네기 모형은 합리적 의사결정을 방해하는 여러 가지 제약요인에 의해 의사결정이 제한받기 때문에 합리모형에서 제시하는 의사결정이 이루어지지 못하고 따라서 만족할만한 대안을 선택할 수밖에 없게 된다는 것이다. 이 모형에 의하면 의사결정은 최고경영자에 의해 이루어지는 것이 아니라 수많은 관리자가 관여하면서 최종적인 선택은 관리자의 연합인 세력집단에 의해 이루어진다고 한다. 카네기 모형은 의사결정과정의 문제 식별 단계에서 특히 중요하다.

(2) 체계이론

체계(system)란 공동의 목표를 달성하기 위해 함께 기능하는 공동체를 의미한다. 따라서 체계는 목표, 구조, 기능이라는 요소로 구성되어 있다. 이러한 체계를 바탕으로 조직을 이해하는 이론이 바로 체계이론(system theory)이다. 체계이론은 하나의 체계와 그 주변의 체계와의 상호관계 그리고 하나의 체계에 있어서 투입과 산출의 계속적인 과정을 설명해 주는 이론이다.

그런데 체계이론이라고 하면 일반적으로 그 범위가 대단히 광범위하다. 그것은 오스트리아의 이론 생물학자 버틀란피(Ludwig von Bertalanffy)가 1947년에 일반체계이론을 발표한 이래 여러 학문 분야에서 논의되고 적용되어 왔기 때문이다. 그러나 간호관리학에서 논의되고 있는 체계이론은 체계론적 접근법에 의해 설명한 이론을 두고 말하는 경우가 일반적이다.

체계이론은 인간행동에 영향을 미치는 요소 간의 복잡한 상호작용의 중요성을 강조하였다. 즉, 모든 것이 다른 모든 것과 관련되어 있다는 것이다. 체계란 특정 목적을 달성하기 위해 여러 개의 독립된 구성인자가 상호 간 의존적이고 영향을 미치는 유기적 관계를 유지하는 하나의 집합체로 본다. 체계는 환경과 상호작용하는 개방체계와 환경과 유리된 폐쇄체계로 나누어 볼 수 있다. 체계이론은 첫째, 조직을 둘러싼 환경을 강조한다. 둘째, 조직은 상호연결된 하위체계로 구성되어 있다. 셋째, 조직 내 여러 종류의 하위체계를 어떻게 조화시키는가 하는 것에 초점을 둔다. 또한 조직체계는 다음의 5가지 특징을 가지고 있다.

① 상호의존하는 하부체계가 있다.
② 상호관계하는 하부체계가 있다.
③ 개방적, 역동적이다.
④ 균형상태를 유지하고자 한다.
⑤ 많은 목표, 목적, 기능을 가진다.

이와 같은 체계모형은 간호관리체계모형의 근간이 되며, 변환과정이 간호관리과정을 의미하고, 산출에 해당하는 영역은 간호관리과정의 산출과 연관된다.

(3) 상황이론

고전적 관리이론이나 신고전적 관리이론 등 종전의 관리이론은 관리중심, 구조중심, 인간중심 등 각각 독자적인 관점에서 다루어온 이론이 전개되어 왔다. 상황이론(contingency theory)은 1960년대에 우드워드(Woodward), 번스(Burns) 등에 의해 개발된 이론으로, 이전에는 환경이나 조직의 특성과 관계없이 모든 조직에 적용되는 원칙을 개발하는 데 비해, 상황이론은 상황에 따라 관리기법이 변해야 한다는 데 초점을 두고 있다. 이 이론은 조직을 구성하고, 지휘하며, 의사결정을 하는 데 최고의 방법이란 없으며, 따라서 적절한 행위는 내 · 외부의 환경에 따라 달라진다는 개념에서 출발하였다. 상황이론가는 테일러의 과학적 관리론이나 베버의 관료제론이 관리유형이나 조직구조가 환경의 다양한 측면으로부터 영향을 받는다는 사실을 간과하였다고 비판하였다.

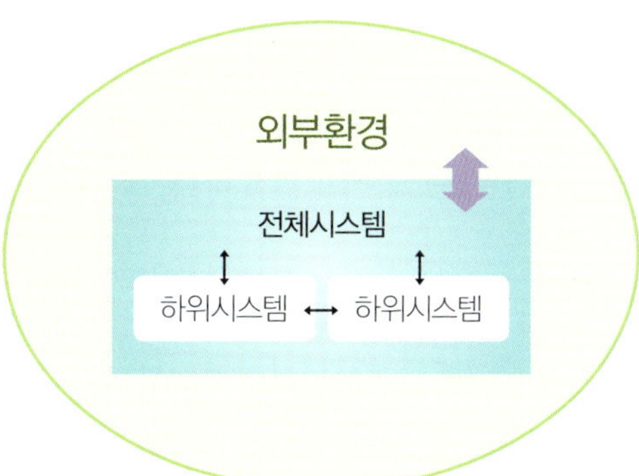

그림 1-8 상황이론

상황이론은 조직 내 전체시스템과 하위시스템 간의 관계와 조직을 둘러싼 환경이 조직 유효성을 결정한다는 이론으로, 조직유효성을 높이기 위해서는 하위시스템 간의 적합관계 모색과 조직과 환경과의 적합관계에 대한 모색을 함께 해야 하며, 조직 간의 차이점을 강조하고 조직구조와 조직의 효과성에 영향을 미치는 상황요인을 규명하고자 한다.

대표적인 이론가로는 피들러(Fred E. Fiedler), 블레이크와 모우튼(Robert Blake & Jane Mouton), 허시와 블랜챠드(Paul Hersey & Ken Blanchard)가 있다. 피들러는 한 집단의 리더와 구성원 간의 상호관계는 관리자가 좋은 리더가 될 수 있는 능력에 의해 가장 크게 영향을 받는다고 하였다. 블레이크와 모우튼은 리더-관리자는 생산성, 과업, 사람, 관계의 다양한 조합에 따라 관리자의 유형을 분류하였다. 허시와 블렌챠드는 조직원의 성숙정도에 따라 어떠한 리더십의 유형이 가장 적합한가를 연구하였으며, 예를 들면 조직원의 성숙도가 높은 경우 과업지향성에 대한 비중은 낮고 보다 관계지향적인 리더십 스타일이 적합하다.

이렇듯 상황이론은 관리에 관계된 각 요소를 고려하여 적절한 관리유형을 채택하여 사용할 때 조직의 생산성이 더욱 높아질 수 있다고 하였다. 상황이론에서 다루는 세 가지 변수는 다음과 같다.

- 조직상황 변수: 일반적 환경, 기술, 규모 등
- 조직특성 변수: 조직구조, 내부관리체계 등
- 조직유효성 변수: 조직성과, 효율성 등

조직의 유효성은 세 가지 변수의 적합관계에 따라 결정되는데, 조직의 유효성을 가져오는 유일한 조직이론은 없다는 데 유의해야 한다.

상황이론의 의의는 조직구성요소의 특성과 관련성을 체계적으로 연구하여 조직의 적합, 부적합 관계를 설명해 줌으로써 이론과 실무를 연결시켜 조직의 유효성을 높일 수 있는 계획적 변화유도의 기초를 제공했다는 점이다. 그러나 지나치게 다양한 상황을 추구하다 보면 특수성만을 추구하게 되어 학문의 보편성이 결여될 수 있다는 우려가 있다. 따라서 상황이론은 조직에 대한 실증적 연구를 통해 검증 가능한 명제를 축적하고 그중에서 보다 통합적인 이론을 만들어 내는 노력이 필요하다.

(4) 개방-사회적 관리이론

개방-사회적 관리이론(open-social management theory)은 1970년대 이후 각광을 받고 있는데, 이 이론은 조직의 목표달성보다는 생존을 중시하고 조직 속에 흐르고 있는 비공식성, 비합리성에 초점을 맞추고 규칙만으로는 설명하기 어려운 조직의 비합리적인 동기측면을 중점적으로 다루고 있다. 1980년대 이후 급속한 기술변화, 고객 욕구의 다양화,

치열한 시장경쟁, 정보기술의 급진적 발전 등 환경변화의 속도는 더욱 빨라지고 환경변화의 내용은 더욱 복잡해지면서 경쟁우위의 요소가 원가와 품질에서 서비스와 시간으로 바뀌었다. 이러한 시대적 요청이 조직설계에 대한 새로운 이론을 필요로 하였으며, 여기에 속하는 이론으로 팀제이론, 네트워크조직이론 등이 있다.

그러나 간호관리자의 활동을 제시하는 궁극의 한 가지 이론이 있는 것은 아니며, 다양한 여러 가지 이론을 이해하고 활용하여 조직에 적합하고 유용한 이론을 적용할 필요가 있다.

06 간호이론과 간호관리

대표적인 간호이론인 라이닝거(Madeleine Leininger)의 문화적 돌봄이론, 킹(Imogeine King)의 상호작용이론, 오렘(Dorothea Orem)의 자기간호결핍이론, 파시(Rosemarie Parse)의 인간–생활–건강이론, 로이(Callista Roy)의 적응이론, 로저스(Martha Rogers)의 환경변화이론을 간호관리분야에 적용할 경우 표 1–6과 같이 정리될 수 있다.

표 1-6 간호이론의 간호관리분야 적용

	간호이론	간호관리 적용
라이닝거(Leininger)의 문화적 돌봄이론	문화적 다양성을 가진 대상자를 이해하는 데 초점을 둠	• 간호관리자는 폭넓은 문화적 가치와 신념, 생활방식에 대한 시각을 가질 필요가 있음 • 다문화적 현실에서 요구되는 행정적 구조와 가치, 관리과정이 필요
킹(King)의 상호작용이론	간호를 간호사와 환자 사이의 상호작용 과정으로 정의. 개인과 집단의 목표를 수립하고 이를 달성하기 위해 상호작용하는 것에 초점	• 간호조직에서도 상급자와 하급자의 상호관계는 간호목표를 달성하기 위해 중요 • 간호관리자는 목표달성을 위해 상호작용을 촉진해야 함
오렘(Orem)의 자기간호결핍이론	자기간호요구와 자기간호활동능력과의 관계를 설명하는 이론. 자기간호요구가 있거나 간호결핍이 있는 대상자에게 간호를 제공하는 것	• 간호관리는 간호와 관리, 양쪽 모두에 대한 이해에 기초를 두고 자기간호 요구가 있는 곳에 적절한 관리과정을 투입
파시(Parse)의 인간–생활–건강이론	인간은 환경과 끊임없이 교류하는 개방적 존재이며, 자유롭게 선택하고, 선택한 것에 전적인 책임을 지며, 성취과정으로 건강을 실현하는 존재로 설명	• 간호관리자는 개방적이고 실무자인 간호사의 가치에 대한 관심을 반영 • 간호관리자는 계속적인 대화와 시범, 평가를 통해 목표를 달성

표 1-6 간호이론의 간호관리분야 적용-계속

	간호이론	간호관리 적용
로이(Roy)의 적응이론	인간은 적응체계로 환경과 다른 사람과 상호작용하며, 주변의 자극으로부터 적응하려고 함	• 간호관리자는 여러 가지 자극으로부터 적응하여 조직 목표를 달성하고자 함 • 관리자는 자극투입의 영향을 최대화하고 조직의 성장과 적응기능을 유지하기 위해 중재를 시행
로저스(Rogers)의 환경변화이론	인간과 환경은 서로 통합적이며, 각각은 개방되어 있고, 끊임없이 창조적으로 변화하며 함께 진화함	• 간호관리자는 관리 단위 내 각 인간에 작용하는 상호작용의 유형을 파악 • 상호작용을 증대시키는 방향으로 환경의 변화를 유도해야 함

비판적 사고 문제

1. 관리, 간호관리, 간호관리학의 관계를 설명하시오.

2. 이 시대가 요구하는 미래지향적인 간호관리자가 갖추어야 할 역량은 무언인지 생각해 보시오.

3. 오늘날의 간호관리영역에 적용되는 관리이론을 제시하고 이를 설명하시오.

4. 간호경영학, 간호정책학, 간호행정학의 주요내용과 연구방법론을 비교하시오.

5. 보건행정에서 간호의 기여도를 제고할 수 있는 방안에 대해 생각해 보시오.

6. 간호이론이 간호관리학에 활용되는 사례를 생각해 보시오.

>> 참고문헌

1. 고영복(2000). 사회학사전. 사회문화연구소.
2. 박성애, 정면숙, 김진현, 김종경, 주미경, 박성희, 유미(2010). 간호관리학-간호경영과 정책-. 군자출판사.
3. 신유근, 이춘우(2014). 조직행위론-신유근교수의 인간존중경영 관점 접근-. 한경사.
4. 오석홍(2011). 조직이론. 제7판. 박영사.
5. 정면숙, 박광옥, 김종경, 김은경, 김세영, 박은준 외(2014). 알기 쉽고 현장감 있는 간호관리학. 현문사.
6. Cecil, R. D. and Rothwell, W. J.(2007). Next Generation Management Development: The Complete Guide and Resource. Pfeiffer.
7. Christian, S. L. and Norman, I. J.(1998). Clinical leadership in nursing development units. Journal of Advanced Nursing, 27(1):108-116.
8. Gardner, J. W.(1990). On Leadership. The Free Press.
9. Jones, G. R., George, J. M., and Hill, C. W. L.(2000). Contemporary Management. 2nd ed. McGraw Hill.
10. Longest, B. B., Rakich, J. S., and Darr, K.(2000). Managing Health Services Organization and Systems. 4th ed. Health Professions Press.
11. Marquis, B. L. and Huston, C. J.(2012). Leadership Roles and Management Functions in Nursing: Theory and Application. 7th ed. Wolters Kluwer Health, Lippincott Williams & Wilkins.
12. Mintzberg, H.(1975). The manager job: folklore and fact. Harvard Business Review. July-August:49-61.
13. OECD Health Statistics(2021). Retrieved August 19, 2021, from http://www.oecd.org/els/health-systems/health-data.htm
14. Plunkett, W. R. and Attner, R. F.(1998). Introduction to Management. 5th ed. Belmont, California.
15. Stanley, D.(2006). Role conflict: leaders and managers. Nursing Management, 13(5): 31-37.
16. Tomey, A. M.(2009). Nursing Management and Leadership, 8th ed. Mosby.
17. Weber, M.(1947) The Theory of Social and Economic Organization, edited and translated by Henderson, A. M. and Parsons, T. New Foreword Martino Publishing.

제 02 장

보건의료체계

02 보건의료체계

학습목표

- 보건의료체계의 유형과 성과를 설명한다.
- 의료제공체계가 보건의료체계의 성과에 미치는 영향을 이해한다.
- 우리나라 보건의료체계의 유형과 성과를 설명한다.
- 사회보장제도의 기능을 설명한다.
- 국민건강보험의 주요 내용을 설명한다.
- 의료급여제도의 주요내용을 설명한다.
- 노인장기요양보험의 주요 내용을 설명한다.
- 사회보장제도 내에서 간호사의 역할에 대해 설명한다.
- 보건의료산업의 구조를 이해한다.
- 보건의료기관의 유형과 근거 법령을 설명한다.
- 병원의 유형, 특성, 기능을 설명한다.
- 병원산업의 구조 변화와 원인을 설명한다.

주요용어

• 보건의료체계 • 의료제공체계 • 재원조달 • 지불제도 • 사회보장 • 건강보험 • 의료급여 • 노인장기요양보험 • 보건의료산업 • 보건의료시장 • 보건의료기관 • 병원 • 병원경영

01 보건의료체계의 유형

각국은 사회 · 경제적 환경에 따라 각자 고유한 보건의료체계를 운영하고 있으며, 보건의료체계를 구성하는 핵심 요소는 보건의료비의 재원조달, 진료비 지불제도, 의료서비스의 제공체계이다. 이 세 가지 구성요소의 결합방식에 따라 보건의료체계의 특성과 성과가 달라진다. 일반적으로 보건의료체계는 재원조달과 의료제공체계의 주체가 공공인가 민간인가를 기준으로 분류할 수 있는데, 가장 단순한 분류는 재원조달이 조세이면서 의료제공체계는 공공의료기관 중심인 공공통합모형(public integrated model), 재원조달이 사회보험이면서 민간의료기관 중심인 공공계약모형(public contract model), 민간보험과 민간의료기관 중심인 민간의료모형(private insurance-provider model)의 3가지 유형이다. 외국의

보건의료체계에서는 보통 공공부문이 재원조달에서 지배적인 역할을 하고 있으며, 많은 나라에서 의료서비스 공급도 국가나 지방자치단체가 직접 담당하는 경향이 있다.

1) 공공통합모형

공공통합모형은 예산에 의해 재원을 조달하고 공공병원을 통해 의료서비스를 공급하는 형태, 즉 공공예산과 공공병원을 결합한 모형인데, 흔히 국가보건서비스(national health service, NHS)체계라고도 불린다. 대체로 공공통합모형은 북유럽국가, 호주, 이탈리아, 그리스, 포르투갈, 영국, 뉴질랜드 등에서 채택되고 있다. 이 체계는 보험기능과 의료공급기능을 통합한 것으로, 정부의 한 부서처럼 조직되고 운영되며, 의사는 대부분 월급을 받는 공무원이다.

공공통합모형은 보건의료체계의 효과성, 효율성, 형평성, 소비자만족도에서 우수한 것으로 평가되고 있으며, 의료의 질이나 의료기술의 발달에서도 뒤지지 않은 것으로 알려져 있다. 다만, 공공통합모형은 의료인력의 생산성, 환자의 요구에 대한 대응성(responsiveness) 측면에서 동기부여가 약한 단점이 있다.

2) 공공계약모형(공공민간모형)

공공계약모형은 공적 보험자가 민간의 의료공급자와 선불제로 계약을 맺는 형태이며 공적 보험자는 정부 혹은 사회보장기구가 되는데, 흔히 국민건강보험(national health insurance, NHI)체계라고도 불린다. 단일보험자(single payer)는 공공통합모형에서와 같이 의료공급자에 대하여 상대적으로 강력한 위치를 가지게 되며, 다보험자(multi-payer)보다 관리운영비를 절감하게 된다. 공공계약모형에서 단일보험자를 국민건강보험(NHI), 다보험자를 사회건강보험(social health insurance, SHI)으로 구분하기도 한다.

공공계약모형에서 민간의료기관은 흔히 비영리로 운영되며, 진료비 지불은 사전보상방식, 특히 총액계약제를 많이 채택하고 있다. 공공계약모형은 일반적으로 공공통합모형보다 환자요구도에는 더 부응하지만 형평성이나 의료비 억제에는 성공적이지 못하고, 따라서 정부에 의한 규제와 통제가 필요한 것으로 평가되고 있다.

3) 민간의료모형

민간의료모형은 민간보험과 민간의료기관이 결합된 방식인데, 민간보험은 오바마 케어(Obama Care)나 스위스처럼 강제보험일 수도 있고, 오바마 케어(Obama Care) 이전의 미국처럼 임의보험일 수도 있다. 임의보험은 보장성과 접근성이 취약한 제도로 평가된다. 기본적으로 재원조달과 의료서비스제공 두 측면에서 모두 이윤동기가 강한 민간자본에 의존하므로 형평성과 효율성이 떨어지는 것으로 평가되고 있다.

민간의료모형에서 진료비 지불방식은 전통적으로 행위별수가제이며, 환자의 선택권이 넓고 환자의 요구에 대한 대응성이 높은 장점이 있다. 그러나 비용억제에 취약한 것으로 나타나 이에 대한 대응책으로 수량통제와 가격통제의 유인제도를 가지고 있는 관리의료(managed care)가 미국에서 급속히 팽창되었다. 관리의료에서 보험자는 경쟁관계에 있는 다수의 공급자 중에서 선별적으로 계약을 하며, 환자의 공급자 선택권과 의료서비스의 제공범위는 제한을 받게 된다.

국가별 공공의료 수준을 공공재원비율과 공공병상비율의 조합에 의해 표시해보면 그림 2-1에서 볼 수 있는 바와 같이 한국은 공공재원비율과 공공병상비율이 모두 OECD 국가

표 2-1 보건의료체계의 유형

재원조달	의료제공체계	
	공공병원	민간병원
공공재원 (사회보험료, 조세)	**공공통합모형** 덴마크, 스웨덴, 핀란드, 노르웨이, 이탈리아, 포르투갈, 스페인, 영국, 뉴질랜드, 그리스	**공공계약모형** 캐나다, 일본, 한국, 프랑스, 독일, 네덜란드, 호주, 미국(오바마케어), 기타 유럽국가
민간재원 (개인, 민간보험료)		민간의료모형 미국, 멕시코, 스위스

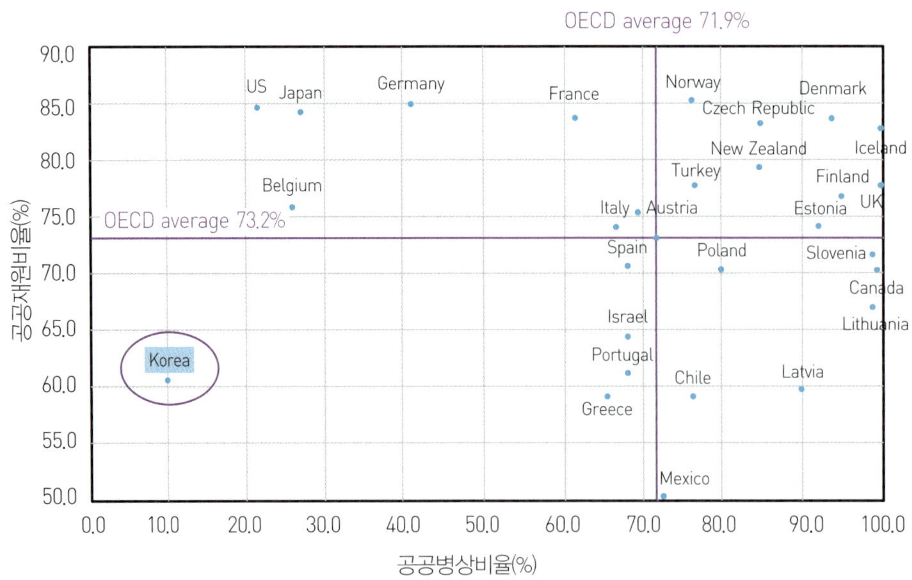

그림 2-1 공공의료재원비율과 공공병상비율의 국제 비교

중에서 최하위권에 속하여 공공의료가 상당히 취약한 보건의료체계를 운영하고 있음을 알 수 있다. 따라서 한국의 보건의료체계는 민간의료모형에 가까운 공공계약모형으로 분류할 수 있을 것이다.

02 재원조달

보건의료체계의 운영을 위해 지출되는 의료비를 어떤 방식으로 조달하느냐에 따라 보건의료체계의 성과에 미치는 영향이 크게 달라지게 된다. 재원조달방식은 크게 조세나 공보험료를 통해 조달하는 공적 방법과 민간보험료나 개인 부담금으로 조달하는 사적 방법으로 구분되는데, 공적 방법으로 조달되는 공공재원의 비율은 경제협력개발기구(Organization for Economic Cooperation and Development, OECD) 국가의 평균이 73.2%이며, 한국은 60.8% 수준이다(OECD, 2021). 이는 공보험의 의료비 보장률을 측정할 수 있는 지표가 되기도 하는데, 우리나라 국민건강보험의 보장률은 60%대 초반이며, OECD 국가 중에서 최하위권에 속한다. 공보험의 낮은 보장률은 국민의 의료접근성을 떨어뜨리며, 특히 저소득층의 필수의료 접근성에 경제적 장벽 요인으로 작용한다.

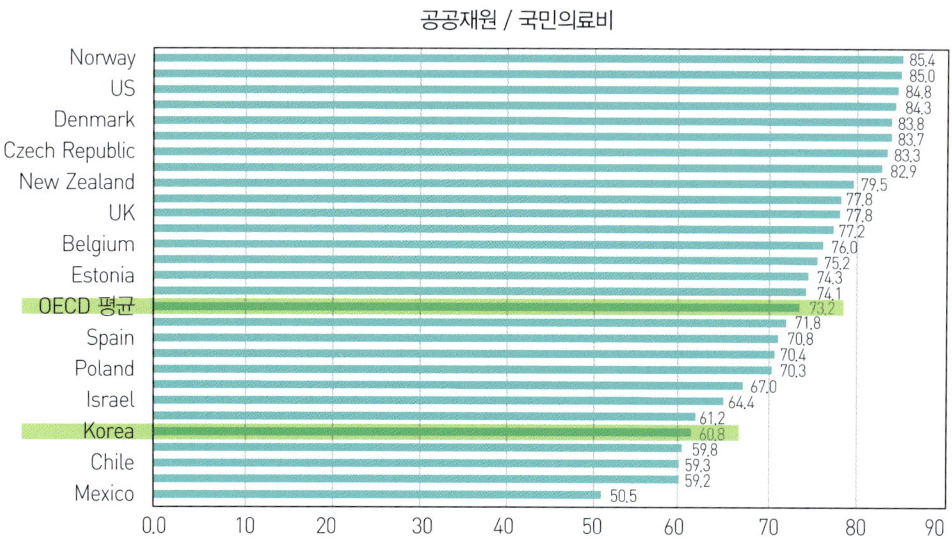

그림 2-2 공공의료재원의 국제 비교자료(OECD, 2021)

표 2-2 주요국의 공공의료자원 비율

(단위: %)

	OECD 평균	한국	미국	일본	독일	프랑스	캐나다	영국
공공재원 비율	73.2	60.8	84.8	84.3	85.0	83.7	70.4	77.8

자료: OECD(2021), Health Statistics 2021

03 의료제공체계

의료제공체계(healthcare delivery system)는 의료자원배분의 효율성과 형평성 제고를 위해 일반적으로 의료서비스의 난이도와 질병의 중증도를 기준으로 1차의료, 2차의료, 3차의료로 구분되고, 이에 따라 의료서비스를 제공하는 의료기관은 의원, 병원, 종합병원(상급종합병원 포함)으로 구분된다. 여기서 의료기관의 설립운영 주체가 공공인가 민간인가에 따라 보건의료체계의 효율성과 형평성이 영향을 받는데, 경험적으로 볼 때 공공의료자원이 민간의료자원에 비해 상대적으로 효율성과 형평성 측면에서 유효한 것으로 평가되고 있다. 예를 들면, 공공병원은 민간병원보다 비급여 진료를 더 적게 하므로 건강보험의 보장률이 민간병원보다 더 높은 것으로 나타나고 있다. 다만, 공공의료기관은 대응성 측면에서 단점이 있는 것으로 나타나고 있다.

표 2-3 의료자원의 국제 비교

의료자원	OECD 평균	한국
인구 1천 명당 병상수	4.4	12.4
인구 1천 명당 임상의사수	3.6	2.5
인구 1천 명당 의학계열 졸업자수	13.5	7.4
인구 1천 명당 임상간호사수	7.9	4.2
인구 1천 명당 간호대학 졸업자수	31.9	40.5
인구 1백만 명당 CT 스캐너수	28.1	39.6
인구 1백만 명당 MRI 장비수	18.1	32.0

주: 한국의 의사수에는 한의사도 포함되어 있음
자료: OECD(2021), Health Statistics 2021

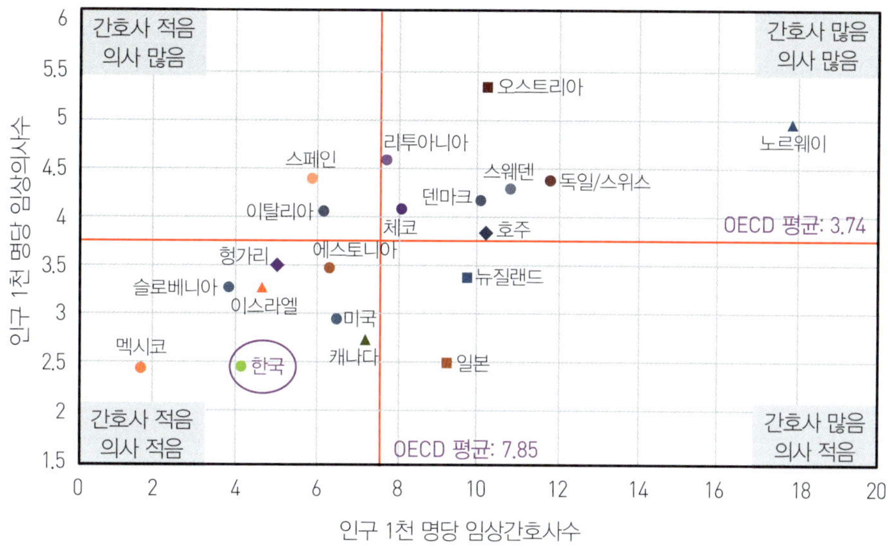

그림 2-3 2019년도 임상의사수와 임상간호사수의 국제 비교
자료: OECD(2021). Health Statistics 2021

1) 의료자원의 국제 비교

의료자원의 국제 비교를 통해 한국의 위치를 살펴보면, 한국은 의료기관 병상수와 고가 의료장비가 OECD 국가의 평균보다 월등히 많고, 의료인력은 OECD 국가의 평균 이하이다. 이는 한국의 의료체계가 OECD 국가에 비해 상대적으로 민간 의료기관 중심으로 운영되고 있는 결과에 기인한 것으로 볼 수 있다.

구체적으로 한국의 인구 1천 명당 병상수는 12.4병상으로 OECD 국가의 평균 4.4병상에 비해 3배 가량 많고, 인구 1천 명당 임상의사수는 2.5명으로 OECD 국가의 평균 3.6명에 비해 많이 부족하다. 인구 1천 명당 임상간호사수 역시 4.2명으로 OECD 국가의 평균 7.9명보다 적은 것으로 나타나고 있다. 반면, 간호대학 졸업자수는 40.5명으로 OECD 평균 31.9명보다 높다. 한편 인구 1천 명당 CT 스캐너나 MRI 대수는 OECD 국가의 평균에 비해 거의 1.5배 수준이고, 더 빠르게 증가하고 있다. 이러한 현상은 건강보험의 행위별수가제와 민간병원 중심의 의료전달체계와 직접적으로 관련이 있다.

2) 공공의료자원

한국의 의료시장은 세계적으로 보기 드물게 민간의료기관이 절대 다수를 차지하는 특성을 지니고 있다. 미국, 일본 등 일부 국가를 제외한 대부분의 국가에서는 공공의료기관이 절대 다수를 차지하고 있는데, 이는 제2차 세계대전 이후 선진국에서는 복지국가체제의 발전에 따라 국가가 의료산업의 주요 부분을 떠맡았기 때문이다. OECD 국가의 공공병상 비율은 2019년 기준으로 평균 71.9%인데, 한국은 10.0%로 최하위이고, 인구 1천명당 공공병상수 역시 OECD 국가의 평균은 2.3개인 데 비해 한국은 1.2개로 최하위 수준이다.

민간중심의 병원산업은 비록 법률상으로는 개인, 법인 모두 비영리기관으로 되어 있지만 실질적으로는 수익을 추구하는 영리기관처럼 행동하고 있다. 한국의 병원은 세계적으로도 드물게 개인자본 중심으로 운영하면서 「의원 → 병원 → 종합병원 → 상급종합병원」으로 자본을 축적해가면서 성장했던 독특한 역사를 가지고 있다. 민간병원은 비영리법인으로 규정되어 있기는 하지만 사실상 이윤을 추구하고 있는 바, 이윤극대화를 위해서 대도시에 병원 설립이 집중되고, 건강증진과 질병예방보다 치료 위주로 의료서비스가 제공되고 있으며, 각종 검사나 투약이 과도하게 이루어지고 있고, 건강보험이 적용되지 않는 비급여 진료가 증가하고 있다.

의료제공체계에서 민간부문의 절대 우위는 병상의 초과공급과 의료기관의 수직적(1, 2, 3차) 분포 불균형을 가져와 규모의 경제에 미치지 못하는 300병상 미만의 병원이 전체 병원의 80%를 차지하고 있고, 특히 100병상 미만의 영세 병원도 적지 않다. 또한 공공병원의 부족은 의료기관의 수평적(지역별) 분포 불균형을 가져와 지역 간 필수의료서비스 제공과 의료의 질적 차이가 크게 나타나 치료가능사망률 등 지역 간 건강 격차가 크게 발생하게 된다. 또한 메르스나 코로나19 사태와 같이 국가적 재난, 재해, 응급상황이 발생할 경우 의료안전망의 취약성이라는 문제점이 드러나게 된다.

표 2-4 주요국의 공공의료자원

(단위: %)

	OECD 평균	한국	미국	일본	독일	프랑스	캐나다	영국
공공병상 비율(%)	71.9	10.0	21.5	27.2	40.7	61.5	99.3	100.0
인구 1천 명당 공공병상수(개)	2.3	1.2	0.6	3.5	3.3	3.6	2.5	2.5

자료: OECD(2021), Health Statistics 2021

04 우리나라 보건의료체계의 성과

우리나라의 보건의료체계는 앞에서 살펴본 바와 같이 민간의료기관이 의료서비스 공급의 90% 이상을 담당하고, 국민의료비의 절반 정도를 공공재원으로 조달하고 있으며, 진료비 지불제도는 행위별수가제를 기본으로 채택하고 있다. 따라서 보건의료체계의 유형으로는 민간의료모형과 공공계약모형의 중간 형태라고 볼 수 있는데, 1960년대 이후 급속한 경제성장에 따른 국민소득의 증가, 영양상태의 개선, 공중위생의 개선, 의료인력과 의료시설의 발전, 건강보험제도의 확대에 힘입어 보건의료체계의 전반적인 성과는 저비용으로 높은 건강수준을 달성하고 있는 것으로 평가되고 있다.

우리나라의 기대수명은 지난 수십 년간 급격히 증가하여 83.3세로, OECD 국가 평균 81.0세보다 높고, OECD 국가 중에서 수명연장 속도가 가장 빠른 국가로 평가되고 있다. 또 영아사망률은 매년 6.6% 감소하여 지난 30년간 OECD 국가 중에서 2위의 감소 속도를 보여 주고 있다. 그러나 자살사망률은 24.7%로서 OECD 국가의 평균 11.0%에 비해 2배 이상 높은 수치이며, 정신건강 측면에서 상당한 문제점을 나타내고 있다. 회피가능사망률(avoidable mortality)은 예방활동과 적절한 치료서비스 제공을 통해 막을 수 있는 사망의 비율을 의미하는 것으로, 한국은 144.0로서 OECD 국가의 평균 199.7에 비해 낮게 나타났다.

1) 의료이용과 의료비

우리나라 국민의 의료이용량은 OECD 국가의 평균에 비해 입원과 외래 모두 2배 이상 높은데, 이는 행위별수가제와 민간의료기관 중심의 의료제공체계에서 흔히 나타나는 과잉진료 현상이다. 마찬가지로 CT, MRI 등 고가 의료장비의 이용량도 매우 높은 상황이다. GDP에서 국민의료비가 차지하는 비율이 OECD 국가 평균 8.8%인 데 비하여 우리나라는 이미 8.0%를 넘어서고 있으며, 국민의료비에서 가계지출이 차지하는 국민 1인당 경상의료비도 OECD 국가의 평균보다 1.2배 높은 수준이다. 이는 국민건강보험의 낮은 보장성과 관련이 있다. 한편, 우리나라의 의약품 사용량은 OECD 국가 중에서 최고 수준으로 나타나고 있다.

표 2-5 우리나라 보건의료체계의 성과

	주요 지표	OECD 평균	한국
건강상태	기대수명 (세)	81.0	83.3
	영아사망률 (출생 1천 명당)	4.2	2.7
	자살사망률 (인구 10만 명당)	11.0	24.7
	회피가능사망률 (인구 10만 명당)	199.7	144.0
의료이용	국민1인당 의사 외래진료 횟수(회)	6.8	17.2
	환자1인당 평균재원일수(일)	8.0	18.0
	CT 의료장비 이용량(건)	154.8	248.8
의료비용	국민의료비/GDP (%)	8.8	8.0
	국민 1인당 경상의료비 (US$ PPP)	3,406.3	4,087.5
	국민 1인당 의약품비 (US$ PPP)	532.9	690.9

자료: OECD(2021), Health Statistics 2021

05 사회보장제도

1) 사회보장제도의 개요

우리나라의 사회보장기본법은 사회보장제도를 출산, 양육, 실업, 노령, 장애, 질병, 빈곤 및 사망 등의 사회적 위험으로부터 모든 국민을 보호하고 국민 삶의 질을 향상시키는 데 필요한 소득 · 서비스를 보장하는 사회보험, 공공부조, 사회서비스로 정의하고 있다.

(1) 사회보장제도의 기능

선진국의 사회보장제도는 1930년대 대공황 이후 자본주의적 체제 불안정의 증대, 구조적 대량실업에 의한 국민생활의 전면적 궁핍화에서 출발한 것이다. 특히 서구국가에 있어서 평등사상, 의회정치의 발달, 산업화와 노동조합운동의 발달로 국가에 대하여 사회보장을 실시할 것을 각계에서 강력히 요구한 데서 국가의 책임사상이 제기되었음을 볼 때, 사회보장제도는 자본주의 국가의 체제안정을 위한 필수적인 제도임을 알 수 있다.

사회보장제도가 보장하는 생활수준은 최저생계이며, 이것은 생리적 한계에서의 생활뿐만 아니라 사회적 한계에 있어서 최저생활을 의미한다. 이러한 최저생활의 보장을 사회가 책임짐으로써 모든 국민이 인간으로서의 존엄성을 보장받는 기본조건을 충족시키게 된다. 따라서 기본적 의료서비스의 보장이 최저생계보장의 하나가 된다.

사회보장은 정책을 통해 국민경제를 성장시키고 경제변동을 완화시키는 기능도 하는데, 막대한 자금을 정책적으로 동원할 수 있기 때문에 국민경제의 안정과 발전에 현저한 영향을 미치게 된다. 예를 들어, 연금급여의 재원을 일정 기간 적립한다고 할 때 갹출과 급부 사이에 시간적 격차가 생겨 기금이 형성된다. 이러한 기금을 자본시장으로 환원시킬 때 국민경제에 미치는 영향은 매우 클 수 밖에 없다.

사회보장제도는 다양한 소득계층 간의 소득재분배 기능을 한다. 즉, 더 균등한 소득재분배를 통해서 빈곤과 빈곤의 제반 원인을 제거하는 것이다. 사회보장에서 생활보호, 즉 공공부조는 국가 부담에 의해서 경제적 취약계층에 일정액이 지급되고, 그 재원은 대부분 고소득층이 부담하고 경제적 취약계층은 갹출없이 급부를 받을 수 있기 때문에 저소득계층에 유리한 분배체계가 형성된다.

(2) 사회보장제도의 구성

사회복지의 구체적 내용은 각 국의 사회적, 문화적, 경제적 여건에 따라 매우 상이하다. 사회복지는 원래 가족이 수행하는 전통적 기능을 지원 · 보완하기 위하여 발달하였다. 즉, 사회가 변화해 감에 따라 발생하는 경제적 실패, 가족불안, 지역사회의 해체와 관련하여 중첩된 문제를 해결하기 위한 사회적 노력이라 할 수 있다.

가. 사회보험

사회보험(social insurance)은 국민에게 발생하는 사회적 위험을 보험의 방식으로 대처함으로써 국민의 건강과 소득을 보장하는 제도를 말한다. 구체적으로 살펴보면, 국민을 대상으로 질병, 신체장애, 노령, 사망 등으로 인하여 활동능력의 상실과 소득의 감소가 발생했을 때에 보험방식으로 이를 보장해 주는 것이다. 사회보험제도는 상대적으로 과다한 재정의 부담을 경감시킬 수 있으며, 국민의 주인의식과 참여의식을 고취할 수 있다.

보험은 자본주의적 경제생활의 위험에서 오는 불안을 제거하기 위하여 인류가 창안한

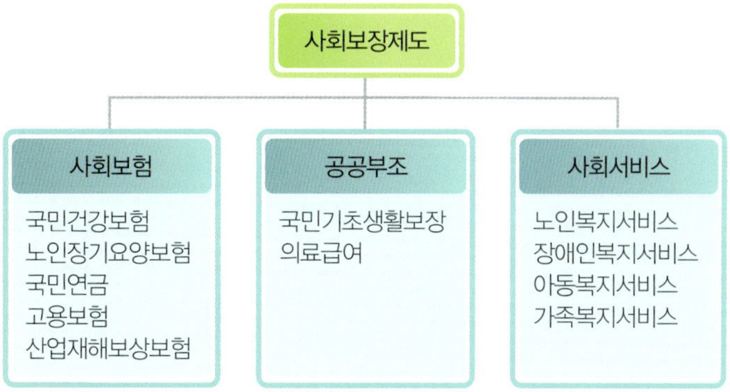

그림 2-4 사회보장제도의 구성

사회적 형태로써 개인적인 위험상황에서 경제적 · 의료적 보상을 해 주는 것을 원칙으로 하며, 회사보험 · 화재보험 · 해상보험 · 공영보험 및 사회보험이 개발되었는데, 보험가입의 자유를 기준으로 구분할 때 민간보험과 사회보험으로 대별된다. 민간보험은 보험에 가입하느냐의 여부를 각자의 자유 의지에 맡기는 것이고, 사회보험은 국가 또는 공공단체가 국민에게 보험에 가입할 의무를 부과하여 강제로 가입하게 하는 것이다.

나. 공공부조

공공부조(public assistance)는 국가와 지방자치단체의 책임하에 생활유지능력이 없거나 생활이 어려운 국민의 최저생활을 보장하고 자립을 지원하는 제도로, 국가가 재정자금으로 보호해 주는 일종의 구빈제도이다. 공공부조는 금전적 부조, 각종 사회서비스의 제공과 같은 생활보조적 성격을 가지고 있는데, 일반적으로 공공부조의 대상이 된다는 것은 빈곤층에 대한 사회적 낙인으로 작용할 수도 있으나 경우에 따라 수혜자가 의지하는 마음이 강해져 독립하고자 하는 의지 함양에 역효과를 불러와 재정적자의 주요 원인이 될 수도 있다. 따라서 이와 같은 생활보호는 최저한의 수준에 그쳐야 하는데, 이를 국가최저(national minimum)의 원칙 또는 사회최저(social minimum)의 원칙이라 한다.

다. 사회서비스

사회서비스(social service)는 복지사회를 건설할 목적으로 법률이 정하는 바에 따라 국가 · 지방자치단체 및 민간부문의 도움이 필요한 모든 국민에게 복지, 보건의료, 교육, 고용, 주거, 문화, 환경 등의 분야에서 인간다운 생활을 보장하고 상담, 재활, 돌봄, 정보의 제공, 관련 시설의 이용, 역량 개발, 사회참여 지원 등을 통하여 국민의 삶의 질이 향상되도록 지원하는 제도를 말한다. 예를 들면, 노인 도시락 배달, 장애인가족 상담센터, 가출청소년 쉼터와 상담센터 등이 있다.

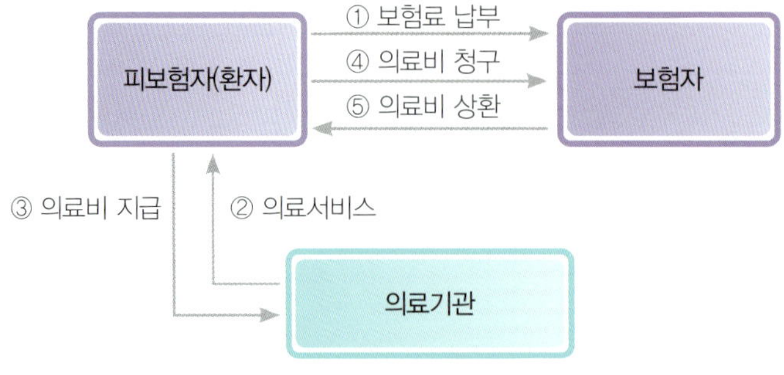

그림 2-5 현금급여형 건강보험

2) 건강보험제도

(1) 건강보험제도의 유형

건강보험제도는 보험자가 소비자에게 제공하는 보험급여 유형에 따라 현금급여형과 현물급여형으로 분류될 수 있고, 현물급여형의 변이형으로써 미국의 HMO(Health Maintenance Organization)를 들 수 있다.

가. 현금급여형

현금급여형(indemnity)은 보험자와 의료기관이 분리되어 있는 형태로, 환자가 의료기관에 진료비 전액을 먼저 지불하고, 영수증을 보험자에게 제출하면 보험자가 적절한 심사를 거쳐 진료비를 환자에게 현금으로 상환해 주는 방식이다. 대표적인 국가로는 프랑스를 들 수 있으며, 소비자는 자신이 원하는 의료기관을 마음대로 선택할 수 있는 장점이 있고, 단점으로는 소비자가 일시에 고액의 진료비를 의료기관에 지불해야 한다는 경제적 부담이 있다.

현금급여형 보험제도에서는 환자의 본인부담금을 급여해 주는 민간의료보험이 발달되어 있으며, 민간보험자가 본인부담금 전액을 상환해 줄 경우 소비자의 비용의식이 약화되어 의료이용이 과다하게 발생하는 도덕적 해이로 인해 민간보험과 공보험의 재정 낭비가 문제점으로 나타나고 있다. 이와 유사한 현상이 우리나라의 실손 민간의료보험과 국민건강보험 사이에서도 발생하고 있어 대책이 필요한 실정이다.

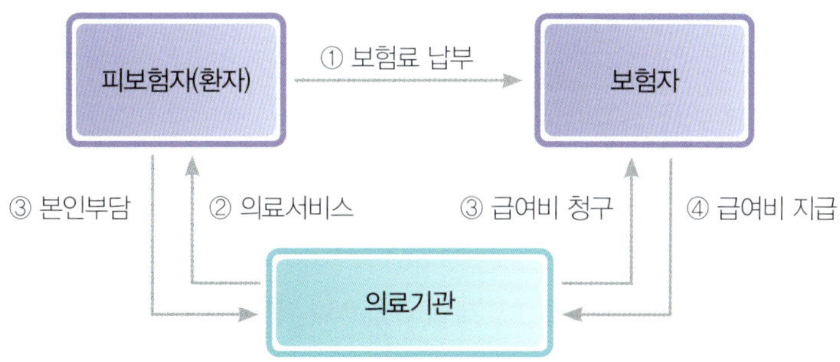

그림 2-6 현물급여형 건강보험

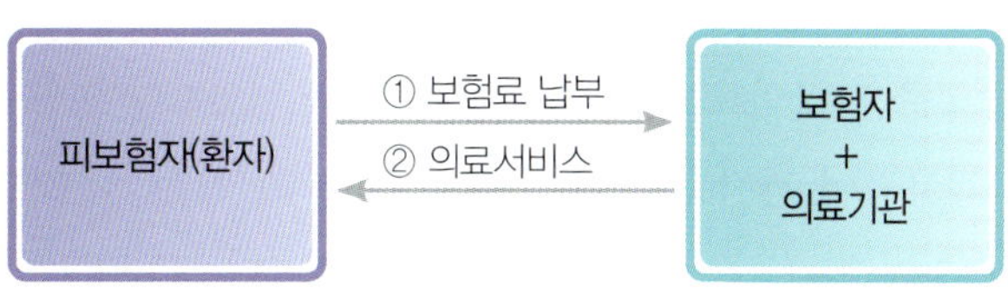

그림 2-7 미국의 HMO

나. 현물급여형

현물급여형은 건강보험제도를 운영하고 있는 대부분의 국가에서 채택하고 있는 유형으로, 환자가 의료기관에서 진료를 받은 후 총진료비 중에서 일정액의 본인부담금을 납부하고, 나머지 진료비는 보험자가 의료기관에 직접 지불하는 형태이다. 즉, 보험자는 보험료를 납부한 소비자가 질병으로 치료를 원할 경우 소비자에게 의료서비스(현물)를 급여하고 소비자를 대리하여 의료기관에 진료비를 지불한다.

독일, 일본, 한국에서 채택하고 있으며, 보험자가 진료비 심사를 통해 의료기관의 진료행태를 통제할 수 있는 장점이 있으며, 보험자가 다수일 때 소비자의 의료기관 선택권이 보험자와 계약을 맺은 요양기관으로 제한될 수 있고, 소비자 본인부담금이 없거나 적을 경우 의료서비스의 과다이용이 나타나는 단점이 있다.

현물급여형의 독특한 형태로써 미국의 HMO를 들 수 있다. HMO는 민간의료보험회사가 의료기관을 소유하는 형태인데, HMO 가입자는 일정액의 보험료를 납부하고 HMO 소속 의료기관이나 HMO와 계약을 맺은 의료기관에서 진료를 받게 된다. 장점으로는 보험회사가 의료기관을 소유하고 있는 형태이므로 과잉진료의 가능성이 낮고 자체적인 비용절감 노력이 강한 반면, 단점으로는 HMO가 지정한 의료기관에서 진료를 받아야 하기 때문에 소비자의 의료기관 선택권이 제한되고 과소 서비스 제공(under service)의 가능성이 있다. HMO는 미국의 민간의료제도에서 새로운 대안으로 주목받았으나 HMO의 효율성이 사적 이윤극대화에는 효과적이지만 사회 전체적으로 의료비의 절감을 가져오지는 않았다는 점에서 의료자원배분의 효율성이나 형평성 제고에는 크게 기여를 하지 못하는 것으로 평가받고 있다.

3) 우리나라의 국민건강보험

(1) 발전과정

우리나라에서 1963년 의료보험법이 제정되었으나 건강보험제도가 실질적으로 시행된 것은 1977년이다. 1977년 7월 상시 고용근로자 500인 이상 사업장 근로자를 대상으로 직장의료보험을, 1979년 공무원과 사립학교교직원을 대상으로 '공무원 및 사립학교교직원보험'을 시행하였다. 이후 직장의료보험을 중소기업으로 확장하였고, 1988년에는 농어촌지역 주민을 대상으로 지역의료보험이 시행되었으며, 1989년에 도시지역 자영업자까지 지역의료보험이 적용되어 건강보험제도는 1977년 최초 도입 이후 12년만에 전국민의료보험제도로 정착되었다.

의료보험법은 1999년 국민건강보험법이 제정되면서 역사 속으로 사라졌는데, 의료보험법이 질병, 부상, 분만 또는 사망 등에 대하여 보험급여를 하는 반면, 국민건강보험법은 질병뿐만 아니라 예방, 재활, 건강증진 등에까지 보장을 넓히는 보다 적극적 개념을 도입하였다.

건강보험제도의 발전과정에서 가장 논란이 되었던 쟁점은 이른바 조합주의와 통합주의라는 관리운영방식이었는데, 1989년 전국민의료보험제도가 출범할 때 409개의 의료보험조합으로 시작하였다. 그러나 의료보험조합 간 재정 불균형이 심화되었고, 그에 따른 소규모 지역조합의 재정불안과 비효율성, 비형평성 문제가 대두되었으며, 조합별 진료권 설정에 따른 소비자의 의료기관 선택권 제한이 부각됨에 따라 1998년 지역의료보험조합과 공무원 · 사립학교교직원공단이 통합되었고, 2000년 직장의료보험조합이 통합됨으로써 건강보험의 관리운영자, 즉 보험자는 전국민의료보험 시행 10년만에 국민건강보험공단으로 통합되었다. 수백 개의 건강보험조합이 하나의 보험자로 통합된 것은 세계 건강보험 역사에서 한국이 유일하다.

2000년에는 건강보험제도에서 여러 가지 개혁조치가 시행되었는데, 해방 이후 처음으로 의약분업이 시행되었다. 의약분업 이전에는 약국에서 환자에게 문진에 의해 의약품을 직접 조제하여 판매하였고, 의료기관도 의약품의 처방과 함께 조제와 투약을 병행하였다. 의약분업 이전 시기에 의료기관은 제약사로부터 의약품 구매에 따른 리베이트(할증)를 받는 관행이 있었는데, 의약분업으로 이것이 사라질 것으로 예상되자 의료계는 장기간 파업으로 의약분업에 극렬히 반대하였으며, 이를 해소하기 위해 정부는 의료기관의 진료수가를 50% 이상 인상해 주었고, 약국 조제료도 기록적으로 인상하여 건강보험은 대규모 재정적자를 겪게 되었다. 한편, 2000년에는 의료행위에 소요되는 시간과 노력 등 업무량에 기반하여 산정한 가치를 각 의료행위 간 상대적 점수로 부여하여 의료행위 가치를 산출하는 상대가치수가제도를 도입하였는데, 국민건강보험공단과 의약계가 계약을 통해 수가를 결정하는 수가계약제가 시행됨으로써 획기적인 전환점을 맞이하였다.

(2) 적용 인구

전체 인구 중에서 건강보험의 적용을 받는 인구는 2020년 기준으로 97% 정도이고, 3% 정도는 의료급여의 혜택을 받고 있다. 또한 건강보험 적용인구 중 직장가입자는 70% 정도이고, 지역가입자가 30% 수준으로 나타나 직장가입자의 비율이 지역가입자보다 2배 이상 많은 것으로 나타난다. 국내에 거주하는 외국인과 외국에 거주하는 국민도 일정한 조건을 충족하면 국민건강보험의 혜택을 받을 수 있다. 빈곤선 이하의 차상위계층 인구가 전체 인구의 8~10% 수준으로 나타나는데, 이를 기준으로 보면 의료급여제도를 적용

받는 인구 비율이 상대적으로 적다고 평가할 수 있다.

(3) 관리조직

국민건강보험제도를 관리하는 기관으로는 보건복지부, 국민건강보험공단, 건강보험심사평가원이 있다. 국민건강보험제도에서 보험자는 국민건강보험공단으로 규정되어 있는데, 공적 보험의 관리운영체계가 국민건강보험공단과 건강보험심사평가원으로 분리된 것은 외국에서 찾아보기 힘든 제도이며, 향후 개선해야 할 과제이다.

가. 보건복지부

보건복지부는 건강보험계획의 수립과 조정업무를 수행하고 건강보험 관련 법령의 제정과 개정, 국민건강보험공단과 건강보험심사평가원의 사업과 예산을 승인하는 등 관리감독 기능을 수행하고 있다. 보건복지부에 설치된 건강보험 관련 최고의결기구에는 건강보험정책심의위원회가 있다. 건강보험정책심의위원회는 요양급여의 기준, 요양급여비용, 직장가입자의 보험료율 등에 관한 주요 사항을 심의 · 의결하는 기능을 한다. 위원회는 보건복지부차관, 건강보험의 가입자 대표 8인, 의약계 대표 8인, 공익대표 8인으로 구성된다.

나. 국민건강보험공단

국민건강보험공단은 2000년 7월 1일 기존의 건강보험조합을 통합하여 건강보험의 단일보험자로 탄생하였는데, 국민건강보험법에 의거하여 가입자 및 피부양자의 자격관리, 보험료와 징수금의 부과 · 징수, 보험급여의 관리, 보험급여비용의 지급 등의 업무를 수행한다.

다. 건강보험심사평가원

건강보험심사평가원은 2000년 7월 1일 국민건강보험법의 시행에 따라 과거 다보험자 시기의 의료보험연합회가 건강보험심사평가원으로 명칭을 변경하여 설립되었으며, 보험자가 수행하던 진료비 심사업무를 승계하였다. 더불어 국민에게 제공되는 보건의료서비스의 질적 수준의 적정성 여부를 평가하는 요양급여의 적정성을 평가하여 요양기관의 적정진료를 유도함으로써 국민에게 양질의 서비스를 제공하는 데 그 설립 목적이 있다. 건강보험심사평가원은 국민건강보험법에 따라 요양급여비용의 심사, 요양급여의 적정성 평가, 심사기준과 평가기준의 개발 등의 업무를 수행하고 있다.

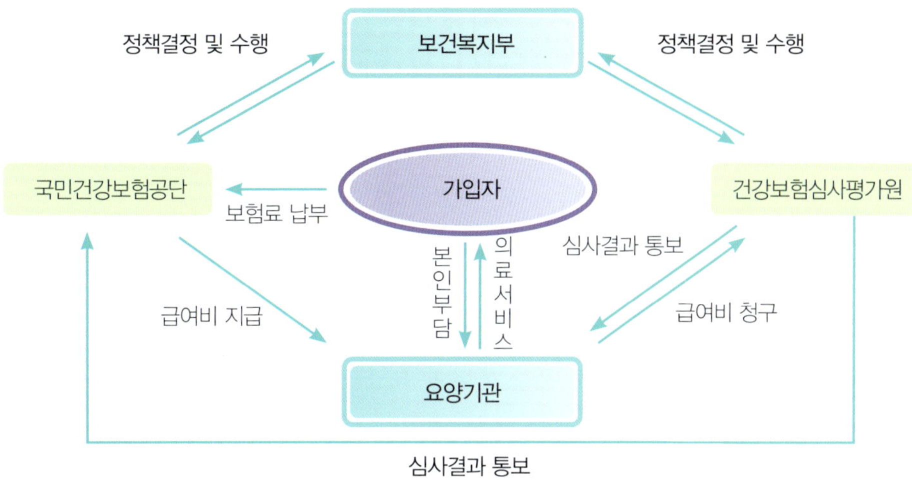

그림 2-8 건강보험제도의 관리운영체계

(4) 재원조달

국민건강보험의 재원은 가입자가 직접 납부하는 건강보험료와 정부지원금으로 구성되는데, 건강보험료가 전체 재원의 85%, 정부지원이 15% 정도를 차지하고 있다.

가. 건강보험료

건강보험료는 건강보험제도의 운영에 소요되는 급여비와 관리운영비를 충당하기 위하여 보험자가 피보험자로부터 징수하는 금액을 말한다. 직장가입자의 월 보험료는 보수월액에 보험료율을 곱하여 산정하는데, 2021년 현재 보험료율은 표준보수월액의 6.86%이다. 직장가입자의 건강보험료는 직장가입자와 사업주가 각각 50%씩 분담하며, 다만 사립학교에 근무하는 교원은 교원이 50%, 사용자가 30%, 국가가 20%를 부담한다. 그리고 직장가입자의 보수외 소득에 대해서도 보험료를 부과하고 있으며, 직장가입자의 피부양자(가족)는 보험료 납부가 면제되고 있다.

지역가입자의 월 보험료는 세대단위로 산정하되 종합소득, 재산(토지, 주택, 전월세), 자동차 각각에 보험료가 부과되고 있으며, 지역가입자에 대해서는 피부양자제도가 허용되지 않고 있다. 이처럼 단일보험자하에서 보험료 부과체계가 직장가입자와 지역가입자 사이에 상이하여 보험료 부담의 형평성에 대한 논란이 지속되고 있다.

나. 정부지원

국가는 건강보험료 예상 수입액의 20%에 상당하는 금액을 재정지원하도록 되어 있는데, 정부지원금은 조세로 충당되는 국고지원과 국민건강증진기금으로 구성되어 있다. 그러나 실제 건강보험재정에서 정부지원이 차지하는 비율은 연평균 15% 내외이다. 정부지원이 줄어들고 건강보험료의 비중이 증가하게 되면 기업의 건강보험료 부담이 늘게 되어 근로자의 고용을 기피하므로 정부지원 비중을 적절하게 유지하도록 하는 것이 필요하다.

(5) 보험급여

가. 현물급여

가) 요양급여

건강보험 요양급여라 함은 가입자와 피부양자에게 질병 · 부상이 발생하는 경우 보험자가 요양을 직접 행하거나 요양기관을 통하여 요양을 제공하는 것을 말한다. 요양급여에는 진찰과 검사, 약제와 치료재료의 지급, 처치와 수술 및 그 밖의 치료, 예방과 재활, 입원, 간호, 이송 등이 포함된다.

나) 건강검진

국민건강보험공단은 국민건강보험법에 의거하여 질병의 조기 발견과 그에 따른 요양급여를 하기 위해 건강검진을 실시해야 하는데, 20세 이상 성인을 대상으로 하는 일반건강검진, 암검진, 6세 미만 영유아건강검진 등이 포함된다.

나. 현금급여

가) 요양비

가입자 또는 피부양자가 긴급, 기타 부득이한 사유로 인하여 요양기관과 비슷한 기능을 하는 기관에서 질병, 부상, 출산에 대하여 요양을 받거나 요양기관이 아닌 장소에서 출산을 한 경우에 그 요양급여에 상당하는 금액을 요양비로 지급한다.

나) 장애인 보장구

국민건강보험공단은 장애인복지법에 따라 등록한 장애인에게 휠체어, 전동스쿠터, 목발 등의 보장구에 대하여 보험급여를 할 수 있다.

다) 본인부담상한제

본인부담상한제는 과다한 의료비로 인한 가계 부담을 경감시켜 주기 위하여 비급여를 제외한 연간 본인일부부담금이 개인별 보험료 수준에 따른 본인부담 상한액을 초과한 경우 초과한 본인일부부담금을 국민건강보험공단이 대신 부담하는 제도이며, 적용방법에 따라 사전급여와 사후환급이 있다. 사전급여는 동일 병의원에 입원하여 발생한 당해 연도 본인부담액 총액이 상한금액을 초과하는 경우 환자는 상한금액까지만 부담하고 그 초과금액은 병의원에서 공단으로 청구하는 방법이다. 사후급여는 당해 연도에 환자가 여러 병의원과 약국에서 부담한 연간 본인부담액을 다음 해에 최종 합산하여 보험료 수준에 따른 본인부담상한액을 초과하는 경우에는 그 초과금액을 공단이 환자에게 돌려주는 것을 말한다.

다. 본인일부부담금

진료비 본인일부부담금제도란 가입자와 피부양자가 의료기관에서 진료를 받았을 때 진료비 중 일부를 본인이 부담하는 제도이다. 여기에서 본인일부부담금이란 법정 본인부담금을 말하며, 환자가 전액 부담하는 비급여 진료비는 제외된 개념이다. 본인일부부담금제도를 두는 목적은 첫째, 보험재정의 부담을 완화시키기 위해서 필요하다. 둘째, 건강하지 않은 자의 지나친 반복 요양급여로 보험료가 인상될 경우 건강한 가입자의 부담과 불만이 가중되고 공동체 의식이 약화될 수 있다. 본인일부부담금제도는 이러한 단점을 보완하여 급여비의 일부를 본인이 부담하게 함으로써 건강한 자의 불이익을 다소 줄여주는 제도이다. 셋째, 요양의 남용 억제에 있다. 요양급여비용을 보험자가 전액 지급한다면 경미하거나 자연적으로 치유될 수 있는 질병 · 부상에 대해서도 요양을 받을 것이며, 요양기간도 장기화될 것이다. 따라서 본인이 요양급여비용의 일정액을 부담하게 되면 요양급여비용의 남용이 억제되어 보험자의 보험재정 낭비요인이 줄어들 것이다.

본인일부부담금의 유형에는 진료비 총액의 일정비율을 부담하는 정률제, 진료비 총액의 크기에 관계없이 일정액을 부담하는 정액제가 있는데, 입원은 정률제, 외래는 의료기관 종별에 따라 차등부담하는 정액 · 정률제 혼용방식이 적용되고 있다.

라. 국민건강보험의 보장성

1977년 건강보험제도를 처음으로 도입할 당시에는 적용 인구수의 확대에 치중하였으며, 재정 부담을 우려하여 보험급여 수준이 낮은 상태로 출발하였는데, 그 이후 지금까지 건강보험의 보장성이 낮다는 지적이 끊임없이 제기되어 왔다. 일반적으로 통용되고 있는 건강보험의 보장성 지표는 총진료비 중 보험급여비(공단부담금) 비율이다. 총진료비에는 의학적으로 치료에 필요한 진료만을 포함하며, 미용성형수술 등의 진료비는 제외된다. 총진료비를 건강보험 급여비, 건강보험 법정본인부담금, 비급여 본인부담금으로 구분하면 다음과 같이 정의된다.

$$\text{건강보험의 보장률} = \text{건강보험급여비}/\text{총진료비}$$

이 지표에 의할 때 우리나라 건강보험의 보장률은 2020년 현재 64.2%이며, 지난 수년간 평균 60%대 초반에 머물러 있다. 그동안 지속적으로 건강보험 급여를 확대하였으나 건강보험 보장률이 정체하고 있는 주된 이유는 비급여가 급여 확대보다 더 빠른 속도로 증가해 왔기 때문이다. 비급여 진료비에 대해서는 가격을 통제하지 않고 있으며, 새로운 비급여의 도입에 대해서도 별다른 규제가 없으므로 건강보험 환자에게 시술하는 비급여에 대한 체계적인 관리기전을 마련하지 않으면 건강보험의 보장성 강화는 매우 어려울 것이다.

외국의 의료보장제도에서는 일반적으로 공적 건강보험환자에게 의료기관이 임의로 비급여 시술을 하지 못하게 되어 있으며, 의학적으로 인정되는 비급여에 대해서는 시술을 허용하되 표준가격을 정부가 결정하여 관리하고 있다.

(6) 요양급여 전달체계

국민건강보험 요양급여는 1단계와 2단계로 구분하며, 가입자와 피부양자는 1단계 요양급여를 받은 후 2단계 요양급여를 받아야 한다. 1단계 요양급여는 상급종합병원을 제외한 요양기관에서 받는 요양급여를 말하며, 2단계 요양급여는 상급종합병원에서 받는 요양급여를 말한다. 이러한 단계별 의료전달체계는 의료기관 종별 특성에 맞게 의료자원을 효율적으로 활용하고 환자의 대형 의료기관 편중 현상을 방지하기 위해 시행되고 있다. 가입자와 피부양자가 상급종합병원에서 2단계 요양급여를 받고자 하는 때에는 상급종합병원에서의 요양급여가 필요하다는 의사소견이 기재된 관련 서류를 제출해야 한다. 다만, 응급, 분만, 치과, 가정의학과, 혈우병환자, 상급종합병원 근무자가 해당 병원에서 요양급여를 받는 경우, 등록장애인이 단순 물리치료가 아닌 재활치료를 위해 재활의학과에서 요양급여를 받는 경우에는 상급종합병원에서 1단계 요양급여를 받을 수 있다.

그런데 실제 의료전달체계의 운용 실태는 이론적인 내용과 상당히 다르게 나타나고 있다. 요양기관 종별 국민건강보험 진료비의 점유율 추이를 살펴보면 병원급 의료기관이 급증하여 진료비의 70% 수준을 차지하고, 의원급 점유율은 30%에 불과하다. 병원급 중에서도 요양병원이 급증하였고, 수도권의 대형종합병원으로 집중이 가속화되고 있다. 최근에는 굳이 입원치료가 불필요한 질환을 앓는 환자가 장기간 병원에 입원하는 사회적 입원이 문제로 등장하기도 한다. 이는 국민의료비 측면에서 의료공급체계가 고비용, 저

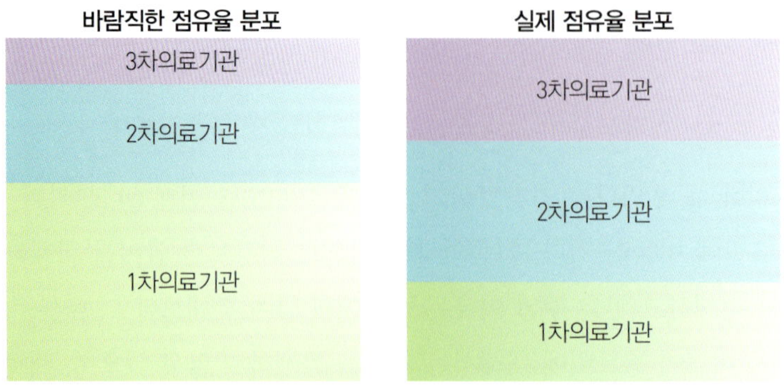

그림 2-9 건강보험 의료전달체계의 이론과 실제

효율의 구조로 변모하고 있음을 보여 주는 것이다.

(7) 진료비 지불제도

우리나라의 건강보험 진료비 지불제도는 기본적으로 행위별수가제(fee for service, FFS)이며, 7개 입원질환에 대해서는 진단군(Diagnosis Related Group, DRG)에 근거하여 수가가 결정되는 포괄수가제(case payment)가 적용되고 있다. DRG에 기반한 포괄수가제는 2003년 의료기관이 자율적으로 선택하는 방식으로 시작되었으며, 2013년부터 전국 모든 병의원에 강제 적용되고 있다. 최근에는 600여 개의 입원질환에 대해 기존의 포괄수가제와 행위별수가제를 혼용한 신포괄수가제가 시범적으로 운영되고 있다. 의료급여 환자의 정신과 입원진료비에 대해서는 일당정액제(per diem)를 기준으로 지급하고, 보건기관의 진료수가는 방문당 미리 산정된 수가로 지급된다. 요양병상에 대해서도 일당정액제가 시행되고 있다.

국민건강보험 수가는 매년 국민건강보험공단과 의약계 대표자 사이의 계약으로 결정되며, 계약기간은 1년이다. 계약 미체결 시에는 보건복지부의 건강보험정책심의위원회에서 의결을 거쳐 결정된다.

표 2-6 국민건강보험의 진료비 지불제도

지불제도	대상질환	대상기관
행위별수가제	의료행위, 조제	모든 요양기관
포괄수가제	7개 입원질환(수정체 수술, 항문 수술, 탈장 수술, 충수절제술, 제왕절개분만, 자궁과 자궁부속기 수술, 편도선 수술)	모든 요양기관
신포괄수가제	600여개 질병군	전국 공공병원과 일부 민간병원(시범사업)
일당정액제	의료급여 입원진료, 보건기관 외래방문, 요양병상 입원	의료급여 정신과, 보건기관, 요양병원

4) 우리나라의 의료급여제도

의료급여제도는 생활유지 능력이 없거나 생활이 어려운 저소득 국민의 의료비(질병, 부상, 출산)를 국가가 보장하는 공공부조제도로서 국민건강보험과 함께 의료보장의 중요한 수단이 되는 사회보장제도이다.

(1) 의료급여 수급권자

의료급여제도의 적용을 받을 자격이 있는 자는 1종 수급권자와 2종 수급권자로 구분되는데, 1종 수급권자는 국민기초생활보장 수급자, 이재민, 의상자 및 의사자의 유족, 입양아동(18세 미만), 국가유공자, 중요무형문화재 보유자, 북한이탈주민, 5.18민주화운동 관련자, 노숙인, 행려환자이다. 2종 수급권자는 국민기초생활보장 대상자 중 1종 수급대상이 아닌 가구이다.

(2) 의료급여 이용절차 3단계

의료기관의 중복방문, 약물 오남용 등으로 건강상의 위해가 발생할 위험이 높은 수급권자와 급여일수 초과자는 선택의료급여기관을 지정하여 이용해야 한다. 수급권자 본인이 자주 이용하는 의원급 의료기관 선택을 원칙으로 하여 선택의료급여기관 이외의 기관을 방문할 때에는 선택의료급여기관에서 발급한 의료급여의뢰서가 필요하다, 의료급여의뢰서 없이 의료급여기관을 이용한 경우에는 진료비 전액을 본인이 부담해야 한다.

(3) 의료급여기관 이용 시 본인부담금

의료급여환자의 본인부담금은 1종과 2종, 입원과 외래로 구분하여 요양기관 종별로 다르게 적용되고 있다. 의료급여환자의 경우에는 비급여 진료가 존재하므로 급여의 사각지대가 있는 반면, 낮은 본인부담금으로 인해 과도한 의료이용이 문제가 되고 있으며, 특히 입원 본인부담금이 없는 1종 환자의 과도한 입원율과 장기간 입원이 재정관리 측면에서 문제가 되고 있다. 이를 억제할 목적으로 의료급여 1종 환자에게는 매월 건강생활유지비 6천원을 지급하되 의료기관 이용 시 진료비에서 이를 차감하는 정책을 시행하고 있고, 의료급여환자가 52개 경증질환(단순 고혈압 등)으로 병원급 이상에서 진료를 받을 경우에는

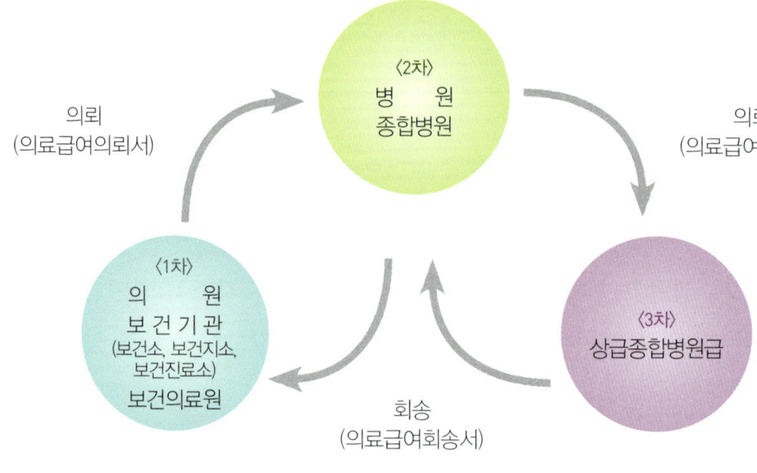

그림 2-10 의료급여기관의 이용 절차

표 2-7 의료급여제도의 본인부담금(2021년)

구분		1차(의원)	2차(병원 · 종합병원)	3차(상급종합병원)	약국	PET 등
1종	입원	없음	없음	없음	–	없음
	외래	1,000원	1,500원	2,000원	500원	5%
2종	입원	10%	10%	10%	–	10%
	외래	1,000원	15%	15%	500원	15%

총약제비의 3%를 본인이 부담하도록 하고 있으며, 과도한 외래이용을 억제할 목적으로 선택병의원제도를 시행하고 있으나 남용 억제에는 실효성이 없는 것으로 알려져 있다.

5) 우리나라의 노인장기요양보험

(1) 개요

노인장기요양보험은 고령이나 노인성 질병으로 인하여 6개월 이상 혼자서 일상생활을 수행하기 어려운 노인에게 신체활동 또는 가사지원의 장기요양 급여를 사회적 연대원리에 의해 제공하는 사회보험제도이다. 2008년 7월부터 시행되었으며, 수급자의 중증도를 3등급으로 분류하였으나 2014년부터 치매특별등급(5등급)이 신설되면서 전체 5등급으로 확대되었다.

국민건강보험이 진단, 치료, 재활을 목적으로 주로 병의원 및 약국에서 제공하는 의료서비스를 급여대상으로 하는 반면, 노인장기요양보험은 치매, 중풍, 노화, 노인성 질환으로 인하여 혼자 힘으로 일상생활을 영위하기 어려운 대상자에게 요양시설이나 재가 장기요양기관을 통해 신체활동 또는 가사지원서비스를 제공하는 제도이다.

(2) 등급판정

장기요양보험의 적용을 받기 위해서는 수급자 여부를 판정받아야 하는데, 지역별로 설치된 '장기요양등급판정위원회'에서 신청인의 '요양필요도'에 따라 등급을 부여하는 것을 등급판정이라 한다.

(3) 보험급여의 종류

장기요양급여는 크게 재가급여, 시설급여, 특별현금급여로 구분된다. 재가급여에는 방문요양, 방문목욕, 방문간호, 주야간보호, 단기보호, 복지용구가 있고, 시설급여에는 노인요양시설이나 노인요양공동생활가정에서 장기간 입소하여 신체활동지원, 심신기능의 유지향상을 위한 교육훈련을 제공받는 요양급여가 있다. 특별현금급여에는 수급자가 섬 · 벽지에 거주하거나 천재지변, 신체 · 정신 또는 성격 등의 사유로 장기요양급여를 지정된 시설에서 받지 못하고 그 가족 등으로부터 방문요양에 상당하는 장기요양급여를 받을 때 지급하는 가족요양비가 있다.

(4) 재원조달

노인장기요양보험 가입자는 건강보험 가입자와 동일하며, 공단은 장기요양보험료와 건강보험료를 통합하여 징수한다. 현재 장기요양보험료는 건강보험료의 일정비율로 연동되어 있는데, 2022년 장기요양보험료는 건강보험료의 12.27%이다. 국가는 매년 예산의 범위 안에서 당해년도 장기요양보험료 예상수입액의 20%를 공단에 지원한다. 국가와 지방자치단체는 의료급여 수급권자의 장기요양급여비용 중 공단이 부담해야 할 비용과 관리운영비의 전액을 부담한다. 일반 수급자는 재가급여에 대해 총비용의 15%를 본인부담하고, 시설급여에 대해서는 총비용의 20%를 본인이 부담한다. 국민기초생활수급권자는 본인부담금이 없다. 향후 수급자의 증가가 예상되므로 재정지출도 이에 따라 지속적으로 증가할 것으로 예상된다.

(5) 요양수가

장기요양보험 수가는 급여종류와 산정기준에 의하여 산정하되, 요양인력배치수준이나 요양서비스의 질 평가에 의한 가감산제도를 적용하고 있다. 장기요양보험의 수가제도에서 특징적인 것은 재가급여에서 월 급여한도액을 설정하여 효과적으로 재정관리를 하고 있는 점이다.

한편, 방문간호 수가는 다른 급여서비스의 수가에 비해 상대적으로 높아서 방문간호를 이용하면 다른 요양급여서비스의 이용이 제한되므로 요양대상자들이 방문간호를 기피하는 경향이 있다. 현재 방문간호는 장기요양보험 급여비 점유율에서 0.3% 정도를 차지하고 있다.

6) 우리나라의 산업재해보상보험과 자동차보험

(1) 산업재해보상보험

산업재해보상보험제도는 고용노동부가 보험자로서 운영하는 사회보험제도의 하나로, 사고성 재해와 직업병으로 인한 근로자의 진료비와 생활비를 보장하는 제도이다. 요양기관은 근로복지공단에서 직영하는 의료기관이 있고, 산재보험과 계약을 맺어 의료서비스를 제공하는 민간의료기관이 있으며, 진료비는 근로복지공단에서 심사하고 지급한다. 산재보험의 수가는 건강보험 수가를 기준으로 하되 건강보험보다 높은 의료기관 종별 가산율을 적용하고 있으며, 건강보험 비급여를 산재보험에서는 급여에 포함하고 있다.

(2) 자동차보험

자동차보험에서 책임보험은 강제보험이므로 사회보험의 성격을 가지고 있다. 따라서 자동차 사고로 인한 의료비는 건강보험심사평가원에 위탁하여 심사를 수행하고 있다. 자동차보험의 진료수가는 건강보험 수가와 산재보험 수가를 준용하고, 건강보험 비급여 진료비에 대해서는 자동차보험에서 급여를 하는 경우가 많으며, 이에 대해서는 별도의 수가체계를 가지고 있다.

06 보건의료기관의 이해

1) 보건의료산업

보건의료산업은 크게 보건의료서비스산업, 제약산업, 의료기기산업으로 나눌 수 있으며, 보건의료서비스 산업의 핵심이 보건의료기관이다. 보건의료기관은 사회보장제도 내에서 보건의료서비스를 제공하는 독점기관으로서 사회안전망의 중추적 기능을 수행한다는 점에서 매우 중요하다. 제약산업과 의료기기산업은 제조업으로서 생산품이 직접 소비자에게 판매되는 경우도 있지만 대부분은 보건의료기관의 투입요소로 사용된다. 국민건강보험 급여비 지출은 진료행위료, 약품비, 치료재료비로 분류되는데, 보건의료기관의 진료행위료가 급여비의 70% 정도를 차지하고, 약품비가 25% 내외를 차지하고 있다.

2) 보건의료기관의 유형과 분포

(1) 법령에 의한 보건의료기관의 유형

우리나라에서 개설되는 보건의료기관은 관련 법령에 의해 다양한 유형과 그에 따른 기능을 가지고 있다(표 2-8). 우선 의료법에 의한 의료기관으로는 종합병원, 병원, 치과병원, 한방병원, 요양병원, 의원, 치과의원, 한의원, 조산원이 있다. 이들 의료기관은 대부분 민간의료기관이며, 주로 도시에 집중적으로 분포하고 있으며, 진료기능을 제공하고 있다. 조산원은 조산사의 자격증을 가진 간호사가 독립적으로 운영하는 의료기관이다.

표 2-8 요양기관의 유형과 근거 법령

관련 법령	요양기관	분류
의료법	종합병원, 병원, 치과병원, 한방병원, 요양병원, 의원, 치과의원, 한의원, 조산원	보건의료기관
지역보건법	보건소, 보건의료원, 보건지소	
농어촌 등 보건의료를 위한 특별조치법	보건진료소	
국민건강보험법	의료기관, 약국, 한국희귀 · 필수의약품센터, 보건소 · 보건의료원 및 보건지소, 보건진료소	
약사법	약국, 한국희귀 · 필수의약품센터	약국
노인장기요양보험법	장기요양기관	장기요양시설

지역보건법에 의한 공공보건의료기관으로는 보건소, 보건의료원, 보건지소가 있는데, 보건소는 시 · 군 · 구에 설치되어 있고, 보건지소는 면 단위에 개설되어 공중보건업무와 진료기능을 담당하고 있으며, 공중보건의가 근무하고 있다. 민간병원이 없는 기초자치단체에는 병원급 보건소인 보건의료원이 개설되어 운영되고 있다.

그리고 농어촌 등 보건의료를 위한 특별조치법에 의하여 민간의료기관이나 보건지소가 없는 오 · 벽지에는 간호사(보건진료 전담공무원) 1명에 의해 운영되는 보건진료소가 설치되어 있다. 보건진료소는 제한된 지역 내에서 지역주민을 대상으로 진단과 처방, 처치, 투약을 수행하도록 허용된다.

국민건강보험법에 의한 요양기관에는 의료법상의 의료기관과 지역보건법에 의한 보건기관, 농어촌 등 보건의료를 위한 특별조치법에 의한 보건진료소 외에 약사법에 의한 약국 및 한국희귀 · 필수의약품센터가 포함되어 있다. 약국은 국민건강보험법에 의한 요양기관으로 분류되고 있으나 엄밀한 의미에서 보건의료기관에 속한다고 볼 수는 없을 것이다.

한편 2008년부터 시행된 노인장기요양보험법은 노인요양시설을 규정하고 있는데, 이는 보건의료기관과는 구분된다.

(2) 보건의료기관의 분포

보건의료기관의 분포현황을 살펴보면 2020년 기준 상급종합병원 42개, 종합병원 319개, 병원 3,097개(요양병원 1,582개 포함), 의원 33,115개, 약국 23,305개로 나타나는데, 최근 5년간 의료기관 증가율은 한방병원과 요양병원이 높게 나타나고, 의원의 수는 같은 기간 동안 증가율이 낮은 것으로 나타났다. 상급종합병원, 종합병원, 보건기관, 약국의 수는 큰 변동이 없는 것으로 보인다(표 2-9).

표 2-9 보건의료기관의 분포

(단위: 개소)

구분	2013년	2014년	2015년	2016년	2017년	2018년	2019년	2020년
상급종합병원	44	43	43	43	43	42	42	42
종합병원	291	301	304	312	301	311	314	319
병원	2,945	3,077	3,110	3,142	3,538	3,025	3,066	3,097
(요양병원)	1,356	1,452	1,489	1,516	1,529	1,560	1,577	1,582
의원	28,060	28,354	28,958	29,725	30,938	31,718	32,491	33,115
치과병원	224	225	227	244	231	237	239	235
치과의원	16,095	16,517	16,945	17,354	17,376	17,668	17,963	18,261
조산원	34	35	31	28	26	21	19	18
한방병원	262	283	299	337	312	307	352	410
한의원	13,511	13,810	14,061	14,331	14,111	14,295	14,408	14,464
보건기관	3,479	3,484	3,482	3,483	3,478	3,478	3,478	3,476
약국	21,626	21,637	21,832	22,064	21,737	22,082	22,493	23,305

주: 1) 병원에는 요양병원이 포함되어 있음
2) 보건기관: 보건소, 보건지소, 보건진료소
자료: 국민건강보험공단, 건강보험심사평가원, 「건강보험통계」

한편 국민건강보험 진료비를 기준으로 보건의료기관의 시장점유율을 살펴보면, 2020년 기준 병원급 의료기관의 시장점유율은 51.0%, 의원 19.5%, 약국 20.4%로 나타나고 있다(표 2-10). 특히 요양병원이 크게 늘어나면서 시장점유율도 증가하고 있다. 병원급 의료기관의 점유율이 증가하고, 의원과 약국의 비중이 완만하게 감소하고 있는데, 일차의료기관의 비중이 감소하는 것은 보건의료체계의 효율성이 그만큼 떨어지고 있음을 반영하고 있다. 보건기관의 점유율은 0.3%로 매우 낮으며, 한방의료기관의 점유율은 4% 미만으로 나타나고 있다. 치과의원의 점유율이 크게 증가하고 있는 것은 국민건강보험 보장성 확대 정책의 영향으로 보인다.

표 2-10 보건의료기관의 시장점유율(건강보험 진료비 기준)

(단위: %)

구분	2013년	2014년	2015년	2016년	2017년	2018년	2019년	2020년
상급종합병원	15.9	15.7	15.8	16.9	16.3	17.3	17.5	17.8
종합병원	15.2	15.3	15.3	15.6	16.0	16.6	17.1	17.2
병원	16.2	16.4	16.8	16.4	16.5	16.2	15.7	16.0
(요양병원)	(6.2)	(6.9)	(7.3)	(7.3)	(7.6)	(7.3)	(6.9)	(7.1)

표 2-10 보건의료기관의 시장점유율(건강보험 진료비 기준)–계속

구분	2013년	2014년	2015년	2016년	2017년	2018년	2019년	2020년
의원	21.0	20.7	20.3	19.6	19.7	19.6	19.7	19.5
치과병원	0.2	0.3	0.3	0.3	0.4	0.3	0.4	0.3
치과의원	3.6	4.2	4.7	5.1	5.4	5.1	5.3	5.2
한방병원	0.4	0.4	0.4	0.4	0.5	005	0.5	0.6
한의원	3.8	3.8	3.6	3.3	3.2	3.1	3.0	2.8
보건기관	0.3	0.3	0.3	0.3	0.2	0.2	0.2	0.2
약국	23.4	22.9	22.6	22.1	22.0	21.3	20.6	20.4

주: 1) 병원에는 요양병원이 포함되어 있음
2) 보건기관: 보건소, 보건지소, 보건진료소
자료: 건강보험심사평가원, 진료비 통계지표, 각 연도

3) 병원의 정의와 유형

(1) 병원의 정의

병원(hospital)의 어원은 '호의를 베풀다', '잘 대해 준다'란 뜻의 hospitality에서 왔으며, 병원(hospital)은 호텔(hotel)과 진료(medical care)의 결합형으로 되어 있다. 의료법에 의하면 의료기관은 의료인(의사, 치과의사, 한의사, 조산사)이 공중 또는 특정 다수인을 위하여 의료 · 조산의 업을 행하는 곳을 말한다. 의료법상 의료인의 범위는 의사, 치과의사, 한의사, 조산사, 간호사이나 의료기관을 개설할 수 있는 의료인은 의사, 치과의사, 한의사, 조산사이며, 간호사는 제외된다. 노인장기요양보험법에서는 간호사도 노인요양시설의 개설자가 될 수 있도록 규정하고 있다.

(2) 병원의 유형

병원은 의료법의 규정, 진료내용, 진료기간, 의료전달체계, 교육여부, 설립주체, 영리추구 여부, 병상수 등 여러 가지 분류방법에 따라 나눌 수 있다. 기업으로서의 병원은 영리를 추구하는 병원으로 볼 수 있는데, 우리나라에는 법규상 영리추구가 금지된 병원이라고 할지라도 실질적으로는 대부분 영리를 추구하는 병원이므로 일반 사기업과 다를 바가 없다.

(3) 의료법의 규정에 따른 유형

가. 종합병원

종합병원이라 함은 의사 및 치과의사가 의료를 행하는 곳으로, 다음의 요건을 갖추고 주로 입원환자에 대하여 의료를 행할 목적으로 개설하는 의료기관을 말한다.

- **병상수**: 입원환자 100인 이상을 수용할 수 있는 시설
- **진료과목**: 내과 · 외과 · 소아청소년과 · 산부인과 · 진단방사선과 · 마취통증의학과 · 진단검사의학과 또는 병리과 · 정신과 및 치과를 포함한 9개 이상의 진료과목. 다만, 300병상 이하인 경우에는 내과 · 외과 · 소아청소년과 · 산부인과 중 3개 진료과목, 진단방사선과, 마취통증의학과와 진단검사의학과 또는 병리과를 포함한 7개 이상의 진료과목
- **상급종합병원**: 종합병원 중에서 중증질환에 대하여 난이도가 높은 의료행위를 전문적으로 하는 종합병원을 상급종합병원으로 지정할 수 있음. 2010년 1월부터 기존 '종합전문요양기관'을 상급종합병원으로 명칭을 바꾸고 기존 필수진료과목을 포함하여 20개 이상의 전문과목을 갖추고 각 과목마다 전문의 1인 이상을 두어야 함
- **전문의**: 각 진료과목마다 전속하는 전문의. 다만, 300병상을 초과하는 경우에는 9개 진료과목, 300병상 이하인 경우에는 7개 진료과목에 한함
- **시설기준**: 입원실, 중환자실, 수술실, 응급실, 임상검사실, 방사선 장치, 회복실, 물리치료실, 한방요법실, 병리해부실, 조제실, 의무기록실, 소독시설, 급식시설, 세탁물처리시설, 시체실, 적출물의 처리시설, 자가발전시설, 구급자동차

나. 병원

병원, 치과병원, 한방병원이라 함은 의사, 치과의사, 한의사가 각각 그 의료를 행하는 곳으로서 입원환자 30인 이상을 수용할 수 있는 시설을 갖추고, 주로 입원환자에 대하여 의료를 행할 목적으로 개설하는 의료기관을 말한다. 다만, 치과병원의 경우에는 그 입원시설의 제한을 받지 아니한다. 병원급 의료기관 중에서 특정 진료과목이나 특정 질환 등에 대하여 난이도가 높은 의료행위를 하는 병원을 전문병원으로 지정할 수 있다.

다. 요양병원

요양병원이라 함은 의사 또는 한의사가 그 의료를 행하는 곳으로서 요양환자 30인 이상을 수용할 수 있는 시설을 갖추고 주로 장기요양을 요하는 입원환자에 대하여 의료를 행할 목적으로 개설하는 의료기관을 말한다.

(4) 설립운영 주체에 따른 분류

병원을 설립한 주체에 따라서 공공병원과 민간병원으로 구분한다.

가. 공공병원

공공병원에는 국가 또는 지방자치단체가 설립 · 운영하는 병원(국립병원, 시도립병원, 공립병원), 정부투자기관, 특수법인 등 공공단체에서 설립 · 운영하는 병원, 한국보훈복

지의료공단에서 운영하는 보훈병원, 특별법에 의한 특수법인병원(서울대학교병원) 등이 있다.

나. 민간병원

민간병원은 민간법인 또는 개인이 설립 · 운영하는 병원을 말한다. 학교법인, 재단법인, 사단법인, 사회복지법인, 의료법인 등의 각종 법인이 설립 · 운영하는 법인병원과 의료인이 설립 · 운영하는 개인병원으로 구분된다.

(5) 진료기간에 따른 분류

입원기간의 장 · 단기에 따라 급성기병원과 장기요양병원으로 구분한다. 장기요양병원은 만성적인 신체적 · 정신적 질환을 치료하기 위하여 90일 이상의 진료를 하는 병원을 말한다. 급성기병원은 중증의 급성질환이나 상해를 위해 단기간의 진료를 하는 병원을 말하는데, 일반적으로 30일 또는 90일 이내로 한다.

(6) 의료전달체계에 따른 분류

가. 일차의료

환자가 처음 의료와 접하게 되는 의료이다. 개원을 하는 일반의와 전문의(가정의학과, 내과, 소아청소년과, 산부인과 등)가 주로 담당하게 되고, 이들이 진료 후에 필요하다고 판단하면 상급의료기관 또는 전문의에게 의뢰한다. 따라서 일차의료기관은 주로 외래진료나 의원급이 이에 해당된다.

나. 이차의료

일차의료를 담당하는 의사로부터 이송 또는 의뢰되어 해당 분야의 전문의가 진료하는 것을 말한다. 이차의료기관은 주로 입원진료를 하는 곳으로, 병원 또는 종합병원이 이에 해당된다.

다. 삼차의료

전문화된 의료시설에서 고도로 복잡한 시술이나 최신의 치료 등 전문화된 진료를 제공하는 것을 말하며, 주로 500병상 이상의 규모를 가진 의료기관이 이에 해당된다. 기타, 특수진료기관으로서 정신병원, 결핵병원, 암병원, 재활병원 등이 있다.

(7) 병상수 기준에 따른 분류

① **의원**: 입원환자를 두는 경우 입원환자 29명 이하를 수용할 수 있는 입원실

② **병원**: 입원환자 30명 이상을 수용할 수 있는 입원실

③ **종합병원**: 입원환자 100명 이상을 수용할 수 있는 입원실

④ **상급종합병원**: 단일 기준은 없으나 상급종합병원 지정 및 평가규정에 의해 권역별 자체충족률을 감안하여 소요병상수를 산정하도록 하며, 2017년 상급종합병원의 병상수는 최소 458병상, 최대 2,704병상, 평균 1,056병상임

(8) 영리성 여부에 따른 분류

가. 영리병원

개인 또는 법인이 이윤추구를 목적으로 운영하는 병원으로 개인병원이나 영리법인이 개설한 병원에서 이익이 생기면 이를 가져갈 수 있다. 그러나 아직 우리나라에서는 개인병원을 제외하고는 법인 병원에서 발생한 이익은 분배하지 못하게 되어 있다. 최근 들어 병원의 영업활동 범위를 진료 외에 매점, 장례식장, 주차장 등으로 확대 허용하고 있으나, 제주도 등 특별자치지역을 제외하고는 영리법인은 아직 허용되지 않고 있다.

나. 비영리병원

법인 형태의 병원으로 주로 종교단체 또는 비영리기관에 의해 운영되는 병원으로, 재단법인, 사회복지법인, 학교법인 등이 병원을 개설 · 운영할 수 있다. 의료법상으로 모든 병원은 비영리로 분류되고 있으나 실질적으로 영리를 추가하는 데에 지장이 없으므로 이러한 현실을 반영하여 세법에서는 법인 의료기관에 대하여 상법상의 주식회사로 간주하고 과세를 하고 있다.

4) 병원의 특성과 기능

(1) 병원의 특성

가. 경영상의 특성

고도의 자본집약적이면서 노동집약적 경영체로서 다양한 사업목적(의료사업, 연구, 기술개발, 공중보건증진 등)을 가지며, 복잡한 전환과정을 거쳐 서비스를 생산하고 생산된 서비스의 품질관리나 업적평가가 극히 어려운 조직체이다.

나. 조직상의 특징

최고의 의료서비스 제공과 최소의 비용이라는 경영목적을 함께 추구하기 때문에 상호 상충적이다. 또한 구성원이 매우 다양하며, 과업이 불확실하고 불확정적이어서 표준화하기 힘들며, 행정과 진료가 구분되어 지배구조가 이원적이다.

다. 환경상의 특성

의료수가가 병원 외부에서 통제되며, 직무의 대부분이 면허를 가진 자에게만 허용되고, 노사분규의 소지가 높지만 분규 시 사회적 비난의 강도가 높다.

라. 업무상의 특성

24시간 연중무휴로 업무가 계속되며, 업무가 사람의 건강과 생명에 직접적으로 영향을 미치고 도덕적, 윤리적 덕목을 중요시한다. 또한 서비스 제공의 불안정성이 높아 계획과 통제가 어려우며, 서비스제공 결과가 다른 직종 간의 유기적 결합으로 인해 단일직종별 성과측정이 어렵다.

(2) 병원의 기능

가. 진료

외래, 입원, 응급환자에 대한 진단, 간호 및 치료서비스 제공의 기능을 수행한다.

나. 임상 교육 및 훈련

의과대학/간호대학 학생 등, 의료기사, 인턴, 전공의 등에 대한 전문적 및 기술적 교육과 훈련의 기능을 수행한다.

다. 연구

임상의학 연구를 통해 학문적, 과학적 연구의 기능을 수행한다.

라. 봉사활동

지역사회주민 또는 무의촌 무료진료봉사활동을 통해 주변 인구집단에 대한 사회, 봉사적 차원의 보건서비스제공의 기능을 수행한다.

5) 병원산업의 구조와 변화

(1) 대형화 추세

의료기관의 성장 추세를 살펴볼 때 한 가지 특징적인 것은 해가 거듭될수록 대형병원 중심으로 의료서비스의 공급구조가 바뀌고 있다는 것이다. 30년 전만 하더라도 지역의 의원이 우리나라 의료공급체계에서 절대적인 위치를 차지하고 있었으나, 이제는 그 비중이 30% 이하로 떨어지는 등 점차 병원급으로 의료공급의 중심축이 이동하고 있다. 특히 최근에는 첨단의료시설을 갖춘 대규모 병원이 의료기관의 성장을 주도하고 있다. 이러한 경향은 대도시 지역일수록 더욱 심하다. 최근에는 고속철도, 고속도로의 확대로 전국의 교통망이 획기적으로 개선되어 이로 인한 지역 환자의 서울 집중 현상이 관찰되고 있다. 2004년 KTX 개통 이후 선로가 통과하는 지방도시에서 서울의 대형병원으로 암환자 등 중증환자의 집중 현상이 두드러지게 나타나고 있다(김진현, 2009).

(2) 구조변화의 원인

우리나라의 의료시장구조에서 중소병원의 위치가 상대적으로 약화되고 대형병원 중심으로 변모하고 있는 이유에는 여러 가지가 있겠으나 대표적으로 다음의 몇 가지 예를 들 수 있다. 첫째, 소비자 측면에서 환자들이 대형병원에 집중하고 있다는 것을 지적할 수 있다. 의료자원의 효율적 배분을 위해 정부는 의료서비스의 전달체계를 3단계로 나누고 있는데, 경미한 질환은 1차적으로 동네의원에서 진료를 받도록 하고, 이보다 약간 중한 질환은 2차적으로 중소병원에서 진료를 받고, 심각한 질환이나 응급환자 등은 마지막으로 대형병원에서 진료를 받도록 하였으나 소비자의 인식 부족과 제도상의 미비점으로 인해 감기환자와 같은 경미한 질환자까지도 대형병원으로 집중되고 있다. 특히 대형병원의 각종 첨단의료장비는 그 유용성 여부에 상관없이 소비자의 욕구를 자극하기에 충분하여 소비자의 대형병원 집중에 한 몫을 담당하고 있다.

둘째, 소득수준의 상승, 건강보험제도의 확대, 인구구조의 노령화 등으로 의료서비스에 대한 수요가 급속히 증가하였고, 이에 힘입어 의료산업 내부에는 자본의 유입이 꾸준히 진행되었으며, 이것이 다시 타산업에 비해 상대적으로 수익이 높은 병원산업에 재투자되어 왔다. 비록 정부가 건강보험수가를 직접 통제함에 따라 의료서비스 단위당 이윤은 낮아졌지만 의료수요가 더 크게 증가하였기 때문에 총이윤은 지속적으로 증가되어 병원산업 대형화의 재무적 원천이 되어 왔다.

셋째, 건강보험수가 구조가 대형병원에 유리하도록 되어 있다. 동일한 진료행위에 대해 어느 의료기관에서 진료를 받든 동일한 수가가 적용되어야 한다. 그럼에도 불구하고 건강보험제도하에서 행위료에 대해 요양기관 유형별로 차등가산율을 적용하고 있는데, 의원급에는 15%, 병원 20%, 종합병원 25%, 상급종합병원에 대해서는 30%의 가산율을 적용함으로써 대형병원일수록 수익면에서 유리한 위치에 서게 되었다. 그리고 그동안 건강보험급여범위와 급여기준, 수가정책이 대형병원에 유리하고 동네의원에는 불리하게 작용하는 경우가 적지 않았다.

넷째, 진료수가 통제를 통해 건강보험재정을 보호하는 대신 의료기관이 경영압박에서 벗어날 수 있도록 건강보험 비급여 항목을 허용한 것이 중소병원의 상대적 약화를 가져온 또 하나의 원인이다. 특히 초음파나 MRI(현재는 부분적으로 보험급여)와 같은 고급의료장비의 이용료, 특진비(선택진료비, 2018년 폐지), 상급병실료 등이 건강보험 적용대상에서 제외되어 왔는데, 이러한 고급의료행위는 대형병원으로 갈수록 더욱 많이 할 수 있도록 제도가 마련되어 있기 때문에 진료수가의 통제와 함께 건강보험 비급여 항목을 많이 허용하는 제도는 상대적으로 중소병원에 불리하게 작용하였다.

다섯째, 의료인력의 차이를 들 수 있다. 300병상 이상의 대형병원은 보통 전공의(레지던트) 수련병원으로 지정받아 저렴한 인건비를 지불하고 수련의(인턴 및 레지던트)를 적극 활용할 수 있지만 중소병원은 그렇지 못하다. 특히 고급의료인력일수록 임금이 낮아도 대형병원에서 근무하기를 선호하는 경향이 있어서 중소병원은 그만큼 높은 인건비를 지불해야 인력을 확보할 수 있다. 예를 들면, 지방의 중소병원은 대도시의 대형병원보다 의사의 인건비를 더 지불해야 의사를 확보할 수 있다. 중소병원은 높은 인건비를 지불하고도 의사 구인난을 겪어 왔다.

(3) 병원대형화의 유형과 전망

병원의 대형화는 단일법인이 수개의 병원을 운영하는 계열병원체제(multi-hospital system)의 형태로 나타나기도 하고, 대기업이 병원산업에 직접 뛰어드는 형태로 나타나기도 한다. 그동안 대기업은 주로 오·벽지 주민을 위한 의료시혜 차원에서 산간벽지나 외딴섬 등에 중소병원을 설립하여 비영리로 운영하였다. 그러나 1990년대 이후 재벌기업에 의한 병원산업의 대도시 진출은 우리나라 의료시장의 구조를 완전히 뒤바꾸어 놓았으며, 긍정적이든 부정적이든 보건의료부문 전반에 걸쳐 적지 않은 파급효과를 가져왔다.

병원산업의 대형화 추세는 정부가 특별한 조치를 취하지 않는 한 대형병원을 선호하는 소비자의 심리행태와 상승작용을 일으키면서 대도시를 중심으로 지속적으로 진행될 것이다. 지역의 경우에도 과거 대학부속병원이나 종교단체에서 설립한 병원 등 몇 개에 불과하던 대형병원이 국민건강보험제도의 시행 이후 급격히 늘어났으며, 앞으로도 계속 증가될 것으로 예상된다. 병원산업의 대형화 추세에 따라 의료시설 및 의료인력의 구성면에서 상대적으로 취약한 동네의원 및 중소병원의 입지가 그만큼 축소될 것으로 예상된다. 더구나 대형병원을 선호하는 소비자의 이용 행태는 기능과 역할 분담이 명확하지 않아 경쟁력이 약한 중소병원의 지위를 더욱 약화시킬 수 있다.

6) 병원과 경영관리

(1) 병원과 경영관리

병원을 하나의 기업으로 파악하면 출연과 경영관리의 관계는 다음과 같이 구분 가능하다.

가. 출연

병원의 설립에 필요한 자금을 제공하는 것을 출연이라고 하며, 출연자는 병원의 소유자가 되고, 병원활동에서 생긴 이익에 대한 참여권과 손실부담의 책임이 있다. 의료법상 병원은 비영리기관으로 분류되어 있으므로 보통 병원의 설립자금에 대해서는 출자라는 용어 대신에 출연이라는 용어를 사용한다. 마찬가지로 병원의 자본에 대해서도 자본금이라는 용어 대신에 기본금이라는 용어를 사용한다. 한국의 민간병원은 대부분 출연자(소유자)가 경영관리자를 겸직하고 있는 형태이다. 이것은 관행이기도 하거니와 의료법에 의해 규정되어 있는 사항이기도 하다.

현행 의료법에 의하면 의료기관을 개설할 수 있는 자는 의료인(의사, 치과의사, 한의사, 조산사), 법인(의료법인, 비영리법인), 국가 또는 지방자치단체, 공기업(정부투자기관, 지방공사, 한국보훈복지의료공단)이며, 영리병원은 허용되지 아니한다. 따라서 공공병원을 제외한 민간병원은 대부분 의료인의 출연에 의해 설립된 개인병원 혹은 법인병원이다. 이 점이 주식회사 형태가 중심인 기업과 다른 점이다.

나. 기업으로서의 병원

자본주의적 경영방식의 병원은 이윤획득을 목적으로 출연된 자본을 바탕으로 하여 진료시설, 의료장비, 진료재료, 인력 등의 자원을 조달하고, 이를 결합하여 의료서비스를 생산, 공급하는 생산경제단위이다. 따라서 하나의 기업으로서의 병원의 특성은 생산단위, 영리단위, 진료활동의 원천, 국민의료체계의 공급자, 수익성 추구라고 규정지을 수 있다.

다. 경영관리

병원의 목적달성을 위해 자원의 조달, 의료서비스의 생산, 판매 등 병원 활동을 통일된 방침에 의하여 합리적이고 조직적으로 펴나가는 활동(수단)을 경영관리라고 한다. 병원을 둘러싼 외부환경의 변화, 병원규모의 확대, 병원운영의 복잡성, 병원 간 경쟁의 심화, 정부정책의 변화 등으로 인해 병원산업에서 소유와 분리된, 전문적인 경영관리가 더욱 필요하다. 병원과 경영관리의 관계를 비교해 보면 표 2-11과 같다. 병원의 기본목적을 수익성이라고 하면, 경영관리의 기본목적은 효율성이라고 말할 수 있다.

수익성은 영리성이라고도 하며, 투하된 자본가치를 증식시키기 위하여 보다 많은 화폐이윤을 추구하는 행위이다. 수익성은 보통 다음과 같이 정의된다. 한편 효율성은 최소의 투입으로 최대의 성과를 얻으려는 행위로 영리병원뿐만 아니라 수익성을 추구하지 않는 공공병원이나 보건소에도 적용된다.

$$이익 = 수익 - 비용$$

$$수익성 = 이익/자본$$

표 2-11 병원과 경영관리의 비교

병원	경영관리
1. 병원은 모두 경영관리의 대상	1. 경영관리의 전부는 병원이 아님
2. 생산경제단위	2. 기술적 단위
3. 기본원리를 수익성에 둠	3. 기본원리를 효율성에 둠
4. 병원은 의료공급의 주체	4. 경영관리는 병원목적달성의 수단
5. 외적 표현	5. 내적 조직체
6. 병원의 재무상태는 대차대조표에 표시	6. 경영관리의 성과는 손익계산서에 표시
7. 병원은 경영관리의 소유단위	7. 경영관리는 병원의 생산단위

라. 경영관리자

병원의 경영관리자는 병원의 생산 활동과 이윤추구 활동을 기획하고 조직, 지휘, 감독, 조정하며, 통제하는 관리의 전문적 담당자이다. 전문적 경영관리자는 소유와 경영의 분리 현상에서 나타나며, 이때의 관리자는 반드시 소유자임을 요구하지 않는다. 소유와 경영의 분리 원인은 병원의 대규모화, 업무의 복잡화, 출연자의 성격 변화(비영리→영리) 등이다.

가) 경영관리자의 기능

경영관리자의 기능에는 혁신기능, 관리기능(고유직능), 사회적 기능(사회적 책임), 이해조정기능(이해관계자 보호)이 있다.

나) 경영관리자의 유형

① 소유관리자

소유관리자(owner manager)는 병원설립에 필요한 자본을 단독 출연하여 자신이 직접 관리하는 자를 말한다. 이와 같이 자본가인 동시에 관리자인 사람을 일반적으로 소유관리자라고 한다. 이것은 대부분의 우리나라 병원에서 찾아볼 수 있으며, 모든 이익이 자신에게 귀속된다.

② 고용관리자

고용관리자(employed manager)는 병원경영 규모의 확대에 따라 출연자가 관리에 대한 전문적 지식과 경험이 풍부한 자를 고용하여 업무의 일부를 위임하게 되는데, 이때 위임된 유급관리자(salaried manager)를 말한다.

③ 전문관리자

전문관리자(expert manager)는 소유와 관계없이 병원경영에 관한 전문지식과 능력있는 자가 임원이 되어 병원을 운영하는 현대적 관리자를 말한다. 이때 관리자 지배(management control)가 이루어진다. 관리자 지배란 소유와 경영이 분리되어 소유자 아닌 전문관리자가 병원을 지배하는 현상을 말하며, 이와 관련하여 지배권이란 관리자가 가지게 되는 병원직원에 대한 인사권과 병원의 기본적인 정책과 방침을 결정하는 권한을 말한다.

표 2-12 경영관리자의 유형과 소유자와의 관계

경영관리자의 유형	소유자와 경영관리자의 관계
소유관리자	소유자 = 관리자 = 지배자
고용관리자	소유자 = 지배자 ≠ 관리자
전문관리자	소유자 ≠ 관리자 = 지배자

(2) 병원의 사회적 목표

병원의 사회적 목표는 진료생산성 향상, 경영민주화, 병원의 사회성으로 포괄할 수 있다.

가. 진료생산성 향상

생산성(productivity)은 생산요소의 투입량(input)에 대하여 생산된 산출량(output)의 비율로 나타나는데, 일반적으로 생산성의 향상은 투입량이 일정한 경우 산출량이 증가하는 경우 혹은 일정한 산출량에 대하여 투입량이 적게 드는 경우에 나타난다. 생산성의 향상은 경영관리의 합리화, 노사협력, 진료설비의 최신화, 기술향상 등에 의해 이루어지며, 더 낮은 가격으로 더 많은 계층에게 의료서비스의 제공이 가능하다.

나. 경영민주화

병원의 경영민주화는 소유구조의 분산(소유와 경영의 분리), 상호신뢰와 대등한 관계의 노사협력, 인간관계의 개선을 의미한다.

다. 병원의 사회성

병원은 일반적으로 영리를 추구하지만 단순한 개인기업이 아니고, 사회의 공익기관으로서 사회적, 공익적 관점에서 경영되어야 하므로 사회성이 중시된다. 이와 관련하여 경영관리자의 사회적 책임은 병원의 유지 및 발전에 대한 책임, 직원의 복지에 대한 책임, 이익집단의 이해조정 책임, 환경오염에 대한 책임, 소외계층에 대한 책임을 포함한다.

(3) 병원의 경영목표

병원의 현실적 경영목표가 무엇인가에 대해 수많은 조사연구가 이루어졌는데, 대체로 영리병원과 비영리병원으로 구분하여 보면 영리병원은 이윤극대화를 추구한다는 데 이견이 없다. 비영리병원의 경영목표는 다양한 유형으로 나타나는데, 수익극대화, 효용극대화(양과 질을 동시에 추구), 이윤극대화, 고가장비 보유에 대한 격차극소화, 환자 수극대화 등이 있다.

비판적 사고 문제

1. 보건의료체계의 성과 향상에 간호인력이 어떻게 기여할 수 있는가?

2. 의료급여제도를 확대하면 재정안정성이 문제가 되고, 축소하면 형평성과 사회안전망에 문제가 발생한다. 이 두 가지를 조화롭게 발전시켜 나갈 방안은 없는가?

3. 노인장기요양보험에서 방문간호의 기능이 취약한 원인을 진단하고 정책적 개선방안을 제시하시오

4. 공공의료가 왜 중요한가?

5. 영리병원의 허용이 병원산업에 미칠 영향에 대하여 추론하시오.

6. 병원의 경영체로서의 특성과 한계에 대하여 설명하시오.

>> 참고문헌

1. 건강보험심사평가원(2021). http://www.hira.or.kr/main.do
2. 국가법령정보센터(2021). http://www.law.go.kr
3. 국민건강보험공단(2021). http://www.nhis.or.kr/retrieveHomeMain.xx
4. 국민건강보험(2021). 2020 건강보험 주요통계.
5. 김진현(2009). KTX의 건강영향평가. 한국보건사회연구원.
6. 김태성, 김진수(2014). 사회보장론. 제4판. 청목출판사
7. 박성애, 정면숙, 김진현, 김종경, 주미경, 박성희, 유미(2010). 간호관리학-간호경영과 정책-. 군자출판사.
8. 박성애, 김명자, 김인경, 김진현, 배현지, 유옥수, 이경아, 이은희, 장해나, 정유미, 정은영, 주미경, 황인영(2019). 간호관리학-간호정책과 간호경영-. JMK.
9. 양봉민, 김진현, 이태진, 배은영(2015). 보건경제학. 나남.
10. 이규식(2019). 의료보장론. 개정판. 계축문화사.
11. 이인재, 류진석, 권문일, 김진구(2010). 사회보장론. 제3판. 나남.
12. Esping-Andersen, G.(1999). Social Foundations of Post-industrial Economies. Oxford University Press.
13. Feldstein, P. J.(2015). Health Policy Issues. 6th ed. AUPHA.
14. Morris, S.(1998). Health Economics for Nurses. Prentice Hall Europe.
15. OECD(1995). New Directions in Health Care Policy, Health Policy Studies No.7.
16. OECD(1996). Health Care Reform: The Will to Change, Health Policy Studies No.8.
17. OECD(2010) Health Care Systems: Efficiency and Policy Settings
18. OECD(2019) Health at a Glance 2019: OECD Indicators
19. OECD(2020). Health at a Glance: Asia/Pacific 2020: Measuring Progress Towards Universal Health Coverage
20. OECD(2021). Health Statistics. https://data.oecd.org
21. The Commonwealth Fund(2020). International Profiles of Health Care Systems.

제 03 장

간호와 경제

03 간호와 경제

학습목표

- 보건의료의 사회 · 경제적 특성을 이해한다.
- 보건의료에 대한 국가개입의 근거를 설명한다.
- 보건의료에 대한 수요의 개념을 이해한다.
- 보건의료의 생산과 공급을 설명한다.
- 보건의료시장의 구조와 특성을 설명한다.
- 의료수가의 산출방법을 이해하고 간호수가를 설명한다.
- 간호사 시장의 특성과 임금결정이론을 설명한다.
- 국민의료비의 개념, 재원조달, 지불제도를 설명한다.
- 의료민영화와 보건의료시장에 대한 정책을 이해한다.
- 보건의료의 경제성 평가방법을 설명한다.

주요용어

• 정보의 비대칭성 • 소비자 무지 • 면허 • 수요 • 공급 • 시장 • 간호인력 • 간호수가 • 임금 • 국민의료비 • 재원조달 • 지불제도 • 의료민영화 • 경제성 평가

01 보건경제학과 간호서비스

경제학이 관심을 가지는 근본적인 문제는 자원의 희소성(scarcity)이다. 물질을 소비하고자 하는 인간의 욕구는 무한한데 비해 그 욕구를 충족시켜 줄 수 있는 자원의 양은 한정되어 있기 때문에 우리는 불가피하게 제한된 자원하에서 무엇을 생산할 것인가, 어떻게 생산할 것인가, 또 어떻게 배분할 것인가를 선택(choice)하지 않으면 안 된다. 바로 이 선택의 문제에 직면하여 희소한 자원을 효율적이고 공평하게 배분할 수 있는 방안을 찾기 위해 경제학의 이론과 분석도구를 활용하게 된다.

경제학이 추구하는 자원배분의 세 가지 기준은 효율성(efficiency), 형평성(equity), 기술진보(technical progress)이다. 희소한 의료자원의 배분과 관련하여 주요 선진국이 직면

해 왔던 가장 심각한 정책과제는 국민의료비의 급증과 과도한 의료비 부담, 건강불평등이며, 이를 해결하기 위해 각국은 다양한 정책수단을 개발하고 있는데, 이와 관련하여 경제학적 분석방법의 유용성과 활용도가 상대적으로 높은 것으로 평가되고 있다.

우리가 소비하는 재화나 서비스에는 수많은 종류가 있고, 각각에 대해 수요와 공급이 만나는 시장이 형성되어 있다. 이 중에서 보건의료시장은 보건의료서비스, 의약품, 의료기기, 치료재료 등이 공급되고 판매되는 시장을 말하는데, 보건경제학은 보건의료의 생산, 분배, 소비와 관련된 문제를 경제학의 분석기법과 모형을 적용해서 연구하는 응용경제학이다. 보건경제학의 주요 내용은 보건의료체계, 보건의료서비스의 수요와 공급, 의료서비스의 시장구조와 가격결정, 건강보험제도, 재원조달과 지불제도, 의료기술, 국민의료비, 제약산업, 경제성 평가를 포함하고 있다.

보건의료서비스는 국민의 건강유지에 매우 중요한 역할을 담당하며, 보건의료부문이 국가경제에서 차지하는 비중이 점차 증가하는 추세이고, 보건의료서비스 가격이 소비자물가보다 더 빠른 속도로 상승하고 있으며, 보건의료부문에 시장실패가 존재하기 때문에 보건의료정책이 정부의 중요한 공공정책이 되고 있다. 이러한 여건 하에서 보건경제학의 역할과 중요성에 대한 인식이 확산되고 있다.

보건경제학의 원리와 분석도구를 구체적인 간호서비스에 응용한 연구분야로는 보건경제 일반에 대한 이해를 포함하여 간호서비스에 대한 수요, 간호서비스의 생산성과 공급, 간호서비스의 가격결정과 시장구조, 간호인력의 수급, 간호사의 임금체계, 보건의료체계, 국민의료비와 간호서비스, 재원조달과 지불제도, 간호원가와 간호수가, 간호서비스의 경제성 평가, 노인장기요양보험과 방문간호가 있으며, 보건의료체계 내에서 간호서비스의 효율성과 형평성을 제고시킬 수 있는 방안이 주요 내용이다.

02 보건의료의 사회 · 경제적 특성

보건의료(health care)의 사회 · 경제적 특성은 보건의료체계의 독특한 구조를 형성하는 본질적 요소이며, 보건의료정책의 근거를 제공하는 중요한 요인이다. 대표적으로 정보의 비대칭성, 면허제도, 수요와 치료의 불확실성, 우량재, 외부효과, 투자재적인 특성을 들 수 있으며, 이는 보건의료시장을 다른 시장과 구별되게 하는 특징적 요소이다.

1) 정보의 비대칭성

정보의 비대칭성(asymmetry of information)은 재화나 서비스에 관한 정보가 수요자와 공급자 사이에 균형있게 공유되지 못하고 어느 한쪽에 편중되어 있는 현상을 말한다. 특히 의료정보는 매우 전문적인 내용이어서 의료를 제공하는 의료인에게 집중되어 있고, 소비자는 거의 알지 못하는 경우가 대부분이다. 이러한 현상을 소비자 무지(consumer ignorance)라고도 한다. 소비자 무지가 존재하게 되면, 정보를 많이 소유하고 있는 의료인이 그렇지 못한 소비자를 손쉽게 통제할 수 있는 전문적 지배(professional dominance)가 형성된다. 정보의 비대칭성으로 인한 소비자 무지는 의료시장을 독점적 구조로 만드는 핵심 요인이다.

정보의 비대칭성으로 인해 의료시장에서 나타나는 대표적인 현상이 이른바 공급자 유인 수요(supplier induced demand, SID) 혹은 의사 유인 수요(physician induced demand, PID)이다. 예를 들면, 정부가 의료수가를 낮게 통제하면 의료공급자는 환자의 의료기관 방문 빈도를 더 증가시켜 수익을 유지할 수 있고, 자연분만이 가능한 상황에서도 여러 가지 이유를 들어 제왕절개분만으로 유도할 수 있다. 한국의 제왕절개 분만율이 세계에서 가장 높고, 휴일 전날 제왕절개 분만율이 다른 요일에 비해 더 높게 나타나는 현상은 산모의 신체적 특성만으로 설명할 수 없는 부분이다. 어느 병원 인근 지역주민 중 충수염 수술을 한 사람이 많다든지, 동일 질병에 대한 수술비율이 지역별로 다르게 나타나는 것은 공급자에 의한 유인 수요의 결과로 해석할 수도 있다.

이처럼 정보의 비대칭성은 이른바 "공급이 수요를 창출한다"라는 명제를 탄생시켰으며, 의사의 수가 증가하면 의사 1인당 수익이 감소하므로 이를 보전하기 위해 의사가 새로운 수요를 창출하여 의료이용량이 더 늘어나기 때문에 의료비가 더욱 증가하기도 한다. "병상은 한번 세워지기만 하면 채워지게 마련이다(beds supplied are beds filled)"라는 주장이 설득력을 얻고 있는 것도 소비자 무지를 이용한 공급자 유인 수요와 무관하지 않다.

2) 면허제도

의료서비스의 공급자가 되기 위해서는 대학의 관련 학과를 졸업하고 해당 직종의 면허(license)를 취득해야 한다. 면허 보유자만 의료서비스를 독점적으로 공급할 수 있으므로 면허제도는 의료시장에서 법적 독점권을 부여하는 장치이며, 또한 관련 학과 졸업자만 면허시험에 응시할 수 있으므로 의료서비스 공급시장에 대한 진입장벽(entry barrier)으로 작용한다. 일반적으로 시장원리에 의해 경쟁이 성립하려면 자원의 자유로운 이동이 보장되어야 하는데, 입학정원의 통제와 면허제도의 존재는 의료시장으로의 자유로운 진입을 엄격히 제한하기 때문에 정보의 비대칭성과 함께 의료시장을 독점적 구조로 만드는 주요 요인이다.

면허제도의 기본취지는 자격기준을 규정하는 것이지, 면허의 숫자를 제한하는 것은 아니다. 그럼에도 불구하고 현실 세계에서는 면허제도가 자격기준보다 면허의 숫자를 제한함으로써 배타적 독점권을 보장하는 수단으로 이용되는 측면이 있다. 만약 조리사 면허를 가진 자만이 식당을 개설할 수 있고, 조리사 면허 발급을 연간 10명으로 제한한다면 거의 모든 직장인이 도시락을 가지고 다녀야 할 것이다. 왜냐하면 제한된 조리사의 수로 인해 극소수의 식당에서 비싼 음식 가격으로 식사를 해야 할 것이기 때문이다.

의료인에 대한 면허제도가 가지는 이러한 문제점을 지적하면서 의료인의 면허제도를 폐지해야 한다고 주장하는 학자도 있으나, 면허제도가 없을 때 환자가 치르게 되는 사회적 비용과 면허제도를 유지할 때의 사회적 편익을 비교하면 사회적 편익이 사회적 비용보다 더 크다고 판단되기 때문에 현재 각국은 의료인 면허제도를 유지하고 있다. 다만, 면허의 숫자를 제한하게 되면 독점력이 증가하여 소비자에게 피해가 발생하므로 입학정원과 면허의 숫자를 충분히 유지하는 정책적 관리가 필요하다.

3) 수요와 치료의 불확실성

개인적 차원에서 질병 발생은 매우 불확실하기 때문에 의료서비스에 대한 수요 역시 불확실한 성질을 가지고 있다. 그런데 개인적으로 보면 수요의 발생이 불확실하지만 사회 전체적으로 보면 대수의 법칙(law of large numbers)이 적용되어 평균적으로는 질병의 발생빈도가 일정한 비율을 유지하는 특성이 있으므로 보험을 통해 불확실성에 대응하는 기전이 존재한다. 그러나 의료보험시장도 도덕적 해이(moral hazard), 역선택(adverse selection), 가입자 선별(risk selection)이라는 불확실성이 존재한다.

의료서비스는 치료를 받은 경우에도 그 효과가 불확실하고, 환자 역시 치료효과를 제대로 파악하기 어렵다. 질병에 대한 완벽한 치료법이 존재하는 경우는 대단히 드물기 때문에 치료효과는 본질적으로 불확실하고, 그나마 의료전문가조차 치료결과를 정확히 예측하기란 쉽지 않다. 또한 대부분의 재화나 서비스는 소비자가 구매 경험을 통해 그 효과를 대체로 파악할 수 있으나, 의료서비스는 소비자가 구매하기 전에 제대로 알 수 없고, 구매 후에도 그 효과를 파악하기 어려운 특성이 있다.

4) 우량재

우량재(merit goods)는 가치재라고도 하는데, 인간의 생존에 필수적이며 인간이 인간다운 생활을 하기 위해 반드시 향유되어야 하는 재화를 의미하며, 의식주와 교육이 대표적이다. 의료서비스 역시 인간의 생존에 필수적인 재화이며, 이 때문에 헌법에서도 건강권을 기본권으로 규정하고 있다. 우량재는 소득수준, 사회적 지위, 지역, 계층을 막론하고 모든 국민에게 기본적으로 제공되어야 하는 재화이기 때문에 국가가 담당하지 않으면 안 된다. 즉, 우량재의 공급을 시장에 맡겨 두면 구매능력이 없는 계층은 소외되어 인간다운 생활이 불가능하기 때문에 사회적 형평성의 실현을 위해 국가가 적극적으로 개입하고 있다. 즉, 국가는 의료보장제도를 통해서 모든 국민이 필수적인 의료서비스에 대한 경제적 접근성을 보장하고 있다.

5) 외부효과

외부효과(external effect)는 한 사람의 행위가 다른 사람에게 일방적으로 영향을 미치는 것을 말하는데, 한 사람의 행위가 다른 사람에게 이익을 주는 것을 외부경제(external economy)라 하고 손해를 끼치는 것을 외부불경제(external diseconomy)라고 한다. 보건의료 분야에서 외부효과가 나타나는 사례는 흔하지 않으나 여름철 모기 등 해충을 박멸하기 위한 방역활동은 외부경제의 대표적 사례이고, 외부불경제는 일단 발생하면 큰 영향을 미치는 감염병이 해당되는 데 대표적인 사례로 메르스나 코로나19를 들 수 있다. 외부불경제의 또 다른 예는 환경오염을 들 수 있다. 병원의 폐하수가 처리되지 않고 그대로 방출된다면 하류에 있는 수생식물이나 수질환경에 좋지 않는 영향을 미치게 된다.

외부효과가 존재하는 경우, 이를 시장에 맡겨 두면 외부효과가 제대로 해결되지 않으므로 정부의 개입이 불가피하다. 외부효과를 해결하는 방법은 정부가 직접 공급자로 나서거나 외부불경제를 유발하는 행위에 대해서는 벌과금이나 세금을 부과하고 외부경제를 발생시키는 행위에 대해서는 보조금을 지급하는 방법이 있다.

6) 소비적 요소와 투자적 요소의 혼재

의료서비스는 소비자 입장에서 보면 소비지출로 분류된다. 그러나 환자가 건강을 회복하는 데 지출하는 비용은 소비가 아니라 미래를 위한 투자라는 개념도 가능한데, 근로자가 건강하면 생산성이 증가하고 산업발전에 긍정적으로 기여하므로 건강에 대한 지출은 곧 투자라는 논리이다. 특히 출산이나 아동이 건강하게 성장하도록 적절한 의료를 제공하는 것은 말할 것도 없이 미래세대에 대한 확실한 투자이다. 이러한 관점에서 본다면 국민을 건강하게 하여 삶의 질을 높이고 건강한 노동력을 유지하도록 적절한 의료비를 지출하는 것은 소비라기보다는 인적자본(human capital)의 가치를 증가시키는 투자로 해석될 수 있다.

03 보건의료에 대한 수요

1) 수요곡선

경제학에서는 흔히 그래프를 사용한다. 예를 들어, 간호서비스의 가격과 수요량의 관계를 그래프로 표현하면 그림 3-1과 같은 수요곡선으로 나타낼 수 있다. 그림 3-1에서 보는 바와 같이 수요곡선은 다른 조건이 일정할 때 가격과 수요량 사이에 서로 반대의 관계가 있음을 보여 주고 있다. 즉, 가격이 올라가면 수요량은 감소하고 가격이 내려가면 수요량은 증가할 것이라는 예측을 가능하게 해 준다.

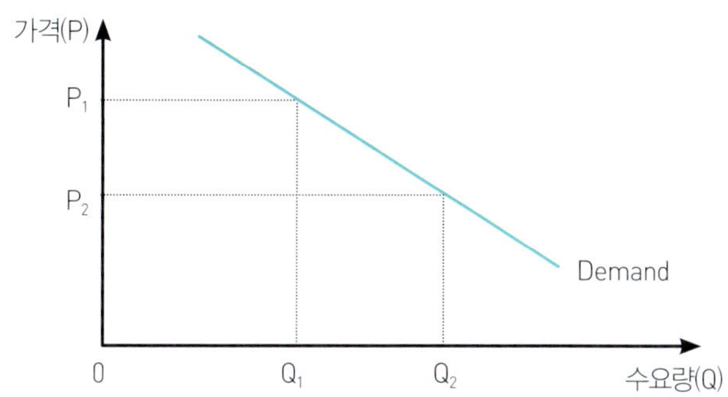

그림 3-1 간호서비스의 수요곡선

2) 수요의 결정요인

가격의 변화는 해당 재화에 대한 수요곡선 상에서 수요량의 변화를 가져오지만, 그 외 요인의 변화는 수요곡선 자체를 이동시킨다(그림 3-2). 가격과 함께 수요곡선의 이동을 가져오는 요인을 수요의 결정요인 혹은 영향요인이라고 한다. 보건의료에 대한 수요의 결정요인은 크게 인구학적 요인, 사회적 요인, 경제적 요인으로 구분이 가능하다. 인구학적 요인으로는 성별, 연령, 가족의 수, 인종이 대표적이고, 사회적 요인으로는 결혼 여부, 교육수준, 직업을 들 수 있으며, 경제적 요인으로는 가격, 소득수준, 시간비용, 대체재의 존재 등을 들 수 있다.

여자는 남자보다 보건의료에 대한 수요가 더 많은 것으로 알려져 있고, 소아와 노인은 젊은 연령층에 비해 상대적으로 보건의료에 대한 수요가 많게 나타난다. 가족구성원이 많을수록 수요가 적게 나타나며, 인종에 따라 특정 질병의 유병률이 차이가 나기도 한다. 미혼자는 기혼자보다 수요가 많은 것으로 알려져 있고, 교육수준이 높을수록 수요가 증

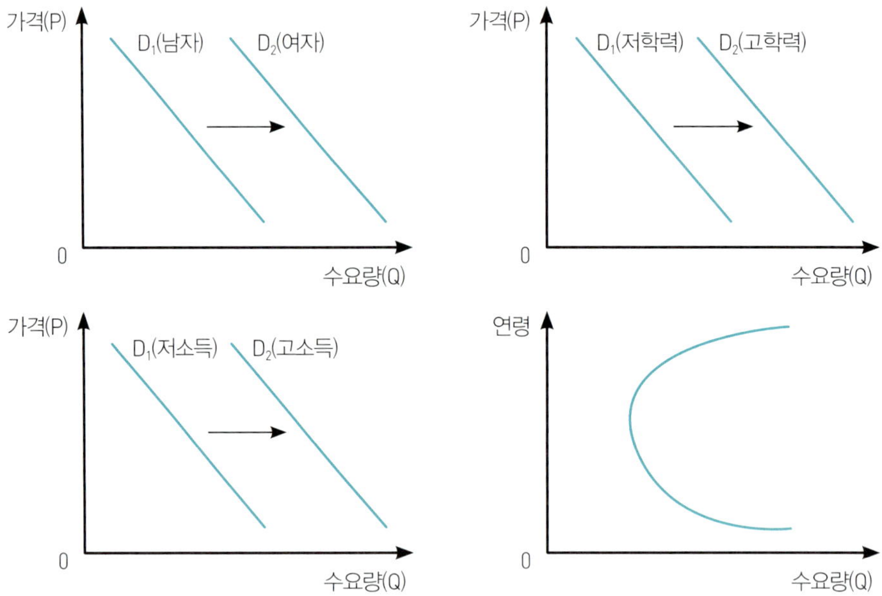

그림 3-2 보건의료 수요곡선의 이동

가하며, 가격이 낮을수록, 소득이 높을수록, 대체의료가 부족할수록 수요는 증가한다.

3) 가격탄력성

수요의 가격탄력성(price elasticity)은 가격이 1% 변할 때 수요량이 몇 % 변하는가를 측정하는 개념이다. 가격탄력성이 1보다 큰 재화를 사치재, 1보다 작은 재화를 필수재라고 하는데, 필수적인 의료서비스에 대한 수요의 가격탄력성은 1보다 작고, 미용목적의 성형수술에 대한 수요의 가격탄력성은 1보다 클 것이다. 간호서비스에 대한 가격탄력성은 입원수술에 대한 가격탄력성보다 상대적으로 클 것이다.

가격탄력성이 다른 두 개의 수요곡선에서 기울기가 상대적으로 완만한 경우를 탄력적이라 하고, 기울기가 상대적으로 높은 수요곡선의 경우를 비탄력적이라고 한다(그림 3-3). 예를 들면, 1차 의료서비스의 수요곡선은 3차 의료서비스의 수요곡선보다 상대적으로 더 탄력적으로 나타날 것이다. 장기요양서비스의 가격탄력성은 급성기 의료서비스의 가격탄력성보다 클 것이다. 수요곡선이 탄력적이면 가격 하락 시에 수요량 증가폭이 가격 하락폭보다 더 커서 전체적으로 소비자의 총지출은 증가하고 그만큼 공급자의 총수입은 늘어난다.

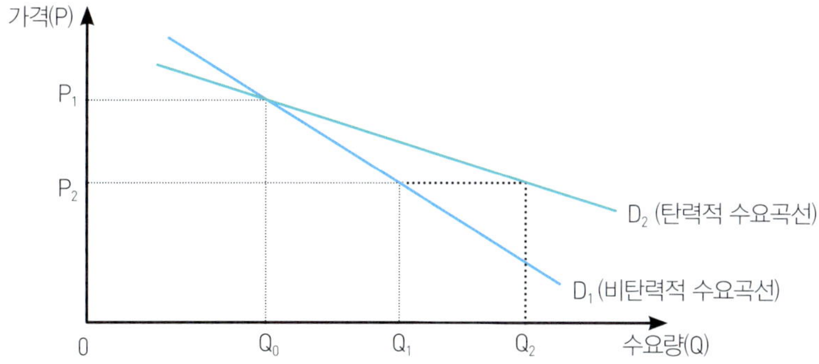

그림 3-3 가격탄력성이 다른 수요곡선

4) 수요분석의 정책적 의의

수요분석은 소비자의 요구가 무엇이며, 얼마나 요구하고 있으며, 향후 어떻게 변화할 것인가를 정확하게 이해하는 데 기본이 되며, 의료이용 행태의 변화를 분석하여 관련 정책의 기초자료를 제공한다는 점에서 대단히 중요하다. 특히 간호서비스에 대한 수요모형을 설정한 다음 통계적 분석을 통해 간호서비스에 대한 수요 예측을 할 수 있으면 미래의 간호시설 투자나 간호인력 공급계획을 적절하게 수립할 수 있을 것이다.

04 보건의료의 생산과 공급

보건의료의 생산은 노동, 자본, 원료라는 생산요소를 투입하여 보건의료라는 산출물로 전환하는 경제적 행위이다. 보건의료의 생산 주체는 의료기관과 제약회사 등의 공급자이며, 생산의 동기는 자본주의 제도 하에서 기본적으로 이윤의 추구이다. 물론 보건소와 같은 공공의료기관의 목적은 이윤추구가 아니라 국민의 건강증진과 같은 공익의 실현이다. 보건의료가 가지는 사회 · 경제적 특성으로 인해 보건의료부문에서는 특히 공공성이 강조되고 있다.

1) 보건의료의 산출

보건의료의 산출은 우선 보건의료서비스로 정의될 수 있다. 보건의료서비스는 의사와 간호사의 서비스, 의료장비, 의약품과 같은 투입요소가 다양하게 결합되는 활동을 통해 환자에게 제공되는데, 진료일수, 진료건수 등으로 측정된다. 이러한 정의의 문제점은 의료의 질을 고려하지 못한다는 것인데, 대안으로 의료비가 제시되기도 한다. 보건의료의 산출에 대한 두 번째 정의는 건강상태이며, 유병률이나 사망률에 의해 측정된다. 이 정의의 문제점은 건강상태의 개념에 대한 명확한 정의가 힘들다는 것이다. 세 번째 정의로, 최근에는 삶의 질을 반영하여 건강수명(quality-adjusted life year, QALY)이 널리 활용되고 있다. 건강수명은 사망률과 유병률이 반영된 건강수준의 척도이다. 간호단위의 산출 역시 진료건수, 재원일수, 사망률, 환자만족도 등으로 다양하게 정의되고 있다.

2) 생산성

보건의료의 생산성은 산출물을 투입량으로 나눈 것으로, 생산요소 한 단위당 산출량을 말하며, 일반적으로 평균생산성이라고 한다. 그런데 보건의료생산에는 여러 가지 생산요소가 투입되므로 생산요소가 다수일 때 이것을 한꺼번에 반영한 생산성을 측정하는 방법이 필요하다. 이는 생산함수에 의해 분석될 수 있는데, 생산함수는 생산과정에서 투입되는 다수 생산요소와 산출량 간의 관계를 함수로 나타낸 것이다. 보건의료부문의 생산성 연구에 사용되는 생산함수는 콥-더글러스(Cobb-Douglas) 생산함수가 주류를 이루고 있다. 생산함수를 이용하여 간호생산성을 측정하면 간호인력의 생산성과 상대적 기여도를 측정할 수 있고, 의사와 간호사, 간호사와 간호보조인력의 최적 결합비율의 추정이 가능하므로 흔히 사용되고 있는 단순지표에 비해 장점이 많다.

그런데 공공병원처럼 조직이 추구하는 목표가 공공성과 효율성 등 여러 가지일 때 생산성을 단일지표로 측정하기가 쉽지 않다. 이때 조직의 생산성을 하나의 지표로 측정할 수 있다면 조직 간 생산성의 비교 · 평가가 가능하므로 매우 유용할 것이다. 예를 들면, 병원 1과 병원 2의 간호생산성을 비교할 때, 병원 1은 병원 2에 비해 외래진료에서 간호생산성이 우수한 반면, 환자당 비용으로 측정한 효율성이 낮다면 병원 1과 병원 2의 간호생산성을 어떻게 비교할 수 있을까? 간호단위의 성과목표가 다수이고 투입요소도 다수일 때 간호단위의 생산성을 하나의 지표에 의해 측정할 수 있다면 간호단위 간 비교 · 평가가 용이할 것이다.

이처럼 투입요소가 다수이고 산출량도 다수일 때 생산성을 하나의 지표로 측정하는 방법으로 자료포락분석(data envelopment analysis, DEA)이 흔히 사용된다. DEA는 생산성의 상대적인 평가방법인데, 예를 들어 간호단위의 생산성을 측정할 때 생산성이 가장 높은 간호단위의 기술적 효율성(technical efficiency)을 1로 상정하고 다른 간호단위의 기술적 효율성을 이것과 비교하여 1보다 작은 값으로 표시한다. DEA는 병원의 생산성 비교, 간호부의 생산성 비교, 간호요양원의 생산성 비교, 장기요양기관의 생산성 비교, 진료과목별 생산성 비교 등의 연구에서 많이 활용되고 있다.

3) 생산비용

보건의료의 생산량과 생산비용의 관계를 그래프로 표시한 것이 비용곡선이다(그림 3-4). 평균비용(average cost)은 생산량 한 단위당 비용으로써 총비용을 생산량으로 나눈 것이고, 한계비용(marginal cost)은 생산량을 한 단위 증가시킬 때 발생하는 총비용의 증가분을 말한다. 평균비용곡선의 모양은 흔히 생산량이 증가할수록 처음에 하락하다가 최소점에 이르고 이후 점차 증가하여 전체적으로 U자형의 모양을 가진다. 가격이 평균비용보다 높을 때 이윤이 발생한다.

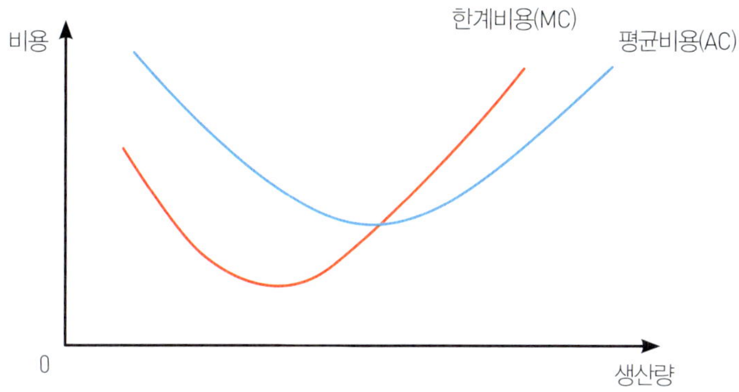

그림 3-4 평균비용과 한계비용

장기평균비용의 구조와 관련하여 중요한 개념이 있는데, 의료기관의 규모가 전체적으로 커질수록 평균비용이 감소하는 경우를 규모의 경제(economies of scale)라 하고, 규모가 적정 수준을 넘어서면 오히려 평균비용이 상승하게 되는 경우를 규모의 불경제(diseconomies of scale)라고 한다(그림 3-5). 그리고 규모가 변하더라도 평균비용이 일정한 경우는 규모에 대한 수익불변(constant return to scale)이라고 한다.

4) 공급곡선

보건의료의 공급곡선은 가격과 공급량의 관계를 표시한 것이다. 예를 들어, 의료서비스의 가격과 공급량의 관계를 그래프로 표현하면 그림 3-6과 같은 공급곡선으로 나타낼 수 있다. 가격이 상승하면 전보다 수익이 늘어날 것이므로 공급량이 증가하고, 가격이 내려가면 수익이 줄어들 것이므로 공급량이 감소할 것이라는 예측이 가능하다. 의료서비스

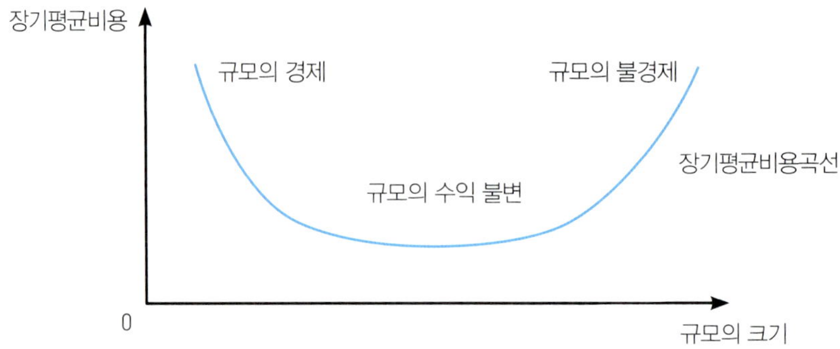

그림 3-5 규모의 경제

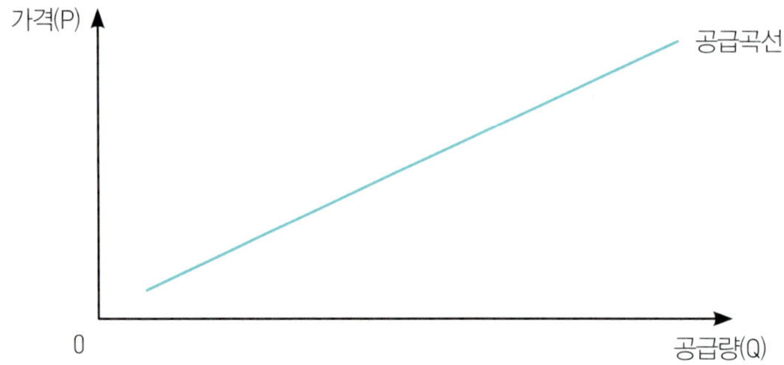

그림 3-6 공급곡선

의 공급곡선은 일반적으로 비탄력적이어서 기울기가 가파르게 나타난다.

05 보건의료시장의 구조와 성과

1) 보건의료시장

보건의료에 대한 수요와 공급이 만나서 형성되는 것이 시장이다. 보건의료서비스의 수요곡선과 공급곡선의 관계를 그래프로 표현하면 그림 3-7과 같다. 의료수요와 의료공급이 만나는 점에서 의료이용량이 결정된다. 이점을 균형점이라고 하고, 균형점에서의 가격을 균형가격, 이용량을 균형량이라고 한다. 일반적으로 시장의 수요와 공급에 의해 결정되는 의료이용량은 의료전문가의 판단에 근거한 의료필요량(need)보다 적은 것으로 알려져 있다. 의료필요량은 가격과 상관없이 일정한 양으로 나타날 것이다.

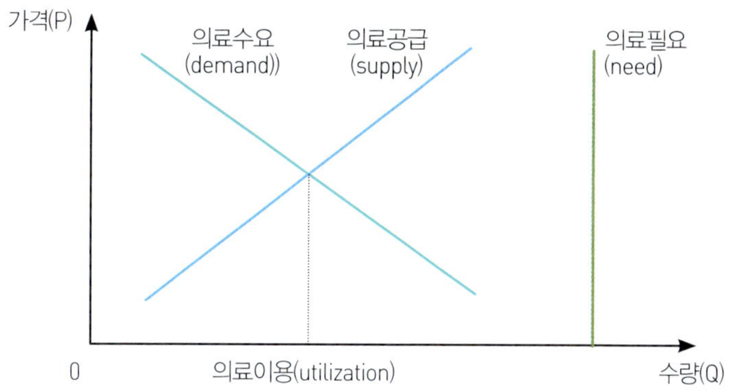

그림 3-7 보건의료시장: 수요곡선과 공급곡선

그림에서 예상할 수 있는 바와 같이 일반적으로 의료서비스에 대한 수요가 증가하여 수요곡선이 오른쪽으로 이동하면 가격이 상승하고, 의료이용량이 늘어날 것이다. 또 의료서비스의 공급이 증가하여 공급곡선이 오른쪽으로 이동하면 균형가격이 하락하고 이용량은 늘어날 것이다.

2) 보건의료시장의 구조

시장구조는 크게 완전경쟁시장, 독점시장, 과점시장으로 구분된다(표 3-1). 보건의료서비스는 정보의 비대칭성에 의한 독점이 전형적으로 나타나지만 공급자가 다수이므로 전형적인 독점시장이라기보다는 이른바 독점적 경쟁시장(monopolistic competition

표 3-1 시장의 유형과 보건의료시장

		시장의 유형		
		완전경쟁시장 (perfect competition)	과점시장 (oligopoly)	독점시장 (monopoly)
시장조건	공급자의 수	무수히 많음	둘 이상 소수	하나
	상품의 동질성	동일	동일 혹은 차별	동일
	자원의 완전한 이동 (시장진입)	자유	제한	제한
	완전한 정보	공급자와 수요자가 모든 정보를 공유	제한	제한
사례		농수산물	전자제품, 자동차 복제의약품	공공서비스 의료서비스 특허의약품

※ 보건의료시장은 다수의 공급자가 차별화된 상품을 공급하는 독점적 경쟁(monopolistic competition)시장에 더 가깝다고 볼 수 있는데, 편의상 독과점으로 분류함

market)에 더 적합한 유형이다. 그러나 독점시장모형이나 과점시장모형으로도 현실의 의료시장을 분석하는 데 불편함이 없으므로 일반적으로 독점시장모형이나 과점시장모형을 이용한다.

질병이나 보건의료서비스의 범위를 어떻게 정의하느냐에 따라 시장의 구조도 다르게 정의될 수 있다. 백혈병 치료서비스로 시장을 국한하면 해당 치료서비스를 제공하는 병원은 종합병원 중에서도 백혈병을 전문적으로 치료하는 상급종합병원으로 제한되기 때문에 의료시장의 구조는 지역적으로 독점적인 구조를 가지게 된다. 제왕절개수술로 의료서비스의 범위를 제한하면 지역적으로 소수의 병원이 해당 수술을 제공하기 때문에 과점적 시장구조가 된다. 또한 고가의 최신의료장비를 특정 병원만 보유하고 있다면 이 병원은 해당 의료장비를 사용해야만 치료가 가능한 질병에 대해서는 독점적 위치에 있게 된다. 이에 비해 단순한 감기치료는 의원, 중소병원, 대학병원, 약국이 상호 경쟁관계에 있기 때문에 경쟁시장의 구조에 가깝게 된다. 암이나 희귀질환과 같은 중증질환의 치료에 사용되는 특허 의약품은 독점시장의 구조를 가지는 것이 일반적이다.

한편 전문간호서비스는 전문간호사에 의해서만 제공되는 것이 아니라 경력이 많은 일반간호사도 유사한 기능을 하고 있고, 간호사의 공급도 수요에 비해 충분하기 때문에 전문간호서비스 시장은 경쟁시장의 구조에 가깝다. 장기요양서비스 시장에서 방문간호와 방문요양은 제공되는 서비스의 내용이나 제공자의 자격으로 보면 차별화된 시장이라고 평가할 수 있지만 소비자의 인식과 수요라는 관점에서 보면 경쟁적인 시장이고 따라서 상대적으로 가격이 낮은 방문요양을 방문간호보다 선호하는 것이 시장의 현실이다.

3) 독점의 비효율성과 적정 의료수가

독점시장은 경쟁시장에 비해 일반적으로 가격이 더 높고 생산량은 더 적어 사회적 편익이 감소한다. 이 때문에 독점은 경쟁에 비해 자원배분이 비효율적인 것으로 평가된다. 자원배분의 비효율성을 제거하기 위해 정부는 의료시장의 가격을 통제하게 되는데, 대체로 건강보험을 통해 수가를 경쟁가격(한계비용) 수준으로 억제하는 정책수단을 취한다. 의료자원배분의 효율성이 극대화되는 수가는 경쟁시장에서 수요와 공급이 일치할 때의 가격수준인 P_0이며, 이 가격을 균형가격이라 하고, Q_0를 균형수급량이라고 한다.

일반적으로 독점가격은 그림 3-8에서 균형가격인 P_0보다 높은 P_1으로 설정되고, 독점생산량은 균형생산량인 Q_0보다 적은 Q_1으로 되어 그만큼 자원배분의 비효율성이 발생한다. 만약 통제수가가 P_0보다 높게 설정되면 공급이 수요보다 많은 초과공급이 발생하고, P_0보다 낮게 설정되면 수요가 공급보다 많은 초과수요가 발생하여 시장은 불균형상태에 있게 되므로 P_0가 균형가격이 되는 것이다.

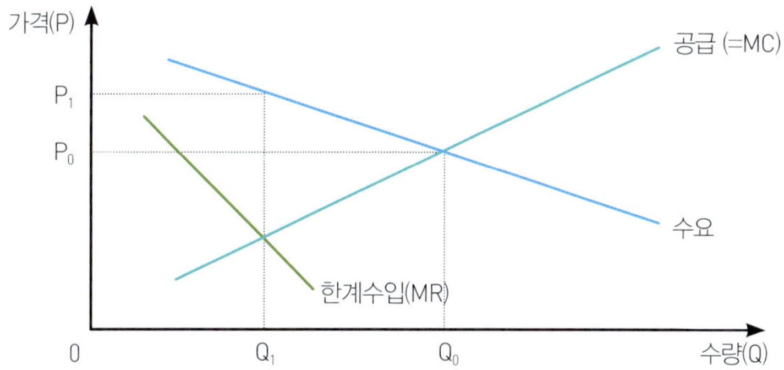

그림 3-8 보건의료시장의 독점가격과 균형가격

4) 의료기관의 경영목표

보건의료시장에서 의료기관이 무엇을 추구하는가에 대해서는 여러 가지 가설이 제시되고 있으며, 각각에 대해 실증분석 결과도 제시되고 있다. 영리병원이든 비영리병원이든 사실상 이윤극대화를 추구한다는 모형에서부터 비영리병원은 보건의료서비스의 질과 양을 동시에 추구한다는 효용극대화모형, 손실을 보지 않는 범위 내에서 가격을 낮게 설정하여 시장 확대를 추구한다는 수입극대화모형, 최고의 의료시설과 장비를 갖춘 병원과 자기병원과의 시설 격차를 줄이는 것이 병원의 명성을 높이고 근무자의 사회적 지위를 향상시킨다는 격차극소화모형 등이 있다.

5) 공급자의 행태

의료시장의 독점적 구조는 의료공급자와 의료소비자의 행태를 직접적으로 결정하는 요인이 되는데, 예를 들면 의료정보에 대한 소비자 무지는 의사의 과잉진료를 유발하고, 의약품의 과대 · 과장 광고를 낳기도 한다. 한편 건강보험의 제3자 지불방식은 소비자의 도덕적 해이를 유발하고, 공급자로 하여금 고가의료장비의 도입을 촉진하게 하기도 한다. 또 공급자는 독점력을 이용하여 수요자에 대한 가격차별을 하기도 한다.

독점시장에서 공급자는 시장지배력을 이용하여 의료소비자를 몇 가지 그룹으로 구분하여 다른 가격을 설정함으로써 이윤극대화를 추구할 수 있는데, 이를 가격차별(price discrimination)이라고 한다. 고소득층에게 높은 진료비를 설정하고 저소득층에게 낮은 진료비를 설정하는 것이 대표적 사례이다. 인터넷에서 다양한 할인수가를 제시하는 성형수술 광고를 볼 수 있는데, 이 역시 가격차별의 일종이다. 직장인의 단체 건강검진에 대한 수요가 계절적으로 편중될 때 비수기의 검진수가를 평균변동비용 수준으로 할인함으로써 검진시설의 가동률 제고를 통해 이윤을 증가시키는 것도 효과적인 가격차별 전략이다.

6) 시장성과

공급자와 소비자의 행태는 보건의료시장의 성과, 즉 자원배분의 효율성, 형평성, 의료기술의 발달에 직접적인 영향을 미친다(표 3-2). 예를 들면, 독점적 의료시장은 과잉진료나 고가의료기술의 과도한 도입을 가져와 의료비용을 필요 이상으로 상승시키고, 소비자의 도덕적 해이 역시 의료비를 앙등시키는 요인이 된다. 의료비의 상승은 비효율뿐만 아니라 저소득층의 의료이용 접근성을 저해하기도 하지만 다른 한편으로 새로운 의료기술의 확산에 긍정적 영향을 미치기도 한다.

표 3-2 보건의료시장의 성과

성과	측정지표
효율성(efficiency)	• 효율성 = 산출/투입비용 – 산출: 기대수명, 영아사망률, 의료서비스의 질, 만족도 – 투입비용: '국민의료비/GDP' 비율
형평성(equity)	• 비용부담 측면: 소득계층별 의료비 부담, 과부담의료비 가구 비율 • 건강수준 측면: 소득계층별 건강수준 • 접근성 측면: 소득계층별 의료이용량(need 충족률)
기술진보 (technical progress)	• 의료기술의 개발 및 확산 정도 – 의료기술: 의료기기, 의약품, 신의료행위

그러나 경험적으로 볼 때, 보건의료시장이 독과점적 구조로 되면 시장성과는 대체로 떨어지는 것으로 알려져 있다. 따라서 보건의료시장의 효율성과 형평성을 높이고 의료기술의 발달을 촉진하기 위해서는 시장구조를 경쟁적으로 만들어 주고, 보건의료시장에서 바람직하지 못한 행태를 규제하는 정책이 필요하다. 보건의료부문에 대한 국가개입의 근거는 바로 여기에서 찾을 수 있다. 즉, 보건의료시장이 경쟁시장의 조건을 충족하지 못하고 독과점적 구조로 되어 있기 때문에 정부가 적극적으로 개입하여 시장성과를 높이고자 하는 것이다.

흔히 보건의료부문에 대한 국가개입의 근거를 논할 때 보건의료서비스가 공공재(public goods)이기 때문이라고 주장하는 경우가 많은데, 엄밀한 경제이론에 의하면 잘못된 표현이다. 보건의료부문에 국가가 개입하여 통제하는 이유는 보건의료서비스가 공공재이기 때문이 아니라 우량재이고 독점이기 때문이다. 공공재는 재화의 소비에서 비경합성(non-rivalry)과 비배제성(non-exclusiveness)이 충족되는 재화를 말하는데, 보건의료서비스는 이 조건을 충족하지 않고, 경합성과 배제성을 가지는 사용재(private goods)에 해당한다. 공공성(公共性) 혹은 공익성(公益性)을 가지는 재화라는 의미로 해석하는 것이 더 적절한 표현이다.

06 의료수가

1) 건강보험 진료수가

의료수가는 의료행위에 대한 경제적 보상을 말하는데, 우리나라의 국민건강보험은 상대가치(relative value)에 근거한 행위별수가제를 중심으로 포괄수가제, 신포괄수가제, 일당제를 병행하여 사용하고 있다. 상대가치 수가제도에서 진료수가는 각 진료행위별 상대가치 점수에 환산지수(1점당 가격)를 곱하여 결정된다. 상대가치 수가제도는 미국의 Medicare, 독일과 일본의 점수제(point system)를 모방한 것인데, 각 의료행위에 투입된 자원의 소모량을 기준으로 행위별 상대가치를 점수로 설정하는 방식이다.

$$\text{건강보험수가} = \text{상대가치점수} \times 1\text{점당 가격(환산지수)} \times (1 + \text{가산율})$$

2) 상대가치의 산출방법

상대가치는 대표적인 의료행위에 투입된 자원소모량을 기준으로 설정한 후 나머지 의료행위에 투입된 자원소모량을 비교하여 상대적인 점수로 나타낸 것이다. 상대가치의 구성요소는 표 3-3과 같다. 예를 들면, 외래 초진에 투입된 자원소모량을 100이라고 가정할 때 외래 재진에 투입된 자원소모량은 상대적으로 80이라고 평가하는 방법이다.

표 3-3 상대가치 점수의 구성요소

구성요소	내용
업무량	주시술자(의사)의 전문적인 노력에 대한 보상으로 시간과 강도(난이도, 노력, 스트레스)를 고려한 상대가치
진료비용	주시술자(의사)를 제외한 보조의사, 간호사, 의료기사 등 임상인력의 임금, 진료에 사용되는 시설과 장비 및 치료재료를 고려한 상대가치
위험도	의료사고 빈도나 관련 비용조사를 통하여 의료사고 관련 비용을 추정하고, 진료과별 위험도를 고려한 상대가치

3) 환산지수의 산출방법

상대가치 1점당 가격(환산지수)의 산출방법에는 원가분석법, 지속가능성장률모형, 지수모형 등이 있다. 원가분석법은 원가회계에 의해 건강보험 행위료 수익과 그에 상응하는 원가를 비교하여 환산지수를 산출하는 방식이다. 지속가능성장률(sustainable growth rate, SGR)모형에 의한 수가 산출방법은 미국의 Medicare에서 개발된 SGR모형을 모방한 것인데, 사전에 목표진료비를 적절히 설정한 다음 실제 지출된 진료비가 목표진료비를 초과하면 차기년도의 환산지수를 인하하고, 미달하면 환산지수를 인상하는 방식이다. 지수모형에 의한 환산지수 산출방법은 1년간 의료기관의 수익지수와 비용지수의 증감 차이에 의해 환산지수조정률을 추정하는 방식이다. 즉, 전년도에 비해 금년도의 의료기관 수익지수증가율과 비용지수 상승률을 각각 추정하여 그 차이만큼 수가를 조정하는 방식이다.

상대가치 1점당 가격(환산지수)의 산출방법에는 원가분석모형, 지속가능성장률(sustainable growth rate, SGR)모형, 지수모형 등이 있다. 원가분석모형은 원가회계에 의해 건강보험 행위료 수익과 그에 상응하는 원가를 비교하여 환산지수를 산출하는 방식이다(그림 3-9). SGR모형에 의한 수가 산출방법은 미국의 Medicare에서 개발된 SGR모형을 모방한 것인데, 사전에 목표진료비를 적절히 설정한 다음 실제 지출된 진료비가 목표진료비를 초과하면 차기년도의 환산지수를 인하하고, 미달하면 환산지수를 인상하는 방식이다(그림 3-10). 지수모형에 의한 환산지수 산출방법은 김진현(2005)이 개발하였

간호행위의 상대가치 업무량 측정방법

"아래 간호행위를 직접 수행할 때 소요되는 업무량을 기입해 주십시오. 업무량은 직접 수행하는 모든 부분을 포함하는 것으로 소요시간, 육체적 노력 및 난이도, 정신적 노력과 판단력, 스트레스가 모두 포함된 것입니다. 응답방법은 기준 간호행위의 강도를 100점이라고 가정하고 이와 비교해서 각 항목의 강도를 점수로 기입해 주십시오."

기준 간호행위

일반병실의 입원환자에 대해 통상적인 간호행위를 수행 100 (점)

비교 간호행위

가. 환자를 가정으로 방문하여 간호를 수행 (　　) (점)
나. 피하 또는 근육 내 주사를 시행 (　　) (점)
다. 24시간 점적주사를 수행 (　　) (점)
라. 수술 후 통증간호를 수행 (　　) (점)
마. 신생아 모유수유간호를 수행 (　　) (점)

는데, 1년간 의료기관의 수익지수와 비용지수의 증감 차이에 의해 환산지수조정률을 추정하는 방식이다(그림 3-11). 즉, 전년도에 비해 금년도의 의료기관 수익지수 증가율과 비용지수 상승률을 각각 추정하여 그 차이만큼 수가를 조정하는 방식이다.

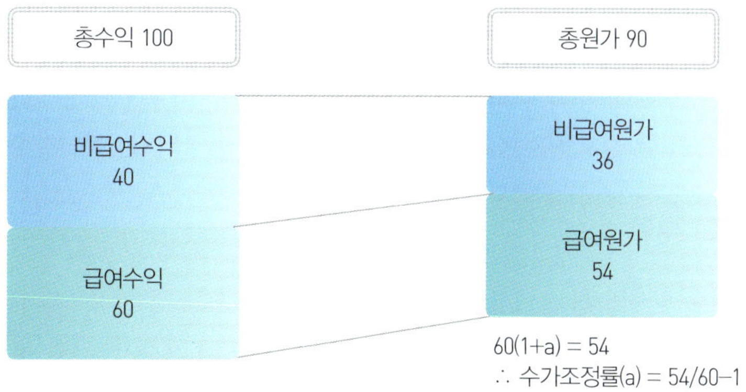

그림 3-9 원가기준에 의한 환산지수 산출방법

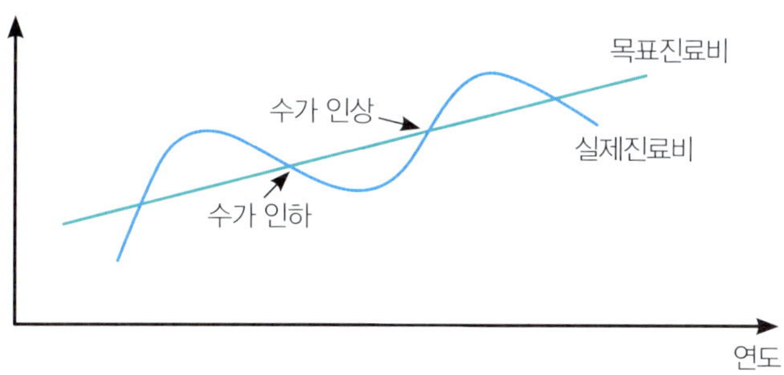

그림 3-10 SGR모형에 의한 환산지수 산출방법

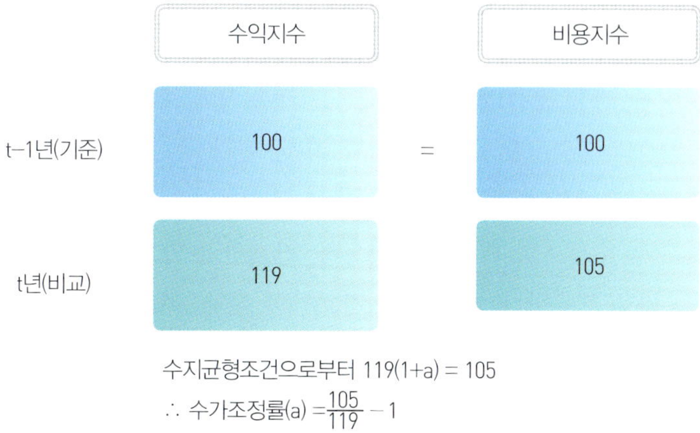

그림 3-11 지수모형에 의한 환산지수 산출방법

4) 간호수가와 간호원가

(1) 간호수가와 간호원가

간호수가와 간호원가는 관련성이 높지만 개념적으로 구분된다. 간호수가는 간호행위에 대하여 제도적으로 인정되는 가격이며, 건강보험, 의료급여, 장기요양보험, 자동차보험, 산업재해 보상보험 등에서 급여하고 있는 가격이다. 이에 비해 간호원가는 간호행위의 수행에 실제 소요된 투입자원의 비용으로, 간호원가는 간호수가보다 낮을 수도 있고 높을 수도 있다. 또한 간호원가는 존재하나 간호수가가 인정되지 않는 경우가 많다.

(2) 간호수가의 분류

가. 독립적 간호행위수가

독립적 간호행위가 많지 않으므로 그에 따른 간호수가의 종류도 많지 않은데, 현재 국민건강보험에서 보장된 간호행위와 관련된 수가는 가정간호 기본방문료, 모유수유 간호관리료, 야간전담간호사 관리료, 야간간호료 등이 있으며, 수가 산정시 간호사 인력기준이 반영된 수가로는 집중영양치료료, 회복관리료, 교육상담료, 감염예방관리료, 입원환자 안전관리료 등이 있다. 그 외의 간호행위 수가로는 보건진료원의 수가, 조산원의 조산수가, 노인장기요양보험의 방문간호 수가가 있다.

나. 의사의 행위수가에 포함된 간호행위 상대가치

국민건강보험에서 의사의 행위수가에 포함된 간호행위의 상대가치로는 간호라는 명칭을 가진 행위가 있으며, 간호사가 수행하는 것으로 여겨지는 행위가 있다. 또한 의료기관에서 전문간호사가 수행하는 대부분의 전문간호행위 역시 거의 모두 의사의 의료행위 수가로 청구되고 있다.

다. 일반병동의 간호관리료

현재 간호수가 중 가장 많은 비중을 차지하는 것은 입원료에 포함된 간호관리료이다. 일반병동에서 환자의 활력징후 측정, 상담과 지지, 관찰 등 간호사가 가장 많은 시간을 소요하는 간호행위에 대한 가치는 간호관리료에 포괄적으로 포함된 형태인데, 간호관리료는 입원료의 25% 수준으로 책정되어 있으며, 간호인력 확보수준에 따라 입원료의 가산 혹은 감산을 차등 적용한다. 여기에는 간호사의 투약, 주사, 간호, 상담뿐만 아니라 간호기록지 작성, 환자 진료보조 행위 등의 비용이 포함되어 있다.

일반병동의 간호사 확보수준은 전체적으로 7등급으로 분류되는데, 지역과 의료기관종별에 따라 다르게 적용되고 있다. 서울시 소재 의료기관, 상급종합병원에 대해서는 병상

표 3-4 일반병동의 간호사 인력 등급과 입원료 차등체계

구분	일반병동의 간호사 인력 구분		간호사 인력 등급별 입원료 가산율		
	상급종합병원	기타 요양기관	상급종합병원	종합병원	병원
1등급	2.0:1 미만	2.5:1 미만	직전 등급의 10%	직전 등급의 10%	직전 등급의 10%
2등급	2.5:1 미만 ~ 2.0:1 이상	3.0:1 미만 2.5:1 이상	직전 등급의 10%	직전 등급의 10%	직전 등급의 10%
3등급	3.0:1 미만 ~ 2.5:1 이상	3.5:1 미만 3.0:1 이상	직전 등급의 10%	직전 등급의 15%	직전 등급의 10%
4등급	3.5:1 미만 ~ 3.0:1 이상	4.0:1 미만 3.5:1 이상	직전 등급의 15%	직전 등급의 10%	직전 등급의 10%
5등급	4.0:1 미만 ~ 3.5:1 이상	4.5:1 미만 4.0:1 이상	직전 등급의 10%	직전 등급의 10%	직전 등급의 20%
6등급	4.0:1 이상	6.0:1 미만 4.5:1 이상	기본 입원료	기본 입원료	기본 입원료
7등급		6.0:1 이상	1) 의료취약지역 기관은 6등급 입원료 2) 서울시 및 광역시 구지역 기관은 기본 입원료의 5% 감산 3) 위에 해당하지 않는 기관은 기본 입원료의 2% 감산		

주: 1) 병상수 대 간호사수 기준 적용: 서울시 소재 기관, 상급종합병원
2) 환자수 대 간호사수 기준 적용: 종합병원, 병원, 치과병원, 한방병원 중 지방소재 기관, 요양병원
3) 간호인력 미신고 기관(종합병원, 병원, 치과병원, 한방병원)의 입원료 산정방법
(1) 의료취약지역 소재 요양기관은 6등급 기본 입원료
(2) 위에 해당되지 아니하는 요양기관은 기본 입원료의 10% 감산

수 : 간호사수 기준으로 등급을 구분하고, 지방 소재의 종합병원, 병원, 치과병원, 한방병원과 요양병원에 대해서는 환자수 : 간호사수 기준으로 등급을 구분한다. 그리고 간호사 인력을 신고하지 않는 의료기관은 별도로 구분한다.

일반병동의 입원료는 6등급을 기준으로 더 높은 등급에 대해서는 가산을 적용하고 더 낮은 등급에 대해서는 기본입원료의 2%~5% 감산을 적용한다. 그런데 간호사 인력의 고용 현황을 아예 신고조차 하지 않는 의료기관이 많아서 간호사 인력을 미신고하는 의료기관에 대해서는 기본입원료의 10% 감산을 적용하고 있다.

라. 통합병동의 간호관리료

국민건강보험에서 2015년부터 시행 중인 간호간병통합서비스 사업은 우리나라 의료기관의 간호인력 운영체계에 일대 혁신을 가져온 제도이며, 환자나 가족의 간병비 부담, 의료기관 간호사의 부족과 이직 문제를 근본적으로 해결할 수 있는 새로운 대안으로 자리 잡고 있다. 간호간병통합서비스 사업은 기본적으로 근무조의 간호사 1인당 환자수를 기준으로 5조 3교대 수준의 간호인력배치와 간호수가를 설정하고 있다.

간호간병통합서비스 병동에는 일반병동의 간호관리료 대신에 별도의 간호간병료가 책정되어 있는데, 간호간병통합서비스 병동의 입원료는 입원관리료(=의학관리료+병원관리료)와 간호간병료로 구성되어 있다. 통합병동의 간호간병료는 일반병동의 간호관리료와 달리 독립된 간호수가이며, 입원환자에게 필요한 간호서비스뿐만 아니라 간호조무사

표 3-5 간호간병통합서비스의 제공인력배치기준

<table>
<tr><th>종별</th><th>간호사 1인당 환자수</th><th>간호조무사 1인당 환자수</th><th>병동지원인력 1인당 환자수</th></tr>
<tr><td rowspan="3">상급종합병원</td><td>1:5 이하</td><td>1:40 이하</td><td rowspan="11">7명 이하
8명 이하
10명 이하
14명 이하
20명 이하
40명 이하</td></tr>
<tr><td>1:6 이하</td><td rowspan="2">1:30 이하
1:40 이하</td></tr>
<tr><td>1:7 이하</td></tr>
<tr><td rowspan="4">종합병원</td><td>1:7 이하</td><td rowspan="2">1:30 이하
1:40 이하</td></tr>
<tr><td>1:8 이하</td></tr>
<tr><td>1:10 이하(표준)</td><td rowspan="2">1:25 이하
1:30 이하
1:40 이하</td></tr>
<tr><td>1:12 이하</td></tr>
<tr><td rowspan="4">병원</td><td>1:10 이하</td><td>1:30 이하
1:40 이하</td></tr>
<tr><td>1:12 이하(표준)</td><td rowspan="3">1:25 이하
1:30 이하
1:40 이하</td></tr>
<tr><td>1:14 이하</td></tr>
<tr><td>1:16 이하</td></tr>
</table>

자료: 보건복지부, 국민건강보험공단(2021). 간호간병통합서비스 사업 지침.

표 3-6 간호간병통합서비스 재활병동의 제공인력배치기준

<table>
<tr><th>종별</th><th>간호사 1인당 환자수</th><th>간호조무사 1인당 환자수</th><th>재활지원인력 1인당 환자수</th></tr>
<tr><td>종합병원</td><td>1:10 이하
1:12 이하</td><td rowspan="2">1:30 이하
1:40 이하</td><td rowspan="2">1:10 이하
1:15 이하
1:25 이하</td></tr>
<tr><td>병원</td><td>1:12 이하
1:14 이하
1:16 이하</td></tr>
</table>

자료: 보건복지부, 국민건강보험공단(2021). 간호간병통합서비스 사업 지침.

와 지원인력의 신체활동 보조행위 비용이 포함된다. 그밖에 간호간병통합서비스 병동은 병동시설 개선, 행정비용 등을 고려한 정책가산이 포함되어 있다. 전체적으로 간호간병료를 포함한 통합병동의 입원료는 일반병동 입원료의 2배~3배 수준이다.

일반병동의 간호관리료와 통합병동의 간호간병료의 근본적인 차이점은 통합병동의 간호간병료는 입원료에서 분리되어 독립적인 간호수가체계로 운영되고 있다는 점이다. 즉, 일반병동의 간호관리료는 형식상 입원료 상대가치의 25%를 차지한다고 기술되어 있으나 독립적인 간호수가가 아니라 입원료에 포함된 것으로 간주되고, 별도의 관리체계를 가지고 있는 것은 아니다. 그러나 통합병동의 간호간병료는 입원료 상대가치에 포함되어 있지 않고, 독립적인 간호수가로 분리되어 간호인력의 배치수준에 따라 차등 적용되며, 국민건강보험공단에서 별도의 관리체계를 갖추고 운영하고 있다.

간호간병통합서비스 사업은 2021년 현재 전국적으로 600여개의 의료기관, 6만 4천여 병상이 참여하고 있으며, 참여기관의 간호사 만족도가 높고, 이직률이 감소하고 있으며, 간호원가 보전율은 130% 내외로 추정되고 있다. 특히 통합병동의 간호사 1인당 환자수는 평균 10명 정도로 추정되어 선진국의 수준에 근접하고 있다.

5) 수가수준의 적정성 평가

건강보험수가 수준에 대해 의료계와 소비자는 서로 상반된 주장을 하고 있다. 이론상 적정 수가는 완전경쟁시장에서 수요와 공급이 만나는 점에서 형성되는 균형가격이다. 문제는 현실의 세계에서 균형가격을 찾아내기가 매우 어렵다는 점이다. 일반적으로 의료서비스에 대한 수요와 공급을 완전히 파악하는 것은 불가능하고, 특히 병원의 비용 정보는 외부에 공개되는 일이 거의 없기 때문에 병원의 원가를 정확하게 파악하는 것은 불가능하다. 따라서 차선책으로 시장가격이 경쟁가격과 격차가 발생할 때 시장에서 나타나는 일반적 현상을 관찰하여 수가 수준의 적정 여부를 판단할 수 있다.

현재의 수가수준이 완전경쟁가격보다 높으면 의료서비스의 초과공급이 발생하고, 병원은 환자유치 활동을 활발하게 하며, 병원의 신증설이 이루어진다. 반대로 현재의 수가수준이 완전경쟁가격보다 낮으면 의료서비스의 초과수요가 발생하고, 병원은 조기퇴원을 유도하고 과소진료를 하는 경향이 있다. 따라서 통제수가를 적당히 인상 · 인하하면서 시장을 관찰하여 이와 같은 현상이 관찰되는지를 판단하면 된다.

6) 수가계약제

건강보험에서 상대가치점수당 가격 즉, 환산지수는 국민건강보험공단과 의약계 사이의 계약에 의해 매년 결정된다(그림 3-12). 국민건강보험공단은 해마다 각 의약계 단체별로 수가 조정률에 대한 계약을 추진한다. 대한간호협회는 조산원의 수가에 대한 계약주체이고, 대한병원협회는 병원급 의료기관의 수가계약 담당자이다. 계약이 결렬된 단체의 수가는 보건복지부의 건강보험정책심의위원회에서 투표에 의해 최종적으로 결정된다.

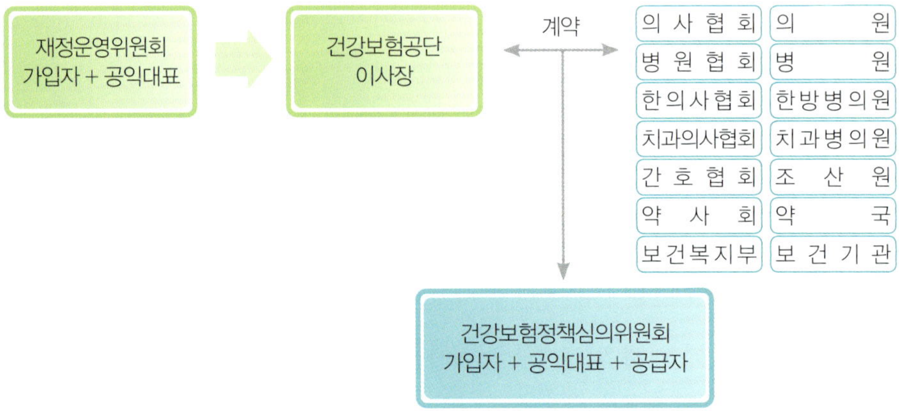

그림 3-12 수가계약제에서 수가결정과정

07 간호사 시장

1) 보건의료인력

보건의료인력에는 의사, 치과의사, 한의사, 간호사, 약사, 물리치료사, 방사선사, 작업치료사, 치기공사, 치위생사, 의무기록사, 임상병리사, 영양사, 응급구조사 등 다양한 직종이 있다. 이들 전문직의 특징은 일정한 교육기간이 소요되면서도 전원이 취업하지는 않으므로 보건의료의 공급량 결정에 중요한 요인으로 작용한다는 것이다. 의사는 일반의와 전문의로 구분되고, 전문의도 세분화되어 있으며, 의사수의 절대적 부족과 지역 간 불균형 분포가 문제가 되고 있다. 간호인력은 간호사, 전문간호사, 간호조무사 등으로 세분화되어 있으며, 최근의 간호학과의 입학정원 증원에 따른 장래 수급 불균형, 지역별, 병원규모별 수급 불균형이 문제가 되고 있다.

우리나라의 간호사는 그동안 간호학과 입학정원의 급격한 증가에 의해 매년 그 수가 증가해왔으며, 최근에는 신규 면허등록 간호사가 연간 2만 명을 초과하고 있다(표 3-7). 그럼에도 불구하고 간호사의 지역적 불균형 분포는 해결되지 않고 있다(표 3-8). 전국 간호학과의 입학정원은 2021년 현재 2만 7천명을 초과하여 향후 간호사의 공급 과잉, 불균형 분포가 정책과제로 등장할 것으로 예상된다.

의료인력의 과잉과 부족은 사회적 불편과 불이익을 초래하기 때문에 중장기적인 의료인력계획이 필요하다. 예를 들어, 의료인력이 증가하면 부정적 효과로서 공급자 유인 수

표 3-7 간호사의 공급 추이

(단위: 명, %)

연도	면허등록 간호사	신규 면허등록 간호사	의료기관 고용 간호사	의료기관 취업률
2000	160,295	–	65,707	41.0
2001	170,845	10,550	78,076	45.7
2002	181,800	10,955	83,278	45.8
2003	192,480	10,680	85,910	44.6
2004	202,012	9,532	89,607	44.4
2005	213,644	11,632	91,373	42.8
2006	223,781	10,137	95,999	42.9
2007	235,687	11,906	100,919	42.8
2008	246,840	11,153	106,881	43.3
2009	258,568	11,728	109,140	42.2
2010	270,274	11,706	116,071	43.0
2011	282,656	12,382	118,771	42.0
2012	295,254	12,598	120,491	40.8
2013	307,797	12,543	134,748	43.8
2014	323,041	15,244	147,210	45.6
2015	338,629	15,588	158,247	46.7
2016	355,772	17,143	179,989	50.6
2017	374,990	19,218	185,853	49.6
2018	394,629	19,639	195,314	49.5
2019	414,983	20,354	215,293	51.9
2020	436,565	21,582	225,462	51.4

자료: 1) 보건산업정보센터(2020). 보건의료인력–면허 조산사 · 간호사수.
2) 국민건강보험공단, 건강보험심사평가원 (2021). 건강보험통계–요양기관 종별 인력 현황(간호사).
3) 한국보건의료인국가시험원(2021). 연도별 국가시험 합격률[간호사]

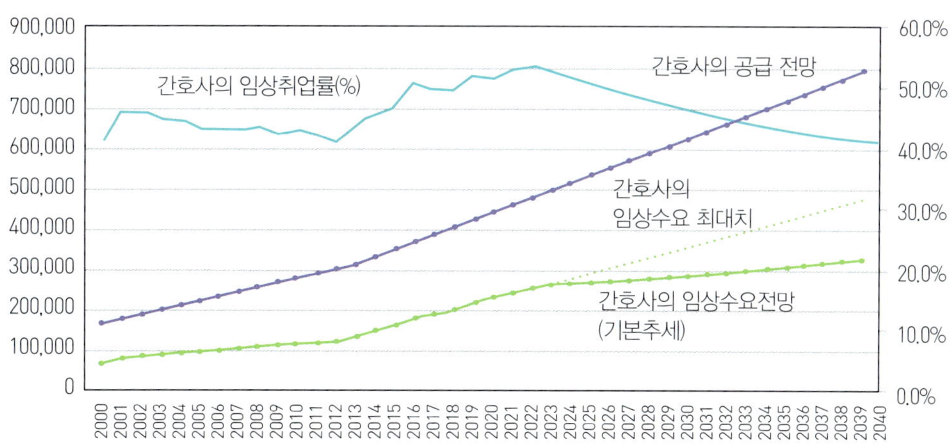

그림 3-13 간호사의 중장기 수급 전망

표 3-8 지역별 인구 1천명당 임상간호사의 분포

(단위: 명)

순위	시 · 도	인구 1천명당 임상간호사	순위		시 · 군 · 구(247개)	인구 1천명당 임상간호사
전국	평균	4.35	상위 10개 지역	1	부산 서구	36.56
1	광주	6.28		2	서울 종로구	26.50
2	서울	5.67		3	대구 중구	24.12
3	부산	5.59		4	광주 동구	22.38
4	대구	5.24		5	대구 남구	17.49
5	대전	5.09		6	전남 화순군	15.98
6	전남	4.62		7	서울 강남구	13.29
7	전북	4.42		8	서울 서대문구	12.69
8	경남	4.36		9	경기 수원 팔달구	11.92
9	전국	4.35		10	인천 중구	11.43
10	울산	4.23	하위 10개 지역	238	강원 화천군	1.05
11	제주	4.15		239	강원 횡성군	1.03
12	인천	4.14		240	경남 남해군	1.02
13	강원	4.04		241	충남 예산군	0.90
14	경북	3.67		242	부산 강서구	0.88
15	경기	3.27		243	강원 고성군	0.86
16	충북	3.04		244	충남 계룡시	0.79
17	충남	2.88		245	경북 군위군	0.77
				246	강원 인제군	0.60
				247	충북 증평군	0.24

자료: 김진현, 권현정, 박은태, 최하영, 이선미(2021). 간호사인력의 수급 현황과 중장기 전망. 보건경제와 정책연구, 27(4):27-50

요와 의료비 증가가 나타나지만 반대로 긍정적 효과로서 의료서비스의 질 향상, 공공의료기반 확대, 의료기관의 의료인력의 충원, 진료수가 인상 억제, 정책집행의 용이, 지역별 의료인력 분포의 불균형 해소가 가능하다.

2) 적정 인력공급에 대한 판단기준

의료인력공급의 적정 수준에 대한 논의는 많이 있으나 적정 수준에 대한 명확한 기준은 없다. 예컨대 의사인력의 경우에는 전문가의 판단으로 적정 의료시술횟수, 의사의 시술시간, 의사의 생산성에 근거해서 적정 의사수를 산출하는 방법도 있고, 도시근로자 수입과 비교한 의사 수입의 상대적 크기, 인구당 활동 의사수의 국제 비교, 의료시장의 현상 관찰 등이 있다. 일반적으로 인구당 활동 의료인력수를 국제적으로 비교하는 방법이 가장 많이 사용되고 있다. 이 지표를 기준으로 국제 비교하면 우리나라는 의사와 간호사 모두 선진국에 비해 부족한 것으로 평가되고 있다.

3) 간호사 시장

(1) 간호사에 대한 수요와 공급

간호사에 대한 수요, 특히 임상간호사에 대한 수요는 의료기관이 특정 기간에 고용하거나 고용할 수 있는 간호사수로 정의된다. 간호사의 공급은 특정 기간에 의료기관에 고용되기를 원하는 간호사수를 말한다. 노동시장이론을 간호사 시장에 그대로 적용하면, 의료기관은 간호사 1명의 추가적인 투입에 의한 한계수입생산이 임금과 같아질 때까지 계속 간호사를 고용하게 될 것이다. 간호사는 다른 노동시장보다 임금이 높거나 충분한 임금을 받는다고 생각한다면 계속 일하려고 할 것이다.

그러나 노동시장이론을 간호사 시장에 그대로 적용하기에는 여러 가지 한계를 지닌다. 그 이유는 간호사 수급에서 임금의 중요성, 의료서비스 생산에서 간호사의 역할, 간호사의 양성기간, 간호사의 공급과잉 가능성, 수요독점과 공급독점의 존재이다.

간호사 시장에서 의료기관과 간호사는 인력시장의 상황 변화에 대응하여 간호사의 수요량과 공급량을 조정해 나간다. 간호사 시장에서 임금은 의료기관과 간호사 모두에게 간호사 수요와 공급의 신호로 작용한다. 이러한 사실을 통해서 일반적으로 두 가지의 결론을 내릴 수 있다. 첫째, 간호사 시장에서 미고용 간호사가 있을 경우 실질임금은 하락하게 된다. 둘째, 간호사 시장에서 간호사 부족이 나타나면 실질임금은 상승하게 된다.

(2) 의료서비스 생산에서 간호사의 기여도

간호사의 고용을 결정할 때 의료기관이 고려해야 할 요소는 의료서비스 제공에서 간호사의 역할이다. 간호사수와 임금의 관계는 한계 생산성으로 설명할 수 있는데, 간호사수는 간호사 1명을 추가적으로 고용할 때 얻어지는 수입에 의해 결정될 것이다. 그러나 의료서비스 공급에서 간호사의 기여도를 정확히 측정하기는 곤란하며, 추가 수입의 측정 또한 쉽지 않다.

간호사의 생산성 측정이 힘든 것은 다음의 두 가지 이유로 설명할 수 있다.

- 간호의 산출물을 측정하기 위한 만족할만한 방법이 부족하다. 예를 들면, 치료된 환자 수를 산출물로 보아야 하는지, 의사가 진료한 환자 수를 산출물로 보아야 하는지, 아니면 또 다른 대안을 측정해야 하는지, 즉 산출물을 정확하게 무엇으로 설정해야 하는가에 대한 명확한 답이 없다.
- 의료서비스의 생산에는 여러 직종의 다양한 인력이 동시에 참여하므로 그중에서 간호사의 기여도만을 분리해 내기가 쉽지 않다. 예를 들면, 성공적으로 치료한 환자 수를 병원의 산출물로 정의한다고 할 때 치료과정에 의사, 간호사, 의료기사, 의약품,

의료장비 등 많은 다양한 투입이 이루어지므로 간호사 개인에 대한 효과를 측정하기가 대단히 어렵다.

(3) 간호사 양성기간

간호사가 부족할 경우, 간호사에 대한 임금을 올리는 것이 하나의 해결방안이며, 이는 간호사 부족에 대한 유연하고 신중한 대처가 된다. 그러나 간호사 시장에서 간호사 부족에 대한 이와 같은 대처는 간호사 양성에 일정시간이 소요됨으로써 복잡한 문제에 봉착하게 된다. 자격을 지닌 간호사 양성에는 4년 이상의 시간이 소요된다. 의료기관이 간호사의 임금을 인상시키더라도 간호사 부족 문제는 즉시 해결될 수 없는데, 이는 간호사가 면허를 취득할 때까지 최소한 4년이 걸리기 때문이다. 따라서 단기적으로는 간호사의 공급곡선이 거의 수직선에 가까울 것이다.

(4) 간호사의 공급독점과 수요독점

가. 간호사의 공급독점

노동의 공급독점(monopoly)은 노동시장에서 특정 노동력에 대해서 단 하나의 공급자가 존재하는 것을 의미하고, 수요독점(monopsony)이란 노동시장에서 특정 노동력에 대해 단 하나의 수요자가 존재함을 의미한다. 공급독점은 노동조합처럼 근로자들이 집단적으로 행동할 때 존재하게 된다. 공급독점이 노동시장에 존재하게 되면 노동력 제공자가 단 하나이므로 노동력 공급자는 임금에 대해 상당한 힘을 가지게 되고 소득을 올리기 위해 높은 임금을 요구하게 된다. 이러한 상황으로 공급독점자는 확실한 위치를 확보할 수 있게 되고, 그들이 원하는 임금을 지불하지 않는 고용주에 대해 노동의 제공을 거절하게 된다. 노동시장에 공급독점이 존재하게 되면 고용주는 임금 상승의 압력을 받게 된다. 경험적으로 우리나라에서 노동조합이 있는 의료기관의 간호사 임금은 그렇지 않은 의료기관보다 높은 것으로 나타나고 있다.

나. 간호사에 대한 수요독점

노동시장에 단 하나의 고용주가 모든 근로자를 고용하게 될 때 노동에 대한 수요독점이 존재하게 된다. 수요독점 고용주는 노동시장에서 임금에 대해 확실한 위치를 가지므로 임금을 하락시키게 된다. 즉, 노동에 대한 수요독점자는 확고한 위치에서 상대적으로 고임금 근로자의 채용을 꺼리게 된다. 노동시장에서 수요독점이 있을 때 근로자는 자신이 기업의 생산물 가치 창출에 기여한 것보다 낮은 임금에서 일해야 한다. 즉, 임금에 대한 수요독점적 착취(monopsonistic exploitation)가 발생한다.

간호사 시장에서 수요독점자는 의료기관이다. 이는 활동간호사의 대부분이 의료기관에 취업하기 때문이다. 간호사의 수요독점자인 의료기관은 독점력을 이용하여 간호사에 대한 임금을 낮추려고 한다. 노동시장이론으로 간호사 시장을 설명하면, 의료기관은 간호사 1명을 추가적으로 투입할 때 발생하는 수입이 임금과 같아지는 점까지 간호사를 고용할 것이다. 이때 고용을 받아들이는 간호사의 수가 공급량으로 결정된다. 이러한 배경하에 간호사에 대한 수요와 공급의 상호작용에 의해서 임금이 결정된다.

다. 쌍방독점

노동시장에 수요독점과 공급독점 모두가 있을 때 이를 쌍방독점(bilateral monopoly)이라고 하며, 다음과 같은 결과를 가져오게 된다.

- 노동의 공급독점이 있을 경우 임금이 상승한다.
- 노동의 수요독점이 있을 경우 임금이 하락한다.

그런데 현실의 간호사 시장에서는 수요독점이 공급독점을 능가한다. 만약 간호사가 효과적으로 결합된 집단이라면 간호사는 자신의 노동력에 대해 공급독점자가 된다. 함께 행동하는 개인의 다수가 혼자 행동하는 개인보다 큰 힘을 발휘하고, 대규모로 결합된 간호사 집단이 혼자 행동하는 개별적인 간호사보다 큰 영향력을 행사할 수 있다. 간호사의 근무조건 개선과 임금인상을 위해 노력하는 영국의 왕립간호협회(Royal College of Nursing)와 같은 간호단체가 좋은 예가 된다.

라. 쌍방독점에서 실질임금의 결정

간호사의 공급독점과 수요독점 모두가 있는 상황에서 실질임금의 결정은 이론과는 많은 차이가 있게 되어 임금교섭 시 각 당사자의 협상력에 의해 결정된다. 간호사의 공급독점자(즉, 노동조합)는 간호사의 임금을 인상시키려고 하는 반면, 간호사의 수요독점자는 간호사에 대한 임금을 낮추려고 한다. 따라서 실질임금은 수요독점자와 공급독점자 양측의 상대적 힘의 세기에 달려 있다. 간호사 집단의 협상력이 의료기관의 협상력보다 더 크게 되면 간호사의 임금은 상승할 것이고, 그 반대의 경우라면 간호사의 임금은 정체될 것이다.

실제 임금교섭에서는 이외의 여러 요인이 작용하게 되며, 간호사의 협상력은 다음과 같은 조건에서 더 강해질 수 있다.

- 간호사에 대한 대체 생산요소가 거의 없을 경우
- 총비용에서 간호사의 임금이 차지하는 비율이 낮을 경우
- 간호사 집단의 힘이 아주 강할 경우

- 의료기관이 법률에 의해 간호사를 고용할 수밖에 없을 경우
- 의료기관이 간호사의 고용을 위해 임금인상을 추진할 때
- 간호사 임금 상승으로 간호사의 근무시간이 연장될 수 있을 때

08 재원조달과 지불제도

보건의료의 재원조달방법에 따라 소득계층 간 형평성, 조달되는 금액의 크기 그리고 소비자 후생과 의료서비스 생산이 달라진다. 그리고 조달된 재원이 공급자와 소비자에게 전달되는 과정에서 그 배분을 결정하는 것이 지불제도이다. 따라서 재원조달과 지불제도는 불가분의 관계를 갖게 된다.

1) 재원조달

보건의료재원은 크게 공공재원과 민간재원으로 구분된다. 공공재원으로는 조세와 사회보험료가 대표적이고, 민간재원으로는 민간보험료와 본인부담금이 대표적이다. 제2장에서 언급한 바와 같이 OECD 국가의 공공재원 비율은 평균 73.2%인데 비해 우리나라의 공공재원 비율은 60.8% 수준으로 OECD 국가 중 최하위권에 속하며, 공공재원 비율이 높은 국가는 노르웨이 85.5%, 독일 84.4%, 일본 84.1% 등이다.

2) 진료비 지불제도

(1) 지불제도의 유형

가. 공급자(의료인)에 대한 보상방법

진료비 지불제도는 공급자의 행태에 직접적 영향을 미치고, 보건의료체계의 성과를 결정할 뿐만 아니라 건강보험의 재정안정에 미치는 영향이 크기 때문에 각국의 건강보험제도는 지불제도의 개혁에 크게 의존하고 있다.

공급자의 진료에 대한 보상으로서 진료비를 지불하는 방법에는 여러 가지가 있는데, 크게 행위별수가제, 인두제, 봉급제, 포괄수가제의 4가지 유형으로 분류된다. 행위별수가제(fee for service)는 개개의 의료행위에 대해서 각각 가격이 설정되어 지불되는 방식이고, 인두제(capitation)는 특정 의사에게 등록된 사람별로 연간 등록자 1인당 일정액을 지급하는 방식이며, 봉급제(salary)는 의료인에게 매월 고정급을 지불하고, 포괄수가

제(건당 지불제, case based payment)는 특정 환자에게 필요한 모든 진료를 제공한 대가로 진료건당 미리 책정된 일정액의 진료비를 지불하는 방법이다. 포괄수가제의 한 형태로서 진단군(diagnosis related group, DRG)에 근거한 수가제와 여러 가지 항목을 통합한(bundling) 수가제가 있다.

지불제도의 유형과 장단점은 표 3-9에 제시된 바와 같으며, 행위별수가제는 우리나라에서 기본적으로 사용하고 있는 지불제도로, 의료의 질이 개선되고 생산성이 높아지는 장점이 있는 반면, 과잉진료, 비용인상, 불필요한 진료를 유발하는 단점이 있다. 이에 비해 인두제는 진료비용을 최소화하려는 유인이 존재하고 행정관리가 용이한 장점이 있는 반면, 고위험환자를 거절하려는 동기가 있고, 의료서비스의 과소공급이 문제가 되고 있다.

표 3-9 진료비 지불제도의 유형과 장단점

지불제도		장점	단점
의료인에 대한 보상	행위별수가제 (fee for service)	• 진료보수가 의사의 노력, 산출수준에 직접 연결되어 있음 • 진료행위에 대한 분석 용이	• 비용 인상 인플레이션 유발 • 과잉진료, 불필요한 진료 유발
	인두제 (capitation)	• 행정관리가 용이(자세한 진료내용 분석이 불필요) • 사전에 예산계획이 용이 • 진료비용 최소화 유인	• 고위험, 고비용 환자를 거절하려는 유인 존재 • 과소 의료서비스 제공 • 의사의 진료내용 분석 곤란
	봉급제 (salary)	• 행정관리 용이 • 사전예산계획 용이	• 의사에 대한 환자의 영향력 감소 • 과소 의료서비스 제공 • 저생산성
	포괄수가제 (case based payment)	• 진료보수가 산출과 직접 연결 • 1인당 자원사용량 최소화 유인	• 진료내용 표준화 곤란 • 고가의 진단명으로 조작
의료기관에 대한 보상	선불제 (prospective reimbursement)	• 비용 억제 • 사전예산계획 용이 • 진료비용 최소화	• 고위험, 고비용 환자 거절 • 과소 의료서비스 제공 • 대기환자의 증가
	후불제 (retrospective reimbursement)	• 의료서비스 질 향상 • 진료 노력 증대	• 비용 인상 • 과잉진료 • 소비자의 알 권리 침해

나. 의료기관에 대한 보상방법

의료기관에 대한 보상방법은 선불제와 후불제로 구분된다. 선불제(prospective reimbursement)는 진료비의 크기가 진료시점 이전에 미리 결정되는 방식인데, 실제 진료비 지불은 진료 이후에도 가능하다. 선불제의 대표적인 유형으로는 연간 지불할 진료비 총액을 사전에 미리 계약에 의해 결정하는 총액계약제 혹은 국가예산으로 확정하는 방식인 총액예산제(global budget), 사전에 가격이 결정된 포괄수가제(DRG), 입원 1일당 고정된

금액을 지불하는 일당제(per diem)가 있다. 선불제는 인두제와 유사한 장단점을 가지고 있다. 후불제(retrospective reimbursement)는 진료비의 크기와 지불이 모두 진료행위가 종료된 이후 결정되는 제도로, 행위별수가제가 대표적이다.

(2) 각국의 지불제도

각국의 지불제도 유형을 살펴보면 대체로 외래진료에서는 행위별수가제와 인두제를 적용하고 있고, 병원 입원에 대해서는 총액제와 포괄수가제를 대부분 적용하고 있음을 알 수 있다(표 3-10). 특히 총액제는 거의 모든 국가에서 여러 가지의 지불제도 유형을 시도해 보고 공통적으로 선택한 제도이다. 우리나라는 현재 행위별수가제를 기본으로 하고, 일부 입원질환에 대해 포괄수가제와 신포괄수가제를 실시하고 있으며, 요양병원에 대해서는 일당정액제를 적용하고 있으나 총액제는 실시하지 않고 있다.

표 3-10 각국의 공급자 조직과 지불보상제도

	공급 주체		지불제도	
	일차의료	병원	일차의료	병원
네덜란드	민간	대부분 민간, 비영리	인두제+FFS	총액제, 포괄수가제*
노르웨이	민간	공공	FFS+인두제	총액제, 포괄수가제*
뉴질랜드	민간	대부분 공공	인두제+FFS	총액제, 포괄수가제*
덴마크	민간	공공	FFS+인두제	총액제, 포괄수가제*
독일	민간	공공 50%, 민간비영리 33%, 민간영리 17%	FFS	총액제, 포괄수가제*
미국	민간	비영리 70%, 공공 15%, 영리 15%	FFS, 일부 민간보험 인두제	일당제, 포괄수가제
스웨덴	혼합	공공	봉급제, 민간은 인두제 및 FFS	총액제, 포괄수가제*
스위스	민간	대부분 공공	FFS, 일부 인두제	총액제, 일당제, 포괄수가제*
영국	혼합	대부분 공공	인두제와 P4P의 혼합, 공공은 봉급제	총액제, 포괄수가제*
이탈리아	민간	대부분 공공	인두제+FFS	총액제, 포괄수가제*
일본	민간	민간비영리 55%, 공공 45%	FFS	FFS 50%, 포괄수가제* 50%
캐나다	민간	민간	FFS (일부 인두제)	총액제, 포괄수가제
프랑스	민간	대부분 공공	FFS	총액제, 포괄수가제*
호주	민간	공공 67%	FFS	총액제, 포괄수가제

주: 1) FFS = fee for service
2) * 외래를 포함하는 포괄수가제
자료: The Commonwealth Fund(2021).

지불제도는 그 나라의 보건의료체계에 적합해야 하며, 아울러 사회정책의 이념과 조화를 이룰 수 있어야 한다. 의료서비스의 질을 우선할 것인지, 효율성을 우선할 것인지 아니면 형평성을 우선할 것인지, 국가의 정책에서 보건의료가 어느 정도 비중을 차지하고 있는지에 따라 보건의료체계가 서로 다르며, 이에 따라 의료비 지불방법도 서로 다른 형태로 나타난다. 그러므로 어떤 지불제도가 절대적으로 우수하다는 판단은 어렵지만 사회 · 경제적 여건과 경제적 지불능력을 감안하여 이에 적합한 지불제도가 선택될 수 있을 것이다.

우리나라는 제2장에서 살펴본 바와 같이 행위별수가제를 기본으로 하여 7개 입원질환에 대해서는 포괄수가제, 600여개 입원질환에 대해 신포괄수가제, 의료급여 정신과, 보건기관, 요양병원에 대해서는 일당제를 적용하고 있다.

(3) 지불제도의 성과 비교

지불제도의 성과는 의료공급자의 이윤동기를 어느 정도 억제할 수 있는지, 공급자의 행태에 어떤 방향으로 영향을 미치는지에 따라 서로 다르게 나타난다. 선불제(사전보상)에서 공급자의 수입은 진료를 행하기 이전에 미리 결정되어 있으므로 수입과 진료량은 무관하므로 굳이 과잉진료를 할 동기가 없을 것이다. 반면에 후불제(사후보상)에서 공급자의 수입은 의료서비스의 제공량에 따라 증가하는 관계에 있기 때문에 과잉진료를 예상할 수 있다(표 3-11).

표 3-11 진료비 지불제도의 성과 비교

지불제도	진료비	진료량	의료의 질	관리
행위별수가제	증가	이용량 증가	높음	곤란
인두제	절감	조기치료 종결	보통	용이
포괄수가제	증가	조기치료 종결	보통	곤란
일당제	증가	장기치료 유도	낮음	용이
총액예산제	절감	조기치료 종결	보통	용이

09 국민의료비

1) 국민의료비의 개념

국민의료비는 한 나라의 국민이 보건의료에 사용하는 화폐적 지출의 총합을 의미하는데, 경상의료비(개인의료비, 집단의료비)와 자본형성지출의 합으로 구성된다. 여기서 개인의료비는 개인에게 이루어지는 의료서비스와 재화에 대한 지출이고, 집단의료비는 공중보건사업과 보건행정관리에 소요되는 지출이며, 자본형성지출은 의료기관이나 보건소의 건축비와 시설비, 의료장비 구입비 등을 의미한다.

국민의료비는 크게 두 가지 측면에서 측정될 수 있는데, 재원조달의 측면에서 측정하면 조세(정부 예산), 사회보험료, 민간보험료, 소비자 직접 부담으로 구성되고, 의료서비스의 최종 수요 측면에서 측정하면 의료서비스, 의약품, 치료재료의 구입에 지출한 금액으로 구성될 수 있다. 의료기관의 의료서비스 이용시에 지출하는 사회보험 급여비와 본인부담금, 약국의 의약품 구입에 지출하는 금액, 의료용구와 의료용 소모품에 지출하는 금액이 모두 포함된다.

2) 국민의료비의 동향

선진국은 현재 급증하는 의료비를 어떻게 하면 적절하게 억제할 수 있을 것인가를 정책의 최우선 과제로 삼고 있는데, 국민소득에서 의료비가 차지하는 비중이 지나치게 커져 버렸기 때문이다. OECD 국가의 경우 GDP에서 국민의료비가 차지하는 비중은 2020년 기준으로 평균 9% 내외이며, 한국은 7%를 상회하고 있다. 이른바 복지국가에서는 의료개혁의 중점이 의료자원의 효율성에 맞추어져 있는 경우가 적지 않다.

우리나라의 국민의료비 수준은 아직 OECD 평균에 미치지 못하는 수준이나 국민의료비의 증가율은 OECD 평균의 3배 이상으로 OECD 국가 중에서 가장 높다. 우리가 의료비 증가에 관심을 갖는 이유는 의료비로 인해 국민의 경제적 부담이 증가하고 국가경제의 다른 부분이 위축될 수 있기 때문이다. 주어진 자원에서 한 영역에 자원이 집중된다는 것은 다른 영역이 위축됨을 의미하며, 국가경제를 운용하는 입장에서 보면 자원의 비효율적 배분이 나타나는 것이다. 무엇보다도 소비자의 의료비 부담 증가가 그에 상응하는 건강 편익을 가져다주지 못할 경우에는 자원배분의 비효율성이 문제되는 것이다.

3) 국민의료비의 증가 원인

대부분의 국가는 의료보험이나 국가의료보장제도를 가지고 있다. 의료보장제도의 확대는 필연적으로 의료수요를 증가시켜 시장가격을 상승시키고, 이에 따라 공급자는 이윤폭이 상대적으로 큰 값비싼 기술이나 장비, 의약품을 사용하면서 의료서비스의 생산비용이 상승한다. 이처럼 수요 요인과 공급 요인의 복합적 작용에 의하여 의료서비스 이용에 따른 비용이 상승하면 의료보험에 대한 수요도 증가한다. 의료보험의 확대는 수요증가→가격상승→이윤증가→투자증가→생산비용 상승으로 이어지면서 또 다른 비용증가의 연쇄적 순환과정을 거치게 된다.

국민의료비의 증가 원인으로는 일반적으로 인구증가와 노령화, 소득의 증가, 의료기술의 발달, 의료서비스 생산비용의 상승, 정보의 비대칭성, 행위별수가제, 의료보험의 확대를 들 수 있다. 최근에는 새로운 의료기술이 대체로 값비싼 것이어서 국민의료비 상승에 큰 영향을 미치고 있는 것으로 평가되고 있다.

4) 국민의료비의 억제 대책

OECD 국가는 대체로 지불제도를 통하여 늘어나는 의료수요가 가격상승으로 이어지는 상관관계를 제거함으로써 의료비를 비교적 성공적으로 억제하고 있다. 총액제와 포괄수가제, 인두제가 대표적인 정책수단이다. 그리고 대부분의 선진국은 진료수가 통제와 의약품 가격 인하, 병상수의 제한, 고가의료장비의 신규투자에 대한 규제를 통하여 공급요인에 의한 의료비 상승의 가능성을 억제하고 있다. 늘어나는 노인의료비를 적절하게 억제하기 위해 병원 입원을 간호요양원으로 대체하는 정책도 매우 효과적인 것으로 알려져 있다.

10 의료민영화

1) 경쟁정책과 규제정책

보건의료시장에 대한 정책 중 경쟁을 촉진하는 정책이 효과적인지 아니면 독과점을 규제하는 정책이 효과적인지에 대해서 논란이 있다. 만약 경쟁시장의 조건이 충족될 수 있다면 경쟁을 촉진하는 정책이 효과적일 것이고, 경쟁시장이 성립될 수 없다면 독점규제를 통해 시장성과를 높이는 정책이 효과적일 것이다. 그러면 현실의 의료시장에서 경쟁

조건의 충족이 정책적으로 가능한가에 대한 평가가 필요하다. 경쟁시장의 조건 중 진입장벽을 없애는 조건은 의과대학과 간호대학의 입학정원을 완전 자율화하고 면허제도를 폐지해야 하는데, 현실적으로 가능한 대안이 아니다. 또한 보건의료에 대한 완전한 정보를 소비자와 공급자가 동일하게 공유하는 것도 실현 불가능한 조건이다.

따라서 경쟁을 촉진하는 정책을 추구하되 이것만으로는 보건의료시장의 독과점 구조를 해소할 수 없으므로 독과점에 대한 정부의 정책적 규제는 불가피하고, 각국이 이러한 관점에서 경쟁정책과 규제정책을 병행하고 있다. 공적 건강보험을 통해 진료수가를 적정 수준에서 관리하고, 총액제와 포괄수가제, 인두제 등의 지불제도를 통해 자원배분의 효율성을 추구하는 정책이 대표적이다.

2) 보건의료정책의 동향

각국이 채택해 온 보건의료정책의 내용을 살펴보면 사회 · 경제적 환경이나 정치적 요인, 보건의료체계의 차이에 따라 다양하다. 미국과 같이 민간의료 중심의 시장원리를 최대한 작동시킴으로써 정책목표를 달성하고자 한 국가가 있는가 하면, 영국처럼 보건의료자원의 사회화를 통해서 국가가 추구하는 정책목표를 효과적으로 실현한 국가도 있다.

각국이 취하고 있는 보건의료정책의 다양성에도 불구하고 각기 뚜렷한 정책기조를 바탕에 깔고 있는데, 크게 둘로 나누어 보면 규제와 경쟁이 그것이다. 즉, 기본적으로 보건의료분야에서는 시장실패(market failure)가 존재한다는 전제하에 보건의료분야에 대한 규제를 통해 시장실패를 보완하는 정책이 하나이고, 또 다른 하나는 규제정책보다는 시장원리에 충실하면서 경쟁의 촉진을 통해 성과를 높이고자 하는 정책이다. 미국의 HMO(health maintenance organization)나 PPO(preferred provider organization)는 경쟁정책의 산물이고, 독일의 의료보험조합 선택권과 통폐합 허용도 사회보험에서 의료보험조합 간 경쟁을 유도함으로써 위험분산과 비용절감을 도모하는 경쟁정책의 하나이다. 영국의 고가장비에 대한 엄격한 도입 제한이나 의약품의 이윤 규제, 스웨덴의 완전의약분업은 규제정책의 대표적인 예이다.

규제정책과 경쟁정책은 각기 나름대로의 장단점을 가지고 있으며, 그 때문에 규제 중심의 정책을 취해 온 국가는 경쟁정책을 도입하는 경향이 있고, 경쟁 중심의 정책을 취해 온 국가는 규제정책을 도입하는 경향이 있다. 이러한 경향은 규제정책과 경쟁정책이 배타적인 것이 아니라 상호보완적임을 의미한다. 그럼에도 불구하고 각국의 보건의료정책기조는 정치이념과 보건의료제도에 의해 일정하게 규정되고 있다.

그런데, 시장실패는 정부개입의 필요조건을 제공할 뿐 정부개입의 충분조건을 제공하는 것은 아니라는 점에 주의할 필요가 있다. 왜냐하면 정부실패(government failure)가 일어날 수도 있기 때문이다. 정부실패가 발생하는 이유는 첫째, 제한된 정보로 인해 정책의 모든 귀결을 완벽하게 예견하는 것은 거의 불가능하기 때문이다. 둘째, 민간부문의 반응을 완벽하게 통제할 수 없으며, 민간부문이 반드시 기대된 대로 반응한다는 보장도 없다. 셋째, 정치적 과정에서의 제약인데 정책에 의해 이익을 보는 사람이 있는 반면, 손해를 보게 되는 사람도 있으므로 다양한 이해관계가 정치적 과정에서 조정되는 도중에 정책이 엉뚱한 방향으로 나갈 수 있다. 넷째, 관료조직에 대한 불완전한 통제로서 관료들은 나름대로의 유인을 가지고 있기 때문에 정책이 실제로 수행되는 과정에서 굴절이 있을 수 있다.

3) 의료민영화

(1) 의료민영화의 개념

우리나라에서 지난 수십 년간 논쟁이 극심했던 주제가 의료민영화 관련 정책이다. 의료민영화의 개념을 하나로 정의하기는 어렵다. 오랫동안 언론, 학계, 의료계, 정부, 정치권에서 의료민영화의 개념을 먼저 정의하고 사용한 것이 아니라 조금씩 다른 의미로 사용하면서 고착화된 용어이기 때문이다. 기존의 문헌을 비교분석하여 의료민영화의 개념을 포괄적으로 살펴보면, 재원조달 측면에서 국민에게 국민건강보험과 민영의료보험 중 하나를 선택하도록 허용(공보험의 강제적용 폐지)하는 것과 의료제공체계에서 영리병원(투자개방형 병원)을 허용하는 것을 의료민영화로 인식하고 있다.

(2) 의료민영화 논의 경과

의료민영화 관련 논의는 2000년대 들어 수차례에 걸쳐 지속적으로 진행되었는데, 초기에는 의료시장개방이 쟁점이었으나 선진국과의 무역협상 과정에서 선진국이 한국의 의료시장 개방에 관심이 없음을 인지한 이후 정책적 관심은 국내 환자의 해외 원정진료 억제, 외국인 환자의 국내 유치로 이동하였다. 그런데 해외 원정 진료와 외국인 환자의 규모가 예상보다 크지 않다는 것이 알려지면서 의료민영화 정책의 방향이 조금씩 변화되기 시작하였다.

그동안 정부는 주기적으로 의료민영화 관련 정책을 제시하면서 객관적 근거를 제시하지 않아 사회적 논란이 지속되어 왔다. 초기에는 보건복지부가 의료민영화 관련 정책을 주도하였으나, 최근에는 경제부처가 주도하는 경향이 있고, 의료민영화 관련 이슈가 제기될 때마다 병원계는 정책 이슈에 상관없이 영리병원과 수가인상을 요구하였고, 정부는 실증적 근거를 제시하지 않고 의료민영화에 대한 낙관론을 주장하는 경향이 있었다.

(3) 의료민영화에 대한 주요 쟁점

의료민영화를 찬성하는 논리는 첫째, 의료시장도 일반상품시장과 다르지 않으므로 상업화가 필요하다. 둘째, 의료가 상업화되면 부가가치와 고용이 늘어나 국부 창출에 크게 기여할 것이다. 셋째, 의료의 상업화를 위해서는 국민건강보험의 강제 가입을 폐지하고, 영리병원을 허용해야 한다.

이에 대해 의료민영화를 반대하는 논리는 첫째, 의료시장은 전형적인 시장실패이고 독점이므로 정부의 개입이 불가피하다. 둘째, 건강권 보호를 위해 의료공공성이 필수적이며, 민영화할 경우 의료비 급증으로 국민 부담이 증가한다. 셋째, 현행 의료법하에서도 의료기관은 사실상 영리 추구가 충분히 가능하다. 따라서 국민건강보험의 보장성과 공공의료 기반이 갖추어지고 난 후에 영리병원을 허용해도 늦지 않다. 지금 민영화하면 보건의료체계의 기반이 무너질 우려가 있다.

최근의 의료민영화 관련 논의는 이른바 4차산업혁명으로 상징되는 디지털 헬스케어와 원격의료를 중심으로 진행되고 있다. 특히 코로나19 사태에 직면하여 제한적으로나마 비대면 진료가 이루어지면서 원격의료의 현실적 필요성에 대한 공감이 있는가 하면 여전히 비대면 진료를 본격적으로 허용할 경우 의료민영화의 단초가 될 수 있다는 주장도 있다. 지금까지 의료민영화를 둘러싼 논란은 다소 이념 논쟁의 성격을 가지고 있는데, 합리적

표 3-12 의료민영화에 대한 쟁점과 경과

시기	정책 이슈	의료계 요구	정부 대책
2002	의료시장개방(WTO DDA)	• 영리병원 • 진료수가 인상 • 원격진료	• 영리병원
2005	한미 FTA 협상 • 국내환자의 해외원정진료 • 해외환자 유치	• 영리병원 • 진료수가 인상	• 영리병원
2009	서비스산업선진화 • 국내환자의 해외원정진료 • 해외환자유치	• 영리병원 • 진료수가 인상	• 투자개방형병원 • 의료채권 • 민간보험에 질병정보제공
2014	6차 투자활성화대책 • 일자리창출 및 성장동력발굴 – 해외환자 유치 – 국내병원 해외진출 – 보건의료기술	• 영리병원 • 진료수가 인상	• 영리자법인 • 보험사 외국환자 유치 • 원격의료 • R & D 활성화
2021	원격의료 • 비대면 진료 • 디지털 헬스케어 • 4차산업혁명	• 원격의료 반대	• 비대면 진료 시범사업(동네의원)

판단은 실증적 근거에 의하여 이루어져야 할 것이다.

(4) 외국의 영리병원 운영 경험

외국의 영리병원 도입 현황을 살펴보면 영리의료기관 비율은 대체로 10%~20% 수준이며, 영리병원은 주로 소규모 전문병원으로 알려져 있다. 외국에서 영리병원의 비중이 높지 않은 이유는 이미 공공의료의 비중이 높아 영리병원을 제어할 수 있는 충분한 경쟁력이 있고, 민간 비영리병원에 대한 면세와 국고보조 등 다양한 유인이 존재하기 때문이다.

포드와 GM 등 미국 자동차업계의 몰락 배경에는 민간의료시장의 높은 의료비가 제조원가를 압박한 결과라는 경제전문가의 분석결과가 있다. 또한 영리병원과 비영리병원의 성과를 비교분석해보면 다양한 결과가 나타나는데, 대체로 영리병원의 의료비가 높은 것으로 나타난다. 미국 'US News & World Report'는 매년 미국의 베스트병원 명단을 발표하는데, 대부분 비영리병원이고, 영리병원이 베스트병원 명단에 오른 경우는 거의 없다.

(5) 정책 방향

의료민영화의 정책 방향에 대해 찬성론은 투자 활성화의 우선순위에 영리병원을 두어야 한다고 주장한다. 그 이유는 서비스산업의 투자 활성화로 고용창출을 기대할 수 있고, 의료산업의 경쟁력을 제고하기 위해 의료민영화가 필요하다는 것이다. 이에 비해, 반대론은 투자 활성화의 대상은 의료제조업이지 의료기관이 아니라고 주장한다. 즉, 의약품, 의료기기, 치료재료 산업은 적극적으로 육성해서 해외시장으로 수출을 촉진하되 의료서비스는 사회보장제도의 핵심 요소이므로 국민건강보험의 보장성, 공공의료 기반을 갖춘 후에 영리병원을 도입해도 늦지 않다는 것이다.

11 경제성 평가

1) 경제성 평가의 필요성

보건사업이나 보건정책, 국민건강보험 급여결정에 대한 경제성 평가가 필요한 이유는 국가예산의 효율적 사용에 대한 사회적 요구가 증가하고, 정부 정책결정에 주민의 참여를 유도할 필요성이 있으며, 공공사업에 대한 정당성을 확보하기 위한 근거 자료를 제시할 수 있기 때문이다. 경제성 평가는 보건사업의 성과 평가, 보건사업의 우선순위 설정, 보건사업의 경제적 타당성 평가, 국민건강보험 급여 의약품의 비용-효과성 평가, 임상에서 비용-효과적 치료방법의 선택 등에 활용되며, 간호 분야에서는 의사서비스 대비 간호서비스의 비용-효과성 평가, 각종 간호서비스의 경제적 타당성 평가에 적용되고 있다. 경제성 평가는 방법론상의 제한점에도 불구하고 현실적 수요에 의해 발전되어 왔기 때문에 향후에도 활용도가 높을 것으로 판단된다.

2) 경제성 평가의 방법론

경제성 평가는 자원의 투입이 산출로 전환되는 단계에 따라 4가지 유형으로 분류된다(표 3-13). 동일한 산출에 대해 비용만을 비교하는 방법을 비용최소화분석(cost minimization analysis, CMA), 효과가 서로 다른 경우에 비용과 효과를 동시에 비교하는 분석을 비용-효과분석(cost-effectiveness analysis, CEA), 효과를 효용으로 전환하여 비용과 효용을 비교하는 방법을 비용-효용분석(cost-utility analysis, CUA), 화폐적 가치로 측정되는 편익과 비용을 비교하는 방법을 비용-편익분석(cost-benefit analysis, CBA)이라고 한다.

표 3-13 경제성 평가 방법론

유형	비용	결과	표시
비용최소화분석	화폐단위	• 동일한 산출물 및 산출량	• 비용
비용-효과분석	화폐단위	• 동일 종류의 산출 • 서로 다른 산출수준 • 자연단위(LYG, 혈압조절률 등)	• 비용/효과
비용-효용분석	화폐단위	• 단수 혹은 복수의 산출물 • 사업대안 간에 동일할 필요 없음 • 건강수명(QALY)	• 비용/QALY
비용-편익분석	화폐단위	• 단수 혹은 복수의 산출물 • 사업대안 간에 동일할 필요 없음 • 화폐단위 산출	• 순편익=편익-비용 • 편익/비용

비용은 항상 화폐적 가치로 측정되며, 산출은 특성에 따라 다르게 측정되는데, 효과는 실물단위로 측정되고, 효용은 삶의 질을 반영한 효용으로 측정되며, 편익은 화폐적 가치로 측정된다. 경제성 평가는 여러 대안 간의 비교 · 평가에 활용되는 것이 대부분이며, 단일 대안의 경제적 타당성 평가에 활용되기도 한다. 경제성 평가에서 가장 많이 활용되는 방법론은 산출을 실물단위 그대로 측정하는 비용-효과분석이다.

(1) 비용최소화분석

비용최소화분석(CMA)은 여러 사업 대안의 결과가 동일한 경우 각 대안에 소요된 비용만을 비교하여 최소의 비용을 소요하는 대안을 선택하는 방법이다. CMA는 비교적 단순한 방법인데, 대안별 비용의 추정이 정확하게 이루어져야 한다.

(2) 비용-효과분석

비용-효과분석(CEA)은 여러 대안에서 효과(E)의 성격은 동일하지만 성취수준이 다른 경우에 단위효과당 최소비용(C)이 소요되는 대안을 선택하는 방법이다. 즉, C/E의 값이 가장 작은 대안을 선택하면 된다. 효과는 유병률, 사망률, 혈압이 조절되는 환자 비율, 혈압강하치(mmHg), 예방접종건수, 사례관리 대상자 수, 무증상일수 등 자연단위의 그대로 사용하며, 연장된 수명(LYG: life-year gained)이 사용되기도 한다.

예를 들어, 새로운 항암제 B는 생존기간이 5년이고 기존의 항암제 A는 생존기간이 2년인데, 반면, 투약기간 동안 비용은 항암제 A가 2천만원으로 항암제 B의 3천만원보다 더 적게 소요된다고 하자. 두 항암제의 비용/효과 비(ratio)를 산출해 보면 항암제 A=1,000만원, 항암제 B=600만원으로 추정되어 항암제 B가 항암제 A보다 비용-효과적인 것으로 평가된다. 항암제 B는 항암제 A보다 비용이 더 많이 소요되지만 효과가 상대적으로 더 크기 때문에 전체적으로 비용-효과성이 더 높은 것으로 나타난다.

표 3-14 두 항암제의 비용-효과분석

	항암제 A	항암제 B
생존기간(E)	2년	5년
비용(C)	2,000만원	3,000만원
C/E	1,000만원	600만원

(3) 비용-효용분석

생존기간이 동일해도 건강하게 사는 것과 질병이 있는 상태로 사는 것은 삶의 질 측면에서 차이가 있다. 비용-효용분석(CUA)은 이처럼 단순한 효과 대신 삶의 질이 반영된 효용을 적용한 것이다(표 3-15). 효과를 연장된 수명(life-year gained, LYG)으로 정의한 경우 LYG에 삶의 질을 반영하여 건강수명(quality-adjusted life year, QALY)으로 측정한다. CUA에서는 건강수명(QALY) 1년에 상응하는 비용을 측정하여 C/QALY의 값이 최소가 되는 대안을 선택한다.

표 3-16의 사례에서 새로운 항암제 B는 부작용을 상당히 개선하여 기존 항암제 A에 비해 환자만족도가 높고 복약순응도도 높아 효용을 측정한 결과 항암제 B를 투여할 경우 효용가중치가 0.8인 반면, 항암제 A의 효용가중치는 0.4로 측정되었다고 하자. 이제 항암제 A의 C/QALY=2,500만원, 항암제 B의 C/QALY=750만원으로 산출되어 항암제 B가 우월

표 3-15 질병의 효용가중치

효용 가중치	건강상태
1.00~0.98	피부백반, 심한 저체중
0.98~0.88	설사, 중증의 인후염, 중증 빈혈
0.88~0.76	요골파열, 불임증, 류마티스, 협심증
0.76~0.64	귀머거리, 무릎하지절단
0.64~0.50	다운증후군, 경증 정신지체, 직장질루
0.50~0.30	우울증, 시각장애(맹인), 편마비
0.30~0.00	정신질환, 치매, 심한 편두통, 사지마비

표 3-16 두 항암제의 비용-효용분석

	항암제 A	항암제 B
LYG	2년	5년
효용가중치	0.4	0.8
QALY	0.8	4
비용(C)	2,000만원	3,000만원
C/QALY	2,500만원	750만원

한 대안으로 평가되는데, 효과를 LYG로 측정한 CEA의 결과와 비교할 때 CUA의 결과는 항암제 B의 경제성이 더욱 큰 것임을 보여 주고 있다.

(4) 비용-편익분석

비용-편익분석은 편익-비용분석(benefit-cost analysis, BCA)이라고도 불리는데, 효과나 효용을 화폐가치로 측정한 것이라고 볼 수 있다. 비용-편익분석에서는 보건사업으로 얻을 수 있는 편익과 사업에 소요된 비용을 각각 추정한 다음, 편익에서 비용을 차감한 순편익(net benefit)이 0보다 크면 경제성이 있는 것으로 평가한다. 여러 가지 대안을 비교하는 경우에는 각 대안별 순편익을 산출하여 순편익이 큰 대안부터 자원을 배분한다. 비용-편익분석의 결정기준은 순편익이지만, 그 결과는 이해의 편의상 편익/비용 비(ratio)로 표현하기도 한다.

편익은 직접편익과 간접편익을 모두 포함하며, 편익의 측정방법에는 인적자본접근법, 지불의사접근법, 가상가치측정법이 있다. 인적자본접근법(human capital)은 수명연장, 작업시간 상실의 감소, 생산성 손실 감소의 편익을 임금으로 측정한다. 지불의사접근법(willingness-to-pay, WTP)은 보건서비스를 제공받을 경우 얼마만큼 지불할 용의가 있는가를 설문조사를 통해 측정한다. 가상가치접근법(contingent valuation method)은 응답자에게 가상적인 상황을 제시하고, 면접조사, 인터넷조사, 전화조사를 통해 이것이 얼마의 가치를 가지는가를 질문하는 방식으로 이루어진다.

비용–편익분석에서 미래에 발생하는 비용과 편익은 평가시점의 현재가치(present value)로 환산해 주어야 한다. 할인율은 보통 이자율이나 물가상승률, 노동생산성 등을 고려하여 책정되는데, 우리나라의 정부투자 평가에서는 5%를 사용하고 있다.

재가 취약계층을 위한 지역사회 중심의 가정간호서비스에 대한 비용–편익분석을 예로 들면, 직접편익(욕창, 상처치료, 카데터 관리)으로 의료비 감소와 교통비 절감을 측정하고, 간접편익으로는 생산성손실 감소와 수명연장편익을 포함시킬 수 있다. 비용으로는 기본사업비용(인건비, 관리운영비)과 재료비를 측정할 수 있다.

(5) 민감도분석

민감도분석(sensitivity analysis)은 불확실한 요소가 존재하는 경우, 해당 요소에 대해 다양한 시나리오를 구성하여 결과 값의 변화를 예측하는 방법이다. 예를 들어, 비용–효과분석에서는 효과의 다양한 값에 대해, 비용–효용분석에서는 효용가중치의 다양한 값에 대해, 비용–편익분석에서는 할인율이나 편익의 구성요소를 변화시킬 때 최종 결과가 어떻게 변화하는지를 관찰하여 불확실한 상황에 대해 분석할 필요가 있다. 이와 같이 민감도분석은 다양한 상황에 대한 예측 결과를 제시함으로써 의사결정에 유익한 정보를 제공한다.

비판적 사고 문제

1. 보건의료체계의 효율성과 형평성을 제고하기 위해 간호사 인력의 활용방안을 제시하시오.

2. 의사, 간호사, 간호보조인력에 대한 수요곡선과 공급곡선을 그려 보고, 어떤 차이점이 있을지 비교하시오

3. 간호사에 대한 수요독점이 존재할 때 왜 간호사의 임금에 대한 착취가 발생하는지 토의하고, 이를 해소하기 위한 방안과 예상되는 파급효과를 평가하시오.

4. 전문간호의 경제성을 비용-효과분석으로 평가하고자 할 때 비용과 효과는 어떤 항목으로 측정될 수 있는가?

>> 참고문헌

1. 국민건강보험공단, 건강보험심사평가원(2021). 건강보험통계-요양기관종별 인력현황(간호사).
2. 김윤희, 양봉민(2009). 경제수준에 따른 우리나라 과부담 의료비 지출 추이 분석. 보건경제와 정책연구, 15(1):59-77.
3. 김진현(2005). 건강보험 진료수가의 변동과 산출방법에 관한 실증분석: 환산지수를 중심으로. 보건경제와 정책연구, 11(2):33-64.
4. 김진현(2014). 보건의료 투자활성화대책에 대한 비판적 검토. 한국보건경제정책학회 학술대회 자료집.
5. 김진현, 권현정, 박은태, 최하영, 이선미(2021). 간호사인력의 수급 현황과 중장기 전망. 보건경제와 정책연구, 27(4):27-50.
6. 박성애, 김명자, 김인경, 김진현, 배현지, 유옥수, 이경아, 이은희, 장해나, 정유미, 정은영, 주미경, 황인영(2019). 간호관리학-간호정책과 간호경영-. JMK.
7. 보건복지부, 국민건강보험공단(2021). 간호간병통합서비스 사업 지침.
8. 보건산업정보센터(2020). 보건의료인력-면허 조산사 · 간호사수.
9. 양봉민, 김진현, 이태진, 배은영(2015). 보건경제학. 나남.
10. 이은희, 김진현(2016). 재가 취약계층을 위한 지역사회중심 가정간호서비스의 경제적 효과. Journal of Korean Academy of Nursing, 46(4):562- 571.
11. 통계청(2021). 전국 인구수 현황.
12. 한국보건의료인국가시험원(2021). 연도별 국가시험 합격률[간호사]
13. OECD(2021). Health Statistics. https://data.oecd.org/
14. The Commonwealth Fund(2021). International Profiles of Health Care Systems.
15. US News & World Report(2021). http://hospitals.findthebest.com

제 04 장

간호와 정책

04 간호와 정책

학습목표

- 정책의 필요성을 이해한다.
- 정책과정을 설명한다.
- 정책분석의 내용과 방법을 설명한다.
- 정책결정모형을 설명한다.
- 정책집행의 순응과 불응을 이해한다.
- 정책결과의 평가방법을 이해한다.
- 간호정책의 효과적인 추진전략을 설명한다.
- 우리나라 간호정책의 주요 쟁점을 설명한다

주요용어

- 정책 • 정책과정 • 정책형성 • 정책분석 • 정책결정 • 정책집행 • 정책평가 • 간호정책

01 정책의 필요성

정책(policy)은 바람직한 사회상태를 이룩하려는 정책목표와 이를 달성하기 위하여 필요한 정책수단에 대하여 권위있는 정부기관이 공식적으로 결정한 기본방침을 의미한다. 정책이 중요한 것은 국가 활동에 비추어 볼 때 질적으로 정책의 영향이 막대하고, 양적으로 국민생활의 모든 부문에 침투하여 확대되고 다양화되기 때문이다. 그러나 현실에서의 정책은 우리가 원하는 만큼 바람직스럽지 못하게 수행되기도 하는데, 정책이 잘못 결정되고 집행되었을 때 그 이유를 밝히고 해결방법을 찾는 과정에서 정책학이 등장하였다. 즉, 바람직한 정책의 결정, 집행, 평가를 위한 필요한 지식을 제공하기 위하여 정책학이 연구되기 시작하였다.

보건의료정책은 모든 국민과 의료기관, 약국에 강제로 적용되는 국민건강보험제도가 도입된 이후 국민생활에 절대적인 영향을 미치고 있다. 간호사와 간호서비스에 대한 정책도 국민의 건강증진과 의료자원 배분의 효율성과 형평성 제고를 위해 매우 중요한 정책인데, 아직 간호정책에 대한 연구는 부족한 실정이다.

02 정책의 구성요소

정책의 구성요소는 정책목표, 정책수단, 정책대상자이다.

정책목표는 정책을 통하여 이룩하고자 하는 사회의 바람직한 상태를 의미하는데, 간호정책의 목표는 간호를 통한 국민건강증진이 될 것이다. 정책목표달성의 정도를 효과성(effectiveness)이라고 하며, 정책결과(policy outcome)는 정책집행의 결과로서 나타나는 정책효과뿐만 아니라 부수효과, 부작용, 사회적 희생 등을 모두 포함하는 개념이다. 정책목표의 종류에는 감염병, 교통, 교육, 환경오염 등 문제 발생 이전에 존재하던 상태를 정책목표로 삼는 소극적 목표(치유적 목표)와 건강도시, 간호간병통합서비스 등 과거에 경험해보지 않은 새로운 상태를 창조하려는 적극적 목표(창조적 목표)가 있다. 정책목표는 최선의 정책수단 선정기준(효과성, 효율성, 형평성 등), 정책집행의 지침, 정책평가의 기준 역할을 한다.

정책수단은 정책의 실질적 내용으로서 가장 중요한 정책의 구성요소이다. 정책수단의 선택은 정책결정에서 가장 중요한 측면이며, 따라서 정책수단은 효과성, 효율성, 형평성 등의 평가기준도 만족시켜야 한다. 정책수단의 실현은 누군가 부담해야 하는 사회적 희생을 동반하는데, 이를 정책비용이라고 한다. 예컨대, 건강보험의 재정안정(정책목표)을 달성하려면 진료수가(정책수단)를 통제해야 하고, 이는 의료계의 희생을 요구한다. 정책을 실현하기 위한 정책수단으로는 순응확보수단, 집행기구, 요원, 자금, 공권력 등이 있다.

정책대상자는 정책의 적용을 받는 집단으로, 수혜집단도 있고, 정책 때문에 희생을 해야 하는 집단도 있다. 이 때문에 정부와 정책대상자 사이 혹은 정책대상자들 사이에 갈등이 발생하는 경우가 적지 않다. 특히 보건의료분야는 대부분의 정책이 제로-섬게임(zero-sum game)의 구조를 가지는 경우가 많아 새로운 정책이 도입되면 이익을 보는 집단이 있는가하면 동시에 손해를 보는 집단이 있어서 정책을 둘러싼 갈등이 끊임없이 발생한다. 예컨대, 전문간호사의 독립적 간호행위를 법적으로 인정하는 정책은 전문간호사에게 합리적 정책인 반면, 의사의 독점이익을 완화하는 것이기 때문에 의사들은 반대를 하고 그 대신 PA(physician assistant)를 선호하고 있다.

03 정책의 유형

정책의 유형에 따라 정책과정이 달라지는데, 정책은 여러 가지 기준에 따른 다양한 분류가 가능하다. 실질적, 기능적 분류는 정부조직이 실제로 담당하는 정책효과 또는 정책목표의 내용에 따라 분류하는 것인데, 실질적 정책의 내용을 기준으로 보건정책, 간호정책, 문화정책, 교육정책, 환경정책, 국방정책 등으로 구분될 수 있다.

로위(Lowi)는 정책을 분배정책, 규제정책, 재분배정책, 구성정책으로 분류하였다.

- **분배정책(distributive policy)**: 국민에게 권리나 이익 또는 서비스를 제공하는 내용의 정책으로, 공공병원이나 보건소의 설치, 민간병원에 대한 융자지원, 농어촌 보건진료소 지원, 정부에 의한 의료정보의 제공이 여기에 속한다.
- **규제정책(regulatory policy)**: 개인이나 일부 집단에 대해 재산권 행사나 행동의 자유를 구속 · 억제하여 반사적으로 많은 다른 사람을 보호하려는 목적을 지닌 정책으로서 과장된 의료광고의 통제를 예로 들 수 있다.
- **재분배정책(redistributive policy)**: 고소득층으로부터 저소득층으로의 소득 이전을 목적으로 하는 정책으로서 건강보험제도나 조세정책이 여기에 속한다.
- **구성정책(constituent policy)**: 입헌적 정책으로서 정치체제에서 투입을 조직화하고 체제의 구조와 운영에 대한 방침을 정하는 정책을 말하며, 선거구의 조정, 정부의 새로운 기구나 조직의 설립이 여기에 속한다.

알몬드(Almond)와 포웰(Powell)은 정책을 추출정책, 규제정책, 분배정책, 상징정책으로 구분하였다. 추출정책은 징병, 조세, 토지강제수용과 같이 정부가 환경으로부터 인적 자원과 물적 자원을 획득하는 정책을 의미하며, 상징정책은 정치지도자들이 역사, 용기, 지혜, 평등, 자유, 민주주의, 민족주의의 이념에 대해 호소를 하거나 미래의 업적 또는 보상을 약속하는 것이다. 규제정책과 분배정책은 로위의 정책 내용과 거의 같다.

04 정책과정

정책과정(policy process)은 외형적으로 간호관리과정과 유사한 절차로 진행되지만 일반적으로 정책형성, 정책분석, 정책결정, 정책집행, 정책평가의 절차로 구성된다.

- **정책형성(policy formation):** 정책의제설정(agenda setting)이라고도 하는데, 사회문제 중 일부를 정책문제(policy problem)로 채택하고, 다른 것은 논의하지 않기 결정하는 정부의 활동, 즉 사회문제를 검토하기로 결정하는 공식적인 행위이다. 여기서 사회문제는 우리사회에는 해결해야 할 무수한 문제를 말하며, 정책문제는 정부에서 정책적 해결을 위하여 검토하기로 결정한 사회문제이다.
- **정책분석(policy analysis):** 바람직한 정책결정을 위하여 수행되는 지적 작업이며, 정책결정에 필요한 지식과 근거 자료를 제공한다.
- **정책결정(policy making):** 어떤 문제가 정책문제로 거론되면 이를 해결하여 달성할 정책목표를 설정하고 이 목표를 달성할 수 있는 여러 가지 대안을 검토하여 하나의 정책대안을 채택하는 일련의 활동과정이다. 정책은 정책결정의 결과로서 나오는 산출물이다.
- **정책집행(policy implementation):** 결정된 정책의 구체화된 현실적 실현 활동을 말한다. 정책결과는 정책효과와 정책비용으로 구분되는데, 정책효과는 정책집행의 결과 정책목표의 달성여부를 말하며, 정책비용은 정책집행을 위해 사용된 사회적 자원가치를 말한다.
- **정책평가(policy evaluation):** 정책집행 결과로서 정책효과의 발생 여부를 검토하는 작업이다.

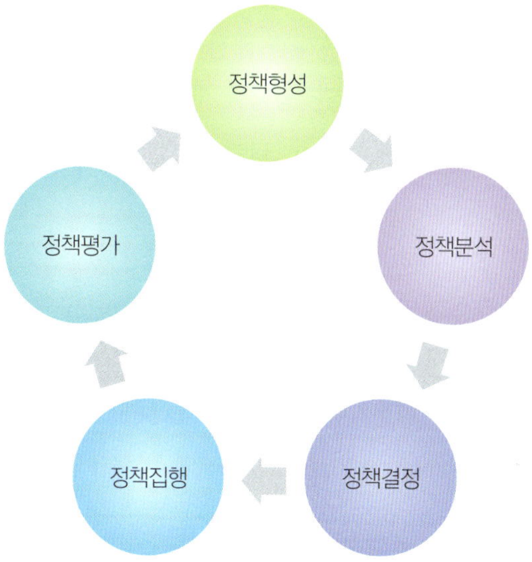

그림 4-1 정책과정

1) 정책형성

정책형성 또는 정책의제설정은 정부가 정책적 해결을 위하여 사회문제를 정책문제로 채택하는 과정 또는 행위를 말한다. 여기서 사회문제는 개인적인 문제가 사회적으로 공유된 문제이며, 정책문제는 정부가 그 해결을 위하여 심각하게 검토하기로 결정한 문제, 즉 정부에서 사회문제 해결을 위해서 공식적으로 채택한 문제이다. 의제(agenda)는 국회처럼 의사결정을 담당하는 기구에서 토의하게 될 안건을 지칭하며, 정책의제는 정부(입법, 사법, 행정)가 검토하기로 결정한 안건을 뜻한다.

정책형성과정은 사회문제→사회적 쟁점→공중의제→정책의제(정부의제)의 과정을 거친다. 의제설정의 주도집단이 정부 내의 세력인가 외부세력인가에 따라서 정책형성과정과 정책과정 전반에 걸쳐 차이가 있게 된다.

2) 정책분석

정책문제가 정의되고 정책목표가 설정되면 적절한 대안을 탐색하고, 각 대안별로 결과를 분석하여 예측하고, 서로 비교 · 평가하게 된다. 정책을 분석하는 것은 정책의 합리성을 제고시키기 위함이다. 정책대안을 분석할 때는 효과성, 효율성, 형평성, 대응성 등을 기준으로 정책문제, 현황, 기대되는 정책결과, 정책대안 간 비교와 우선순위, 예상되는 정책결과를 포함하게 된다. 즉, 해결방안이 필요한 문제의 본질, 문제를 해결하고자 고안된 정책을 선택할 때 기대되는 결과, 문제를 해결하기 위해 둘 이상의 행동경로 중 어느 것이 선택되어야 하는가, 선호된 정책을 집행할 때 예상되는 결과, 그 결과를 성취하는 것이 문제해결(목적달성)에 도움이 되는가, 다른 정책대안이 선택되었을 경우 미래에 기대되는 결과를 포함한다.

정책대안의 양적 분석방법으로 통계분석과 계량분석이 있고, 질적 분석방법으로는 경제학적 분석, 소표본의 심층분석, 면담, 델파이법(Delpi technique), 브레인스토밍(brainstorming) 등이 있으며, 정책대안의 가치평가와 비교분석방법으로는 비용-효과분석(cost-effectiveness analysis)과 비용-편익분석(cost-benefit analysis)이 있으며, 우선순위 결정방법으로는 계층분석법(analytic hierarchy process, AHP)이 널리 사용되고 있다.

표 4-1 정책분석보고서의 구성

요약(Executive Summary)
Ⅰ. 서론(introduction): 정책문제 Ⅱ. 배경(background): 현황, 경과, 문제점 Ⅲ. 분석방법(methodology): 자료원, 연구방법 Ⅳ. 분석결과(findings): 원인, 파급효과, 정책대안 Ⅴ. 결론/정책제안(conclusion/recommendations)

3) 정책결정

정책문제가 정의되고 정책목표가 설정되면 적절한 대안을 탐색하고, 각 대안의 결과를 예측하여 이 결과를 비교 · 평가한 후 최선의 정책대안을 선택하여 결정한다. 정책대안의 선택기준으로는 효과성, 효율성, 형평성, 대응성이 있고, 이러한 요소를 고려하는 것은 정책의 합리성을 제고시키기 위함인데, 합리성은 무엇을 의미하는가? 즉, 합리성에 대한 관점에 따라 정책결정에 관한 여러 가지 이론모형이 제시되고 있다.

(1) 합리모형

합리모형은 정책결정자가 목표달성의 극대화 또는 문제해결의 최적해를 구하는 것을 전제로 할 때 따라야 할 과정이나 절차를 의미하는 것으로, 정책결정자의 합리성, 완전한 지식, 정보의 이용가능성을 전제로 하는 이론이다.

가. 합리모형에 따른 합리적인 정책결정의 절차

① 해결해야 할 문제의 내용에 대한 완전한 파악과 달성할 목표의 분명한 정의

② 목표를 달성할 수 있는 대안의 광범위한 탐색

③ 대안의 선정 및 실행에 따른 모든 결과의 완전한 예측

④ 대안을 비교 · 평가하기 위한 대안선택의 명확한 기준의 존재

⑤ 대안선택의 기준을 적용하여 최선의 대안을 선택

나. 합리모형에 대한 비판

① 기술적 · 실증적 측면에서의 타당성이 부족하다는 점이다. 합리모형은 지나치게 이상적인 것으로 비현실적이고, 현실의 정책결정 상황을 적절하게 묘사하지 못하는, 즉 기술적 · 실증적 이론으로서 타당성이 결여되어 있다는 것이다.

② 규범적 · 처방적 측면에서의 타당성이 부족하다는 점이다. 합리모형에서는 바람직한 정책결정이 이루어질 수 있는 절차를 제시하고 있으며, 비록 이러한 절차에 따르는 것이 현재에는 어렵다 하더라도 컴퓨터, 통신기술의 발달을 통해 각종 정책분

석기법이 개발되고 있으므로 앞으로는 실현될 가능성이 높아지고 있다고 평가한다. 그러나 일부 학자들은 합리모형의 전제나 절차가 인간에게는 불가능할 뿐만 아니라 처방적 측면에서도 바람직하지도 않다고 주장한다. 왜냐하면 현실에서는 분석적 · 절차적 합리성보다는 관련 당사자 간의 합의가 더욱 소중한 가치라고 볼 수도 있기 때문이다.

(2) 만족모형: 제한된 합리성

만족모형은 실제 정책결정자가 정책결정과정에서 인간의 정보처리능력이나 인지능력의 한계 때문에 목표달성을 극대화하는 최적 대안을 선택하기보다는 만족할만한 대안을 선택하는 데 그친다고 설명한다. 정책결정과정에서 정책결정자는 모든 대안을 탐색하는 것이 아니라 소수의 대안을 무작위적이고 순차적으로 탐색한다. 어떤 대안이 탐색된 경우 대안의 결과를 예측하여 만족의 여부를 따져 또 다른 대안을 탐색한다는 것이다. 그러다가 정책결정자가 만족하기에 충분한 대안이 떠오르면 그 대안을 선택하여 결정을 끝낸다. 이때 정책결정의 기준은 결정자의 주관적인 만족이다.

만족모형의 장점으로는 기술적, 실증적 측면에서 타당성이 높다는 것이다. 만족모형은 합리모형에 따른 정책결정이 이루어지기 어렵다는 점을 체계적으로 지적한 최초의 이론으로, 실제로 의사결정이 일어나는 현상을 비교적 정확하게 기술하고 설명하고 있다는 평가를 받아 기술적 · 실증적 이론으로서는 타당성을 인정받고 있다.

만족모형의 단점으로는 규범적, 처방적 측면에서 타당성이 부족하다는 것이다. 책임회피의식과 보수적 사고방식을 가지고 있는 공무원에게 만족모형을 권장할 수 없고, 만족 여부는 결정자의 기대수준에 달려 있는데, 이러한 기대수준은 정책결정자에 따라 다르고 상황에 따라 유동적이다.

만족모형의 처방적인 교훈으로는 인간의 인지능력의 한계로 인하여 합리적인 정책결정이 이루어지기 위해서는 능력의 보완이 필요하다는 것과 합리적 정책결정을 위해서 정보수집의 비용과 시간을 중요한 요소로 고려해야 한다는 점을 들 수 있다.

(3) 점증주의모형 : 제한된 합리성

린드브롬(Lindblom)은 합리모형의 절차에 따른 정책결정이 적용되기 어렵다는 점을 지적하고, 현실적으로 이루어지는 정책결정 현상을 설명하고 이해하는 이론으로 점증주의모형을 제시하였다. 실제 정책결정이 점증적인 방식으로 이루어질 뿐 아니라 점증적으로 결정되는 것이 다원적 정치체제에서 바람직하다는 입장이다. 만족모형에서는 주로 정책결정자의 인지능력의 한계에 초점을 맞추고 있는 반면, 점증주의에서는 다수의 정책결정자로 구성되는 정책결정의 상황적 특성에 초점을 맞추고 있다는 점에서 구분된다. 점증주의모형은 의사결정에서 선택되는 대안은 기존의 정책이나 결정에서 크게 이탈하지 않고 조금씩 수정해 나가는 대안이며, 의사결정은 부분적, 순차적으로 이루어진다고 보고 있다.

합리모형과 대비되는 점증주의적 정책결정모형의 특징으로는 정책대안의 비교와 선택은 부분적, 선택적으로 이루어지며, 시행착오를 통한 계속적인 수정과 보완이 이루어진다는 점이다. 또한 기술적 모형으로서 점증주의는 특히 미국과 같은 다원주의 국가에서 정책결정의 실상을 비교적 정확하게 기술하고 있다는 평가를 받고 있다. 그러나 기술적 모형으로서 몇 가지 한계점을 가지고 있는데, 점증적인 변화의 기준이 모호하고, 선례가 풍부한 안정적인 국가 현실을 설명하는 이론이므로 선례가 비교적 적고 정치체제도 불안정한 개도국의 정책결정 현상을 적절하게 설명하기 어렵다는 약점이 있다.

한편, 점증주의모형은 규범적, 처방적 측면에서의 타당성에 대해서 평가가 부정적이다. 점증주의적 정책결정이 처방적으로 바람직한 모형이라는 주장에 대해 점증주의는 타협과 협상을 통한 주먹구구식 정책결정을 마치 지적이며, 합리적이고, 정치적으로 민주적인 것처럼 미화한 측면이 강하다는 비판이 있다. 특히 드로르(Dror)는 점증주의에 대해 강하게 비판하였는데, 타성과 반지성적인 정책결정 행태에 젖어 있는 공무원에게 분석적 · 합리적 결정에 대한 노력을 등한시하게 하는 이론적 무기를 제공한다고 하였다. 정치적 측면에서도 점증주의는 현상유지를 옹호하기 위하여 등장한 이론이므로 현존정책을 옹호하는 경향을 보여 주고, 정책결정자의 분석적 노력을 제약한다는 측면에서 바람직스럽지 못하다고 하였다.

(4) 혼합탐색모형

에치오니(Etzioni)는 완전분석적인 의사결정모형인 합리모형은 지나치게 이상적이며 비현실적이고, 점증모형은 지나치게 근시안적이고 보수적이라고 비판하고, 변증법적으로 통합한 제3의 모형으로서 혼합탐색모형을 제시하였다. 이 모형에서는 공공정책의 결정을 ① 기본적 결정(fundamental decision) 또는 맥락적 결정(contextual decision), ② 세부적 결정(bit decision) 또는 세목적 결정(item decision)으로 구분한다. 기본적 결정은 전반적이고 근본적인 방향을 올바로 설정하려는 목적을 가지고 있고, 세부적 결정은 근본적 결정에서 설정된 맥락 하에서 점증적으로 결정된다.

혼합탐색모형에서의 결정 전략은 근본적 결정(개괄적인 탐색)에서는 중요한 대안을 포괄적으로 검토하되 그 주요 결과만을 개괄적으로 예측하고, 세부적 결정(면밀한 탐색)에서는 근본적 결정의 테두리 내에서 소수의 대안만을 검토하되 그 대안이 초래할 결과를 세밀하게 분석하여 결정하는 것이다. 개괄적인 탐색과 면밀한 탐색은 한 차례에 국한되지 않는다. 즉, 구체적인 정책결정 상황에 따라 여러 차례 탐색을 되풀이할 수도 있다. 각 단계의 탐색에 어느 정도의 시간과 자원을 투입해야 할 것인가 하는 문제는 여러 가지 요인을 고려하여 융통성 있게 해결해야 할 전략적인 문제이다. 혼합탐색의 틀 속에서 기본적 결정과 세부적 결정의 결정 전략이 구분된다.

혼합탐색모형에 대한 기술적, 실증적 측면에서의 타당성 평가는 부정적이다. 즉, 현실의 정책결정이 에치오니가 설명한 대로 이루어지는 것도 아니고, 에치오니도 현실세계의 정책결정이 이루어지는 과정을 설명하려는 것을 목적으로 이론을 전개하지도 않았기 때문이다. 그러나 처방적인 관점에서 혼합탐색모형은 비현실적인 합리모형의 절차를 좀 더 현실에 가깝게 실현할 수 있는 전략을 제시했다는 점에서 높이 평가된다. 이러한 실현 전략은 정책결정의 문제를 근본적인 결정의 문제와 세부적인 결정의 문제로 결정의 수준을 분리시킴으로써 가능하다.

(5) 최적모형

드로르(Dror)는 순수합리모형의 비현실성과 점증주의의 보수성을 비판하고 규범적인 입장에서 처방적인 의사결정이론으로서 최적모형(optimal model)을 제시하였다. 최적모형은 계량적인 측면과 질적인 측면을 결합시키고, 합리적 요인과 더불어 초합리적 요인을 함께 고려하여 결정이 이루어져야 함을 강조하고 있다. 초합리성(extra-rationality)은 정책결정자의 직관(intuition), 통찰력(insight), 판단(judgement)을 의미한다.

최적모형은 정책결정자 개인차원에 초점을 맞춘 사이먼(Simon)모형이나 정책결정체제 내에서 정책결정의 특징을 설명하려는 린드브롬(Lindblom)과는 달리 정책결정체제 전반을 자신의 모형 속에서 취급하고 있다. 따라서 드로르는 넓은 의미의 정책결정을 크게 상위 정책결정단계(meta-policy making stage), 정책결정단계, 정책결정 이후 단계의 3단계로 나누고, 이를 다시 합리성과 초합리성의 기준을 적용해 세분하여 18개의 국면으로 나누고 있다.

상위의 정책결정단계는 정책결정체제를 어떻게 설계할 것인가에 관한 결정을 의미하며, 다음과 같은 것을 결정한다.

① 정책문제와 관련된 가치와 이용가능한 자원을 확인하고 확보에 관한 결정
② 정책결정체제를 설계하고, 정책문제와 가치 그리고 자원을 정책결정단위에 배분
③ 정책결정의 전략을 결정

최적모형은 기술적 모형으로서 부적절하다는 평가를 받고 있으나, 처방적 관점에서는 정책결정이 이루어지는 기본적인 틀인 정책결정체제에 대한 결정의 중요성을 부각시켰

고, 초합리적인 요소(영감, 직감, 통찰력)의 중요성, 즉 질적 정책분석기법의 중요성을 부각시켰다는 점은 긍정적 평가를 받고 있다.

(6) 다원주의모형

정책결정에 관한 다원적 관점의 이론은 기술 또는 처방을 위한 유일 최선의 관점은 없다는 전제하에 여러 가지 각도에서 정책결정 현상을 분석, 설명, 처방하려는 이론이다. 혼합탐색모형, 최적모형 등의 이중적 접근방법(two-fold approach)은 다원적 관점과 일맥상통한다. 정책결정 현상을 설명하기 위한 다원적 관점은 1962년 10월 쿠바 미사일 위기에 대한 케네디 행정부의 대응방안 결정과정을 설명하기 위해서 앨리슨(Allison)이 제시하였다. 앨리슨모형(Allison model)은 합리적 행동가모형(Model Ⅰ), 조직과정모형(Model Ⅱ), 관료정치모형(Model Ⅲ)의 세 가지로 구성된다.

4) 정책집행

(1) 정책집행에 영향을 미치는 요인

정책집행에 영향을 미치는 요인으로 정책의 내용, 정책문제의 성격, 정책집행의 환경과 맥락, 집행기관과 과정, 정책대상 집단의 성격 등을 들 수 있다. 정책의 내용은 명확성, 용이성, 엄격성이 요구된다. 그렇지 않을 경우 정책집행에 부정적 영향을 미치게 된다. 정책문제의 성격은 정책 대상 집단에 요구되는 행태 변화의 크기 등인데, 크면 클수록 집행은 어려워진다. 정책집행의 환경과 맥락은 정치행정적 분위기, 사회 · 경제적 조건과 기술적 조건, 언론의 관심과 논조, 대중의 관심과 지지 여부, 상위기관(대통령, 국회)의 관심과 지원 등이 포함된다.

정책집행기관과 정책집행과정은 정책집행기관 내부구조의 계층적 통합 여부, 정책집행 담당기관의 성격, 정책집행 담당기관 책임자의 관심과 리더십, 중앙-지방간 정책집행기관 간의 협조관계, 정책담당 일선행정요원의 순응 유인 존재 여부, 정책집행기관이 정부의 위임을 받은 제3부문이거나 민간인 경우 이들의 정책순응 정도를 말한다. 정책대상 집단의 성격은 정책대상 집단의 규모, 정책대상 집단의 리더십, 재원, 응집력, 전문성, 정책대상 집단에 대한 사회적 평판과 지위에 의해 결정된다.

(2) 정책순응과 정책불응

정책순응(compliance)은 정책의도나 정책내용에 포함된 행동규정에 대해 정책집행자나 정책대상집단이 일치된 행동을 하는 것을 말한다. 정책불응(noncompliance)은 정책의도나 규정과 일치하지 않은 행동을 하는 것인데, 정책불응의 요인으로는 불분명한 의사전달, 부족한 자원, 부적절한 정책, 순응에 수반되는 경제적 부담, 권위에 대한 불신이 있다. 정책불응에 대한 대책으로는 정책에 대한 정당성 확보, 정책순응에 대한 유인과 경제적 보상, 강제적 법 집행이 있다.

2000년 의약분업 때 의료계가 정부의 의약분업정책에 대해 파업으로 저항한 것은 의약분업에 따라 의료계가 겪게 될 경제적 손실의 크기가 당시로서는 과도했기 때문이다. 결과적으로 정부는 의약분업에 대한 보상으로 진찰료와 처방료를 50% 이상 인상하였고, 의과대학 입학정원을 10% 감축한다고 약속하여 의료계의 파업을 종결시켰으나 정책순응을 이끌어내기 위하여 치른 막대한 사회적 비용이 현재까지 국민의 부담으로 남아있다. 2020년 정부의 의과대학 입학정원 확대 방침은 국민의 건강권 보장을 위해 필요한 정책이었지만 전공의 파업과 의대생 국시거부를 초래하였는데, 그 이유는 의사수의 증가로 장래 의사의 경제적 이익 감소가 예상되었기 때문이라고 볼 수 있다. 국민연금제도에 대해 국민이 순응하지 않은 것은 정부의 부적절한 정책과 그에 따른 불신이 원인이라고 볼 수 있다.

5) 정책평가

정책결과를 객관적으로 평가하기 위해서는 적절한 연구설계와 계량적 분석방법이 많이 사용된다. 정책평가를 위한 연구설계로는 실험설계와 준실험설계가 있는데, 실험설계는 정책대상집단인 실험집단과 비교를 위한 통제집단을 무작위배정하여 정책집행 사전-사후를 비교하는 연구설계이고, 준실험설계는 정책실험집단과 비동질적인 통제집단을 가진 설계에서 정책집행 사전과 사후를 비교하는 방법이다. 정책평가를 위한 구체적인 방법은 통계적 방법이 사용되는데, 이중차분법(difference-in-difference, DID)과 회귀분석이 가장 많이 활용된다.

05 정책결정과정과 참여자

1) 정책결정과정의 참여자

현실적으로 정책문제의 해결방안에 따라서 피해 집단과 혜택 집단이 달라질 수 있고, 행위자간의 관점이 다르기 때문에 정책결정과정은 행위자들의 상이한 관점과 입장이 상호 조정되고 절충되는 과정이며, 상이한 이해관계를 가진 행위자간의 정치적 갈등과 투쟁의 과정이기도 하다. 정책결정에 참여하는 구성원(행위자)은 누구이며, 행위자 간 상호관계는 어떠하며, 이들이 전체적으로 정책결정과정에 어떤 방식으로 조화되고 있는지를 살펴볼 필요가 있다.

우리나라에서 보건의료 정책결정과정의 주요 참여자는 정당, 청와대, 보건복지부, 이익단체, 소비자단체, 시민사회단체, 일반국민, 전문가, 학자 등이다. 주요 이익단체로는 대한간호협회, 대한의사협회, 대한병원협회, 대한치과의사협회, 대한한의사협회, 대한약사회, 한국제약바이오협회 등이 있다.

2) 정책 네트워크

실제의 정책결정에는 다수의 민간부문 행위자와 공공부문 행위자가 참여한다. 이 행위자들 사이에는 정책결정에 영향을 미치게 되는 공식적, 비공식적 네트워크가 형성되는데, 이를 정책네트워크(policy network)라고 한다. 정책네트워크와 유사한 개념으로 많이 사용되는 용어는 미국에서 주로 사용하는 다원주의(pluralism), 유럽의 조합주의(corporatism), 영국의 정책공동체(policy community), 철의 삼각(iron triangle), 이슈 네트워크(issue network) 등이 있다.

정책네트워크의 행위자는 정책결정에 참여하는 개인 또는 집단, 관료, 국회의원, 이익집단, 전문가, 시민 등이 포함된다. 행위자 간 관계는 지식과 정보의 교환을 중심으로 형성되며, 행위자 간 의사소통과 전문지식, 신뢰, 여타 자원의 교환을 통하여 정책결정에 관한 영향력과 권한이 발생한다.

정책네트워크의 유형은 하위정부모형과 정책공동체모형으로 구분된다. 하위정부모형(sub-government model)의 참여자는 지속적 상호작용을 통하여 정책결정을 좌우하는 이익집단과 대변자, 국회의원과 보좌관, 행정관료 등이며 이들 사이에는 이른 바 철의 삼각, 삼각동맹(triple alliance), 포획이론(capture theory)이 성립한다. 즉, 소수의 엘리트 행위자들이 정책결정을 지배하며, 그 과정이 폐쇄적이고, 이들 상호간에는 합의, 의견일치, 협력에 의해 정책결정이 이루어진다. 한편, 정책공동체모형(policy community model)에 의하면 정책결정의 참여자는 관료, 정치인, 이익집단, 전문가(대학, 연구기관) 등이며, 이들 간에 주도연합과 대응연합이 형성되고, 이들 연합간의 갈등관계가 발생한다. 하위정부모형의 사례로는 특정 이해당사자가 관련 정책의 시행 혹은 폐기를 위해 정부나 국회의 정책결정자를 대상으로 은밀하게 접근하는 로비활동이 있다. 정책공동체모형의 사례로는 의료민영화정책을 둘러싸고 광범위하게 형성된 찬성집단과 반대집단 상호간의 정책 논쟁을 들 수 있다.

대의민주제가 행해지고 있는 사회에서 정치가와 관료에 이어 중요한 역할을 하는 집단이 바로 이익집단(interest group)이다. 민주적인 사회에서는 다양한 생각을 가진 사람과 다양한 이해관계를 가진 사람이 서로 타협하며 살아갈 수밖에 없으나 이익집단은 회원의 직접적인 이익을 앞세우고 있어 사회전체의 입장에서 보면 비효율적이거나 불합리한 결과를 유발할 가능성이 있다. 철의 삼각은 정치가, 관료, 이익집단의 삼각연합관계가 매우 강력함을 묘사한 것이다.

3) 이슈 네트워크

이슈 네트워크(issue network)는 특정 이슈를 중심으로 이해관계자나 전문가로 구성되는 네트워크이다. 이슈 네트워크는 공통의 기술적 전문성을 가진 대규모의 참여자를 함께 묶는 지식공유집단이며, 참여자의 경계가 없고, 규모가 크고, 신규 참여자의 진입이 쉬운 편이다. 따라서 정책결정이 전문화되고, 복잡해지며, 구성원 사이에 경쟁이 치열하기 때문에 모든 참여자의 전문가적 자질이 중요하다. 행정관료를 포함한 구성원은 현안 쟁점에 관한 전문성 수준에 따라 영향력의 정도가 결정된다. 예컨대, 메르스 사태나 코로나19 사태에 직면하여 관련 분야 전문가로 구성되는 다양한 대책회의나 TF, SNS 등이 대표적이다.

06 간호정책의 주요 쟁점과 결정과정

1) 간호정책의 주요 쟁점

최근 간호정책의 쟁점은 간호사 인력의 수급, 병원 간호인력의 교대제 개선, 간호서비스 수가, 국민건강보험 간호인력 등급제, 장기요양보험과 방문간호, 전문간호사제도와 PA(physician assistant), 보건기관의 방문건강관리, 국민건강보험의 간호간병통합서비스 사업 등이며, 대한간호협회의 간호법 제정운동은 민간에서 추진되고 있는 정책적 쟁점 사항이다. 그동안 간호교육제도 일원화 정책의 결과로 전국 전문대학의 3년제 간호과는 4년제로 모두 전환되어 일원화정책은 마무리 되었으나 이외에도 여러 쟁점이 여전히 존재하고 있는 실정이다.

간호사 인력의 수급 문제는 국민건강보험의 입원료에 대한 간호관리료 등급제 시행 이후 수도권의 대형종합병원 중심으로 간호인력의 채용이 늘어나고, 대형병원의 병상수 증설로 간호인력에 대한 신규 수요가 발생하면서 지방 중소병원에서 간호사 확보가 어려워지자 대한병원협회에서 간호사 공급 부족 문제를 지속적으로 제기하면서 정책문제로 등장하였다. 간호사 취업률이 대략 50% 수준인 상황에서 실제 간호사 인력이 부족한 것인지 아니면 저임금으로 3교대 근무에 일할 간호사 인력이 부족한 것인지는 심층분석이 필요하다.

다음으로 쟁점이 되고 있는 과제는 국민건강보험 입원료의 간호사 인력 등급제이다. 의료법상 간호인력 기준은 간호사만을 포함하고 있는데, 간호사 부족을 이유로 대한병원협회는 간호인력 산정 시 간호조무사도 포함시켜 줄 것을 요구하고 있다. 현재 요양병원의 간호인력 산정 시에는 간호조무사가 간호사 인력의 2/3까지 대체할 수 있도록 허용되고 있다. 소비자 단체는 의료서비스의 질 저하를 이유로 간호인력 등급 산출 시 간호조무사를 포함한 기준 적용을 반대하고 있다.

국민건강보험의 보장성 문제와 관련하여 환자와 가족의 간병 부담을 해소하기 위해 2015년부터 국민건강보험에서 간호간병통합서비스 사업을 운영하고 있는데, 이에 따른 간호사 인력 충원과 간호수가 설정이 쟁점이다.

표 4-2 간호정책의 주요과제(예시)

분야	주요 정책과제
대한간호협회	• 간호법 제정 • PA 문제 해결 등
보건간호사회	• 보건직 5급 이상 전직시 전직시험 면제 • 보건소당 간호직 5급 이상 관리자 1명 배치 • 보건소장 임용자격 개정(보건의무직군을 보건소장으로 임용) • 적정인력의 확보
병원간호사회	• 적정인력의 확보 • 간호업무 규정에 알맞은 수가 책정 • 전문간호사 확대 및 명칭 혼란 방지 • 고용조건, 근무 환경개선 • 간호업무 수준 향상
마취간호사회	• 병원급 이상 마취전문간호사 채용 의무화 법조항 신설 • 마취전문간호사 석사과정 개설 • 교육과정의 표준화와 평준화
보건진료소장회	• 보건진료소 개폐 때 주민 의사 수렴 필요 • 농어촌의 노령화에 대비 보건진료 전담공무원 증대 필요 • 보건진료 전담공무원의 신규 배출과 직무교육의 실시
보건교사회	• 보건장학사 확대 배치 • 보건교사가 학교 안전담당자로 규정, 학교안전교육에 대비
산업간호사회	• 보건관리자 선임의 확대 및 보건관리자 제도 개선 • 전문인력에 의한 재해예방 필요 • 클린3D사업의 지속적인 추진
보험심사간호사회	• '보험심사전문간호사' 국가자격증 추진

표 4-2 간호정책의 주요과제(예시)–계속

분야	주요 정책과제
가정간호사회	• 민간 가정간호사업소 신설이 절실 • 가정간호사업 법적 근거를 위한 의료법 개정 • 가정간호 전담부서 설치 • 방문보건사업의 확대 • 보건소와 연계된 가정간호사업 활성화

2) 간호사 인력수급의 정책결정과 참여자

간호사 인력의 수급을 결정하는 관련 위원회에는 간호협회, 병원협회, 의사협회, 의료기사협회, 시민사회단체, 노동단체, 보건복지부 등이 참여하고 있다. 대한간호협회는 간호사 인력의 감축을 주장하고 있으나, 나머지 참여자는 대부분 간호사 인력의 확대를 지지하고 있다. 정책적으로 간호학과 입학정원의 동결을 주장하는 대한간호협회와 간호학과 입학정원 확대를 요구하는 대한병원협회와 사립대학 등 정책결정참여자 간에 의견이 충돌하고 있으며, 간호학과 입학정원의 증가를 지지하는 여론과 이익단체 간 영향력의 차이로 인해 대한간호협회의 주장은 관철되지 못하고 있다. 대한간호협회는 정책결정참여자 간 정책네트워크 형성에 실패하였고, 여론의 지지도 확보하지 못하여 결국 2008년 이후 현재까지 전국의 간호학과 입학정원을 대폭 증가시키는 쪽으로 정책이 결정되었다.

3) 국민건강보험 정책결정과정과 간호사의 참여

국민건강보험 관련 정책결정과정은 보통 3단계로 이루어진다.

첫 번째 단계는 의료행위전문위원회로서 이 위원회는 건강보험정책심의위원회의 하위 전문위원회이며, 국민건강보험 급여행위를 결정한다, 참여자는 의사협회, 한의사협회, 치과의사협회, 약사회, 간호협회, 병원협회, 국민건강보험공단, 건강보험심사평가원, 학계, 보건복지부 등이다. 예컨대, 간호행위를 건강보험에서 인정받으려면 먼저 의료행위전문위원회에서 독립된 간호행위로 인정을 받아야 한다.

다음 단계로 간호행위에 대한 상대가치를 결정하는 상대가치운영기획단을 통과해야 한다. 상대가치운영기획단의 참여자는 의료계, 간호협회, 약사회, 병원협회, 건강보험공단, 건강보험심사평가원, 소비자단체, 전문가, 보건복지부 등이다.

마지막으로 건강보험정책심의위원회는 건강보험에 관련된 모든 안건을 최종적으로 결정한다. 참여자는 각 의약계 단체, 간호협회, 건강보험 가입자단체, 건강보험공단, 건강보험 심사평가원, 전문가, 보건복지부 등이며, 심의 대상은 진료수가, 상대가치, 의약품,

치료재료, 지불제도, 간호등급제 등 건강보험과 관련된 모든 정책이다. 건강보험정책심의위원회에서 간호협회는 의료계와 정책공동체를 형성하여 참여하는 경향이 있다. 그런데 간호협회의 대표자와 실무책임자의 잦은 교체는 전문성을 떨어뜨리고 정책네트워크 형성을 어렵게 만들고 있다. 2008년 건강보험 수가계약제부터 간호협회가 최초로 독립적인 계약 주체로 참여하여 조산원의 수가에 대해 계약권을 행사하고 있다.

4) 보건복지부의 간호정책과 설치

2021년 보건복지부에 간호정책과가 신설되었다. 의료인력 중에서 가장 비중이 높은 직군이 간호인력임에도 불구하고 그동안 간호정책 전담부서가 보건복지부 내에 없었으나 지난 수년간 병원간호인력의 열악한 근로환경과 그로 인한 사망사건이 사회적 문제로 여러 번 발생하였고, 코로나19 사태 이후 간호인력의 중요성이 국민적 관심사로 부각되었으며, 간호간병통합서비스 사업의 확대, 노동단체와 간호단체의 지속적인 요구 등으로 간호정책 전담부서가 설치되었다.

간호정책과는 간호사의 근무환경 개선과 건전한 병원조직문화 조성, 간호인력 확충과 전문성 강화, 간호서비스의 질 제고, 전문간호사제도 활성화, 간호 관련 인력에 대한 면허와 자격체계 정비, 간호인력 정책기반 조성 등 다양한 정책과제를 담당할 것으로 예상된다.

표 4-3 간호간병통합서비스 정책의 사례

정책 단계		주요 내용
정책의 필요성		• 입원 환자와 가족의 높은 간병비 부담 • 병동간호인력 부족으로 간호인력의 높은 이직률과 환자안전 위협
정책의 구성요소	정책목표	사적 간병비의 건강보험 급여화
	정책수단	간호인력의 배치수준 제고를 통해 간호간병서비스를 직접 제공
	정책대상자	일반병동의 입원환자 중 간호필요도 기준을 충족하는 환자
정책의 유형		재분배 정책(국민의 의료비 부담 완화)
정책과정	정책형성	• 보건복지부의 보호자없는 병원 시범사업, 서울시의 환자안심병원에 대한 경험 축적 • 건강보험 3대 비급여 중 하나였던 간병비 부담 해소에 대한 국민적 요구 증가 • 대통령 선거 공약으로 채택
	정책분석	입원환자의 사적 간병비 부담 수준과 가족간병 실태, 일반병동 입원환자의 간호필요도 측정도구, 간호인력(간호사, 간호조무사 등)의 수급 실태, 시범사업 참여 의료기관 자격기준과 선정방법, 간호간병통합서비스 수가체계와 소요재정, 시범사업 참여의료기관의 모니터링 방안 등
	정책결정	2015년부터 2022년까지 건강보험 시범사업을 실시하고, 2023년부터 건강보험 본 사업을 시행하기로 결정

표 4-3 간호간병통합서비스 정책의 사례

정책 단계		주요 내용
정책과정	정책집행	• 2015년부터 건강보험 시범사업으로 시행 중이며 2022년 1월 현재 전국 600여개 병원급 의료기관, 6만 5천여 병상이 참여하고 있음 • 간호간병통합서비스의 원가 대비 수가가 130% 정도로 높아 의료기관의 정책순응도가 높음
	정책평가	(시범사업) 환자의 간병비 부담 1/5 수준으로 감소, 간호인력 배치수준 2배 이상 증가, 환자만족도 증가, 간호사 만족도 증가, 제공인력의 이직률 감소, 통합서비스 병동 근무 간호인력에 대한 경제적 보상 증가
정책결정과정의 참여자		보건복지부, 기획재정부, 국민건강보험공단, 건강보험심사평가원, 간호협회, 간호조무사협회, 병원협회, 의사협회, 민주노총, 한국노총, 경영자총협회, 시민사회단체, 소비자단체, 정당, 청와대 등
정책네트워크		환자와 간호인력의 입장을 지지하는 정책네트워크(간호협회, 간호조무사협회, 노동단체, 시민사회단체, 소비자단체 등)와 의료기관의 입장을 지지하는 정책네트워크(병원협회, 의사협회, 사용자단체 등)가 형성되어 정책과정에 영향을 미침

07 간호정책의 효과적인 추진 전략

간호정책을 효과적으로 추진하기 위해서는 먼저 우선순위가 높은 간호정책 이슈를 정책의제설정 단계까지 끌어올리는 것이 중요하다. 이를 위해서 효과적인 전략은 평소에 정책결정참여자와 우호적인 네트워크를 형성하고 그들과 끊임없는 의사소통을 통하여 지지를 이끌어내야 하고, 언론을 이용한 접근 전략도 매우 중요하다.

정책입안자 혹은 국민의 대표자들은 미디어를 통해 유권자로부터 즉각적인 반응을 들으며, 여론에 기초하여 정책적 입장을 수정하기도 한다. 선거에서 선출된 대표자에게 영향을 미치는 효과적인 전략은 언론이다. 예컨대, 유력 언론이 헤드라인에서 간호요양원이 노인의료비 절감의 대안이라는 내용을 지속적으로 다루어준다면 이 이슈는 정책결정자에 의해 정책의제로 설정될 가능성이 그만큼 높아진다.

정책의제설정만큼이나 중요한 것은 간호정책의 객관적 근거를 생산하는 것이다. 제안된 간호정책이 정책결정자와 여론, 언론의 지지를 얻으려면 간호정책의 효과에 대한 다양한 연구결과가 실증적으로 뒷받침되어 설득이 가능해야 한다.

비판적 사고 문제

1. 사회문제와 정책문제는 어떻게 다른가?

2. 간호사 수급 정책결정의 참여자는 누구이며, 어떤 입장을 가지고 있는가?

3. 건강보험정책의 결정과정을 이해하는 것이 간호사에게 왜 중요한가?

4. 전문간호사제도가 활성화되지 못하는 가장 근본적인 이유는 무엇이라고 생각하는가?

>> 참고문헌

1. 남궁근(2021). 정책학. 제4판. 법문사.
2. 남궁근, 이희선, 김선호, 김지원(2018). 정책분석론. 제6판. 법문사.
3. 노화준(2017). 정책학원론. 제5판. 박영사.
4. 박성애, 김명자, 김인경, 김진현, 배현지, 유옥수, 이경아, 이은희, 장해나, 정유미, 정은영, 주미경, 황인영(2019). 간호관리학-간호정책과 간호경영-. JMK.
5. 이종수, 윤영진, 곽채기, 이재원(2014). 새행정학 2.0. 대영문화사.
6. 하상근(2017). 정책불응의 이해. 대영문화사.
7. Bodenheimer, T. and Grumbach, K.(2020). Understanding Health Policy. 8th ed. McGraw Hill.
8. Mason, D. J., Leavitt, J. K., and Chaffee, M. W.(2016). Policy and Politics in Nursing and Health Care. 7th ed. Elsevier.
9. Nickitas, D. M., Middaugh, D. J., and Aries, N.(2020). Policy and Politics for Nurses and Other Health Professionals. 3rd ed. Jones and Bartlett.
10. Stone, D.(2012). Policy Paradox. Norton.

제 05 장

기획

05 기 획

학습목표

- 기획의 개념과 특성, 원칙을 설명하고, 기획의 유형에 대해서 기술한다.
- 간호기획의 사례를 이해하고 설명한다.
- 전략기획의 개념과 과정을 설명한다.
- 의사결정의 개념을 설명하고, 방법을 기술한다.
- 과학적 관리기법의 종류와 개념을 설명하고, 접근방법을 기술한다.
- 목표에 의한 관리의 개념, 방법을 설명한다.
- 예산의 개념을 기술한다.

주요용어

• 기획 • 간호기획 • 전략기획 • SWOT • PEST • 개인적 의사결정 • 집단적 의사결정 • 선형계획법 • PERT • CPM • 간트도표 • 경제성 분석 • 계층분석법(AHP) • 목표에 의한 관리(MBO) • 예산

01 기획의 개념

1) 기획의 정의

기획(planning)은 행동하기 전에 무엇을 어떻게 해야 하는지 계획(plan)을 세우는 과정으로, 목적달성을 위하여 이용가능한 방법과 절차를 개발하는 조직적, 계속적, 역동적 과정이자 미래에 대한 불확실성을 경감시킬 목적으로 수행하는 사회적 과정이다. 따라서 기획단계에서 기획은 목표를 달성하기 위해서 누가, 언제, 어떤 방법으로, 어느 정도의 예산으로, 어떤 활동을 할 것인가 결정해야 한다.

기획은 경영관리의 순환과정에서 첫 번째 과정이다. 기획과정을 통해 관리자는 미래의 불확실성과 변화에 대처할 수 있는 기준을 제공하고, 서로 다른 여러 활동을 통합해 조직의 공동목표를 수행하도록 노력을 집중시키며, 필요한 자원을 최소의 비용으로 최대의 효과를 얻도록 경제적으로 운영 가능하게 하고, 조직구성원의 성과를 평가할 수 있는 통제활동의 기준을 마련하게 된다. 이러한 기획단계는 관리과정 중 결정적인 것으로, 다른

단계의 기능보다 선행되어야 한다. 따라서 조직 속의 개인은 조직의 목적, 목표, 수행해야 할 과업과 지침을 정확하게 알고 기획과정을 수행해야 한다.

2) 기획의 특성

(1) 순환성

기획은 계획을 수립하고, 수행하며, 수행결과를 평가하여 차기계획에 반영하는 계속적이고, 순환적인 활동이다. 따라서 기획은 계획, 수행, 평가과정이 반복적으로 이어지는 특성이 있다.

(2) 미래지향성

기획은 과거의 일을 평가하는 과정이 아니라 미래에 수행하고자 하는 것을 대상으로 하기 때문에 예측과 판단 등 고도의 전문성이 필요한 과정이다.

(3) 행동지향성

기획은 문제해결이나 현실개선의 목적을 달성하기 위해 행동변화를 이끄는 행동지향적 과정이다.

(4) 목표지향성

기획은 서로 다른 여러 부분의 활동을 통합해 조직의 목표달성을 위해 노력하는 과정으로서 목표지향적이다. 따라서 장래에 달성하고자 하는 목표가 어느 정도 설정되어야 기획이 수립된다.

(5) 보편성

간호관리자의 권한과 지위에 따라 기획의 성격과 범위는 달라지지만, 최고관리자부터 하위관리자에 이르기까지 모든 간호관리자가 기획을 수행하게 되는 점에서 기획은 보편적인 과정이다.

3) 기획의 필요성

(1) 자원의 효율적 배분

조직이 동원할 수 있는 자원은 한정되어 있고, 조직의 요구는 증대하기 때문에 자원을 배분하고 상호조정하는 데 기획은 중요한 역할을 한다. 기획은 우선순위를 결정하여 요구와 자원을 효율적으로 배분함으로써 자원낭비를 최소화한다.

(2) 이해대립의 조정과 결정

기획은 집단 간 의견충돌 시 계획을 조정하거나 새로운 계획을 세움으로써 충돌을 해결하는 데 필요하다. 기획을 통해 집단이 받아들일 수 있는 목적과 전략을 결정하여 충돌을 조정할 수 있다.

(3) 급변하는 지식과 기술에 대한 적응

현대의 병원은 의료지식과 과학기술의 급속한 발전으로 효율적인 의료기술이 많이 도입됨에 따라 선택의 폭이 다양하고 넓어졌다. 따라서 사전에 검토나 조정 없이 새로운 의료지식 또는 의료기술을 도입하는 경우 위험부담이 크게 나타나므로 도입 전에 기획과정을 통해 시행착오를 줄이면서 새로운 의료기술이나 지식을 도입할 필요가 있다.

(4) 합리적 결정 수단 제공

기획은 가용자원의 효과적 활용과 합리적 의사결정과정에서 중요한 역할을 한다. 외부환경에 능동적으로 대처하고, 자원을 효과적으로 배분하며, 합리적인 의사결정을 위해 상황분석, 장래 추이분석, 우선순위설정, 목표설정 등 기획과정이 반드시 필요하다.

4) 기획의 원칙

일반적으로 제시되는 기획의 원칙은 다음과 같다.

(1) 목적부합의 원칙

기획은 목표를 성취하기 위한 과정으로서 조직의 명확한 목적과 구체적 목표에 대해 일관되고 통합된 활동을 해야 하므로 반드시 목적의식이 동반된다.

(2) 간결성의 원칙

기획은 간결하고 명료하게 표현되어야 하며, 쉽게 이해할 수 있고, 복잡한 전문용어를 피하여 평이하게 작성되어야 한다.

(3) 탄력성의 원칙

상황변화에 대처할 수 있도록 계획하며, 하부집행기관이 창의력을 충분히 발휘할 수 있도록 고안되어야 한다.

(4) 안정성의 원칙

안정성은 수집된 정보의 질과 양 그리고 예측기술의 정확성에 좌우된다. 따라서 본래 목적한 효과를 거두기 위해 안정성이 높은 기획일수록 더욱 효과적이고 경제적이다.

(5) 장래예측의 원칙

기획은 예측을 토대로 미래에 실행 할 또는 실행하고자 하는 바를 설정하는 것으로, 비현실적이거나 너무 이상적일수록 예측에 실패할 가능성이 높다. 따라서 경험을 축적하여 예측기술을 발달시키는 것이 기획에서 필수적이다.

(6) 포괄성의 원칙

기획은 필요한 제반요소들이 빠짐없이 포함되어 있어야 한다. 이를 위해서는 인력, 물자, 예산 등의 포괄적인 사전검사가 필요하다.

(7) 균형성의 원칙

기획은 관련된 다른 기획과 업무 사이에 적절한 균형과 조화를 이루어야 하며, 동일한 기획 내에서도 요소 간의 상호 균형과 조화가 필요하다.

(8) 경제성의 원칙

기획은 자원의 활용을 가능한 최대한으로 하되 불필요하거나 추가적인 자원의 투입을 최소화하는 것을 말한다.

(9) 필요성의 원칙

기획은 정당한 이유에 근거해야 하며, 꼭 필요한 곳에 기획이 이루어져야 한다.

(10) 계층화의 원칙

여러 구성요소 중 가장 큰 부분부터 구체화 과정을 통해 순차적으로 기획을 파생시키는 것으로, 구성요소를 계층화하여 기획을 수립해야 한다.

5) 기획의 유형

기획은 기획기간, 사용횟수, 형성과정, 기획의 범위와 수준, 기획의 성격에 따라 다양한 유형으로 분류된다. 각 분류기준에 따른 기획의 유형은 그림 5-1과 같다.

표 5-1 기획의 원칙

기획의 원칙	개념
목적부합의 원칙	• 기획은 목표를 성취하기 위한 과정으로 반드시 목적의식이 동반 • 조직의 명확한 목적과 구체적 목표에 대해 일관되고 통합된 활동
간결성의 원칙	• 기획은 간결하고 명료하게 표현 • 쉽게 이해할 수 있고, 복잡한 전문용어를 피하여 평이하게 작성
탄력성의 원칙	• 상황변화에 대처 • 하부집행기관이 창의력을 충분히 발휘할 수 있도록 고안
안정성의 원칙	• 안정성이 높은 기획일수록 더욱 효과적이고 경제적임 • 안정성은 수집된 정보의 양, 질과 예측기술의 정확성에 좌우
장래예측의 원칙	• 비현실적이거나 너무 이상적일수록 예측에 실패할 가능성 높음 • 경험을 축적하여 예측기술의 개선이 필수적
포괄성의 원칙	• 필요한 제반 요소가 빠짐없이 포함되어야 함 • 물자, 설비, 예산 등의 포괄적인 사전검사가 필요
균형성의 원칙	• 관련된 다른 기획과 업무 사이에 적절한 균형과 조화를 이루어야 함 • 동일한 기획 내에서도 요소 간의 상호 균형과 조화가 필요
경제성의 원칙	• 자원의 활용을 최대한으로 하되 추가적인 자원 투입을 최소화
필요성의 원칙	• 기획은 정당한 이유에 근거해야 함
계층화의 원칙	• 가장 큰 부분부터 구체화 과정을 통해 순차적으로 기획을 파생시킴 • 구성요소를 계층화하여 기획을 수립

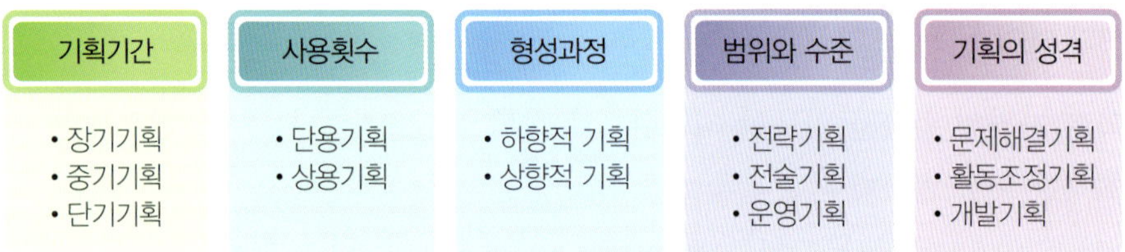

그림 5-1 기획의 유형

(1) 기간에 의한 분류

가. 장기기획

장기기획은 5년~10년 또는 그 이상 기간의 기획을 말하며, 주로 장래추계 또는 예측기획이란 용어가 사용될 만큼 장기간에 걸친 여러 조건의 예측에 관심을 갖는 기획으로 기획의 종합적 지침이라고 할 수 있다.

나. 중기기획

2년~5년 사이의 기획으로, 이미 설정된 목표와 목적을 달성하기 위해 어떠한 종류의 자원을 어디에 배정해야 할 것인지, 그 수단과 방법에 더욱 관심을 갖는다. 따라서 중기기획은 전략기획 수행에 필요한 세분화되고 구체화된 기획이다.

다. 단기기획

보통 1년~2년의 기획을 말한다. 이러한 기획은 1년 또는 2년간에 걸친 활동기획을 작성하고, 중기기획에 필요한 자원을 배정하며, 대개 조직의 회계연도와 일치한다. 따라서 실제의 업무수행을 위한 기획내용이 구성된다.

이러한 기획기간에 따라 분류된 각 기획은 서로 의존적이어서 장기기획에 의해 중기기획이, 중기기획에 준해 단기기획이 수립되며, 장기기획일수록 조직의 상위권자의 업무로 규정되고, 단기기획일수록 하위관리자의 업무로 규정되는 경향이 있다.

(2) 사용횟수에 따른 분류

가. 단용기획

단용기획은 비교적 짧은 기간 내에 특정의 목표를 달성하기 위한 기획으로, 특정 목표가 성취되면 기획으로서의 효용성이 소멸되어 더 이상은 필요 없는 기획이다. 대표적인 예로 프로젝트, 프로그램 등이 있다.

나. 상용기획

상용기획은 단용기획과 달리 일정 기간이 지나면 규칙적으로 일어나는 활동에 사용되는 기획으로, 조직 내에서 반복적으로 수행되는 업무를 위한 지침 제공에 필요한 지속적인 기획이다. 대표적인 예로 정책, 절차, 규칙 등을 들 수 있다.

(3) 형성과정에 의한 분류

가. 하향적 기획

상위 수준의 기획방법으로서 정책과 전략, 사업의 목적과 목표는 물론, 필요한 활동과 투입자원의 결정까지 최고계층에서 이루어지며, 이의 집행을 위해 하위계층에 전달하는 기획이다. 주로 일반적이고 장기적인 측면에 중점을 둔다.

나. 상향적 기획

보다 상세하고 단기적인 측면을 가지며 구체성과 명료성을 가진 기획으로, 이러한 기획을 종합하여 상위수준의 기획에 반영되기도 한다.

(4) 범위와 수준에 의한 분류

기획의 범위와 수준은 조직에서 관리자가 어느 정도의 기능을 하고, 어느 범위까지 일에 관여하는가의 정도를 의미한다. 기획의 범위와 수준은 관리계층과 기획안의 적용범위에 따라 결정되는데, 전략기획, 전술기획, 운영기획으로 구분된다.

가. 전략기획

기간상으로는 장기기획에 해당하며, 조직의 상위관리자가 수립하는 기획으로 조직의 포괄적인 목표, 즉 조직의 목표설정, 전략적 판단과 결정 그리고 결정된 전략에 필요한 자원배분 등 포괄적인 목표를 달성하는 데 초점을 두고 있다. 또한 위험하고 불확실한 환경하에서 이루어지며 장기적 목적과 관련된다. 이 기획을 통해 조직이나 부서는 강점을 살리고 약점을 최소화할 수 있는 정보와 창의성을 제공받게 되는데, 전략기획은 방향을 제시하고 효율성을 증진시키며, 불필요하고 사장된 프로그램의 과감한 폐기와 조직 내외의 변화된 환경에 능동적으로 대처하는 조직 전반에 걸친 기획이다. 이러한 전략기획은 조직 목적과 목표를 표명하고 미래상을 명시해야 한다.

나. 전술기획

전술기획은 기간상으로는 중기기획에 해당하며 전략기획을 수행하는 데 필요한 세분화되고 구체적인 기획을 말한다. 전술기획은 전략기획보다는 덜 위험하고 덜 불확실한 환경에서 이루어지며, 기획의 결과는 빠른 시간 내에 분명해지고 구체적인 행동으로 나타나게 된다. 전략기획이 조직전체의 기획이라면 전술기획은 부서별 업무 수준의 기획으로 볼 수 있으며, 주로 중간관리자에 의해 개발되고 수행된다. 프로그램, 프로젝트 등의 중간기획을 수행하는 데 있어 실무와 인력에 관한 정책, 규제, 절차 등이 포함되어야 한다.

다. 운영기획

운영기획은 연, 월, 주, 일의 단기기획으로, 중장기 기획보다 단순하며 매일의 환자간호와 관련된 계획, 스케줄, 간호시간 등을 기획하는 것이다. 이 기획은 활동과 절차에 대한 책임자까지 지정하게 된다. 주로 하위관리자와 일선관리자에서 이루어지며, 이때 목표는 어떻게 달성할 것인가를 계량적으로 기술하게 된다.

(5) 성격에 의한 구분

가. 문제해결기획

문제점을 파악해서 이를 해결하는 기획으로, 프로그램기획이 이에 해당된다. 프로그램기획은 주어진 문제에 대해서 활동 내용, 방향과 경로를 기획하는 것을 말한다.

나. 활동조정기획

사업의 집행에 따른 용이성, 효율성을 높이는 활동으로 자원할당기획이 해당된다. 자원할당기획은 제한된 가용자원을 가지고 목표달성을 위한 대안을 수립하는 것을 말한다.

다. 개발기획

여러 가지 제안이나 자원을 포함한 청사진을 개발하는 기획으로, 표준운용절차설계기획이 이에 해당된다. 실제 사업을 집행함에 있어서 운용 또는 평가기준을 설정하는 기획을 말한다.

6) 기획의 과정

넓은 의미로 보는 견해는 기획을 지속적 과정으로 보아 계획의 수립 · 집행은 물론 평가와 환류까지를 포함하는데 반하여 좁은 의미로 보는 견해는 기획과정을 단지 계획의 수립과정만을 지칭한다. 기획과정의 단계 구분에 대해서는 다양한 견해가 제시되고 있는데, 갤러웨이(Galloway), 쿤즈와 오도넬(Koontz & O'onnell), 뉴먼(Newman)의 견해를 바탕으로 기획과정의 보편적인 단계를 정리하면 다음과 같다.

- 사회 내에 존재하고 있는 문제를 인지한다.
- 목표를 설정한다.
- 목표와 연관된 정보와 자료, 통계를 수집한다.
- 기획의 전제를 설정하는 단계로서 상황의 개연성 · 예측 또는 전망을 포함한다.
- 목표달성을 위하여 필요한 모든 대안을 모색해 본다.
- 각 대안의 장단점과 문제점을 분석하고, 검토한 후 최선의 방안을 선택한다.
- 선택된 최선안을 중심으로 효과적인 집행을 위한 세부계획을 수립하고, 집행에 필요한 기타 준비를 한다.
- 세부계획에 예산이 책정되면 상부의 지시에 따라 집행을 하게 된다.
- 사업이 진행되거나 집행이 완료되면 기획을 평가하고, 평가결과는 다음 기획과정에 반영한다.

위에 제시된 기획단계를 종합적으로 정리한 기획과정은 다음과 같다(그림 5-2).

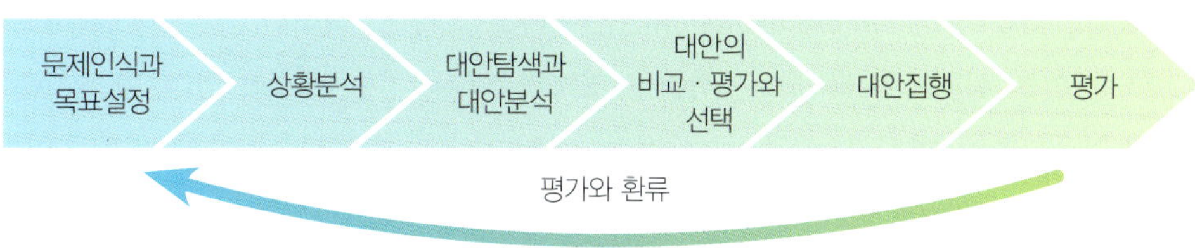

그림 5-2 기획과정

(1) 문제인식과 목표설정

기획과정이 시작되는 첫 단계이며, 기획의 질을 결정하는 중요한 단계이다. 문제라는 것은 바람직한 미래상황에 비추어 볼 때 바람직하지 못하여 해결 · 개선해야 하는 현재의 상황이며, 아직 실현되지 않은 가치나 욕구 또는 개선 기회라고 정의할 수 있는데, 모든 분야에서 문제는 다양하지만, 모두 기획의 대상이 되는 것은 아니다. 사회적으로 이슈화되어 논란이 벌어지거나 다양한 계기로 사회적 관심이 증폭되어 권한을 가진 집단이 해결책을 적극적으로 검토하기로 했을 때 기획의 대상이 된다. 따라서 이 단계는 기획과정의 첫 단계이면서 전체 과정에 영향을 미치므로 기획의 성공여부는 문제인식과 목표설정의 단계로부터 시작한다고도 할 수 있다.

(2) 상황분석

이 단계는 목표가 설정된 후 현재와 미래의 상황을 파악하여 목표를 달성하는 데 예상되는 장애요인과 문제점을 파악하는 단계이다. 목표설정 과정보다 상황분석 단계에서는 보다 정밀한 분석이 수행된다. 상황분석 단계에서는 기존의 문제점과 예상되는 문제점, 목표를 달성하는 데 관련되는 요인에 대한 분석이 반드시 필요하다. 따라서 정확한 상황분석을 위해서는 각종 통계와 간행물, 연구논문 등에 제시된 과거의 추이와 현황, 미래 전망에 관한 지식과 통계, 연구결과를 모두 검토해야 한다.

(3) 대안탐색과 대안분석

설정된 목표를 달성할 수 있는 가능한 대안을 찾아내고 분석하는 단계로, 효과적인 기획을 위해서는 좋은 대안이 많이 탐색되고 적절히 분석되어야 한다. 대안은 기존의 제도나 정책, 과학과 기술 분야의 새로운 이론, 전문가 의견을 참고하여 수립할 수 있다.

(4) 대안의 비교 · 평가와 선택

여러 가지 대안이 탐색되고 그 결과가 예측되면 각 대안의 결과를 비교 · 평가하여 목표를 가장 잘 충족시킬 수 있는 최적의 대안을 선택하게 된다. 가장 적절한 대안인가를 판단하는 기준을 평가기준(evaluation criteria)이라고 하는데, 어떠한 기준을 채택하느냐에 따라 대안의 선택도 달라지므로 적절한 평가기준을 설정할 필요가 있다. 평가기준에는 효과성, 효율성, 형평성, 충족성, 합법성, 실현가능성, 대응성 등 여러 기준이 있다. 각 내용은 표 5-2와 같다.

표 5-2 대안의 평가기준

평가기준	정의
효과성	• 제시된 대안이 주어진 목표를 얼마만큼 달성하느냐 하는 목표달성도를 의미 • 달성된 목표와 설정된 목표 간의 비율로 제시
효율성	• 효율성은 최소의 투입으로 최대의 산출을 달성하는 것을 의미 • 산출 단위당 비용 혹은 비용 단위당 산출로 제시 • 투입에 대한 산출비라는 점은 생산성과 유사하나 효율성이 투입을 화폐비용으로 측정하는데 비해 생산성은 투입을 실물단위로 측정하는 것이 다름
형평성	• 형평성은 대안의 시행결과로 인해 자원이나 가치 등이 사회집단 간에 얼마나 공정하고 정당하게 배분되는가라는 개념
충족성	• 충족성은 대안의 효과가 욕구나 가치, 혹은 개선기회를 어느 정도 만족시키는가하는 것을 의미 • 4가지 상황에서 충족성을 기준으로 평가한 최적의 대안 1. 비용은 고정되어 있고 효과가 가변적일 때에는 고정된 비용 내에서 목표달성도가 가장 큰 대안을 선택 2. 효과가 고정되어 있고 비용이 가변적일 때에는 고정된 효과의 수준을 성취하는데 가장 적은 비용이 드는 대안을 선택 3. 비용도 가변적이고 효과도 가변적일 때에는 효과/비용 혹은 순편익이 가장 큰 대안을 선택 4. 비용도 고정되어 있고 효과도 고정되어 있는 경우에는 고정된 비용과 고정된 효과에 가장 근접하는 대안을 선택
합법성	• 대안을 선택하는 기준의 하나로 법령에 적합한지 또는 위법한지가 기준
실현가능성	• 예산의 확보 여부, 기술적 가능성, 소요인력과 자재 확보 등 현실적인 실현가능성, 정치집단의 지지와 수용여부와 같은 정치적 가능성
대응성	• 어떤 정책이 특정집단의 요구, 선호, 가치를 얼마나 만족시켜 주느냐의 정도 • 하나의 정책이 다른 모든 기준(효과성, 효율성, 충족성, 형평성)을 만족시키는 것일지라도 그 정책으로부터 편익을 받기로 한 집단의 실제 요구에 대응하지 못하면 대안이 채택되기 어려움

(5) 대안의 집행

최종 대안이 선택되면 실제로 집행하게 된다. 대안의 집행단계에서는 집행기관의 효율적 집행과 이해당사자의 순응이 중요하다. 이해당사자가 대안을 받아들이는 것을 순응이라고 하고 받아들이지 않는 것을 불응이라고 한다. 불응의 원인으로는 대안의 부적절한 내용, 집행자에 대한 신뢰성 부족, 이해당사자의 순응의욕 부족 등이 있으며, 순응을 확보하는 수단으로는 대안의 정당성 확보, 유인책이나 보상책, 강제력 등이 있다(하상근, 2011).

(6) 평가와 환류

넓은 의미의 기획과정은 수립된 계획을 집행하고 그 결과를 평가하여 환류(feedback)시키는 순환과정이 포함된다. 기획의 평가는 집행과정평가, 심사평가, 총괄평가가 포함된다.

- **집행과정평가:** 제시된 목표와 구체적인 사항이 차질 없이 수행되고 있는지를 평가하고, 이를 토대로 시정조치를 취하거나 경우에 따라서는 계획을 수정하는 것을 말한다.
- **심사평가:** 계획에서 설정해 놓은 목표와 집행실적을 비교하여 진도와 성과를 파악하

는 활동으로, 기획이 완전히 종료된 후 뿐만 아니라 집행과정에서도 정기적으로 실시된다. 집행실적을 분석하고, 목표에 미달하는 경우 그 원인과 시정방안을 함께 분석하고, 추후 기획에 반영하는 것이 심사평가의 목적이다.

- **총괄평가:** 기획이 모두 끝난 후 실시하는 평가로, 기획목표와 집행실적을 비교하는 평가뿐만 아니라 기획 자체의 타당과 기획과정 그리고 시스템 전반에 관해 검토하는 것을 포함한다. 즉, 목표가 합리적으로 설정되었는지, 수단은 효율적이었는지 그리고 기획과정에서의 인적 구성과 조직 그리고 운영방식은 합리적이었는지를 총괄적으로 평가한다.

7) 기획의 계층화

하나의 기본계획으로부터 여러 개의 기획이 파생되는 현상을 계획의 계층화(hierarchy of plans)라고 한다. 기획은 피라미드형으로 상위수준에서 하위수준으로 내려가면서 계층을 이루고 수립되는데, 조직이 나아가야 할 비전을 통해 조직의 목적과 사명을 세우고, 이러한 목적을 달성하고자 하는 활동의 가치를 안내하는 철학이 제시된다. 이에 따라 목표가 설정되고 목표달성을 위해 필요한 정책, 절차, 규칙을 설정하여 조직이 원하는 목적을 달성하도록 유도하게 된다.

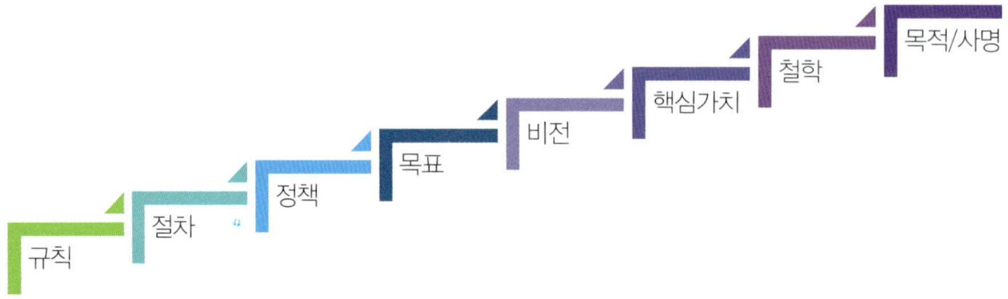

그림 5-3 기획의 계층화

(1) 목적/사명

목적 또는 사명(purpose or mission)은 존재이유 혹은 존재가치로서 어떤 것을 지향하는 명확한 의도를 수반하는 것을 의미한다. 조직이 이러한 목적을 진술하는 것은 조직이 존재하는 이유를 명시하고 조직의 미래의 목적이나 기능을 밝히고자 하는 것이다. 사명진술은 기획단계 중 가장 먼저 이루어지는데, 이는 사명이 조직의 철학과 목표, 정책과 절차, 규칙개발에 영향을 미치므로 구성요소 간의 관계가 일관성이 있고 유기적인 것이 중요하다. 또한 앞으로의 조직활동과 조직특성을 나타내야 한다. 조직의 목적이나 사명을 받아들인 구성원은 그렇지 않은 구성원보다 더 헌신하고 전념하므로 조직구성원이 조직의 목적과 사명을 알고 이해하며 이를 지지하기 위해서는 명시화가 필요하게 된다.

대체로 간호조직의 목적 혹은 사명은 대상자의 건강을 유지하고 질병을 치료하며 고통을 경감시켜 주는 간호의 기본임무 달성을 추구하는 것으로 되어 있다. 그러나 간호조직의 목적이나 사명은 병원조직에 일치해야 한다. 즉, 조직 상부의 목적이나 사명이 하부조직으로 내려가면서 상부조직의 성문화된 목적에 근거하여 세부목적이나 사명이 세워지게 된다. 따라서 다수의 목적이 설정될 수도 있으며, 조직의 수준에 따라 목적이 달리 설정될 수 있다. 예를 들면, 1차의료기관의 목적은 건강증진, 건강유지와 질병예방이라면 2차, 3차 의료기관의 목적은 질병회복이 우선시 될 수 있다. 이러한 조직의 목적은 변화하는 수요와 요구에 따라 융통성 있게 조절되고 주기적으로 계속적인 재평가와 검토를 하는 것이 바람직하다.

표 5-3 병원의 목적과 간호부의 목적

	조직 목적
병원	• 병원의 목적과 책임은 환자를 보호하는 데에 있다. • 병원의 건강관리는 항상 환자를 우선으로 존중하고 보호하는 것이다. • 병원에서 환자는 가장 중요한 사람이다. • 병원이 존재하는 가장 중요한 이유는 환자의 건강회복이다. • 병원은 모든 환자에게 양질의 건강관리를 제공한다. • 병원은 건강관리 수가를 효과적으로 통제한다.
간호부	• 환자에게 신체적, 정신적, 사회심리적, 영적 간호를 제공한다. • 간호사로 하여금 환자중심 사고방식을 가지고 간호계획에 대한 책임을 받아들이도록 한다. • 보건의료전문직과 협력하여 건강관리 목적을 수행한다. • 최적의 환자관리에 필요한 환경을 조성한다. • 지속적인 양질의 간호를 위한 행정, 감독, 교육기능을 수행한다. • 간호팀 내의 상호관계와 직무만족을 증진시킨다. • 보다 좋은 간호를 수행하기 위한 연구를 수행한다. • 지역사회와의 관계를 유지하며 발전시킨다. • 간호학생의 실습교육장을 제공한다.

(2) 철학

철학(philosophy)은 조직의 목적이나 사명으로부터 나오며, 조직의 모든 활동을 안내하는 가치와 신념체계를 서술한 것으로, 이후의 모든 기획이 조직의 목적과 사명의 방향을 같이 하도록 이끄는 역할을 하게 된다. 즉, 철학은 개인 또는 집단 활동의 방향을 제시하는 믿음에 관한 진술로서 조직의 철학은 목적, 사명과 더불어 간호단위 등 단위수준에서 철학을 제시하는 데 기초가 된다. 철학은 추상적이며 포괄적인데, 이는 철학이 그 시대의 가치와 미래의 가치를 동시에 제시해야 하기 때문이다. 따라서 간호조직의 철학은 간호조직구성원의 가치뿐만 아니라 간호의 기본이념인 인간의 존엄성과 생명의 기본권을 존중한다는 내용이 반영되어야 한다. 예를 들면, B병원의 철학은 '모든 이의 건강한 삶을 꿈꾸는 자비심의 이상향을 표방하고 있다'와 같이 서술될 수 있다.

간호는 독자적으로 혹은 상호의존적 또는 의존적으로 다른 건강관리 제공자와 관계를 맺으며 업무를 수행한다. 질병과 장애의 예방, 환자간호, 개인과 집단의 적절한 건강 유지와 증진, 존엄 있는 죽음의 성취를 위해서 환자와 직원, 개인의 존엄성과 자율성이 인식되어야 한다. 또한 개인에 따라 역동적인 환경 내의 스트레스 요인에 대해서 적용할 수 있는 능력에 차이가 있다 할지라도 개인은 더욱 바람직하게 적응하기 위해서 학습할 수 있는 능력과 잠재력을 갖고 있으며, 그가 사는 환경 내에서 표현되는 신체적, 사회적, 정서적, 영적 욕구를 갖고 있다고 인식되어야 한다.

(3) 핵심가치

핵심가치(value)는 일반적으로 조직의 본질이면서 변하지 않는 지속적인 신념이나 신조를 뜻한다. 가치는 조직 내 구성원의 의사결정과 행동방식의 기준이 되어 일체감을 강화시키고, 위기극복을 위한 구심점 역할을 한다. 조직의 철학과 정체성을 이해하고 공유함으로써 모든 조직의 구성원이 공통된 가치관을 가지고 조직의 목표로 나아갈 수 있게 한다. 조직의 규모가 커질수록 조직경영에 있어 핵심가치나 문화를 중요하게 생각하는 경향이 있다. 구성원 개개인이 자율적으로 의사결정을 내리고 제도나 규정을 단순히 따르는 것이 아니라 조직이 가치가 있다고 인정하는 바에 따라 행동하게 되기 때문에 규모가 큰 조직일수록 핵심가치와 조직문화를 더 중요하게 여긴다.

(4) 비전

비전(vision)이란 미래를 기획하는 그림이라고 볼 수 있는데, 조직이 추구하고자 하는 바람직한 미래상이다. 비전에는 조직의 성장목표와 활동영역이 명시되는 것이 보편적이며, 조직구성원의 변화노력을 같은 방향으로 모으기 위해 힘의 크기뿐만 아니라 방향도 같아지도록 해 준다. 예를 들면, A병원이 2020년 비전으로서 '최상의 진료를 구현하는 환자중심의 선도병원'을 제시하였는데, 이는 병원조직의 구성원이 조직의 바람직한 미래상으로서 2020년까지 최상의 진료를 제공하는 선도병원이 되는 것을 비전으로 채택한 한 예로 볼 수 있다.

(5) 목표

조직의 목적에 대한 기대효과를 구체적인 수치로 표현한 것이 목표(objective)이다. 즉, 조직이 활동하여 얻게 될 최종 결과물로서 구체적 시간과 특정결과를 측정할 수 있도록 기술한 것이다. 목표란 조직의 비전을 실현하고 목적과 철학을 실천하기 위한 구체적 행동지침으로 조직의 모든 활동을 통해서 달성해야 할 목적, 내용, 수준, 일정 등을 분명히 하는 것을 의미한다.

목표는 일반적 목표와 구체적 목표로 나누어 볼 수 있는데, 일반적 목표는 다수의 구체적 목표를 가지고 있는 것이 보통이며, 각 구체적 목표는 그것이 성취될 완료일을 명시하게 된다. 한 가지의 일반적 목표에 대한 구체적 목표가 보다 구체적일수록 목표성취에 관련된 사람들이 구체적 역할 행동을 이해하고 수행하기가 더 쉬워진다. 따라서 일반적 목표와 구체적 목표는 그 성취에 책임을 가진 모든 조직구성원이 공유할 수 있어야 한다.

가. 일반적 목표

일반적 목표는 목적과 철학을 달성하기 위한 행위를 진술하는 것으로, 그 정도가 광범위하며 도전적이어야 하나 측정가능하고 현실적이어야 한다. 또한 조직이 얻고자하는 최종 결과물을 분명하게 기술해야 한다. 그러나 일반적 목표가 조직의 행동을 이끌고 유지할 수 있지만 조직유효성을 평가하는 주된 수단으로 사용하는 데에는 주의가 필요하다. 그 이유는 오늘날의 보건의료기관이 양질의 의료제공 목표와 이윤극대화 목표가 모두 중요시되는데, 이것이 서로 상충되는 목표이므로 조직구성원의 혼란을 유발할 수 있고, 공식적으로 공표된 목표가 조직의 목표를 온전히 반영하지 않을 수 있으며, 목표가 광범위한 경우에는 그 목표의 성취여부를 판단하기 어려울 수가 있기 때문이다.

나. 구체적 목표

구체적 목표는 구체적인 결과를 가져올 수 있도록 명확하고, 측정가능하며, 관찰가능하고, 성취가능하다는 점에서 일반적 목표와 같으나, 언제 어떻게 성취할 것인지를 나타내기 때문에 더욱 구체적이며 더욱 측정가능해야 한다. 구체적 목표의 기술은 구조중심의 목표, 과정중심의 목표, 결과중심의 목표로 표현될 수 있다. 즉, 구체적 목표에 대한 측정기준이 구조적 지표, 과정적 지표, 결과적 지표로 설정됨을 말한다. 또한 세밀한 시간계획과 행동적인 용어로 목표기술이 이루어져야 하며, 객관적 평가와 긍정적 성과분석을 할 수 있도록 표현되어야 한다.

예를 들면, 간호부는 다음과 같은 구체적 목표를 설정할 수 있다.

- 1년 동안 간호부 전체로 간호진단의 정확도를 다른 해보다 10% 증가시킨다.

- 1년 내에 재입원할 필요가 없는 환자의 재원일수를 다른 해보다 1.5일 감소시킨다.
- 1년 내에 지역사회에 대한 간호사업 소개프로그램을 20% 증가시킨다.
- 환자에게 간호를 전달하는 환경을 개선하여 전문직 간호사의 이직률을 예년보다 10% 감소시킨다.

(6) 정책

정책(policy)은 조직의 의사결정 시 조직을 안내하는 지침 또는 진술문으로서 함축적인 계획안이며, 어떤 방향에서 목표에 도달해야 하는가를 보여 주게 된다. 즉, 관리자의 중요한 의사결정에서 결과 도출의 방향을 이끌어주는 광범위한 지침이며, 조직의 목적, 철학, 목표로부터 도출되며, 목적 성취를 위해 어떻게 해야 하는지에 대해 그 과정과 활동범위를 설명해 주는 지침이다.

정책은 예상되는 활동범위나 허용수준을 정하고 이에 따르는 행동방침을 세우는 것으로, 정책 수행 시 자주 발생되는 상황에 대한 한계와 기대되는 결과를 제시해 줌으로써 조직구성원이 정책의 범위 내에서 독자적 활동을 하도록 허락하게 된다. 따라서 조직은 정책수립을 통해 조직구성원의 행위 지속성과 안정성을 제공하며, 조직 내에서 자주 발생하는 갈등을 방지하고 형평성을 높일 수 있다.

간호정책은 간호조직의 문제를 완화시키거나 해결하는 데 필요한 처방이며 간호조직의 목적달성을 위해 수준(level)에 따라 각기의 정책이 제시되는데, 국가적 차원의 수준이라면 공공간호정책을 들 수 있으며, 간호조직의 수준이라면 간호부정책, 간호단위정책 또는 지침 등을 들 수 있다. 간호조직구성원에게 제시되는 정책은 일반적으로 간호대상자에게 적용되는 간호지침, 간호조직구성원에게 적용되는 간호지침, 간호환경에 대한 간호지침, 타부서 간의 관계에 관한 지침 등이며, 이러한 정책의 개발은 간호조직의 관리자수

표 5-4 간호부 정책(사례)

종류	내용
연가	• 연가는 1개월에 1일로 1년에 12일이다. • 휴가는 1년 내에 나누어 받을 수 있으며, 매년 휴가는 전부 사용되어야 한다. • 근무경력이 6개월 경과하지 않은 근무자는 연가가 허용되지 않으며, 6개월 안에 사직하는 경우에는 계산된 휴가를 받을 수 없다.
병가	• 병가는 1개월에 1일로 1년에 12일이다. • 병가는 본인 또는 본인의 도움이 필요한 가족이 질병에 걸렸을 때 받을 수 있다. • 받을 수 있는 병가가 없을 때는 연가를 받을 수 있고, 연가가 없을 때는 무급휴가를 받을 수 있다.
무급휴가	• 무급휴가는 연가가 있을 때는 사용할 수 없다. 이 무급휴가는 병가가 없거나 연가가 없는 사람, 교육을 받는 경우에 받을 수 있다.

준에 따라 개발의 방향이 달리 설정될 수 있다. 그러나 이러한 정책수립은 대다수의 간호조직구성원이 지지하고 따르며 수용할 수 있는 실현가능한 것이어야 한다. 또한 동일 정책하에서 의사결정이 이루어질 수 있도록 모든 수준의 간호관리자에게 제공되어야 한다.

정책은 주기적 검토와 수정을 통해 목표의 변화에 부응할 수 있으며, 타당하고 간결하고 이해될 수 있어야 하며, 그 근거가 제시되고 적용범위가 넓어 안정성, 융통성, 공정성을 확보할 수 있어야 하고, 성문화되어 구성원이 자유롭게 볼 수 있어야 한다.

(7) 절차

절차(procedure)는 주로 편람이라고도 불리는데, 특정행위의 순서를 자세하게 설명한 것으로 업무를 규칙적으로 반복할 수 있게 하는 업무행위의 지침이 된다. 관례적이거나 수용가능한 방법을 확립하여 일련의 단계로 이루어진 행동을 기술하게 되는데, 이는 정책을 수행하는 데 필요한 단계나 과정을 밝힌 것이다. 정책이나 절차의 형성과정은 그림 5-4와 같이 연속적인 과정이다(Tomey, 2009). 즉, 조직에서 규정으로 구축해야 할 필요가 있는 요구를 확인하여 작성된 제안서는 여러 차례 검토과정을 통해 확정된 후 실행되며, 실행 후에는 평가과정을 통해 지속적으로 정책이나 절차를 수정 · 보완하는 과정을 거친다.

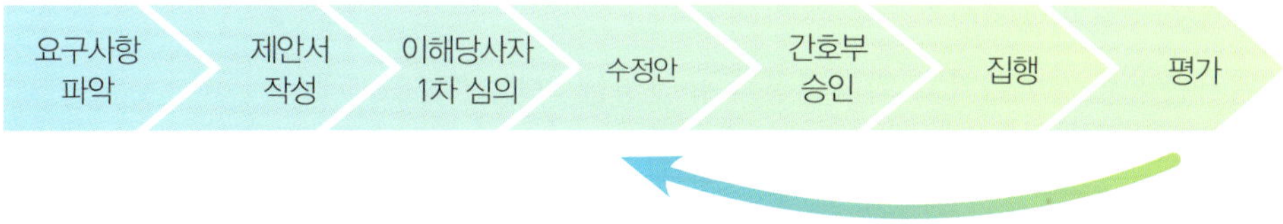

그림 5-4 정책/절차 형성과정

절차를 만들어 가는 과정에서 조직구성원을 참여시켜 최종 산물의 질을 향상시키고 바람직하게 적용될 수 있도록 해야 하는데, 잘 확립된 절차는 조직구성원에게 시간절약과 업무위임 촉진, 비용절감과 생산성 증가, 통제수단을 제공한다. 절차는 업무수행을 위한 표준화된 기술이나 업무수행방법과 간호활동을 위한 지침을 제공하게 되는데, 이러한 절차는 신규 간호사나 학생을 지도하고 평가하는 데 사용되며, 또한 기존 간호사에게 새로운 기술을 습득하게 하는 데 사용되기도 한다. 절차는 필요에 따라 지속적으로 개발되며, 시대적 요청에 따라 재검토와 수정이 이루어져야 한다.

(8) 규칙

규칙(rule)은 특정한 행동이나 하지 말아야 할 것에 대해 규정지은 것으로, 정책과 절차의 한 부분으로 포함되며, 하나의 행위 선택만을 허용하는 상황에 대한 기술이다. 규칙은 특정 상황에서 행해야 하는 것과 금지해야 되는 것을 알려주므로 조직 유지에 필요한 부분이나 유연성이 적어 많은 규칙을 강하게 적용하는 경우 조직이 경직될 수 있다.

02 간호기획

1) 간호기획의 목적

간호조직에서 기획과정은 다음과 같은 목적을 가진다.

- 간호활동이 아닌 간호결과에 중점을 두어 성공의 기회를 증가시켜 준다.
- 분석적 사고와 대안의 평가를 중시하므로 의사결정의 질을 향상시켜 준다.
- 조직의 상층관리 목표와 일치하는 의사결정의 틀을 형성시켜 준다.
- 간호조직구성원이 간호상황에 대한 반응을 하는 대신에 행동을 하도록 주도한다.
- 간호조직을 미래지향적으로 관리해 준다.
- 위기관리를 저하시키고 의사결정의 유연성을 확보한다.
- 간호조직과 조직구성원인 개인의 업무수행에 기반이 된다.
- 간호관리에 있어 비용 대비 효과성을 증진시켜 준다.

2) 간호기획의 과정

(1) 목표의 설정

간호목표는 인력, 시설, 기술과 조직의 능력범위 내에서 설정해야 한다. 또한 가용예산을 감안하고, 시간적으로 가능한지를 검토해야 한다. 또한 목표설정은 측정가능해야 하며, 윤리나 사회의 규범에 적합한지를 검토해야 한다. 따라서 간호목표는 지속적이고 합리적이며 명확한 목표가 수립되어야 한다.

(2) 현황분석과 간호의 문제점 파악

간호목표를 만족시킬 수 있는 상황을 정확히 분석해야 할 뿐만 아니라 현재와 미래의 상황 간 차이점으로 발생될 장애요인을 규명하고 목표달성에 필요한 자원의 분석을 하는 것이 중요하다.

(3) 대안의 제시와 선택

대안 중에서 기획의 시행가능성 여부와 기대효과, 효율성과 현실성, 합리성을 비교분석하여 가장 적절한 대안을 선택한다.

(4) 우선순위의 결정

어느 활동에 얼마만큼의 가치를 부여하는가를 확인하는 과정으로, 비용-효과분석, 비용-편익분석, 시뮬레이션, 델파이기법 등을 통해 우선순위를 결정한다.

(5) 간호업무수행

업무수행전략이 기획, 관리, 평가의 과정으로 반복된다.

(6) 간호활동의 평가

수행된 간호활동을 업무량 분석, 과정분석, 영향력 분석, 적합도 분석 등을 통해 종합적으로 평가한다.

표 5-5 간호기획안

종류		내용
목 적		양질의 환자간호를 능숙하게 수행할 수 있게 한다.
철 학		올바른 기술습득은 양질의 간호를 수행할 수 있게 한다.
장기목표		능숙하고도 안전한 간호를 제공하는 간호사가 된다.
단기목표		투약간호 시 정확한 절차를 시행할 수 있다.
절 차	1단계	1.교육자에 의해 투약간호의 전반적 절차에 대해 교육을 받는다. 2.교육자에 의해 ○○병동에서 주로 사용하는 약품의 효능과 부작용, 투약법에 대한 교육을 받는다.
	2단계	1.투약과정에 대한 관찰을 한다. 2.투약과정에서의 의문점을 찾아보고 토의한다.
	3단계	1.투약법의 관찰내용을 교육자의 지도하에 실습해 보인다. 2.실습시의 문제점에 대해 토의한다.
	4단계	1.투약간호를 교육자의 관찰하에 실시한다. 2.실제적 투약간호실시에서의 문제점을 토의한다.
	5단계	1.독자적으로 투약간호를 수행한다.
평 가		절차별로 수행여부를 평가한다.

03 전략기획

1) 전략기획의 정의

전략기획의 정의는 다양한데, 대표적인 것은 브리슨(Bryson)의 정의로, 전략기획을 조직이 무엇이며(what an organization is), 무엇을 해야 하고(what it does), 왜 그것을 해야 하는가(why it does it) 등 조직의 생존과 성장에 관련된 근본적인 결정과 행동을 만들어 내는 활동을 돕는 체계화된 노력으로 정의되고 있다. 조직이 생존과 발전을 위하여 반드시 생각하고 수행해야 할 일이 무엇인가를 찾아내는 데 활용될 수 있는 개념, 절차와 도구가 전략기획이다.

간호부에서 전략기획은 부서 전체부터 작게는 병동의 한 부문까지 포괄하는 조직적인 비전을 위한 전략적 목표를 세우고, 그 실현 방안을 수립하며, 실천 상황을 점검하는 업무이다. 전략기획의 목표는 현장에서 올라오는 자료를 기반으로 최고관리자의 의지가 개입하여 이루어지기 때문에 둘 사이의 조율을 잘 해야 한다. 최고관리자에게 정보를 보고하기 전에 가공할 수 있으며, 결과적으로 최고관리자의 결정에 미치는 영향력이 크다. 전략기획은 기본적으로 기능부서가 나누어져 있을 때 이들을 하나로 묶는 역할을 한다. 따라서 매트릭스조직처럼 협업을 강조하는 대형병원 조직구조에서는 중간관리자가 전략기획 역량을 가져야 한다.

2) 전략기획의 특징

(1) 조직을 관리하는 도구

전략기획은 조직이 업무를 더 잘 수행하도록 하는 목적 지향적인 관리도구이다. 전략기획은 조직의 성과를 높이려는 도구로 조직의 업무를 수행하는 사람의 직관, 추론기술, 판단을 지원해 준다.

(2) 조직관리층의 활동과정

전략기획은 주로 조직의 최고관리자를 포함한 핵심계층이 중심이 되어 운영된다. 조직의 핵심계층은 최고관리자, 각 기능부서와 사업조직의 장 그리고 조직의 핵심요원과 같이 조직 내부 구성원뿐만 아니라 조직의 활동에 영향을 주는 조직 밖의 구성원도 포함된다.

(3) 환경변화에 대응

전략기획에서 중요한 개념 중 하나는 변화하는 환경에 대한 대응으로 조직의 환경에 대한 정확한 인식과 자신에 대한 객관적인 평가는 매우 중요한 특성 중 하나이다.

(4) 미래지향적 활동

전략기획은 미래를 준비하고 창조하는 행위로 현재의 의사결정과 행동이 가지는 미래의 의미를 평가하는 행위이다(Steiner).

(5) 결과지향적인 질 관리활동

성과 또는 결과지향이란 조직의 기획이나 의사결정이 활동의 결과에 초점이 맞추어져 있다는 것을 의미한다. 따라서 전략기획은 결과에 초점을 맞추어 질 관리를 위해 지속적인 모니터링과 성과측정 그리고 평가를 시행하게 된다.

(6) 참여적 의사결정과정

전략기획은 조직이 무엇을 할 것이며, 그것을 어떻게 할 것인가, 왜 그것을 해야 하는가에 대한 일련의 의사결정 행위이다. 전략기획은 의사결정과정에서 조직의 다양한 구성원뿐 아니라 고객과 이해관계자의 실질적 참여를 요구한다.

(7) 체계적인 과정

전략기획은 목적달성을 위해 환경, 목적과 목표, 자원, 이해관계자, 전략, 집행요소, 평가 등 다양한 구성요소를 연계하는 체계적 과정이다(Mintzberg).

(8) 적응적이고 지속적인 순환적 변화과정

조직의 환경은 지속적으로 변화하기 때문에 전략기획은 조직의 변화에 지속적으로 수정 개선하며 적응하는 과정을 가진다.

(9) 전략적 사고를 위한 학습과정

전략적 사고는 조직에 중대한 변화 또는 차별화를 가져오려는 생각으로, 전략기획은 조직관리에서 전략적 사고와 행동을 중시한다.

3) 전략기획 모형

전략기획의 과정에는 여러 가지 유형이 있으나 대표적으로 SWOT 분석을 통한 전략기획과정, PEST 분석, 데밍(Deming)의 PDCA 모형, 카플란과 노턴(Kaplan & Norton)의 전략과정모형을 소개하고자 한다.

(1) SWOT 분석 모형

SWOT 분석은 1920년대부터 하버드대학 경영학 교육과정에서 개발된 정책모형으로, 공공부문에 가장 많은 영향을 미친 전략기획접근법이다. SWOT 분석의 주된 목적은 조직과 그 조직이 처한 환경 사이에서 가장 적합한 전략을 찾아내는 것이다. SWOT 분석에서는 우선 조직의 강점(strength)과 약점(weakness)을 분석하고, 환경으로부터의 기회(opportunity)와 위협(threat)을 분석하여 분석표를 만든다. 그런 다음 분석표에 기초하여 조직의 최적 전략을 수립하게 되는데, 자신의 강점과 약점, 외부환경의 위협과 기회에 따라 각각 다른 전략을 수립하게 된다(표 5-6).

표 5-6 SWOT 분석의 구조

내적 요소 / 외적 요소		강점(S)	약점(W)
		5~10개의 강점을 나열함	5~10개의 약점을 나열함
기회 (O)	5~10개의 외적인 기회를 나열함	SO 전략	WO 전략
		기회의 이점을 얻기 위해 강점을 활용하는 전략을 수립	약점을 극복하면서 기회의 이점을 살리는 전략을 수립
위협 (T)	5~10개의 외적인 기회를 나열함	ST 전략	WT 전략
		위협을 피하기 위해 강점을 활용하는 전략을 수립	약점을 최소화하고 위협을 피하는 전략을 수립

각 전략에는 강점을 더욱 부각시키며 새로운 기회를 활용하는 강점-기회전략(SO전략), 강점으로 위협을 완화시키는 강점-위협전략(ST전략) 그리고 약점을 극복함으로써 시장기회를 활용할 수 있는 약점-기회전략(WO전략), 위협을 회피하여 약점을 최소화시키는 약점-위협전략(WT전략)이 있다. 전략이 수립되면 이를 집행하는 데 가장 적합한 조직구조, 과정, 각 부문의 관계 그리고 구성원의 역할을 설계하고 집행에 필요한 지도력의 제공에 초점을 맞추게 된다.

(2) PEST 분석

PEST 분석(Political, Economic, Social and Technological analysis)은 거시환경분석이라고도 하는데, 전략기획의 구성요소 중 외부환경 파악에 사용되는 거시적 환경요소를 기술하는 것이다. 일부 학자들은 이 내용에 법적(legal) 특성을 추가하여 SLEPT로 부르기도 하며, 환경(environmental) 분야를 추가하여 PESTEL 혹은 PESTLE로도 부른다. 전략기획을 수립할 경우 주로 사용하는 기법이다. 최근에는 환경적 요소가 강조되기 때문에 PEST의 사용범위도 넓어지고 있다. PEST 분석의 주요 요소를 살펴보면 다음과 같다.

가. 정치적 요소

정치적(Political) 요소는 정부가 의료시장에 개입하는 정도이다. 특히 직원의 고용에 영향을 미치는 관련 법령, 소비자보호 관련 법령, 김영란법, 공정거래법, 건강보험제도, 노동법, 정치적 안정성을 포함한다. 정치적 요소는 보건의료정책의 영향을 고려하는 것으로서 정부 차원에서 장려하거나 규제하고자 하는 의료서비스의 종류를 포함하기도 한다.

나. 경제적 요소

경제적(Economic) 요소는 경제성장률, 이자율, 환율, 인플레이션을 포함하는데, 조직이 의사결정을 내리는 데 중요한 영향을 미친다. 예를 들면, 경제성장률은 의료서비스에 대한 전반적인 수요에 영향을 미치기 때문에 어느 정도에서 의료시장이 성장하고 확대될지를 가늠하게 해 준다.

다. 사회적 요소

사회적(Social) 요소는 문화적 요소와 건강에 대한 일반국민의 인식과 태도, 인구 증가와 고령화, 환자안전 관련 요소가 포함된다. 사회적 요소에 따라서 보건의료서비스와 의료기관 경영방식이 영향을 받을 수도 있다. 예를 들면, 지역사회에 고령인구가 많다면 노인환자가 많다는 것이다.

라. 기술적 요소

기술적(Technological) 요소는 의료산업의 R&D 활동, 인공지능, 로봇케어, 디지털 헬스케어, 4차산업혁명을 포함한다. 기술적 요소는 진입장벽과 아웃소싱, 의료기술 투자와 의료서비스 품질, 의료서비스 생산비용과 의료기술 혁신에 영향을 미치는 요소이다.

PEST 분석의 장점은 단순성, 거시적 경영환경의 이해 촉진, 전략적 사고의 개발, 미래의 경영위협 예측과 그 영향의 최소화 가능, 사업 기회의 포착 가능 등이다. 단점으로는 의사결정에 필요한 자료의 양을 지나치게 단순화하여 불충분한 활용, 과도한 자료의 수집으로 분석 혼란 가능성, 미래 예측의 어려움 등이다.

(3) 데밍의 PDCA모형

데밍(Deming)의 PDCA모형은 어떠한 일이든 계획을 세우고 실행하였으면 이를 평가하고, 평가를 기초로 하여 새로운 계획에 반영하거나 개선활동을 통한 환류가 있어야 조직의 성과가 향상된다고 주장하는 모형으로, 계획(plan), 실행(do), 확인 · 학습(check &

study), 개선활동(act)으로 이루어져 있다.

계획은 개선을 목표로 변화를 계획하는 단계로, 이 단계에서는 문제인식을 위한 자료 수집, 수집된 자료의 분석, 개선안을 수립하는 것을 포함한다. 실행은 변화를 위한 계획을 이행하는 과정을 말하며, 확인 · 학습 단계는 실행이 마무리된 후 변화를 확인, 검토, 분석하는 과정을 말하며, 이 단계에서 얻은 정보는 조직구성원이 공유하여 학습할 수 있도록 해야 한다. 마지막으로 개선활동 단계는 확인 · 학습 단계에서 얻은 것을 기초로 환류하는 단계로, 변화가 성공적이었다면 이를 표준화하여 정착시키고, 변화를 가져오지 않았다면 계획을 수정하거나 새로운 계획을 수립하여 변화를 추진해야 한다.

(4) 카플란과 노턴의 전략과정 모형

카플란(Kaplan)과 노턴(Norton)은 조직의 전략과 운영을 연계하는 관리시스템의 변화를 다음과 같이 6단계로 구분하여 설명하였다.

- **1단계: 전략개발단계.** 사명, 가치, 비전을 수립하고, 각종 분석 자료를 활용하여 전략을 개발하는 단계
- **2단계: 전략계획단계.** 성과목표, 전략지도, 균형성과표와 같은 각종 도구를 활용하여 전략을 기획하는 단계
- **3단계: 조직과 전략을 연계.** 모든 조직단위에 구성원을 배치하고, 구성원의 개인적 목표를 전략적 목표와 연계하여 조직을 구성하는 과정
- **4단계: 운영계획 · 계획집행.** 운영계획을 수립하는 과정
- **5단계: 관찰과 학습.** 문제점과 장애요인을 확인하고, 이를 종합적으로 검토하여 관리하는 과정
- **6단계: 전략의 검증과 적용.** 내부운영 자료와 외부환경 자료를 활용하여 전략을 검증하고 적용하는 과정

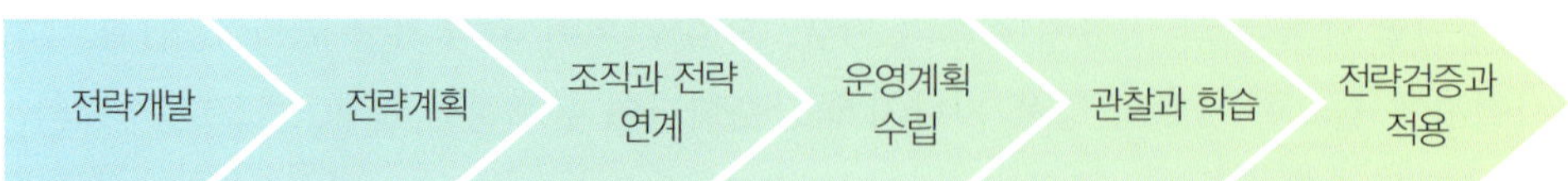

그림 5-5 카플란과 노턴의 전략과정 모형

04 의사결정

1) 의사결정의 개념

의사결정(decision making)은 여러 대안 중에서 하나를 선택하는 정신적 지각활동이다. 모든 의사결정의 과정은 하나의 최종적 선택을 가지게 되며, 이 선택의 결과로 어떤 행동 또는 선택에 대한 의견이 나오게 된다. 모든 과학연구에 있어서 의사결정은 반드시 주어진 정보와 지식에 기초하여 결정해야 하는 논리적 의사결정이어야 한다. 그러나 예를 들어 의학적 결정을 위해서 진단과 처방을 통해 의사결정을 하는 경우 대단히 시간에 쫓기고, 위험도가 높으며, 불확실성이 크다. 따라서 최적의 의사결정을 내리는 것이 쉽지 않으며, 불확실한 가운데에서도 최적의 의사결정을 위한 여러 가지 방법이 의사결정분석을 통해 이루어져야 한다.

의사결정에 관한 여러 학자의 의견을 살펴보면, 브라운(Brown)은 개인 또는 조직이 가진 문제의 해결을 위해 필요한 변수를 고려하여 최종의 대안을 결정하도록 도와주는 기술을 의사결정으로 정의하고 있으며, 사이먼(Simon)은 경영문제가 발생할 때 목적을 명확히 규정하고 그 목적을 달성할 수 있는 대안을 탐색, 수립, 평가하여 최적의 대안을 선택하는 활동을 의사결정이라고 하고, 관리와 동의어로 정의하였다. 랭카스터(Lancaster)는 대안 가운데서 선택하고 그것을 행동으로 옮기는 체계적이고 연속적인 관계라고 하였으며, 설리번(Sullivan)은 대안적 과정을 발달시키고 택할 수 있는 기준을 설립하는 과정으로써 실제적인 결정을 내리는 데 유용한 과정이라 하였다.

의사결정의 의미는 위에서 언급한 바와 같이 보편적으로 여러 대안 중에서 선택하는 결정을 내리는 과정과 그 과정에 따른 결과라는 두 가지로 그 개념을 정리할 수 있으며, 선택적 행위로써 대안이 하나밖에 없다면 의사결정이 아닌 것이다. 또한 의사결정은 관리의 모든 과정에 공통적으로 존재하고 단위부서의 최고, 중간, 하급 계층의 관리자가 모두 할 수 있는 활동으로 논리성, 감정적, 비합리적 요소, 잠재요소까지 작용되는 정신적 과정으로서 최고경영자에서부터 일선 감독자에 이르기까지 모든 활동분야에서 의사결정을 하게 된다.

2) 의사결정과 문제해결

문제해결(problem solving)은 현재 진행되고 있는 상태와 바람직한 상태 간에 어떤 차이가 존재할 때 이 차이를 없애기 위해 노력하는 과정이다. 즉, 문제를 확인하기 위해 정보를 탐색하는 과정과 해결책으로써의 잠재적인 대안을 제시하는 과정을 의미한다. 의사결정 역시 설정한 목표를 달성하거나 문제를 해결하기 위해 이용가능한 여러 대안 중에서 하나의 대안을 선택하는 일련의 과정이므로 문제해결과정이라고 할 수 있다.

이러한 의사결정과 문제해결과정은 조직 내에서 목적달성을 하는 데 방해가 되는 문제점을 확인하는 것에서부터 시작되므로 의사결정은 문제해결과정에 포함된다고 볼 수 있으나 효율적인 과정이 되려면 우선 의사결정이 정확하고 합리적으로 이루어져야 할 것이다. 간호관리자는 일선 간호업무 담당자에서부터 중간관리자, 최고관리자에 이르기까지 간호업무수행과정에서 항상 합리적인 의사결정과 문제해결과정을 경험하게 된다. 일선관리자의 간호과정이나 최고관리자의 간호관리과정 모두 문제해결과정으로 볼 수 있으며, 간호목표를 수행하기 위한 최선의 의사결정이 요구되는 과정인 것이다. 따라서 간호관리의 효율성을 높이기 위해서 모든 간호사는 자신이 속한 간호단위의 발전을 도모하려는 책임의식을 가지고, 문제해결을 위한 과학적 접근을 통해 의사결정의 질을 향상시키려는 노력을 해야 할 것이다.

3) 의사결정과정

의사결정과정(decision making process)은 간호관리자가 다양한 상황에 직면했을 때 한 가지 행동을 선택하게 하는 과정으로, 결정에 대한 책임이 요구된다. 보통 의료기관이 일상적인 상황에서의 가이드라인은 제공하지만, 예외가 있는 경우에는 더욱 판단이 어렵거나 많은 판단력이 요구된다. 따라서 의사결정과정은 과학적 문제해결과정에 근거를 두어야 한다.

사이먼(Simon)은 의사결정과정을 문제파악, 설계, 선택의 3단계로 설명하였다. 첫째, 문제의 파악이란 문제점을 인식하고 현재와 미래의 상태의 차이를 인식하는 단계로, 해결해야 할 문제가 발생한 사실을 파악하고 이 문제가 해결되거나 또는 해결되지 않을 경우 미래에 어떤 영향을 미칠 것인가를 인지하는 것이다. 둘째, 설계란 문제해결을 위한 여러 대안을 모색하고 각 대안을 분석하는 단계로, 문제해결을 위한 여러 가지 방법을 탐색하고 각 방법의 장단점을 비교해 보는 것이다. 셋째, 선택은 분석한 대안 중 최선의 것을 선택하는 단계로, 이 단계에서는 문제해결을 위한 여러 대안 가운데 가장 적합한 대안을 선정하게 된다.

일반적으로 의사결정과정은 문제를 인식하여 상황을 파악하고, 여러 대안을 탐색하여 몇 가지 평가기준에 의해 비교 · 평가하여 최선의 대안을 선택하며, 결정된 대안을 집행하고, 사후에 결과를 평가하고 환류하는 과정으로 정리할 수 있다(그림 5-6). 이렇게 보면 의사결정과정은 구조적으로 기획과정과 동일하다고 볼 수 있는데, 기획도 형식적으로는 하나의 의사결정과정이기 때문이다. 또한 의사결정과정은 제4장에서 언급한 정책결정과정과도 논리적으로 동일한 구조를 가지고 있다.

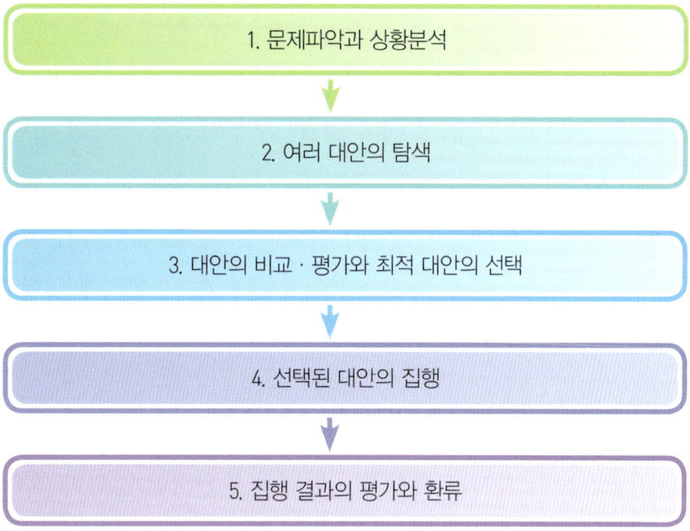
1. 문제파악과 상황분석
2. 여러 대안의 탐색
3. 대안의 비교 · 평가와 최적 대안의 선택
4. 선택된 대안의 집행
5. 집행 결과의 평가와 환류

그림 5-6 의사결정과정

(1) 문제파악과 상황분석

의사결정의 첫 단계는 문제나 상황을 인식하고 판단하며 상황을 분석하는 단계이다. 무엇이 잘못되었는가, 어느 곳에 더 발전이 필요한가 하는 질문은 명백해 보이고 일상적으로 처리되기도 하지만 문제의 원인이 되는 요인을 파악하는 것은 매우 중요한 일이다. 예를 들어, 두 명의 간호사가 서로 자신의 일에 간섭한다고 불만을 토로할 때 처음에는 두 사람의 성격문제이거나 권력투쟁으로 보일 수 있으나 관리자가 각 간호사의 업무책임을 정의하는 데 실패한 것이 원인일 수도 있다. 또한 간호관리자가 상황을 분석함으로써 바로 문제를 파악하는 해결책을 얻게 되기도 한다.

목표달성의 기대치와 실제와의 차이를 육하원칙에 의해 정의함으로써 변화의 방향을 모색할 수 있게 된다. 이때 정확한 정보를 얻어야 문제점의 성격을 정확하게 파악할 수 있으며, 해결책에 접근도 할 수 있게 된다.

(2) 대안탐색

대안탐색 단계는 문제해결을 위한 여러 대안을 모색하고 각 대안을 분석하는 단계로, 문제를 해결하기 위한 여러 가지 방법을 탐색하고 각 방법의 장단점을 비교해 보는 것이다. 대안은 양적, 질적 측면에서 충분히 검토되어야 한다. 즉, 그 대안이 목표를 달성하는 데 기여할 것인가, 대안이 타당하고 실현가능한지, 대안의 효과성과 효율성을 평가해야 한다.

보통 문제를 해결하는 데는 많은 종류의 방법이 있다. 어떤 방법은 덜 효과적이지만 빠르고 경제적일 수 있으며, 덜 경제적이지만 효과적일 수 있다. 많은 개인적 의사결정뿐만 아니라 대안을 탐색하지 않은 행동은 아주 제한된 해결책이 될 것이다. 집단적 의사결정에서의 대안탐색도 신중하게 검토되어야 한다. 분석기준을 정해서 검토해야 하며, 되도록 수량화시켜서 검토하는 것이 좋다. 예를 들면, 기능적 방법, 팀방법, 일차간호방법에 대한 분석을 할 경우 각각의 방법에 대한 장단점을 검토, 분석하기 위한 기준을 정하고 각 기준에 따라 점수를 부여함으로써 수량화시킬 수 있고 점수에 의한 비교분석이 가능해질 수 있는 것이다.

(3) 대안의 비교 · 평가와 최적 대안의 선택

대안을 비교 · 평가하는 방법에는 객관적인 방법과 주관적인 방법이 있다. 객관적인 방법은 대안의 비용과 편익을 계량화하여 효율성을 평가하는 것으로, 계량적 기법과 같은 의사결정도구를 사용하는 것이다. 이러한 의사결정의 계량적 기법에는 경제성 평가, 선형계획법, 의사결정나무모형, 게임이론, 계층분석법(AHP) 등이 있다. 주관적 평가는 계량화할 수 없는 효과성을 인식하는 것이다. 이 두 가지 평가방법으로 얻어진 정보는 각 대안을 평가할 때 동시에 고려되어야 한다.

선택은 분석한 대안 중 최선의 것을 선택하는 단계로, 이 단계에서는 문제해결을 위한 여러 대안 가운데 가장 적합한 대안을 선정하게 된다. 대안의 수나 질은 간호관리자나 그 부하직원의 창의성이나 생산성에 따라 달라지며, 간호관리자의 리더십은 해결책에 대한 성급한 결론을 지양하고 해결방법이나 의사결정의 기회를 갖도록 하는 역할을 한다. 대안에 대한 성급한 결정은 섣부른 해결로 이끌 수 있으며, 올바른 결정으로 가는 것을 오히려 방해할 수 있다. 일반적으로 불확실성이 높지 않은 정형적 결정을 할 때에는 관례나 규정대로 결정하면 되지만 불확실성이 높고 복잡한 문제에 대한 대안을 선택할 때는 집단적 의사결정에 참여하는 사람들이 함께 결정해서 적용하도록 한다.

의사결정은 모든 조직구성원이 공동으로 수행할 정책이나 업무수행에 반영되므로 참여적 관리의 일환으로 의사결정 단계에서부터 간호사의 의견을 반영시키는 것이 매우 중요하다.

이와 같은 의사결정 단계가 문제해결을 위한 여러 가지 대안 중에서 선택하는 과정을 의미한다면, 선택한 결정을 수행한 후 그 효과를 평가하는 단계는 의사결정을 포함한 문제해결과정의 연속이다.

(4) 결정안의 집행

대안을 선택하고 결정한 후에는 그 안을 수행해야 한다. 간호관리자는 결정안을 수행하기 위해 직원과 의사소통할 필요가 있으며, 결정안과 절차에 대해 책임있는 직원의 협조를 얻기 위해 설명해야 한다. 또한 간호관리자는 결정안을 수용하기 위해 적절한 직원을 선택할 수도 있으며, 그들이 적절한 기능을 할 수 있도록 환경을 통제할 필요도 있다.

(5) 결과 평가와 환류

의사결정의 마지막 단계는 선택하고 대안의 결과를 평가해 보는 것이다. 이때 평가기준을 적용해야 하며, 감사도구, 체크리스트, 평정척도 등을 이용해서 결과를 분석하고 제시하게 된다.

클랜시(Clancy)는 간호관리자를 대상으로 전통적인 의사결정과정인 문제파악, 목표설정, 대안과 결과의 비교 · 평가, 최선안을 선택하는 과정을 검증하였는데, 여기에서 환자만족도 감소, 간호인력 선발과 유지의 어려움, 직원의 사기저하, 높은 스트레스, 열악한 근무환경에 대한 인식, 직원문제에 대한 관리인식의 부재와 같은 문제를 파악해 내는 것이 중요하다고 보았으며, 또한 직접간호시간이 불충분한 것이 문제임에도 불구하고 간호목표를 간호기록의 자동화로 잘못 설정하는 예를 들면서 목표설정의 중요성을 강조하였다.

위버(Weaver)는 관리자가 집단의 의사결정을 돕기 위한 과정을 4단계로 설명하고 있는데, 첫 번째 단계는 결정할 문제가 무엇인지 정의하는 것으로, 충분히 고민하는 것이 관리자의 역할이라고 하였다. 두 번째 단계는 의사결정자를 결정하는 것이다. 개인이 결정할 것인지, 구성원 모두가 함께 결정할 것인지, 한두 사람이 결정을 할지에 대한 것이며, 많은 사람에게 영향을 미치는 문제라면 더욱 많은 구성원이 의사결정에 참여해야 한다고 한다. 세 번째 단계는 의사결정을 위한 기준을 정하는 것이다. 예를 들어, 조직의 사명에 긍정적인 영향을 줄 수 있는 것이나 예산의 한도를 정하는 것과 같은 것이다. 네 번째 단계는 의사결정을 실행하는 것이다. 기한을 정하고 의사결정에 사용할 도구를 선택해서 결정을 내리며, 결정을 내린 후에 관리자는 목표달성 여부, 추가로 해야 할 업무, 성과인정과 결과에 대한 만족도를 점검해야 한다고 주장한다.

표 5-7 의사결정, 문제해결, 간호과정의 비교

의사결정	문제해결	간호과정
1. 문제파악과 상황분석	1. 문제 규정	1. 사정
2. 여러 대안의 탐색	2. 계획: 1)대안목록 작성 2) 비용, 실행가능성, 위험에 대한 평가	2. 간호진단의 선택
3. 대안의 비교 · 평가와 최적 대안의 선택	3. 최선의 해결책 선택	3. 간호계획의 수립
4. 선택된 대안의 집행	4. 해결책 집행	4. 간호계획의 수행
5. 집행 결과의 평가와 환류	5. 효과 평가	5. 환자결과 평가

4) 조직차원의 의사결정모형

조직차원의 의사결정모형으로는 최선의 대안을 선택하기 위해 의도적인 행동을 한다는 합리모형, 조직의 목적이 이기는 것인 정치모형, 집단의 동료에 의해 의사결정이 촉진된다는 동료모형, 관행에 의존하는 관료모형, 순전히 운에 의존하는 쓰레기통모형이 있다.

(1) 합리모형

합리모형(rational model)은 개인의 가치와 조직의 가치가 일치할 때 공동의 목표, 기술적 역량, 연속적 과정을 기반으로 하여 조직목적을 성취하고자 한다는 것이다. 이것은 조직이 원하는 결과를 얻기 위해 최선의 대안을 선택하려는 의도적인 행동이다. 환류를 통해 인과관계에 대한 이해도를 높이고, 이는 미래의 의사결정에 다시 활용될 수 있다. 합리모형의 장점은 조직구성원을 조직 목적과 일체화시키는 데 유용하다는 것이며, 단점으로는 사람들이 어떻게 기능할 것인지에 대한 비현실적 기대, 절차에 소요되는 많은 시간, 협소한 사고과정 등이 있다.

(2) 정치모형

정치모형(political model)은 모두가 승자인 상황(win-win), 다양한 이해관계, 권력의 분산, 자신의 이익을 보호하기 위한 가치들이 상호 충돌하는 다양한 사람의 모임을 기반으로 형성된다. 여기에서는 상대방을 설득하는 다수가 의사결정을 하며, 변화는 인과성에 의존하기보다는 협상에 의해 이루어지며, 따라서 예측하기가 힘들다. 정치적 기술을 가진 사람이 조직의 가치를 공유하지 않은 관계자들에게 정보를 제공하며, 의사결정은 바로 이 정보제공자의 협소한 가치관에 의해 한계를 가지게 된다. 반면에 정치모형은 합의에 이르는 시간이 적게 소요되며, 다수의 지지를 받는 해결책을 촉진할 수 있다.

(3) 동료모형

동료모형(collegial model)은 의사결정에서 한 집단의 모든 동료가 참여하는 것이다. 동료모형은 집단 내 합의, 상호존중, 충분한 시간을 전제로 하고 있는데, 흔히 학술조직에서 볼 수 있다. 전문직으로서의 경력과 참가자의 관심에 따라 조직목적에 대한 책임을 공유한다. 의사결정은 주로 일반적인 복지를 지지하는 방향으로 이루어지며, 환류는 보통 비공식적으로 이루어진다. 다양하면서도 전문적인 정보를 가진 전문가들로 구성되어 합의에 이르기 위한 회의가 많아 시간이 많이 소요된다. 반면, 일단 합의가 있게 되면 사업의 집행이 쉽게 진행된다.

(4) 관료모형

관료모형(bureaucratic model)은 보건의료조직에서 가장 흔한 의사결정방식인데, 역사적 규준과 운영관행에 의존하여 의사결정이 이루어지는 것을 말한다, 관료모형이 추구하는 가치는 과거의 관행과 전통에 입각한 운영효율성이다. 변화를 위한 의사결정의 집행은 결과를 충분히 예측할 수 있는 관례와 절차에 따라 이루어지며, 운영과정에서 단지 소폭의 응용이 있을 수 있다. 정보는 과거 역사, 전통, 규준으로부터 얻어지며, 집행에 소용되는 시간은 운영조직의 효율성에 달려 있다. 역설적으로 제시된 대안이 매우 효율적인 조직운영을 요구한다고 할지라도 이것이 과거의 관행이라면 여기에 대한 저항은 거의 없다.

(5) 쓰레기통모형

쓰레기통모형(garbage can model)은 순전히 우연한 사건에 의존하는 모형이다. 의사결정은 사전에 계획되지 않고, 다양한 가치에 의해 우연히 이루어지며, 집행 역시 계획에 의존하지 않고 이루어진다. 의사결정의 결과는 운에 따라 발생하며, 실수가 반복될 수도 있으며, 핵심 참여자들의 창의성에 달려 있다.

5) 의사결정의 유형

의사결정의 유형은 문제의 적용 수준에 따라 전략적 의사결정, 관리적 의사결정, 운영적 의사결정으로 분류되고, 문제의 구조화 정도에 따라 정형적 의사결정과 비정형적 의사결정으로 구분되며, 의사결정자의 참여범위에 따라 개인적 의사결정과 집단적 의사결정으로 분류된다.

(1) 의사결정의 수준에 따른 유형

가. 전략적 의사결정

전략적 의사결정(strategic decision making)은 간호부서장 등 최고관리자가 수행하게 되며, 성공과 실패가 명확하게 나뉘고, 제한된 자원으로 기대하는 성과를 반드시 얻고자 할 경우 그리고 결정을 수행하는 상황이 매우 유동적이어서 예비계획까지 세워야 하는 상황에서 얻고자 하는 결과를 반드시 이루어내야 할 경우에 수행되는 결정이다. 전략적 의사결정에는 포괄적, 장기 지향적, 일련의 행동을 내포하고 있다.

나. 관리적 의사결정

관리적 의사결정(administrative decision making)은 주로 조직의 중간 관리자가 수행하는 중 · 단기 기획과 관련된 의사결정이다. 이것은 최대의 산출을 얻기 위해 자원을 조직화하는 과정에서 조직의 관리방법, 자원동원, 자원배분에 관한 결정을 한다. 예를 들면, 간호부의 팀장이나 과장이 간호조직을 새로 개편하거나 인력배치, 권한과 책임의 규정, 예산과 관련된 의사결정을 수행하는 것이 여기에 속한다.

다. 운영적 의사결정

운영적 의사결정(operating decision making)은 조직 내의 일선관리자가 단기적인 업무수행과 목표달성에 필요한 행동에 대해 내리는 의사결정으로, 간호단위관리자가 수행하는 의사결정이다.

(2) 문제의 구조화 정도에 따른 유형

가. 정형적 의사결정

정형적 의사결정(programmed decision making)은 조직의 의사결정 문제가 비교적 단순하고 덜 구조화된 경우에 이루어지는 의사결정이다. 불확실성이 거의 없고, 확실한 상황에서 일상적으로 반복되는 문제의 경우에는 기존의 정형화된 절차에 따라 의사결정을 하는 것이 효율적이며, 책임의 수준도 낮아서 하위관리자에게 의사결정이 위임된다. 따라서 의사결정이 사전에 설정된 정형화된 기준과 절차에 따라 일상적이며 반복적으로 이루어진다. 보통 조직 내에서 '전결'이라는 위임 형태로 나타난다.

나. 비정형적 의사결정

비정형적 의사결정(non-programmed decision making)은 문제가 구조화되어 있지 않고, 불확실성이 높은 상황에서 결정사항이 일상적이지 않은 경우에 이루어지는 의사결정이다. 이 결정방식은 문제의 규명이 어렵거나 문제해결을 위한 기준이나 절차에 전례가 없는 경우에 주로 나타나는데, 복잡한 연구개발 조직의 전략기획에서 많이 볼 수 있다. 합리적이고 이성적인 방법에 의존하기보다는 의사결정자의 창의성이나 직관, 판단력에 의존하는 경우가 많다.

(3) 의사결정자의 참여 범위에 따른 유형

가. 개인적 의사결정

개인적 의사결정(individual decision making)은 타인을 참여시키지 않고 개인이 혼자서 결정하는 것이다. 이러한 개인의 의사결정에 영향을 주는 특성은 개인의 문제에 대한 인식(perception), 옳고 좋은 것, 바람직한 것인지 대한 자기확신과 같은 가치체계와 자료수집과 분석능력, 성격 그리고 조직에서의 역할이다. 개인의 가치는 태도, 지각, 인성, 역할의 기초를 제공하기 때문에 의사결정 행위에 영향을 미치게 된다(Tomey).

관리자가 개인적 의사결정을 많이 하는 경우는 권위주의적이며 독단적인 관리자라고 할 수 있는데, 이들의 기본신념은 부하의 지식과 능력이 자신보다 못하기 때문에 의사결정에 참여시키는 것은 비용과 노력만 들뿐이며 관리자로서 자신의 권위손상과 힘의 위협을 느낀다. 개인의 의사결정에 영향을 미치는 변수로서 리더십 유형을 통해 지도자의 특성이나 의사결정유형을 파악하기도 한다.

개인적 의사결정에 영향을 미치는 요인은 표 5-8과 같다.

표 5-8 개인적 의사결정에 영향을 미치는 요인

요인	정의
가치관	• 무엇이 옳고 선하고 바람직한지에 대한 기본적인 신념
태도	• 경험을 통해 습득된 정신 상태 • 특정 사람이나 사물, 상황에 대한 반응에 영향을 미침
인식	• 자극에 대한 수용, 조직, 해석을 포함 • 인식에 따라 개인의 태도가 결정
성격	• 사람의 특성이나 기질, 성향과 유사한 개념 • 유전적, 사회적, 문화적, 환경적 요인에 영향을 받아 형성 • 성격에 따라 동일한 상황에서도 의사결정이 달라짐
역할	• 사회적 지위에 따라 개인에게 기대되는 행동양식

나. 집단적 의사결정

집단적 의사결정(group decision making)은 집단에 의해서 이루어지는 의사결정으로서 여러 사람이 함께 의사결정에 참여하는 방법이다. 관리자가 자기책임하에 있는 구성원을 어느 정도 참여시키는가의 문제는 관리자의 유형에 달려 있어 민주적인 관리자는 구

성원을 많이 참여시킬 것이며, 권위주의적인 관리자는 집단보다 개인이 결정하는 경우가 많을 것이다. 그러나 엄격한 의미에서 참여도에 따른 의사결정 유형은 조직구성원의 참여도에 따라 완전히 관리자 혼자서 결정하는 개인적 의사결정과 조직구성원 전체가 결정하는 집단의사결정의 양극단을 잇는 하나의 연속선 위에 위치하는 수많은 형태로 분류할 수 있다. 집단적 의사결정의 장단점은 표 5-9와 같다.

표 5-9 집단의사결정의 장단점

장점	단점
• 폭넓은 경험 • 광범위한 지식 • 완전한 자료수집 가능 • 다양한 의견 표현 증진 • 타인을 설득시키는 시도 허용 • 자기표현 증진 • 혁신 증가 • 비판적 사고의 연습 • 토론은 현실과 이상을 구별하는 데 도움이 됨 • 합의 • 수행에 대한 몰입 증진 • 질 높은 결과를 위한 기회	• 시간 소요 • 사회적 압력 • 집단의 수용 정도 • 우세한 요구를 받아들이려 함 • 관리자의 욕구에 맞추어 묵인하려는 위계적 압력 • 공식적 지위는 상호작용을 억제할 수 있음 • 참여도에 따라 능력을 매칭 • 역량의 차이 • 전문지식의 수준 차이 • 소수가 지배 가능 • 승리 집착 • 현상 유지에 그치는 대안

집단적 의사결정은 집단합의, 집단사고, 애쉬효과 등의 특징을 가지고 있다. 집단합의는 집단적 의사결정 시 다수의 합의를 통해 결정을 내리는 것으로, 이는 문제해결에 이르는 시간은 길지만 정확도가 높으며, 어려운 문제 해결 시 집단내 구성원이 가지고 있는 모든 자원이 활용이 가능하다는 장점이 있다. 그러나 집단내 구성원의 능력이 상당히 우수한 경우 서로 자원을 공유하려 하지 않는 경향을 보이며, 뛰어난 능력을 가진 개인의 의사결정이 보통의 능력을 가진 집단의 집단적 의사결정보다 나은 결과를 가져오는 제한점이 있다. 집단사고는 집단 구성원 간에 잘못된 의견일치 추구 성향을 보이는 것을 말하며, 집단사고가 이루어지는 집단에 속한 사람은 외부의 사고를 차단하고 자신이 편한 쪽으로 이끌어가려고 하는 것을 말한다. 애쉬효과(Asch effect)는 심리적으로 다른 사람의 의견을 따라가는 성향을 말하며, 이는 다수가 공유하는 틀린 생각 때문에 개인의 옳은 판단이 영향을 받게 되는 현상을 말한다.

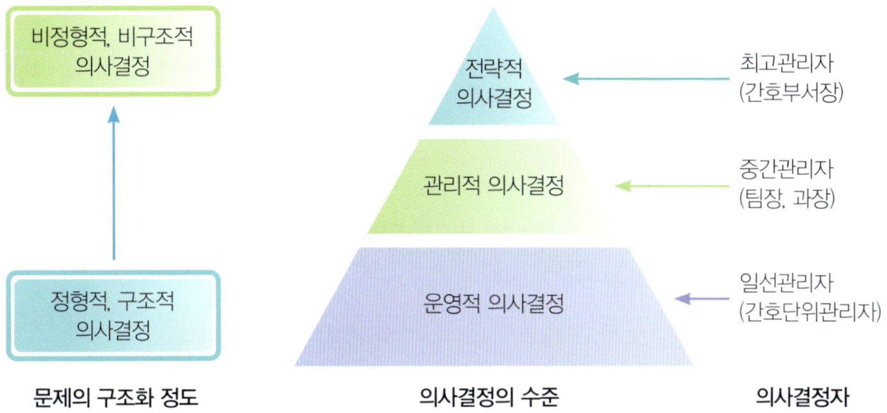

그림 5-7 의사결정의 수준

6) 의사결정기법

(1) 질적 기법

대표적인 집단적 의사결정방법으로는 브레인스토밍, 명목집단기법, 델파이기법이 있다.

가. 브레인스토밍

브레인스토밍(brainstorming)은 집단 구성원이 비판없이 차례대로 아이디어를 내고, 여러 가지 다른 아이디어를 자극함으로써 여러 대안을 탐색하는 데 도움이 되는 방법이다. 집단 구성원은 6~12명이 바람직하며, 창조성, 타인의 압력 배제, 자유로운 분위기의 특징이 있다. 브레인스토밍을 제대로 진행하려면 다음의 규칙을 지키는 것이 필요하다.

- 판단과 비판은 아이디어 기록이 끝날 때까지 유보한다.
- 제안은 자유롭게 이루어져야 한다.
- 아이디어가 많이 나올수록 좋다.
- 모든 아이디어가 제안되고 나면 아이디어를 결합하고 개발해야 된다.

나. 델파이기법

델파이기법(The Delphi technique)은 과거와 현재의 주관적 자료로부터 미래의 경향을 찾아내는 것으로, 전문가 집단에 설문을 하여 공통된 답을 추출하는 방법이다. 집단 구성원의 출석과 대면을 요구하지 않는다는 장점이 있고, 명목집단기법과 마찬가지로 타인의 압력이 배제된다. 대상이 전문가이면서도 여러 전문가를 모으는 데 드는 비용을 줄일 수 있으나 시간이 많이 걸리므로 신속한 의사결정에는 유용하지 못한 단점이 있다.

델파이기법의 과정은 다음과 같다.

- 문제점이 무엇인지 확인하고 관련 전문가에게 설문지를 보내어 우편으로 전문가적인 의견을 제시하도록 요청한다.
- 전문가는 익명으로 설문지에 대해 해결책을 제시하여 보낸다.
- 설문에 대해 담당부서가 수집, 편집하고 그 결과를 서류로 기록한다.
- 전문가는 1차 설문 조사된 결과를 받는다.
- 전문가는 그 결과를 검토하고 해결책을 다시 제시한다.
- 일반적인 합의가 이루어질 때까지 위 단계를 필요한 만큼 반복하여 해결책을 결정한다.

다. 명목집단기법

의사결정과정에서 논의와 대인 간의 의사소통을 제한하여 명목상의 집단이라는 명칭이 생겨났다. 회의장에 구성원이 참석해도 각기 독립적으로 작용한다. 타인의 압력이 전혀 없고 개방적인 토론과 의사결정을 할 수 있는 장점이 있다. 시간이 많이 소요되지 않는 장점은 있으나 하나의 의사결정만을 한다는 단점도 있다. 명목집단기법(nominal group technique)의 과정은 다음과 같다.

- 구성원은 토의가 시작되기 이전에 제시되는 문제에 대해 혼자 조용히 생각해 보고 각기 문제해결에 대한 독자적인 아이디어를 적는다.
- 각 구성원의 아이디어를 제출받아 차트나 칠판에 적는데, 누가 아이디어를 제출했는지 알지 못하게 한다.
- 기록이 끝난 후 토의가 시작되고, 모든 아이이어의 장단점 등 여러 가지 측면을 분석한다.
- 구성원은 투표 등의 방법으로 아이디어의 서열을 매긴다. 최종적으로 가장 많은 점수나 높은 서열에 드는 아이디어가 최종 결정된다.

(2) 양적 기법

가. 선형계획법

기획의 과학적 기법으로 대표적인 것은 선형계획법(linear programming)이다. 선형계획법은 자원의 제약(예산, 인력, 물품, 시간, 질)과 한계 내에서 최선의 선택을 할 수 있도록 도와주는 기법이며, 수식으로 표현되므로 모든 변수의 계량화가 필수적이다. 선형계획법은 부등호 제약 하에서 최대치 혹은 최소치를 구하는 문제와 같다.

제약조건은 예산, 인력, 물품, 시간과 같은 양적 자원뿐만 아니라 질적 자원의 제약을 포함한다. 배정된 예산의 범위를 넘어 지출할 수 없고 현재 보유한 인력 이상을 사용할 수 없으며, 설치된 기계와 집기의 한도 내에서 일할 수밖에 없고, 주어진 시간 내에 업무를 해야 하는 제약이 있는 것이다. 질적 제약의 측면에서는 업무에 필수적인 자질을 갖춘 인력이 요구되는 것이다. 이러한 제약은 한계성과 요구성으로 구분되기도 한다. 즉, 주어진 자원의 한도 내에서 업무를 담당할 수밖에 없다는 것이 한계성이고, 업무를 위해 꼭 필요한 자원은 요구성이다.

나. 기획평가 및 재검토기술/주경로기법(PERT/CPM)

기획평가 및 재검토기술(programme evaluation and review technique, PERT)과 주경로기법(critical path method, CPM)은 프로젝트 관리의 방법으로 불확실한 상태에서 기획과 통제를 위한 모형이다. 프로젝트 관리는 각 활동별로 소요되는 시간을 효율적으로 사용할 수 있게 각 부문별로 활동을 나누고 순서를 정한 다음 각 활동의 시작시간, 종료시간, 각 활동 간의 일정을 나타내어 전체 프로젝트의 일정표를 작성하는 것이다. 정확한 계획분석이 가능하며, 상세한 계획을 수립할 수 있는 장점이 있다.

PERT와 CPM은 네트워크를 표현하여 효과적인 경로 및 시간을 계산하는 측면은 유사하지만 각 과정의 소요시간을 산출하는 방법에 차이를 보인다. CPM은 각 활동의 소요시간은 한가지로 보고 가장 빠른 시간 내에 사업완성을 위해 꼭 필요한 활동을 보여 주는 것이 목적인 반면, PERT는 불확실성을 가정함에 따라 세 가지 시간(낙관, 비관, 평균)을 추정하여 이에 기대시간을 산출하여 계산하게 된다. 예를 들어, 예정된 작업을 아무런 지장 없이 조기에 마칠 수 있는 낙관적 시간을 To, 통상적인 문제를 해결하면서 적절히 마칠 수 있을 것으로 예상되는 시간을 Tm, 여러 가지 문제가 발생하여 작업이 지연될 것으로 예상되는 비관적 시간을 Tp라고 하면 작업완료에 소요되는 기대시간(Te)이 다음과 같이 산출된다.

$$Te = (To + 4 \times Tm + Tp)/6$$

PERT/CPM을 수행하기 위해 먼저 각 프로젝트의 활동 순서를 네트워크 모형으로 구축하고, 각 과정에 소요되는 시간을 기입하게 된다. 소요시간의 경우 PERT의 경우 3가지로 제시되며, 3가지 시간의 기대시간을 산출하여 소요시간 계산에 활용하게 된다. 네트워크를 구축한 뒤 작업시간을 산출한 결과 소요시간이 가장 긴 E－F－D 경로가 주경로가 되며, 그림 5-8에서 소요시간은 16일이 된다.

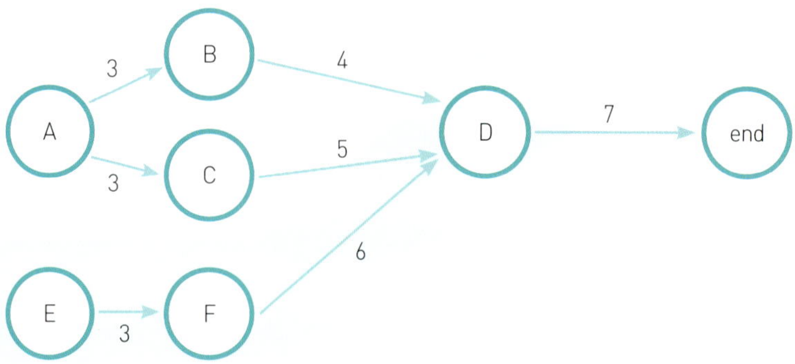

그림 5-8 PERT/CPM

다. 간트도표

간트도표(Gantt chart)는 간트(Gantt)에 의해 만들어진 것으로, 프로젝트의 계획과 통제를 목적으로 사용하는 도해법의 하나이다. 가로축은 시간을 나타내고, 활동은 가로막대로 통합하여 선후 관계를 나타낸 표이다. 작업의 수행에 따라 진척 사항을 가로막대에 표시함으로써 현시점에서의 계획된 진도를 쉽게 파악하여 생산 계획이나 통제를 할 수 있다.

간트도표는 일반적으로 널리 사용되는 기획방법이지만 여러 공정 간의 관련성과 정보 제공을 나타내기가 어렵고, 한 장에 나타낼 수 있는 공정의 수가 많아지면 시각적으로 보여 주기가 쉽지 않다는 단점을 가진다.

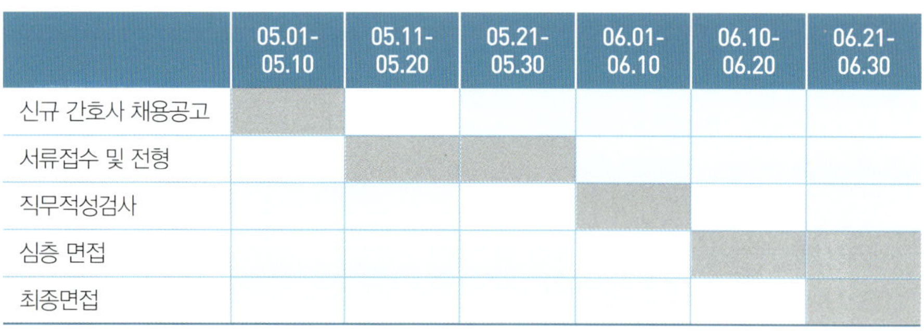

그림 5-9 Gantt 도표의 예

라. 의사결정나무

의사결정나무(decision tree)는 여러 단계의 복잡한 의사결정과정에 유효하게 이용할 수 있는 방법으로, 의사결정규칙을 도표화하여 관심대상이 되는 집단을 몇 개의 소집단으로 분류하거나 예측을 수행하는 계량적 분석방법이다.

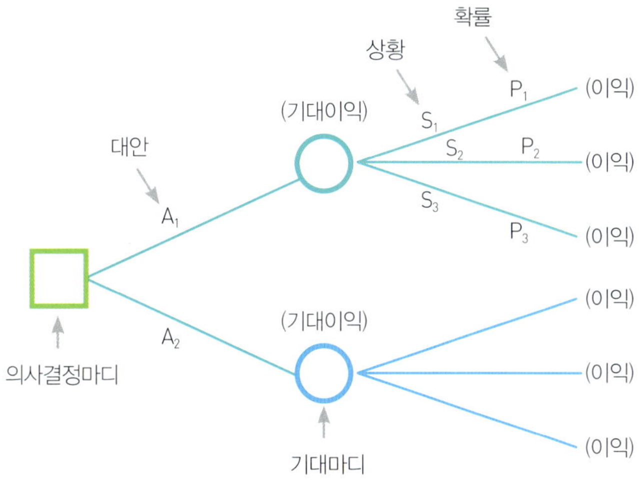

그림 5-10 의사결정나무

의사결정나무의 구성요소는 대안, 대안에 따라 발생가능한 상황(자연적 상태), 각 대안에 따라 발생 상황에서 얻어질 수 있는 결과 값(성과), 대안을 선택할 수 있는 의사결정마디(decision node)와 발생가능한 상황을 표시하는 확률마디(chance node)로 구성된다. 각 대안의 기대이익, 즉 기대치를 산출하는 방법은 어떠한 상태가 발생할 수 있는 확률과 그 상태의 성과를 곱하여 산출한다. 의사결정나무는 같은 과정의 모형이 여러 번 반복될 수 있으며, 이를 모두 종합한 기대이익을 도출할 수 있어 의사결정이 여러 단계를 거치는 경우에 유용하게 활용된다.

마. 경제성 분석

다양한 의료서비스가 이용가능한 반면, 이를 활용할 자원이 부족하다면 보건경제학적인 관점에서 어느 한 가지 서비스의 선택이 불가피할 것이다. 이러한 선택과정과 보건의료자원을 효율적으로 분배하기 위한 의사결정과정에서 사용되기 시작하였다. 거의 같은 결과가 예상된다면 가장 저렴하고 효율적인 비용의 프로그램을 선택하고자 하는 것이다. 효과를 분석방법에 따라 비용-효과분석, 비용-효용분석, 비용-편익분석으로 나뉜다.

- **비용-효과분석(cost-effectiveness analysis)**: 사업의 효과가 실물단위로 측정되는 것으로, 여러 대안의 효과가 같은 유형인 경우 투입비용과 산출을 비교하여 가장 효율적인 대안선택이 가능하다.
- **비용-효용분석(cost-utility analysis)**: 투입비용과 산출로서의 효용을 비교분석하는 것으로, 산출이 삶의 질을 반영한 효용으로 측정되는 것이 특징이며, 효과의 유형이 다른 경우도 가능한 장점이 있다.

- **비용-편익분석(cost-benefit analysis)**: 여러 정책대안(또는 프로젝트)의 비용과 편익을 고려하여 최선의 대안을 찾는 의사결정기법으로, 비용과 효과를 모두 화폐단위로 산출하여 비교하는 방법이다.

바. 계층분석법

대안의 우선순위 선정을 위한 평가기준이 여러 가지일 때 각 평가기준의 가중치(중요도)를 다르게 부여할 필요성이 있다. 그런데 각 평가기준의 가중치를 어떻게 설정하느냐에 따라 선택되는 대안의 우선순위가 달라지므로 이 문제는 매우 중요하다. 이러한 중요성에도 불구하고 평가기준의 가중치는 의사결정자의 주관적 판단에 의해 결정되는 경우가 많다.

최적대안의 선택모형은 객관적인 상충(trade-off) 기준이 없기 때문에 주관적 평가에 의존하지 않을 수 없다. 그런데 문제는 어떻게 하면 보다 조직적이고 일관성 있게 주관적 평가를 얻어 내는가 하는 것이다. 이러한 문제는 잘 알려진 다수기준 의사결정(multi-criteria decision making)의 문제이며, 현재 개발된 여러 기법이 장단점을 가지고 있다. 최근에는 이론적 체계가 간명하고 사용하기가 편리한 계층분석법(analytic hierarchical process, AHP)에 의한 우선순위 결정방법이 널리 사용되고 있다. AHP는 여러 개의 평가기준 중에서 순서대로 각각 2개씩 짝지어 비교하여 기준 간의 상대적 중요도를 평가하는 방법으로, 최종적으로 각 평가기준에 대한 가중치를 산출하게 되는 방법이다.

사. 원인-결과도

원인-결과도(fish-bone diagram)는 1943년 일본의 이시카와(Ishikawa)에 의해 개발된 방법으로, 일의 결과(특성)와 그것에 영향을 미치는 원인(요인)을 계통적으로 정리하여 원인규명을 쉽게 할 수 있도록 하는 원인분석기법이다. 그려 놓은 모습이 물고기뼈 모양과 같다고 하여 어골도(fish-bone diagram), 특성요인도, 인과관계도(cause effect diagram), 이시카와도표(Ishikawa diagram) 등 다양하게 불린다. 일의 결과를 특성으로 앞쪽에 표시하고, 그 결과에 영향을 미친 다양한 요인을 몇 개의 군으로 분류하여 나타내는 방법으로, 문제의 발생 원인을 체계적으로 알 수 있는 장점이 있다.

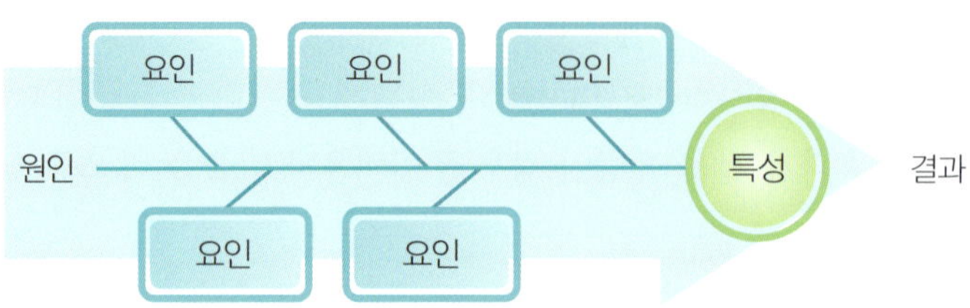

그림 5-11 원인-결과도

7) 의사결정의 윤리적 측면

일상적인 관리 업무에 수반되는 의사결정시에 항상 윤리적 측면이 중요한 쟁점이 된다고 볼 수는 없겠으나, 간호사 개인의 의사결정이나 집단의사결정의 결과가 대상자 혹은 집단이 속해 있는 기관에 영향을 줄 수 있으므로 의사결정을 내리는 과정에 윤리적 관점도 중요하게 고려되어야 한다.

의사결정과정에서 욕구, 필요성, 정당성 등이 잘 확인되어야 하고, 대안 간에 갈등이 보일 경우에는 개인의사결정과 집단의사결정에서 모두 윤리적으로 합당한 결정을 내릴 수 있어야 한다. 임상간호현장에서 그리고 간호나 의료기관의 정책 결정에 있어서는 윤리위원회의 자문을 받는 것 또한 좋은 방법 중 하나이다.

05 목표관리

1) 목표관리의 개념

목표에 의한 관리(management by objective, MBO)는 목표관리라고 하는데, 달성여부와 결과의 강조가 특징으로 결과지향적 성격을 가지고 있다. 1950년대에 경영학자 드러커(Drucker)에 의해 도입된 개념으로, 상급자가 부하직원의 목표설정이나 업적평가를 하는 것이 아니라 부하직원 자신이 또는 상급자와의 협의하에 설정된 측정가능하고 구체적인 단기목표를 자신의 업적과 비교 · 평가하고 보고하는 관리제도이다. 드러커는 목표관리가 관리기술일 뿐만 아니라 관리철학이라 하였는데, 조직구성원의 전체참여가 요청되고 각자가 목표의 우선순위와 달성방법의 선택을 해야 하므로 높은 관리철학이 요구된다.

목표관리는 직원 각자가 조직의 목표를 충분히 이해하고 어느 시점에서 무엇을, 어떻게 수행할 것인가를 인식함과 동시에 조직목표를 자기목표와 비교함으로써 자신이 관리의 주체적 역할을 담당하고 있다는 의식을 높여 스스로 동기부여가 된다는 장점이 있다.

2) 목표관리의 특징

목표관리의 특징은 다음과 같다.

- 목표를 명확하게 관리한다.
- 관리문제의 다목표적 성격을 인식하게 한다.
- 참여에 의한 관리의 기회를 제공한다.

- 목표성취도의 측정과 환류가 가능하게 한다.
- 통제기전을 보장할 수 있다.
- 갈등상황에 있는 여러 목표를 확인할 수 있다.
- 결과에 대한 책임 수락의 분위기를 조성한다.
- 관리자를 합리적으로 평가하는 수단을 제공한다.

3) 목표관리의 과정

(1) 조직목표의 명확화와 하위목표의 설정

목표에 대한 공식적 기술이 나오기까지 조직원과 자원을 일정한 형태로 투입하는 단계로서 무엇을, 어떻게, 언제까지 할 것인가를 결정하게 된다. 관리자는 이용가능한 목표를 찾으려는 노력의 하나로 조직이 나아가야 할 방향에 대한 기초자료를 제공하는 역할을 해야 한다. 또한 장기목표와 일반목표는 서로 무관하지 않은데, 전체적인 조직목표는 최고관리가 작성하여 하위계층으로 전달된다. 전체목표가 조직의 하위계층으로 내려가면서 개인의 목표로 세분화되는데, 세분화과정에서 상급자와 부하직원이 충분히 의논하여 부하직원의 목표의 총합이 상사의 목표가 되는 상향적 요소로 목표를 설정하게 된다. 주로 목표는 측정가능하며, 비교적 단기적이고 구체적인 경향이 강하다.

일반적으로 목표설정에 유의해야 할 점이 모두 적용되는데, 설정된 목표는 측정가능하고, 계량적이어야 하며, 구체적, 현실적이고 달성가능해야 한다. 또한 기대되는 결과가 확인가능해야 하고, 관리자나 조직단위의 능력범위 안에서 목표가 설정되어야 할 뿐만 아니라, 목표달성을 위해 쌍방 의사소통에 의한 조정을 해야 하며, 시간과 노력을 분배하고 이를 평가에 반영할 수 있도록 해야 한다.

목표의 설정은 상사와 부하의 합의에 의하여 이루어진다. 이와 같은 참여적 방법에 의한 목표설정은 상사에 의해서 일방적으로 부과되는 목표보다 훨씬 더 자연스럽고 쉽게 수용되며, 자기가 세운 목표는 자기가 달성한다는 심리적 상태의 조작을 통하여 목표달성도를 향상시키게 되는 것이다.

개인목표(하위목표)를 설정하려면 그에 앞서 조직의 공동목표(상위목표)가 명확해야 하고, 그에 따라 조직구조상의 적절한 변화가 이루어져야 한다. 즉, 목표관리의 실시에 따라 조직 내의 직책, 권한, 책임, 감독범위, 상호관계의 변화가 있어야 한다. 이와 같은 참여적 방법은 관리자에 의한 외부적, 타율적 통제와 부하에 의한 내부적 통제를 통합하는 관리이념에 근거를 두고 있다.

(2) 업무수행과 중간결과 평가

목표를 수행하기 전에 먼저 목표수행에 따른 예측가능한 나쁜 결과의 요인을 확인하는 과정이 선행되어야 한다. 목표의 검증을 통해 목표수행상태를 만들고, 목표관리의 신뢰성을 높이거나 위험가능성을 낮춰 주고, 가치가 없는 것은 과감히 기각한다.

목표가 정해지면 상급자는 부하직원 개개인에게 권한과 방법을 위임하고 자신은 전체적이고 포괄적인 관리를 하는 참여관리를 하게 된다. 이때 상하급자 간의 협의를 거쳐 설정된 목표를 관리하게 되는데, 상급자와 부하직원 간의 신뢰는 매우 중요하며, 신속한 정보제공과 자율적인 보고체계를 갖추어야 한다. 설정된 목표에 의해 직무계획과 활동을 발전시킴으로써 목표달성을 위한 행동과정을 수행하게 되는데, 이때의 관리자는 수동적이어서는 안 된다. 실제적으로 프로그램을 조정하거나 지도하는 역할이 요구된다.

목표가 설정된 후에는 그에 따라 업무를 수행하고, 그것을 수행하는 과정에 중간결과를 평가하고 원래 합의된 목표에 반영시켜 부적절한 목표는 폐기하거나 수정하며, 계속적으로 목표를 수행하는 데 필요한 새로운 인적자원, 물적자원을 투입한다.

(3) 최종결과의 검토와 평가

부하직원 스스로 일정 기간 동안 자신의 성과를 평가하게 하고, 그것을 기초로 대화와 지도(달성도와 노력의 인정, 상호이해, 문제점의 인식, 격려, 추가검토 등)를 시행한다. 이때 명확한 피드백은 집단의 문제해결능력을 증진시키고 개인의 직무수행능력을 향상시킨다. 또한 결과에 대한 평가를 함으로써 현재의 위치를 확인시켜 주고 목표의 적절성, 설정방식과 능력의 개선점 등에 중점을 두어 평가함으로써 하급자의 의욕을 고취시킨다. 그러나 성과평가가 반드시 보수나 승진과 관련되지는 않을 수 있다. 업무를 수행하고 최종결과에 이르러서 그 결과가 설정된 목표에 비추어 어떻게 이루어졌는가를 검토하고 평가해야 한다. 그것은 하위목표달성뿐만 아니라 조직전체의 업적 측면에서 수행되어야 할 것이다.

(4) 환류

목표에 입각한 업무수행결과가 평가된 후에는 이를 환류시켜 원래 조직의 공통적인 상위목표에 비추어 보는 것이다. 이와 같은 환류를 통하여 조직의 차기 목표에 대한 지표가 재정립되며, 각 하위단위의 목표와 역할에 대한 새로운 방향이 제시된다고 볼 수 있다.

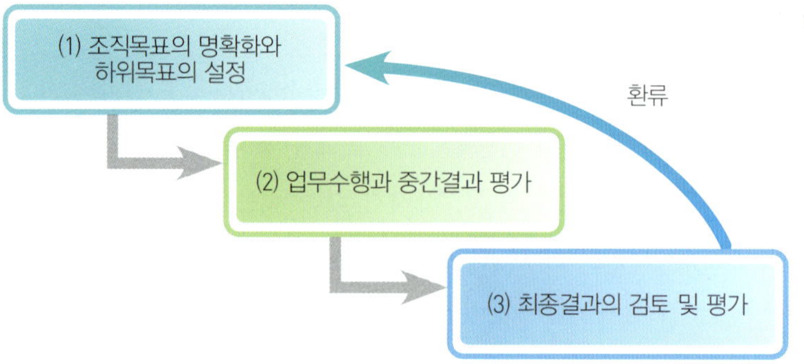

그림 5-12 목표관리(MBO) 과정

4) 목표관리의 장점과 한계

(1) 장점

목표관리를 함으로써 가능한 장점은 다음과 같다.

- 목표에 대한 구성원의 몰입과 참여의욕을 증진시킨다.
- 목표설정의 참여와 토론을 통해 의사소통을 원활하게 한다.
- 구성원에게 효과적인 자기관리와 통제의 기회를 제공한다.
- 구성원의 성과평가를 보다 객관적으로 할 수 있다.
- 성과에 대한 책임소재를 명확히 해 준다.
- 조직의 모든 단계에서 성과가 향상될 수 있다.
- 조직구성원에게 동기부여를 제공한다.
- 부서별, 개인별 목표가 기업의 목표와 동일해진다.

(2) 단점

목표관리를 적용함으로써 나타날 수 있는 단점은 다음과 같다.

- 최종목표와 중간목표 간의 갈등 조정에 실패하게 된다면 명확한 조직목표 설정이 어려울 수 있다.
- 환경변화로 인한 목표변경 시에 조직구성원이 기존목표를 고집할 가능성이 있어 목표의 신축성이 결여될 수 있다.
- 지나친 단기목표 강조의 경향이 있을 수 있다.
- 지나친 계량적 목표의 강조로 비계량적 성과를 무시하는 경향이 있을 수 있다.
- 부서 간에 지나친 경쟁이 유발됨으로써 조직전체의 성과에 악영향을 미칠 수 있다.

(3) 목표관리의 성공여건

- 최고관리자의 적극적 지원이 절대적으로 필요하다.
- 목표관리에 참여하는 구성원의 자율성이 확보되어야 한다.
- 올바른 목표의 설정이 중요하다.
- 정기적인 의사소통 네트워크를 통해 원활한 정보공유가 이루어져야 한다.

5) 목표관리 사례

목표관리를 적용하고 있는 병원의 연간계획서를 살펴보면, 표 5-10과 같다. 간호부의 목표는 전체 병원의 비전과 사명에 부합하도록 설정하게 되며, 간호단위의 목표는 전체 간호부의 목표와 일치하도록 설정하게 된다. 또한 간호단위의 목표에는 구체적인 활동방법, 기간을 포함하여 계획한다. 간호단위의 목표는 추후 해당 간호단위의 간호사 개인의 목표를 설정할 때에도 동일한 방법으로 목표관리를 실시할 수 있다.

표 5-10 목표관리의 사례

간호부 목표	간호단위의 목표	행동계획
간호인력 2등급 유지	1. 인사관리 가. 신규 간호사의 이직률 감소 나. 간호사의 이직의도 파악 다. 부서원 간 화합 도모	가. 신규 간호사 정착률 향상 1) 프리셉터 제도 4주간 운영 2) 동기모임 활성화 3) 백일잔치, 돌잔치 나. 간호사의 이직의도 파악 1) 간호단위관리자는 분기별 간호사 면담 2) 부서원의 문제 확인과 해결 다. 부서원 간 화합도모 1) 업무 중 존댓말 사용하기 2) 인신공격하지 않기 3) 공연보기, 회식하기
지속적인 교육을 통한 실무능력 향상	2. 교육 가. 원내, 외 보수교육 이수 나. 원내 실무교육 수강 다. 실무이외 교육 이수 라. 지속적인 교육	가. 원내, 외 보수교육 이수 1) 원내 보수교육 1회 이수 2) 원외 보수교육 1회 이수 나 원내 실무교육 수강 1) 업무관련 교육, 인문학강좌 수강 다. 실무이외 교육 이수 1) 웃음치료사 등 자격증 취득 2) 대학원 진학 독려 3) 취미활동 권장 라. 지속적인 교육 1) 실무지침서 제작 2) 원내강사 초빙 교육(감염관리 등)

표 5-10 목표관리의 사례-계속

간호부 목표	간호단위의 목표	행동계획
근거중심간호 제공으로 간호 질 향상	3. 연구 가. 다학제 임상연구 참여 나. 집담회 다. 임상논문발표(원내, 학회) 라. 부서 QI	가. 다학제 임상연구 참여 1) 진료과와 함께하는 임상연구 참여 2) 학회차원의 연구 참여 나. 집담회 1) 부서 집담회 1회/월 2) 간호단위관리자 집담회 1회/월 3) 진료과 집담회 참석 1회/분기별 다. 임상논문발표 1) 1회/2년 2) 진료과 임상연구 참여 라. 부서QI: 1회/년
전년 대비 20% 절약	4. 물자절약 가. 의료소모품 절약 나. 비품과 장비 관리 다. 위생재료 처방누락 관리	가. 의료소모품 절약 1) 거즈 전년대비 20%절약 2) 필요한 양만큼만 사용 나 비품과 장비 관리 1) 사용한 비품 청소, 소독 후 보관 2) 장비 점검 3) 고장이 의심되는 장비는 점검요청 4) 도난 분실 방지를 위해 List를 제작하여 매 근무 전 확인 다. 위생재료 처방누락 관리 1) 위생재료는 사용 즉시 처방 2) 시니어는 근무 시작 전 확인 3) List를 제작하여 매 근무 전 확인

비판적 사고 문제

1. 코로나19와 같은 대규모 감염병 발생에 대처하기 위한 간호기획안을 만드시오.

2. 우선순위 설정을 위한 비용-편익분석과 계층분석법의 유사점과 차이점을 설명하시오.

3. 목표관리의 적용이 환자안전에 미칠 영향에 대해 검토하시오.

>> 참고문헌

1. 박홍윤(2014). 공공조직을 위한 전략적 기획론. 대영문화사.
2. 양봉민, 김진현, 이태진, 배은영(2015). 보건경제학. 나남.
3. 하상근(2011). 정책 순응과 불응의 이해. 대영문화사.
4. Bryson, J. M.(2018). Strategic Planning for Public and Nonprofit Organizations: A Guide to Strengthening and Sustaining Organizational Achievement. 5th ed. Wiley.
5. Deming, W. D.(1986). Out of the Crisis. MIT Center for Advanced Engineering Study.
6. Kaplan, R. S. and Norton, D. P.(2008). Integrating Strategy Planning and Operational Execution: A Six-Stage System. Harvard Business School Publishing. 10(3).
7. Marquis, B. L. and Huston, C. J.(2014). Leadership Roles and Management Functions in Nursing: Theory and Application. 8th ed. Lippincott Williams & Wilkins.
8. Mintzberg, H.(1994). The Fall and Rise of Strategic Planning. Harvard Business Review.
9. Shewhart, W. A.(1980). Economic Control of Quality of Manufactured Product/50th Anniversary Commemorative Issue. American Society for Quality.
10. Steiner, G. A.(1997). Strategic Planning. The Free Press.
11. Tannenbaum, R. and Schumidt, W. H.(1973). How to choose a leadership pattern. Harvard Business Review, 51:164.
12. Tomey, A. M.(2009). Nursing Management and Leadership. 8th ed. Mosby.

제 06 장

조직

06 조 직

학습목표

- 조직의 개념을 설명한다..
- 조직구조의 결정변수를 열거한다.
- 조직화의 기본원리를 나열한다.
- 조직구조의 유형을 열거한다.
- 조직변화의 개념을 설명한다.
- 조직문화의 개념을 설명한다.

주요용어

- 조직구조 • 조직화 • 조직변화 • 조직문화

01 조직의 개념

귤릭(Gulick)은 조직을 확정된 목표달성을 위해 일을 구분, 정리하고 조정 및 명령계통을 명확히 밝힘으로써 공식적 권위구조를 형성하고 수립하는 것이라고 정의하였고, 베버(Weber)는 조직은 계속적이고 의도적인 특정한 종류의 활동체계로 목적, 경계, 공식적 구조화의 과정을 갖는 것이라는 정의를 기반으로 조직 내에서 개인적 특성을 다루는 방법으로 전형적인 관료제 구조인 피라미드형의 체계적 관료제를 제시하였다. 따라서 조직이란 두 사람 이상이 특정한 공동의 목표를 달성하기 위해 업무를 분담, 조정하는 조직화(organizing)과정을 거쳐 형성된 구조(structure)를 말하며 동시에 그러한 활동을 하는 것을 일컫는다.

1) 조직구조를 결정하는 변수

조직구조는 경제, 정책, 사회, 규범, 경쟁과 기술에 의해 영향을 받으며 수직적, 수평적 관계와 지정학적 분포, 단위의 크기 등에 따라 달라진다. 현대조직은 계층적 관리구조에서 다기능팀에 의한 평면구조로, 공식적 의사소통 채널에서 정보의 자유로운 접근으로,

기능적 지배범위에서 경계가 없는 쪽으로 변화하고 있다. 또한 작업영역 중심에서 권한위임을 중요시하며, 업무의 분권화와 단순화에서 다양한 업무의 수행과 지식확장을 통해 업무를 풍성하게 하는 쪽으로 변모해 가고 있다.

이러한 현대 조직에서의 리더는 조직구조를 평가하고, 권한은 분산하고, 부하직원을 격려하고, 명령체계를 따르지 않는 구성원을 상담하여 구성원이 조직구조에 자신의 역할을 맞추어 나갈 수 있도록 도와주어야 한다. 일반적으로 조직의 구조를 결정하고 구조적 특성을 설명해 주는 변수로는 공식화, 권한의 배분, 조직의 분화, 조직활동의 통합을 들 수 있다.

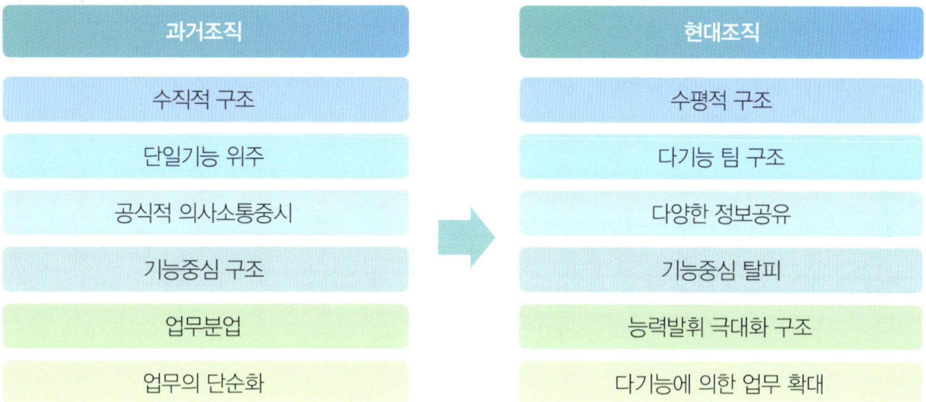

그림 6-1 **조직구조의 변화**

(1) 공식화

공식화(formalization)는 조직구성원의 행위를 규제하는 규칙과 규정의 명시화 정도를 말한다. 공식화는 조직 내의 직무가 어느 정도로 표준화되어 있는가를 말하며, 구성원이 언제, 무엇을 어떻게 해야 하는가를 공식적으로 정하는 범위를 말한다. 따라서 공식화는 규칙과 규정의 양, 조직구성원의 공식화에 대한 인식 정도로 측정할 수 있다.

공식화는 구성원의 행동을 정형화함으로써 통제를 더욱 용이하게 하며, 조직 내에서 일어날 수 있는 행동과 그 결과에 대한 예측가능성을 높여준다. 즉, 공식화를 통해 조직구성원의 조직활동을 조정할 수 있으며, 업무의 흐름에 일관성을 추구하여 생산의 효율성을 높일 수 있다. 결과적으로 공식화는 어떤 상황에서 무슨 행동을 해야 하는지를 알게 되므로 혼란을 막을 수 있으며, 문서화된 절차에 따라 업무를 수행하기 때문에 자유재량에 따른 비용이 감소되는 이점을 가지게 된다.

공식화된 조직은 일반적으로 통제수단으로서 규칙을 이용한다는 점에서 집권화와 관계가 있으나 종업원의 경험이나 능력이 높은 수준에 있는 경우에는 상대적으로 재량권이 커지게 되어 공식화가 분권화와 관련되어 있는 경우도 있다. 공식화가 극단적으로 적용되는 조직에서는 조직이 경직되고, 조직구성원의 자율적 욕구와 창의성이 없어지게 되며, 규칙을 엄격하게 고수하려는 관료적 행태가 나타나게 된다. 또한 규칙준수를 제도적으로 강요하게 되어 구성원을 기계화하며, 그 결과 소외감이 증가되고, 조직의 변화를 기피하게 되는 단점을 보이게 된다. 이러한 측면은 조직구성원의 전문화가 심화된 조직일수록 강하게 나타난다.

(2) 집권화와 분권화

집권화(centralization)와 분권화(decentralization)는 의사결정의 집중도와 권한분배의 정도에 따라 분류된다. 집권화는 조직의 중요한 의사결정이 조직의 상층부서에서 이루어지는 것인 반면, 분권화는 의사결정권이 조직전반에 걸쳐 대폭 이양(transfer)되어 있는 상태를 말한다. 조직구성원이 업무를 수행해 나가는 데는 권한이 필요하므로 조직전체의 입장에서 볼 때 권한이 배분되어야 하는데, 권한이 상위계층에 집중될수록 집권적 구조, 하위계층에 많이 분배될수록 분권적 구조라고 말할 수 있다.

조직은 규모가 클수록 의사소통과 조정이 어렵고, 기술의 복잡성이 증대되고 급속히 변화하여 예측하기도 어려우므로 분권화가 필요하다. 분권화는 자유로운 사고의 교환으로 의사소통이 개선될 수 있으며, 또한 조직구성원인 개인의 발전, 직무만족의 증대, 책임감에 대한 공헌을 함으로써 전반적인 사기를 높여 주는 이점이 있지만, 지나친 분권화로 인해 조정이 어렵고, 통제의 일관성이 상실되기 쉬우며, 일의 중복, 전문화의 곤란, 과업부담의 증대, 관리비의 증가로 효율성이 낮아질 수 있다.

표 6-1 집권화와 분권화

구분	집권화	분권화
특징	• 상위 단계에서 의사결정	• 조직 전반에서 의사결정
적용단계	• 조직의 초기 및 조직을 구축하는 단계 • 재정, 회계, 통계의 자료, 중요 물품 구매	• 대규모 조직에서 복잡한 결정과정이 필요한 단계 • 생산, 마케팅, 인사, 구매
장점	• 규모의 경제 • 리더의 책임성과 동기부여 증가 • 단위 간의 통합과 조정이 용이 • 관리비용 감소	• 사기 진작 • 대인관계 촉진 • 구성원 전체의 동기부여와 유연성 증가 • 효과적인 의사소통 • 협동 증가
단점	• 사기 저하 • 대인관계 억제 • 구성원의 동기부여 미흡 • 유연성 감소 • 의사소통 장애 • 협동심 저하	• 적절한 크기로 분권화하기 어려움 • 책임에 대한 회피 • 조직단위 간의 통합과 조정의 어려움 • 관리비용 증가

최근 분권화가 촉진되는 방향으로 가고 있으나 현대에는 발달된 기술의 도입으로 조직 규모의 확대, 조직의 복잡성 증가로 인한 분권화 요구를 다시 집권화로 대체하는 경우가 발생되고 있다. 조직이 처한 상황에 따라 효율성 측면에서 집권화와 분권화의 적합한 정도가 달라질 수 있으며, 조직의 역사, 규모, 제품, 시장의 분포, 업무기능의 성격, 직무의 성격, 구성원의 특성과 외부환경 등에 따라 분권화와 집권화의 정도가 달라진다.

표 6-2 집권화와 분권화에 영향을 미치는 요인

영향요인	조직에의 적용
조직의 규모	대규모의 경우 분권화가 더 적절하나 예외적인 경우도 있다.
제품조합	제품라인이 많거나 다각화가 높은 조직일수록 시장, 생산 및 판매의 특성과 문제가 각기 다르므로 집권적 방식이 부적합할 수 있다.
시장의 분포	해당 시장이 널리 분포되어 있거나 시장구조가 복잡하면 분권화가 적절할 수 있다.
업무기능의 성격	같은 조직 내라도 업무기능에 따라 달리 적용되는 것이 바람직하다.
직무의 성격	비교적 일상적이고 규칙적인 경우에 집권적 의사결정이 적합하고 일정하지 않거나 규칙적이지 않은 직무의 경우는 하부계층에 위임하는 것이 적절하다.
구성원의 특성	비일상적인 직무일수록 동시에 전문성을 필요로 하는 직무가 많으므로 이런 경우에는 분권화의 경향이 두드러진다.
외부환경	조직의 생존이 정부나 노조 또는 원료공급자와 같은 외부 특정집단의 영향이 크면 집권화 경향이 클 수 있다.

(3) 분화

분화(differentiation)는 조직이 하부단위로 세분화되는 과정 또는 상태를 말하며, 조직 활동의 분화는 조직구성원의 전문화와 함께 이루어진다. 분화는 분업과 유사한 개념으로 쓰이나 분화는 업무의 세분화뿐만 아니라 조직단위의 분화까지도 포함하는 광의의 개념으로서 분화의 한 결과가 전문화이다. 분화는 업무를 수행하는 개인의 능력에 한계가 있기 때문에 이루어지며, 과업의 목표달성에 더 효율적이다. 그러나 전문화가 너무 극단적으로 진행될 경우 분화에 의한 비인간화가 초래될 수 있다는 점이 지적된다.

조직의 분화 정도를 하위단위로 세분화되는 과정이나 상태를 기준으로 분류하면 수평적 분화(부문화)와 수직적 분화(계층화)로 구분할 수 있는데, 과업의 분화는 수평적 분화와 수직적 분화의 두 가지 방향으로 이루어진다. 직무의 수가 많을수록 부문화가 많아지고 그 조직의 복잡성이 더욱 높아진다. 부문화가 많아지면 각 조직단위별로 자신의 목적만 강조하여 기관의 목적을 등한시하기 쉽고 장비와 서비스의 중복이 가능하다는 단점이 있다.

가. 수평적 분화(부문화)

수평적 분화(horizontal differentiation)란 부문화(departmentation)라고도 하는데, 과업의 분화로 세분화된 활동을 직무와 대응시키고 이를 다시 집단별로 결합시키는 과정이다. 즉, 조직전체 수준에서의 분업을 의미한다.

표 6-3 수평적 분화의 목적

영향요인	목 적
감독의 폭	감독의 폭을 정함으로써 관리자가 지나친 업무 부담을 받지 않게 하기 위함이다.
규모의 경제	비슷한 활동을 집단화시킴으로써 관리상의 전문화 가능성이 높아질 수 있다.
조정	각 조직활동에 필요한 조정의 정도가 서로 다르므로 기능적 분화를 통해 조정상의 문제를 최소화 시킬수 있다.
성격	업무의 성격에 따라 수평적 분화를 시행함으로써 핵심적 업무에 주의를 집중한다.

가) 기능별 부문화

기능별 부문화는 조직성장의 초기단계에서 기능별로 분화되는 것을 말하여 기능별 부문화는 전문화를 촉진하여 효율을 향상시키며 관련된 활동을 부서화했기 때문에 개별 부서 내의 조정이 용이한 이점이 있다. 반면에 조직규모가 커지고 조직활동이 다양화됨에 따라 조직 전체의 의사결정이 지연되기 쉽고, 조직의 효율적 통제가 어려우며, 관리자의 훈련에 어려움이 있다는 단점이 있다.

나) 대상자별 부문화

대상별 부문화는 대상자별로 분화되는 것을 말하며, 예를 들면 내과, 소아청소년과, 정신과 등 특정한 대상자에 따라 부서화하는 경우를 들 수 있다. 이러한 부문화는 각 부문별 자율성이 높아지므로 성과기준이 명확한 이점이 있으나 독립성의 강조로 조직 전체의 목표가 유리될 가능성이 높다는 단점이 있다.

다) 시간별 부문화

시간별 부문화는 간호사의 근무 시간별로 분화시키는 것을 말하는데, 예를 들면 간호사의 근무시간대에 따라 낮번, 초번, 밤번으로 구분하여 업무를 부문화시키는 것을 말한다.

나. 수직적 분화

수직적 분화(vertical differentiation)는 과업의 분화가 상하관계를 가지고 이루어지는 것으로, 계층 또는 위계라고 한다. 각 계층에는 지위, 역할, 직위에서 분명한 차이가 있다. 예를 들면, 간호부장은 관리자라는 지위(status)와 부장이라는 직위(position) 그리고 간호부장으로서 기대되는 역할(role)이 있으며, 간호과장, 수간호사, 일반간호사도 각각의 지위와 직위에 따라 기대되는 역할이 있는 것이다. 그러므로 공식조직의 계층은 명령계통을 이루는 권한과 역할의 피라미드 체계이다.

공식적 권한체계로서의 계층은 각 계층마다 요구되는 권한, 보상, 기술이 다르다. 계층은 직무를 수행하는 개인에게 공식적인 힘을 부여하며, 통제와 질서의 기초를 제공하고, 조직을 제도화시키며, 갈등을 억제하는 기능이 있다.

다. 분화와 통제의 범위

통제의 범위(span of control)는 한 관리자가 효과적으로 통제, 관리할 수 있는 부하의 수를 말한다. 조직정책이 명확하고 포괄적일수록, 전문가의 자원을 많이 받을수록, 부하의 능력이 우수할수록, 객관적 평가기준이 명확할수록, 관리대상 업무의 성격이 일상적이고 덜 복잡할수록 통제의 범위가 넓어진다.

통제의 범위와 조직계층의 수는 서로 관련되어 조직의 형태를 결정한다. 통제의 범위가 넓으면 조직계층의 수는 적어지므로 이때의 조직형태를 평면구조(flat structure)라 하며, 반대로 통제의 범위가 좁고 계층의 수가 상하로 긴 조직형태를 고층구조(tall structure)라 한다. 조직구조는 권한의 배분과 관계가 깊은데, 의사결정이 집권화된 경우는 고층구조를 가지며, 반대로 분권화된 경우는 평면구조를 취하는 것이 보통이다.

평면구조는 계층의 수가 적으므로 수직적 의사소통이 신속하게 이루어지며 분권화가 촉진되어 자기통제에 의한 충분한 능력발휘를 가능하게 하는 장점이 있으나 수평적 의사소통의 부담이 커져 조정이 어려워지는 단점이 있다. 고층구조는 통제의 범위가 좁으므로 부하직원에 대한 철저한 통제가 가능한 동시에 상하급자 간에 개인적 접촉의 기회가 많다. 그러나 타인에 의한 통제는 자기통제에 역행하는 것이므로 부정적 측면이 있으며, 계층의 수가 많으므로 수직적 의사소통이 부정확하고 왜곡될 가능성이 많다. 이와 같이 평면구조와 고층구조는 어떤 것이 일률적으로 더 좋다고 말할 수는 없다.

(4) 조직활동의 통합

조직의 규모가 확대되면 과업이 분화되는데, 이러한 분화만으로 조직의 효율을 기할 수 없으므로 통합의 필요성이 생긴다. 간호조직에서의 통합(integration)은 간호부서가 목표를 달성하기 위해 서로 다른 여러 하위시스템 사이의 통일을 도모하는 과정을 말한다. 따라서 통합은 분화된 직무와 활동이 연결된 행위를 촉진하는 조정(coordination)을 의미하기도 한다.

통합은 조직단위의 자율성이 높고 의존성이 적은 경우에 그 필요성이 적어진다. 또한 분업의 정도가 높으면 조직단위 사이에 상호의존성이 커지므로 조정업무가 필요하게 된다. 조직을 둘러싸고 있는 환경이 불안정할 경우 조직의 분화가 높아지고, 그에 따라 조정의 필요성이 커지는 것이 일반적이다. 통합에는 조직계층의 상하관계를 통한 수직적 통합과 동일한 계층 사이에서 이루어지는 수평적 통합 그리고 다른 계층 간의 대각적 통합이 있을 수 있다. 이러한 통합의 기본적 방법으로는 자발적 조정과 지시적 조정이 있는데, 자발적 조정은 간호사가 해야 할 일과 그 일을 해야 할 시기에 관하여 지시를 받는 것을 말한다.

조직의 구조를 결정하는 변수 사이의 관계는 다음과 같다.

가. 집권화와 복잡성의 관계

집권화와 복잡성은 서로 역관계에 있으며, 분권화와 고도의 복잡성 사이에는 정의 상관관계를 가진다. 또한 전문직 훈련을 많이 받을수록 의사결정에 참여할 가능성이 더욱 높다.

나. 집권화와 공식화의 관계

단순작업 조직의 경우 조직구성원에게 행동지침을 제공하기 위해 많은 규칙이 필요하여 높은 공식화를 지향한다. 전문직 조직의 경우에는 일반적으로 낮은 수준의 공식화와 분권화를 유지하려고 하며, 일에 직접적으로 영향을 미치는 의사결정에서는 분권화를 바라지만 인사고과 절차나 임금, 조직의 전략적 의사결정에서는 분권화를 원하지 않는 경향이 있다.

주로 조직구성원의 유형이 의사결정유형에 영향을 미치는데, 비숙련 구성원은 높은 공식화, 높은 집권화와 관계가 있으나 전문적 조직구성원은 낮은 공식화, 낮은 집권화와 관련되는 경향이 있다.

다. 공식화와 복잡성의 관계

고도의 수직적 분화의 경우에는 조직관리자와 전문직의 수가 증가하고 비일상적인 과업을 수행하며 미리 사회화과정을 통해 행동이 통제규범을 내면화하기 때문에 일반적으

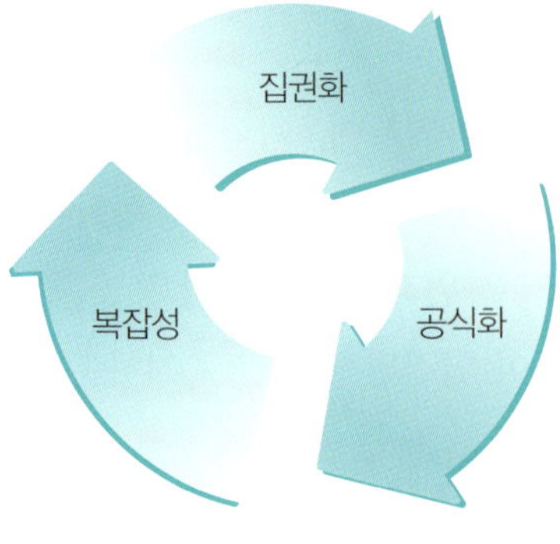

그림 6-2 조직구조 결정요소 간의 관계

로 공식화 정도는 낮다. 또한 고도의 수평적 분화의 경우에는 일상적, 반복적 일을 수행하도록 하고 업무에 대한 조정과 통제를 촉진시키기 위해 공식화의 정도를 높이는 것이 유용하다. 즉, 분화의 방향이 공식화와 복잡성의 관계를 결정하는 경향이 있다.

2) 조직의 원리

조직화는 구성원이 효과적으로 목표를 달성하도록 직무내용을 편성하고, 그 직무수행에 필요한 권한, 직위, 책임을 부여하고 조정하며, 수직적이고 수평적인 상호관계를 설정하는 과정이다. 이는 조직관리의 가장 중심이 되는 핵심요소이며, 조직형성 과정에서 지배구조는 권력행사자와 관련된 개념으로, 역할구조는 지배구조와는 상대적인 개념으로 일을 수행하는 사람과 관련된 개념이다.

이에 조직화과정에 적용되는 원리는 다음과 같다.

(1) 계층제의 원리

계층제의 원리는 권한의 책임 · 의무의 정도에 따라 조직을 형성하는 구성원 간의 위계, 즉 계층을 설정하여 각 계층 간에 권한과 책임을 배분하고 명령계통과 지휘, 감독체계를 확립하는 것을 말한다. 계층은 명령과 의사소통, 권한위임, 행정관리 목표설정과 업무배분의 통로이기도 하다. 또한 조직 내부의 조정과 해결의 수단으로 기능하는데, 과도한 수직관계는 조직의 경직성을 초래하며 동태적이고 융통성 있는 인간관계의 형성을 저해한다.

계층의 수가 많아지면 의사소통이 왜곡되기 쉽고 환경변화에 신축성 있는 대응을 하기 어렵다. 특히 계층제를 지나치게 강조하면 직무수행을 위한 합리적 조직으로 여겨지기보다 인간을 비합리적으로 지배하는 관계가 될 가능성이 높다. 이러한 조직에서는 구성원이 개성을 상실하고, 소속감이 감소하며, 창의성 발휘가 어렵고, 기계적 도구로 전락하기 쉽다.

따라서 현대간호조직은 고층구조에서 평면구조로, 막료조직의 활동 확대와 이중적 계층조직과 이중감독 등을 적용한 조직을 적용하는 경향이 많아졌다. 특히 직급과 직무를 분리함으로써 계층제를 신분적, 사회적 계층제와 혼합시키지 않으려는 조직이 점차 늘어나고 있다.

(2) 명령통일의 원리

명령통일의 원리는 조직의 구성원이 한 사람의 상사로부터 지시를 받고 보고할 책임을 갖는다는 원리이다. 즉, 조직 내의 각 구성원이 한 사람의 상관에게서 명령을 받으며 이에 대해 책임을 갖게 됨을 의미한다. 책임의 소재가 명백하고 명령보고의 상호대상이 명백한 장점을 가지고 있고 조직의 장이 전체적인 조정을 할 수 있게 한다. 그러나 의사소통의 과중한 부담을 야기하거나 기능적 전문가의 영향력이 감소될 수 있으며, 행정의 지연이 초래될 수 있다. 또한 계층적 권위가 과도하게 노출될 수 있다. 명령통일의 원리는 전문화가 강조되는 현 조직에서는 거의 적용되지 않는 경향이 있으나 이를 무시할 경우 조직의 체계, 질서, 상하 간의 원만한 인간관계를 저해할 수 있으며, 결과적으로 조직의 안정성이 상실될 우려가 있다. 따라서 관리자는 명령과 조언을 적절하게 적용할 필요가 있다.

(3) 통솔범위의 원리

통솔범위란 한사람의 관리자가 효율적이고 효과적으로 통제할 수 있는 부하직원의 수 또는 조직단위 수를 말하며, 한 사람의 관리자가 효과적으로 직접 감독, 관리할 수 있는 하급자의 수로 관리의 범위를 의미, 계층이 많을수록 통솔의 범위가 좁아지게 된다. 조직 정책이 명확하고 포괄적일수록, 전문가의 지원을 많이 받을수록, 부하의 능력이 우수할수록, 객관적 평가기준이 명확할수록, 업무의 성격이 일상적이고 덜 복잡할수록 통솔의 범위는 넓어질 수 있다.

통솔의 범위는 통솔자의 능력이 우수할수록, 기간이 여유가 있을수록 통솔범위를 넓힐 수 있다. 업무의 성질이 단순하고 상호관련성이 적을수록, 부하직원의 능력이 많을수록 통솔범위가 넓어진다. 또한 막료조직의 지원이 막강할수록 통솔범위가 넓어진다. 작업장소가 지리적으로 분산되어 있을수록 통솔범위가 좁아지며, 정책과 직무, 권한이 명백할수록 통솔범위가 확대된다. 또한 통솔자의 심리상태에서 관할 영역을 팽창하고자하는 욕구가 클수록 범위가 확장된다. 잘 갖춰진 계획과 통제 하에선 통솔의 범위가 확대된다.

(4) 분업전문화의 원리

조직의 목표를 성취하려면 조직구성원이 작은 직무로 분할해서 수행하게 되는데, 이는 조직구성원이 갖고 있는 다양한 기능을 효율적으로 활용하기 위한 것이다. 조직의 규모가 커지고 업무의 전문성이 증가할수록 분업이 더욱 필요해진다. 즉, 분업의 원리는 업무를 종류별로 나누어 조직구성원에게 가능하면 한 가지의 주된 업무를 분업시킴으로써 조직관리상의 효율을 향상시키고자 하는 것으로, 조직규모가 확대될수록 업무의 내용과 분담이 복잡해지고 동시에 조직의 합리성을 높이기 위해 전문화의 필요성이 강조된다.

개인은 업무가 전문화되면 될수록 보다 효율적으로 행동하며 전문화에 의해 업무를 가장 신속하게 수행하는 유일, 최선의 방법을 발견할 수 있다. 전문화는 효과적이고 효율적 업무수행을 위해 같은 계층범위의 구성원 간에 조정과 협동이 잘 이루어지도록 횡적으로 분화시키는 수평적 분업전문화와 상위계층에서 하위계층까지 누가, 무엇을 하느냐의 부서와 업무가 정해지는 수직적 분업전문화로 나눌 수 있다.

전문화는 지나친 분업으로 조직 내 단위 간 조정을 어렵게 할 수 있으며, 세분화할수록 조직의 통합적 관리의 소모가 많아지고 업무의 중복, 낭비, 책임회피를 가져올 수도 있다. 이러한 단점을 극복하고 조직의 효율성을 높이려면 조정과 통합력이 향상되어야 한다.

(5) 조정의 원리

조정의 원리는 조직의 창조적인 측면으로 조직의 공동목표를 수행하는 데 조직구성원의 개별적 노력을 통합함으로 조직의 존속을 도모하는 기능을 말한다. 조직의 규모가 커지면 분업화, 전문화 현상이 심화되며, 부서 간, 단위조직 간에 조화를 이루기 어려워지므로 조직 전체의 목표달성을 위해 행동의 통일을 기할 수 있도록 집단의 노력을 질서있게 배열하고 조직과 환경 사이의 균형을 유지함으로써 조직의 존속을 도모하는 기능이 필요하다.

그러기 위해서는 수직적 관계의 최소화를 통해 계층간 통합을 도모하는 정보체계를 확립하고 일상적 조정과 통합에 유용한 수단인 규정과 절차를 개발하고 위원회, 프로젝트 조직, 행렬조직 등 다양한 수평적 통합 수단을 이용함으로써 동일계층의 구성원과 부서 간의 업무활동을 조직전체의 활동으로 통합할 필요가 있다.

02 조직구조

조직의 관리자는 관리비용을 줄이고 유지하기 위해 조직을 재설계할 필요가 있다. 조직의 재설계는 동시 다발적으로 일어나는 업무 환경 속에서의 개인 업무를 재설계하는 것으로, 업무활동의 비효율적인 분포와 지나친 세분화, 역할중복과 낭비를 방지하여 효율적으로 운영되도록 적절한 업무를 조정하는 것이다. 따라서 간호관리자는 팀 구축과 지도, 상담과 변화유도, 간호의 질 개선을 통한 조직재설계를 이끌어야 하며, 이러한 조직변화를 구성원에게 교육하고 유지하기 위해 노력해야 한다.

조직의 전략, 규모, 보유기술, 환경 등이 조직의 구조에 영향을 미친다.

1) 조직의 기본유형

조직의 기본유형은 계선조직(line organization), 기능조직(functional organization), 계선참모조직(line and staff organization)으로 나눌 수 있다. 대규모 조직에서 사업부제 조

표 6-4 조직의 구조에 영향을 미치는 요소

영향요인	조직에의 적용
조직전략	기본적인 장기목표 및 조직의 목표를 설정하고 행동방침이나 방향을 채택, 목표달성을 위한 자원을 배분하는 조직 전략이 어떤 것인가에 따라 조직구조가 결정된다.
조직규모	조직원의 수로서 조직의 수직적 분화, 조직의 공식화, 분권화에 영향을 미친다.
조직의 보유기술	기술이 복잡해지면 관리자의 수와 계층이 증가하게 되며, 대량생산기술은 일선관리자가 감독해야 할 부하의 수를 증가시키게 한다. 기술이 복잡해질수록 생산과 직접적인 관련이 없는 업무가 증가하여 비생산직 근로자 수가 많아지게 된다.
조직환경	경제, 정치, 사회, 생태, 문화적 상황 등의 일반적 환경으로 조직목표의 달성과 직접적인 관련이 있는 특수 환경은 직접 관리하거나 통제할 수 없다. 따라서 환경의 영향을 최소화하거나 제거하는 것이 중요하다.

직(divisional organization) 혹은 자기통제단위조직이 있으며, 중간 형태로 혼합조직이 있다.

(1) 계선조직

계선조직(line organization)은 직계조직이라고도 하며, 최고경영자로부터 의사전달이 말단 직원에 이르기까지 하나의 명령계통으로 전달되는 조직형태이며, 가장 단순하고 오랜 역사를 지닌 조직이다. 기본적으로 모든 조직형태는 최고경영자로부터 경영의 각 계층에 걸쳐 직접적인 명령체계를 가지는 계선조직에서 출발한다. 계선조직의 특징은 명령일원화가 잘 이루어지고, 권한과 책임이 명확하며, 조직의 활동을 촉진하고, 통제를 유지하면서 목적달성을 위해 리더십이 강하다는 점이다. 계선조직은 업무의 분화가 이루어지지 않은 단순한 조직형태이며, 산업화의 초기단계에서 많이 볼 수 있었던 조직형태인데, 오늘날 소규모 기업이나 중소기업에서 찾아볼 수 있다.

계선조직의 장점은 가장 단순하고 이해하기 쉽고, 의사결정과 집행이 신속하며, 하위자의 조정이 용이하고, 전체의 통일성과 질서가 유지되며, 지휘자의 책임소재가 명확하다는 점이다. 단점으로는 의사결정이 최고층에 집중되어 주관적, 독단적인 경향으로 흐를 수 있으며, 상위자의 부담이 크고, 수평적 의사소통의 단절로 전문적 지식과 기능의 활용이 어렵고, 부서간 업무중복과 조정곤란 등 조직운영의 효율성 저하와 혼란을 초래하며, 조직의 경직화로 신축성 있는 조직활동을 저해하여 환경변화에 신속한 적응이 어렵다는 점을 들 수 있다.

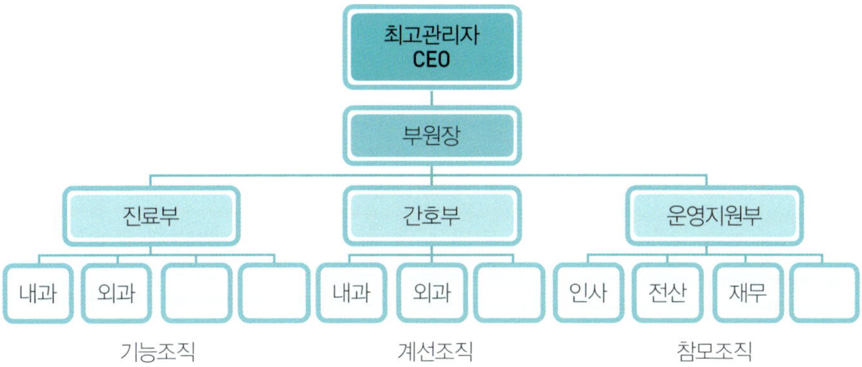

그림 6-3 병원의 계선조직

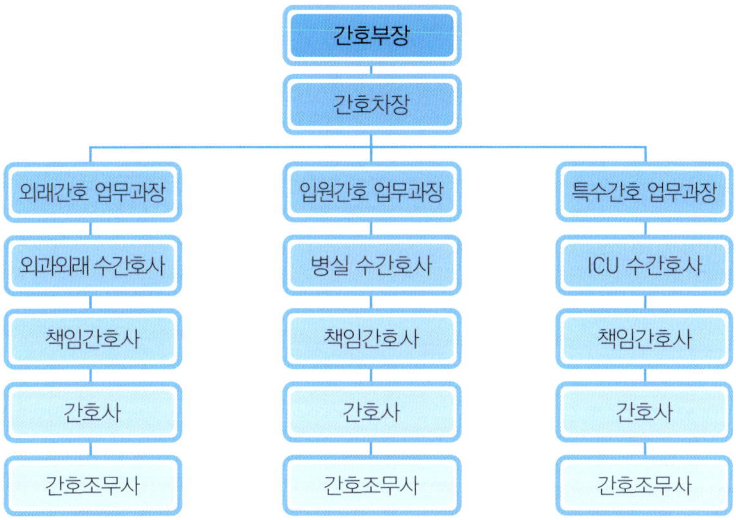

그림 6-4 간호부의 계선조직

표 6-5 계선조직의 장단점

장점	단점
• 권한과 책임의 소재와 한계가 명확 • 상급자에 의한 신속한 의사결정 • 부하에 대한 관리자의 강력한 통솔 • 분업, 전문화로 조직의 효율적 운영 • 조직 내 인간관계가 적고 단순 • 조직의 안정성으로 소규모 조직에 적합	• 관리자의 주관적, 독단적 업무 처리 • 조직의 경직화로 환경변화에 대처 곤란 • 외부의 전문 지식이나 기술 활용 곤란 • 분업, 전문화로 단조로움과 직원 간 격리

(2) 기능조직(직능조직)

기능조직(functional organization)은 관리자가 담당하는 일을 전문화하여 각 기능(직능)별로 전문가를 두어 업무를 전문적으로 지휘, 감독하게 하는 조직이다. 이것은 테일러(Taylor)가 계선조직의 결함을 시정하기 위하여 창안한 조직이므로 테일러식 조직이라고도 한다. 기능조직의 특징은 전문화의 원리, 기능화의 원리, 즉 관리의 분업화 원리가 잘 이루어진다는 점이다. 기능적 구조에서 직원은 업무에 따라 같은 집단 내에서는 유사한 업무를 수행하며, 같은 부서 내에서는 유사집단으로 조직된다. 유사한 부서는 같은 관리자에게 보고를 한다. 기능적 구조는 결정사항이 조직의 상부에서 이루어져 아래로 내려오기 때문에 중앙구조라고도 한다. 대다수의 보건의료조직은 기능적 구조의 모든 기준을 갖추고 있으며, 기능조직은 중소규모 병원에 적합하다.

기능조직의 장점은 분업의 원칙을 고도로 이용하고, 관리자의 부담이 적고, 숙련된 인력의 양성이 용이하며, 작업의 표준화가 가능하고, 사람을 중심으로 작업을 적용한다는 점이다. 단점은 지휘, 명령의 통일성이 이루어지기 어렵고, 관리자 간의 대립이 생기기 쉬우며, 경영 전체의 책임 한계가 불분명하고, 많은 숙련된 인력의 양성이 어려우며, 관리비와 인건비가 많이 든다는 점이다.

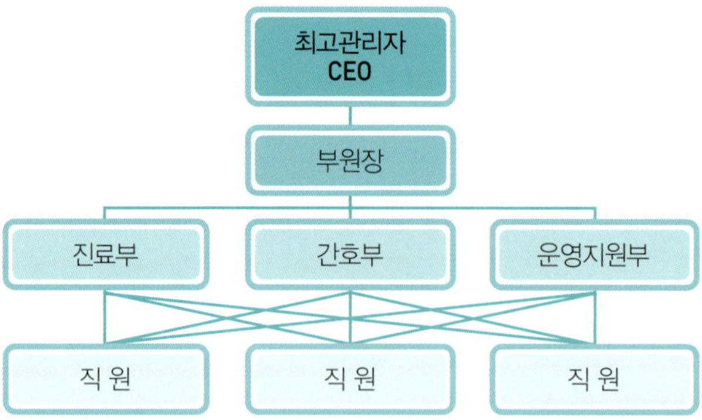

그림 6-5 병원의 기능조직

표 6-6 기능조직의 장단점

장점	단점
• 효율적인 자원으로서의 전문기능 이용 • 직원의 역량 발휘로 기술 발전과 숙련 • 중앙집권적 의사결정으로 조직통합성 유지 • 기능 간 조정력 강화	• 기능경계가 모호할 시엔 조정력 약화 • 중앙집권적 의사결정으로 의사결정 시간 소모 • 비효율적인 환경변화 대처 • 다기능 업무에서의 책임소재 불분명

(3) 계선참모조직(막료조직)

조직의 규모가 커지고 업무가 복잡해질수록 경영자는 특정 분야의 전문가로부터 도움을 받아야 하는 경우가 많아지는데, 이에 따라 조직목표를 달성하는 데 필요한 핵심적인 활동을 수행하는 단순한 계선조직에 전문적인 지식이나 기술을 가지고 계선조직의 활동을 도와주는 참모가 필요하게 된다. 이렇게 하여 탄생한 조직이 계선참모조직이다.

계선참모조직은 간단히 막료조직이라고도 하며, 계선조직의 지휘, 명령의 통일성을 유지함과 동시에 그 결점을 보완하기 위하여 참모제도를 절충시킨 조직이다. 참모(막료)는 전반관리 참모(general staff)로서 기획, 재무, 회계, 조사, 연구 등으로 최고관리자 또는 부서에 조언과 보좌 기능을 수행한다. 여기서 계선은 모든 명령과 감독을, 참모는 조언, 권고, 조사, 조정을 수행한다.

계선참모조직의 특징은 명령통일의 원리와 분업전문화의 원리를 잘 살릴 수 있고, 참모는 타부서 하위자에 대한 직접적 지휘, 명령권이 없다는 점이다. 계선참모조직은 오늘날의 가장 일반적인 조직구조로, 거의 모든 기업이 이 조직형태를 가지고 있으며, 현대적 대규모 병원에 적합하다.

계선참모조직의 장점은 명령의 일원화가 이루어지면서 전문적 지식과 경험에 의한 합리적 결정이 가능하다는 것이다. 또한 계선조직의 과중한 업무를 도와주고, 최고경영자의 통솔범위를 확대시켜 주며, 계선조직 간의 업무조정을 용이하게 한다. 단점으로는 계선조직과 참모조직이 혼동되어 알력관계가 발생할 수 있으며, 경비가 많이 든다는 점이다. 또한 참모는 결과에 대하여 책임을 지지 않으므로 책임을 전가할 우려가 있으며, 계선의 창의성을 잃어버리기 쉽고, 참모부와 직원 사이에 거리가 생길 수 있다.

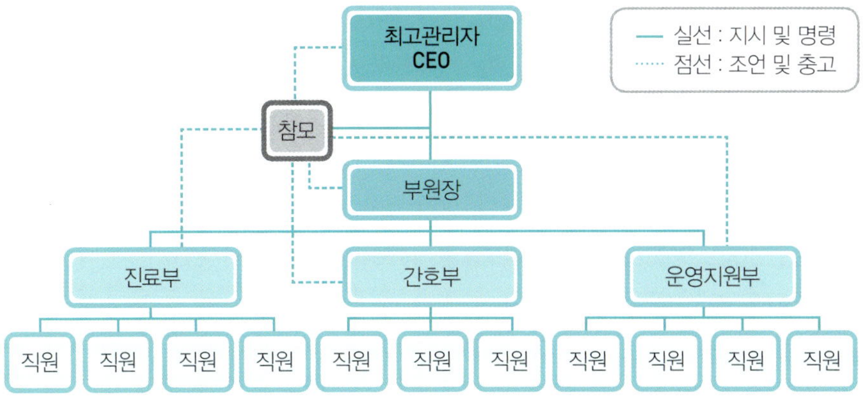

그림 6-6 병원의 계선참모조직

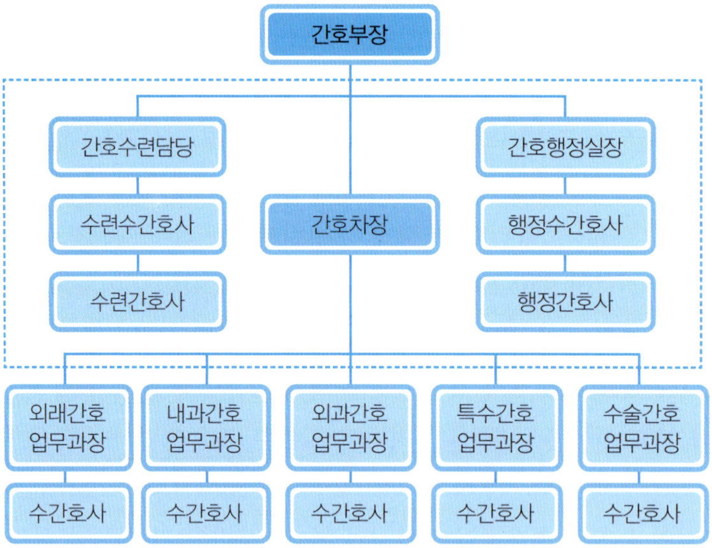

그림 6-7 간호부의 계선참모조직

(4) 사업부제 조직(자기통제단위구조)

사업부제 조직은 산출물에 기반한 사업부서화 방식의 조직구조로, 대규모 조직에서 사업부 단위로 조직을 편성하고 각 사업부가 독자적 생산과 마케팅, 관리권한을 행사하는 조직이다. 사업부제 조직은 기업의 규모가 커지고 제품과 시장이 복잡해지면서 제품이나 시장 또는 지역을 기초로 부문화하여 만들어진다. 특정 제품에 관련된 경영활동은 대부분 해당 사업부문의 책임자에 의해 이루어지며, 책임자는 대부분의 권한을 보유하고 행사하게 된다.

각 사업부는 한 제품을 생산하거나 특정 환자집단을 진료하는 데 필요한 모든 기능적 직위가 사업부 내에 배치된 자기완결적 단위이며, 따라서 이를 자기통제단위조직이라고도 한다. 사업부는 자주적이고 독립적인 지위를 가지므로 경우에 따라 하나의 독립적인 기업과 마찬가지로 많은 일을 주어진 권한 내에서 스스로 결정하고 처리할 수 있다. 예를 들면, 대학병원의 암센터, 심장센터, 화상센터 등을 들 수 있다.

사업부제는 기능적 구조가 부적절한 상황에서 더 적합하며, 조직이 수시로 환경에 대한 적응과 혁신을 요구할 때 매우 적절하다.

사업부제 조직은 계선참모조직에 비해 사업단위별로 권한과 책임을 부여함으로써 시장요구에 비교적 빠르게 대처할 수 있으며, 사업의 성패에 대한 책임소재도 분명히 할 수 있는 장점이 있다. 각 사업부는 자기완결적 기능단위로 구성되어 기능 간 조정이 용이하므로 환경변화에 신축적으로 대응할 수 있고, 특정 진료서비스별로 운영되기 때문에 고객만족도 제고, 성과 관리에 유리하다. 단점으로는 사업부마다 중복된 기능이 있어 규모의 경제 실현이 어려워 자원의 낭비를 초래하고, 기능 직위가 사업부별로 분산되므로 전문지식과 기술발전에 불리하며, 각 사업부 간의 지나친 경쟁을 유발하여 전체적인 목표달성을 저해할 수도 있다.

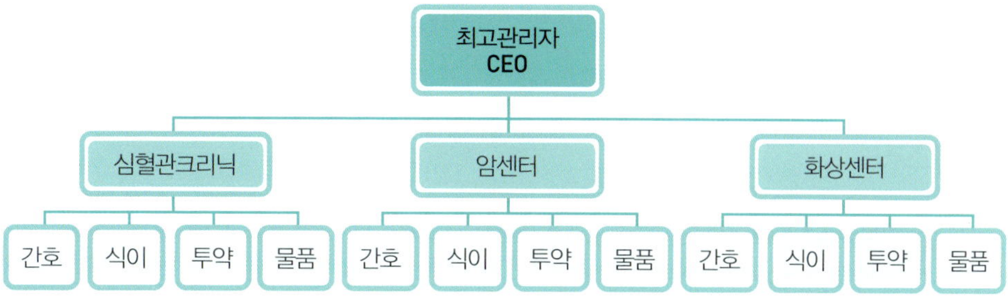

그림 6-8 간호부의 자기통제구조

(5) 혼합조직

조직이 성장할 때 모든 경우는 아니나 특이하게 자기통제단위(사업부)가 생겨서 결과적으로 혼합조직이 된다. 이런 조직은 중앙화된 기능조직과 분권화된 사업부를 가진다. 혼합구조의 장점은 각 기능의 질을 유지하며 부서 간의 목표와 협조를 조절하는 동시에 사업부 내에서 유사한 조정을 해 낼 수 있으며, 조직이 환경에 적응하기 쉽고, 효율성의 유지가 용이하다는 점이다. 또한 이 조직은 중앙화로 인한 경제성과 자기통제에 의해 적응과 혁신을 얻을 수 있다. 혼합구조의 단점은 최고경영자와 사업부 간의 갈등, 최고경영자의 간섭에 대한 사업부서장의 기피현상 등이다.

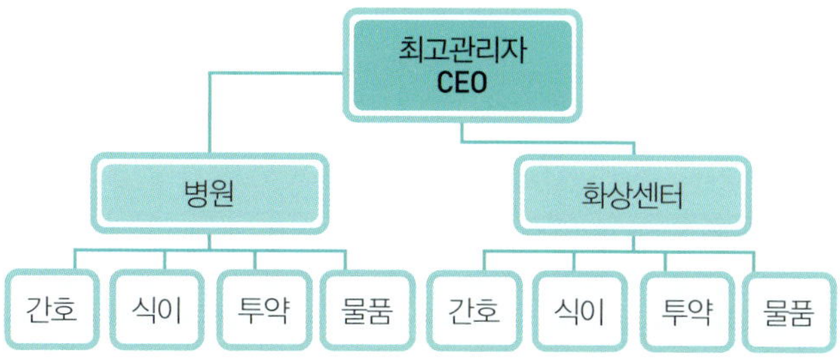

그림 6-9 병원의 혼합조직

2) 동태적 조직

동태적 조직은 환경변화에 대응하면서 특정과제를 해결하기 위해 일상적이고 계획적인 업무를 넘어선, 다각적인 협력을 필요로 할 때 편성하는 조직구조로서 수평적 접촉의 형태를 취하는 조직이다. 동태적 조직에는 행렬조직(matrix organization), 위원회(committee), 테스크 포스(task force), 팀제(team organization), 네트워크조직(network organization) 등이 있다.

(1) 행렬조직

행렬조직(matrix organization)은 기능조직과 직계조직의 결합을 시도하는 조직구조이다. 조직환경이 복잡해지면서 기능부서의 기술적 전문성이 요구되는 동시에 사업부서(계선조직)의 신속한 대응이 필요하면서 등장한 조직형태이다. 기능조직은 전문가의 집합으로 전문성을 살릴 수 있으나 조정이 어렵고, 계선조직은 전문가의 조정은 용이하나 비용이 중복된다는 문제가 있으므로 양자의 장점을 채택한 조직구조이다. 즉, 행렬조직은 전통적 계선조직에 프로젝트 조직을 결합시킨 것이다. 행렬조직은 조직환경이 불확실할 때, 조직의 규모가 큰 경우, 부서 간 의존성이 높을 때, 생산과 기능이 둘 다 전문화가 필요할 때 구성된다.

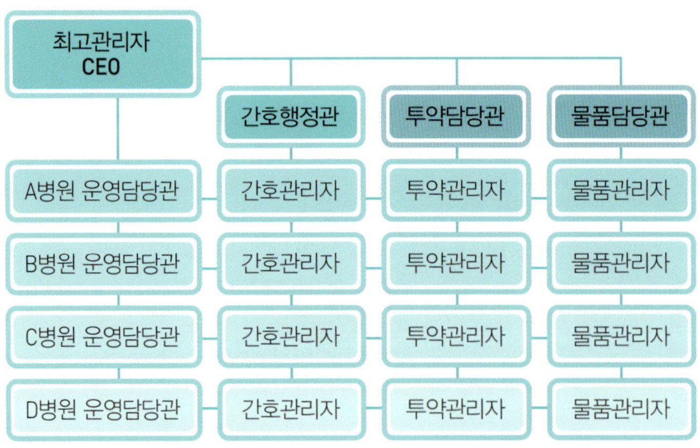

그림 6-10 병원의 행렬조직

행렬조직은 이원적 권한체계를 가지고 있는데, 기능부서 내의 통제권한의 계층은 수직적으로 흐르고 사업부서 간 조정권한의 계층은 수평적으로 흐르게 되어 조직구성원은 동시에 두 명의 상관에게 보고하는 체계를 가지는 특징이 있다.

행렬조직은 특이하고 복잡하기 때문에 흔하지는 않다. 행렬조직은 분리된 실무자가 각 행렬에 책임을 진다. 하나는 기능적 업무를 위한 책임이며 다른 하나는 생산이나 서비스 측면의 책임이다. 행렬 내에서 각 부서와 그 관리자는 기능적 상급자와 생산라인의 상급자 모두에게 보고한다. 그들은 행렬관리자로부터 갈등을 유발시키는 요구를 받게 되지만 가끔은 그들 스스로 자신의 갈등을 해결하기도 한다. 이 두 부서의 최고관리자는 함께 일하며 문제를 해결하기 위해 협상한다.

행렬조직은 불안정하고 급변하는 조직환경 속에서 신축성과 적응성을 효과적으로 발휘하는 조직 구조이며, 조직구성원을 부서 간에 공유함으로써 자원의 효율성이 제고되고, 개인의 다양한 경험을 통해 전문기술이 개발된다는 장점이 있다. 단점으로는 부서의 상사와 프로젝트조직의 상사 모두에게 보고를 해야 하며, 두 관리자의 합의가 없으면 심각한 갈등을 초래하며, 계층 수가 적고 의사결정권이 분권화되며, 두 상사 사이에 갈등이 있는 경우 조직의 이중권한으로 구성원의 좌절과 혼란을 가중시킨다는 점이다. 또한 기능부서와 사업부서 간의 갈등이 발생할 수 있고, 기능부서와 사업부서 간의 권력균형을 찾는 것이 곤란하여 갈등해결에 요구되는 시간과 노력의 낭비가 불가피하다는 점이다.

(2) 위원회

위원회(committee organization)는 회의제도로, 협의체 조직이며, 민주적 제도이다. 위원회조직의 특징은 책임소재가 불명확하기 때문에 집행부서로서는 부적절하고, 소속 부서가 있으면서 회의 시에만 참석하는 형태가 일반적이다. 병원에는 각종 위원회가 있으며, 예산위원회, 인사위원회, 의료서비스평가위원회 등이 있다.

위원회조직의 장점으로는 다수의 지식으로 최선의 판단을 할 수 있고, 부문 상호 간의 연락과 협조가 잘되며, 조직원의 참여의식이 제고되고, 브레인스토밍(brain storming)의 효과를 기대할 수 있다. 단점으로는 책임소재의 불분명, 회의로 시간과 비용 낭비, 집행기관으로서의 부적절, 소수의 의견이 전체를 좌우할 수있다는 점을 들 수 있다.

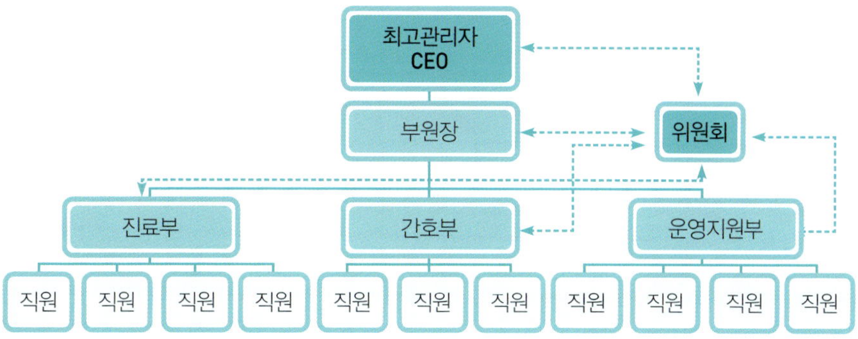

그림 6-11 병원의 위원회

(3) 태스크 포스

태스크 포스(프로젝트팀, task force, TF)는 어떤 특정 과제 또는 목표를 달성하기 위해 창설되는 임시적 동태조직으로, 특정 과제(프로젝트)를 수행하기 위해 여러 부서에서 차출하여 조직되며, 주어진 과제를 해결한 후에는 해산되어 원래 부서로 돌아간다. 태스크 포스는 원래 미군에서 특정한 군사목적이나 임무를 수행하기 위해 임시로 편성된 그룹, 즉 기동부대 또는 특별기동대에서 유래된 것이다.

태스크 포스 조직은 수직적 명령계통, 기능적 분화, 계선과 참모활동, 감독 폭에 구애받지 않고 조직의 여러 계층에서 파견된 고도로 숙련된 전문가 사이의 풍부한 상호작용과 집단해결방식을 통하여 임무를 수행한다. 태스크 포스와 위원회의 다른 점은 태스크 포스는 비록 짧은 기간이지만 대부분 전일제로 실제 작업을 수행하는 사람이 모여 있는 집단이며, 위원회보다 큰 권한과 책임을 가진다는 점이다. 태스크 포스팀은 기술업무, 신규사업, 관리개선사업, 업무조정 등의 활동에 적극적인 행동을 취할 수 있다.

과업의 성공여부가 조직에 결정적 영향을 미칠 때, 시간적 제약과 성과기준을 가진 경우, 예전 과업에 비해 생소하고 독특한 경우, 상호의존적 기능이 필요한 경우에 구성된다. 그리고 수평적 조직으로 조직구성원의 책임, 권한관계가 수직관계가 아니라 전문가로서 동등한 위치에서 각자의 역할을 수행한다. 예를 들면, 장루환자 교육프로그램을 위한 태스크 포스는 간호교육 담당자, 외과외래 간호단위관리자, 외과간호단위 간호단위관리자, 임상간호 전문가로 구성된다.

태스크 포스의 장점은 팀의 목표가 명확하고, 업무수행이 효과적이며, 풍부한 정보의 검토가 가능하고, 조직의 기동성과 유연성이 크다는 점이다. 단점으로는 각 구성원의 소속부서 인원계획에 차질이 발생하거나 선발된 인원의 자만심이 조장될 우려가 있으며, 팀 구성원 소속부서와 팀 사이의 관계 조정이 어렵고, 인간관계의 손상이 발생할 수 있다. 또한 태스크 포스에 관심과 자원이 편중되어 타부문의 사기저하가 유발될 수 있다.

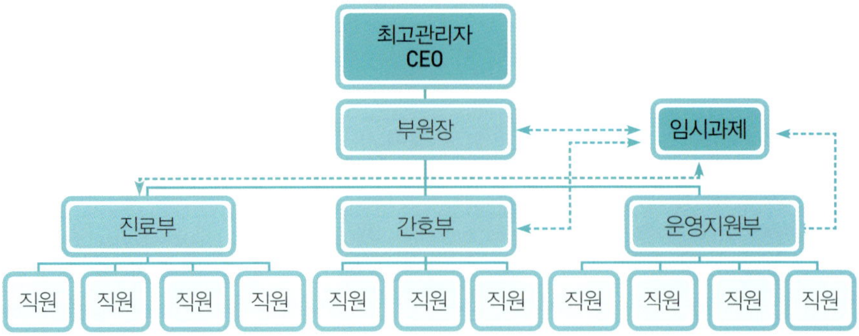

그림 6-12 병원의 태스크 포스

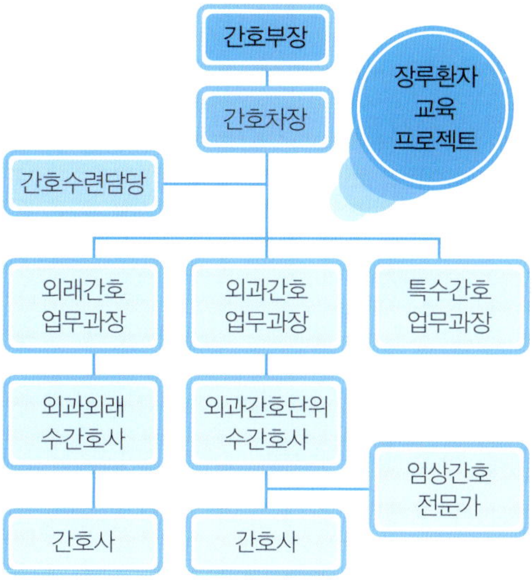

그림 6-13 간호부 태스크 포스(예, 장루환자 교육프로젝트)

(4) 팀제

팀(team)이란 공동으로 책임질 수 있는 공동의 목적, 업무수행 목표 그리고 추진방법에 전념키로 한 소수의 상호보완적인 기술을 가진 사람의 집단이며, 수직적 계층조직을 팀 중심의 수평적 조직으로 전환하는 것이 팀제(team organization)이다. 팀제는 상설조직 형태의 태스크 포스 조직이라고 할 수 있으며, 조직의 감량과 신축성이 특징이다. 기존의 조직이 수직적, 수평적 장벽으로 인하여 폐쇄적이고 의사소통이 원활하지 못했다면, 팀제는 팀 위주로 구조를 개편하여 팀장과 팀원에게 권한과 책임을 부여하고, 더욱 자율적인 환경에서 상호협력을 통하여 개인의 역량과 능력을 최대한 발휘하여 조직성과를 높이도록 설계한 것이다.

팀제의 장점은 기존의 관료적 위계질서를 파괴하여 과업의 전문성을 높이고, 적합한 사람이면 누구든 팀장이 될 수 있어 조직의 활력을 불러일으킬 수 있다. 단점으로는 기존 위계구조의 파괴에 따른 조직의 불안정과 동요, 직무스트레스의 증가, 쉬운 해고를 들 수 있다.

(5) 네트워크조직

네트워크조직(network organization)은 전통적 계층형 피라미드조직의 경직성을 극복하기 위한 대안적 조직운영방식을 지칭하는 개념으로, 내부와 외부의 자원의 활용을 통해 효율성과 유연성을 확보하는 기업 내 부문 간, 기업 간 네트워크를 지칭하는 의미로 사용되고 있으며, 환경변화에 따른 복잡한 문제를 해결하기 위하여 수직적, 수평적, 공간적으로 개인 · 집단 · 조직간 관계 구조(mechanism)를 갖춘 조직이다.

네트워크는 필요한 정보를 중심으로 연결되므로 상황에 따라 변형되며, 필요에 따라 추가되고 제휴되는 특성을 가진다. 따라서 형식이 유연하고 엄격한 상하부 구조를 갖지 않는다. 네트워크를 구성하는 개인 또는 팀이 동등한 입장에서 각자 가진 경영과 기술자원을 분담하고 협력함으로써 급변하는 경영환경에서 최선의 성과를 달성하려는 것이 네트워크조직의 목표이다.

네트워크조직은 경쟁조직, 공급업체, 고객과 상호 긴밀하게 연결되어 조직이 마치 복잡한 형태의 전략적 제휴를 하고 있는 것처럼 보인다. 이러한 네트워크에 가입된 모든 조직은 원재료 및 부품 생산, 연구개발, 판매 등의 가치사슬에서 그 조직이 핵심역량을 보유하고 있는 부분에만 전념하고 각각 다른 핵심역량을 가진 조직과는 제휴를 통하여 연결되어 있다.

네트워크조직의 첫 번째 특징은 참여조직이 하나 혹은 일부 기능에 특화한다는 점이다. 즉, 핵심 부분에 해당 조직의 자원과 역량을 집중한다. 대형병원은 핵심역량을 진료부문에 집중하고, 급식, 물류, 세탁, 매점, 주차장, 의무기록 등을 외주(outsourcing)업체와 계약을 통해 제공받는 것이 일반적이다. 이처럼 네트워크조직을 추구하는 병원은 가치사슬(chain of value)의 분해를 통한 집중화를 추구하고 있다. 네트워크조직의 두 번째 특징은 정보의 공유를 통한 가치창출이다. 네트워크조직은 병원 내 부서 간, 개인 간의 정보공유, 공급업체와의 정보공유, 고객과의 정보공유를 통하여 가치를 창출하는 데 적합한 조직 형태이다.

3) 공식조직과 비공식조직

(1) 공식조직

공식조직은 법령 또는 규정에 의해 공식화된 조직구조로서 부서 사이의 업무가 공식적으로 분담되어 있고, 직위가 공식적으로 배열되어 권한, 통제, 의사소통, 업무분담이 체계화되어 있다. 공식조직의 장점은 계층 및 부서 간 권한과 책임이 분명하고, 의사소통 경로가 명확하며, 모든 구성원에게 구체적 직무가 할당되며, 조직이 지속적으로 유지된다는 점이다. 단점은 조직의 정태적인 단면만을 보여 준다는 것이다. 공식조직은 조직도를 통해 확인할 수 있다.

(2) 비공식조직

비공식조직은 인간 상호관계에서 자연발생적으로 이루어진 조직으로, 조직도의 직접적인 라인을 따르지 않는 조직 내의 의사소통 형태를 형성한다. 비공식조직이 간호관리에 미치는 이점으로는 ① 업무의 효율적 수행, ② 조직구성원의 귀속감, 만족감, 안녕감, ③ 조직구성원 사이의 원활한 의사소통 촉진, ④ 좌절감과 불평의 흡수, ⑤ 조직의 생리 파악을 들 수 있다.

비공식조직은 때때로 역기능을 하는데, 조직의 목표와 상반된 방향으로 움직이거나 개인에게 비공식적 조직구조에 동조를 강요함으로써 개인의 자아실현을 방해하고 능력있는 사람이 조직에 기여하는 것을 약화시킬 수 있다. 비공식 조직의 형성요인으로는 공통적인 배경, 공통된 목적, 인접한 위치 등을 들 수 있는데, 이른바 학연, 취미, 지연 등이 그것이다.

공식조직과 비공식조직은 리더십, 행동의 통제, 대인관계, 상호의존성 측면에서 차이가 있는데, 공식조직은 비공식조직에 비해 강력한 리더십과 행동통제를 요구하고, 비공식조직은 공식조직보다 더 많은 대인관계와 상호의존성을 요구한다.

표 6-7 공식조직과 비공식조직의 장단점

구분	공식조직	비공식조직
장점	• 계층 및 부서 간 권한과 책임이 분명 • 의사소통 경로가 명확 • 모든 구성원에게 구체적 직무가 할당 • 조직이 지속적이다.	• 업무의 효율적 수행 • 조직구성원의 귀속감 · 만족감 · 안녕감 • 조직구성원 사이의 원활한 의사소통 촉진 • 좌절감과 불평의 흡수 • 조직의 생리 파악
단점	• 조직의 정태적인 단면만을 보임	• 조직의 목표와 상반된 방향으로 움직일수 있음 • 개인에게 비공식적 조직구조에 동조를 강요할 수 있음 • 개인의 자아실현을 방해할 수 있음 • 능력있는 사람이 조직에 기여하는 것을 약화시킬 수 있음

4) 병원조직과 간호조직의 특성

(1) 병원조직의 특성

병원은 다양한 전문 직종으로 구성되어 있으며, 여성인력의 비중이 매우 높고, 상명하복의 가부장적 조직체계를 가지고 있으며, 업무가 복잡하고 다양하여 표준화가 쉽지 않고, 법률적 책임성이 강조된다. 병원조직은 각 부서의 전문화와 의사소통의 결여로 부서간 갈등이 상존한다. 병원조직은 크게 진료부, 간호부, 관리부, 기술지원부서로 구분되고, 각 부서원은 전문성을 가지고 있으므로 타부서로의 이동이 어렵다.

(2) 간호조직의 특성

간호조직은 양질의 간호서비스 제공과 간호직원의 직무만족도 증가, 간호업무의 효과적 수행을 위한 합리적 관리과정에 치중한다. 병원의 간호부는 간호조직의 존재 철학과 이념을 수립하고 간호업무수행을 위한 기본방침과 표준을 제공하며 간호업무 내용에 대한 평가와 발전을 위한 지침을 마련한다. 또한 간호인력의 관리계획과 직무만족을 위한 인사기능, 병원내 타부서와 외부기관과의 상호조정 기능을 가지며, 간호직원, 간호학생, 대상자에 대한 교육기능과 간호학의 계속적인 발전을 위한 연구기능을 가지고 있다.

03 조직변화

보건의료조직은 변화에 대한 많은 압력을 받고 있으며, 지속적으로 변화하고 있다. 정부나 국민건강보험과 같은 외부의 압력과 직원의 불만족, 기술적 변화, 노동조합과 같은 내부적 압력이 변화를 유도하며 이에 대해 성공적으로 변화하고 적응하는 조직이 가장 효율적인 조직이 된다.

1) 조직변화의 필요성

조직은 환경변화에 적극적으로 대처해야 한다. 관리자는 변화를 계획하고 지휘, 통제하기 위한 전략을 개발해야 하며, 환경변화에 따라 지도력을 적절하게 적용시켜야 할 필요가 있다. 따라서 상황변화에 따라 조직을 변화시킬 수 있는 방법을 개발해야 한다.

현대사회에서 간호대상자의 자가간호와 자신의 건강에 대한 책임감이 증가하고, 건강에 대한 환경적 요소가 변화하고 있어, 간호사의 역할과 간호영역에서의 의사결정방법도 변화하고 있다. 조직의 발전은 조직의 기능을 향상시키기 위한 변화를 설계하고 수행하는 것이다.

변화를 이해하기 위해서는 변화가 왜, 어떻게 일어나는가, 환경은 변화와 어떤 관련이 있는가에 대한 진단이 필요하다. 이를 위해서는 조직환경을 분별하고 판단하는 기술이 필요하며, 효과적인 자료의 수집, 처리, 해석 기술이 필요하다. 이는 변화의 진단과정으로서 자료수집과정과 문제점 분석과정으로 진행된다. 자료수집과정에서는 상황을 명확하게 구별하고 영향을 받게 될 대상자의 의견을 반영시켜야 하며, 분석과정에서는 문제점이 무엇인가를 밝히고 문제의 원인을 분석하게 된다.

이러한 진단과정을 통해 얻은 자료를 변화의 목표, 계획, 전략 및 절차로 바꾸는 것이 필요하며, 변화가 어떤 결과를 초래할 것인가, 어떻게 받아들일 것인가, 적응요인과 저항요인은 무엇인가를 검토하고 문제해결의 대안과 전략을 확인함과 동시에 전략 적용 시 발생할 수 있는 결과를 예측하여 특정 전략을 선택하고, 수행한다.

2) 조직변화의 유형

(1) 조직변화의 종류

조직변화에는 조직 내부의 우선순위 변화, 생산성 증가 요구, 비용절감 요구 등 내부적 변화와 보건의료정책, 의료기술, 인구구조의 변화 등 외부적 변화가 있다. 조직변화의 종류에는 일반적으로 강압적 변화, 경쟁적 변화, 주입식 변화, 상호작용적 변화, 자연적 변화, 사회화 변화, 기술관료적 변화, 계획적 변화 등이 있다. 이 중에서 계획적 변화는 조직에서 권력주체와 변화대상자 사이에 공동목표를 설정하고 대등한 입장에서 일어나는 변화과정으로 계획적 접근을 통해 조직의 유효성이 극대화되도록 하는 데 중점을 둔다.

표 6-8 조직변화의 종류

변화의 종류	내용
강압적 변화	권력을 통해 구성원이 목적한 바를 이루게 하기 위해 발생하는 변화과정
경쟁적 변화	각 조직의 구성원이 부서간 경쟁을 통해 변화를 이루도록 하는 과정
상호작용적 변화	권력 주체와 변화 대상자 사이에 상호 대등한 관계에서 목표를 수립하는 변화일 수도 있고, 무의식적으로 동조하여 목표설정 없이 따라가는 변화과정
주입식 변화	권력 주체가 변화 대상자에게 자신의 신념을 주입하여 일어나는 변화과정
자연적 변화	환경변화 등 다양한 변화에 의해지는 목표없이 일어나는 변화과정
사회화 변화	개인이나 집단이 자신이 속한 사회의 요구에 의해 일어나는 변화과정
기술관료적 변화	자료수집, 분석, 변화계획 등을 통해 변화가 일어나도록 하는 변화과정
계획적 변화	권력 주체와 변화 대상자 사이에 공동목표를 설정하고 대등한 입장에서 일어나는 변화과정

(2) 조직변화이론

가. 레빈의 조직변화과정이론

변화의 이론적 시각은 일반적으로 레빈(Lewin)의 해빙(unfreezing), 이동(moving), 재동결(refreezing)의 3단계 체계로 본다. 해빙이란 변화하고자 하는 힘이 반대되는 힘보다 더 강할 때 생겨나며, 이 힘은 태도나 외부의 압력일 수 있다. 해빙은 이와 반대되는 힘을 감소시키고 변화력을 증가시키고자 하는 힘에 의해 생길 수 있고, 결국 체계가 해빙되었을 때 변화가 일어나며, 이때의 체계를 재동결이라고 한다. 변화는 이러한 과정의 반복인 것이다.

변화과정에서 해빙은 변화의 필요성을 인식시키기 위해 개인에게 작용하고 있는 힘을 재편성하는 과정을 말하며, 힘의 추진력을 향상시키거나 변화에 저항하는 억제력을 감소시킨다. 이동은 변화에 대한 동기화가 이루어지면 새로운 행동패턴을 받아들일 준비가 된 단계로서 동일시와 내면화에 의해 이루어지게 된다. 재동결은 획득한 행동이 정형화된 행동으로 굳어지는 과정으로서 새로운 행동이 학습에 의해 내면화되며, 사회적 지지나 강화로 오래 지속이 가능하게 된다.

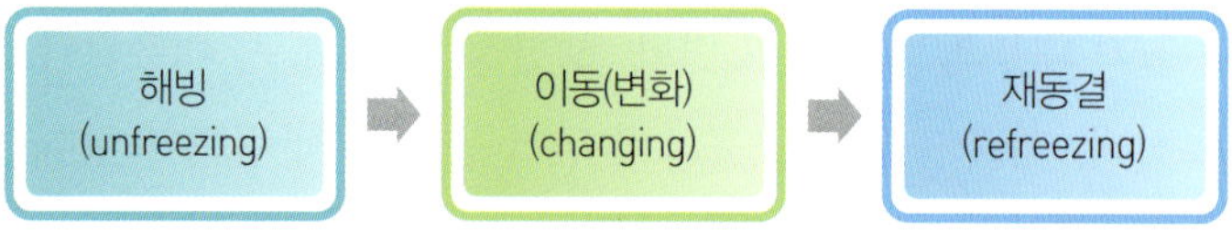

그림 6-14 레빈의 조직변화과정이론

나. 레빈의 변화력 분석이론

변화력 분석이론(force-field analysis)은 실제 일어나는 일과 바라는 것과의 불일치를 분석함으로써 변화에 대한 추진력과 억제력 사이의 관계를 확인하고 분석하여 문제해결과 계획된 변화를 유도하기 위한 이론적 개념 틀이다.

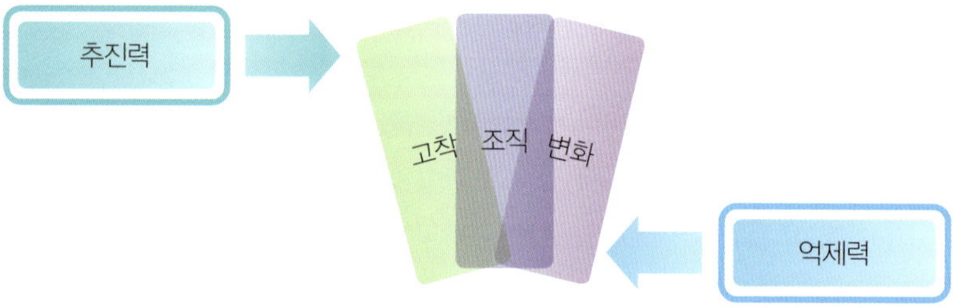

그림 6-15 레빈의 변화력 분석이론

조직변화를 위해서는 변화력 분석이론을 적용하여 추진력을 증진시키고 억제력을 감소시키는 전략이 필요하다. 조직변화를 위한 추진력 증진 전략으로는 모범사례나 시범을 이용할 수도 있고, 계속적인 지지와 격려를 하며 성공사례를 이용하여 조직구성원의 동기부여를 이끌어낼 수 있다. 또한 반대로 변화에 저항하고자하는 조직구성원의 억제력을 감소시키는 전략으로는 개방적 토의 모임을 하거나 참여자의 인식 정도를 파악하여 필요한 정보를 적절한 시점에 제공할 수 있으며, 그들이 억제하고자 하는 장애요인을 파악하여 문제해결을 통해 저항하려는 힘을 감소시킬 수 있다.

표 6-9 조직변화를 위한 추진력과 억제력의 균형조정 전략

추진력의 증진전략	억제력의 감소전략
• 모형이나 시범을 이용한다. • 계속적인 지지와 격려를 한다. • 성공사례를 이용한다.	• 개방적 토의모임을 주최한다. • 참여자의 인식정도를 파악하여 적절한 시간에 정보제공을 한다. • 문제해결접근법을 사용한다.

3) 조직변화전략

(1) 경험적-합리적 전략

이 전략은 합리적 존재로서의 변화 대상자가 자신에게 이득이 되는 쪽으로 행동할 것이라는 것을 전제로 설정하는 전략이다. 따라서 권력 주체가 변화 대상자에게 변화로 발생하는 자신의 이득과 조직의 이득을 구체적으로 제시할 때 이 전략은 매우 성공적일 것이다.

(2) 권력-강제적 전략

이 전략은 변화 대상자는 권력 주체가 자신보다 권력과 강제력이 많다고 생각될 때 그의 지시와 계획을 따를 것이라는 전제로 이루어지는 조직변화전략이다. 합리적 사고나 변화 대상자의 가치관, 태도 등은 중요하지 않고 다만 권력과 강제력에 의해서만 이루어지게 된다.

(3) 규범적-재교육적 전략

이 전략은 조직구성원의 태도나 가치관 등의 요인만을 고려해 교육을 제공함으로써 변화를 유도하는 조직변화전략이다. 실무교육을 통해 변화촉진자가 조직구성원 간의 인간관계를 형성하여 변화를 주도한다.

(4) 동지적 전략

이 전략은 조직구성원 모두에게 집단의 결속력을 강화함으로써 변화를 진행해나가는 전략이다. 이런 전략은 조직구성원이 자존심과 사회적 욕구가 강할 때 효과를 잘 발휘한다.

(5) 정책적 전략

이 전략은 권력구조 안에서 변화정책을 수립함으로써 실질적으로 변화과정에 영향을 미칠 수 있는 사람이 변화를 이끌어가도록 하는 전략이다. 특히 공식적 권력구조만이 아

니라 비공식적 조직의 권력구조도 변화에 활용한다.

(6) 경제적 전략

이 전략은 경제적 요소, 즉 장비, 정보, 물품, 자본, 금전적 보상을 이용해 변화를 이끌어내는 전략이다.

(7) 학문적 전략

이 전략은 변화를 이끌어내기 위해 필요한 연구결과나 학문적 논증을 이용하여 조직구성원들의 변화를 이끌어내는 전략이다.

(8) 공학기술적 전략

조직구성원 개개인의 변화가 모여 조직변화가 발생한다고 볼 때, 이 전략은 구성원의 작업환경구조의 변화를 통해 실질적 변화가 일어나도록 하는 전략이다.

4) 조직변화과정

조직의 발전은 두 가지 가정에 기반을 두고 있다. 효율적인 조직은 자체 조직의 문제를 해결할 수 있는 능력이 있어야 한다는 것과 그러한 조직은 높은 생산성과 직무만족을 갖는다는 것이다. 변화의 초점은 조직에 의해 기획과 통제가 이루어진다는 것이며, 이러한 변화는 충동적으로 변화되는 위기와는 다르게 오랜 기간에 걸친 지향적, 평가적, 적응적인 변화이다. 조직의 발달도 조직의 사정, 조직문제의 진단 또는 규명, 계획된 중재, 중재의 평가 형식으로 간호과정의 형태를 따르고 있다.

조직발전 프로그램은 생산량의 감소, 직원의 불만족, 새로운 기술에 대한 요구와 같은 조직 내의 문제를 파악하려는 의지에서 만들어진다. 또한 조직발전 프로그램은 조직을 새로운 시각으로 관리하고자 하는 변화의 결과로서 전체 조직에서나 간호부와 같은 한 부문에서 모두 가능하며, 일반적으로 문제나 쟁점에 대한 반응으로서 조직의 최고관리자가 시도하게 된다.

이 과정의 첫 번째 단계는 조직의 변화를 관리하고 수행할 책임이 있는 변화담당자를 선택하는 일이다. 변화담당자는 조직 내부의 사람일 수도 있고 외부의 사람일 수도 있다. 각각 장단점이 있는데, 외부의 변화담당자는 조직발전 프로그램을 설계하고, 수행하기 위해 특별히 고용된 사람으로서 경험이 많고 객관적이며 편견이 없어야 한다. 그러나 초기단계는 조직의 분석이므로 외부의 변화담당자는 조직을 사정하는 단계를 거쳐야 한다. 내부의 변화담당자는 조직발전 프로그램을 관리할 수 있는 조직 내의 사람이다. 내부자는 조직이 어떻게 기능하는지를 알 수 있는 장점이 있다.

조직변화전략으로 무슨 전략을 적용하든지 간에 일반적으로 조직변화의 과정은 다음과 같이 이루어진다.

(1) 1단계: 사정

조직발전의 첫 번째 단계는 조직의 현재 기능을 체계적으로 기술하고 문제나 발전적 요구를 정의하기 위해 조직을 사정하는 것이다. 이것은 프로그램 개발자가 처음에 정의된 문제와 함께 시작하는 것으로, 세 가지 단계인 전체적 조직, 하부 단위나 부서, 개인의 위치로 구성되어 있으며, 체계적으로 각 단계에 초점을 맞추어서 수행해야 한다.

조직구조 사정을 통해 조직의 수준을 평가하게 되는데, 구조에는 공식적/비공식적 관계, 개인적 · 재정적인 조직자원, 자원의 이용이 포함된다. 부서 간의 사정에는 집단설계, 규율, 구성원 사이의 관계, 부서가 조직에 소속된 방법, 소집단 사이의 관계, 비공식적 규율이 포함된다. 직위는 집단의 설계와 사정을 볼 수 있도록 해 주며, 기술의 다양성, 업무파악과 유효성, 자율성, 결과에 대한 환류를 평가할 수 있다. 전 과정을 사정한 다음, 변화담당자는 이 단계에서 다음과 같은 여러 목표를 세워야 한다.

- 조직에 대한 적당한 정보의 수집
- 조직과의 협력관계 수립
- 건설적 변화를 위한 단계 선정

조직의 사정방법으로는 설문지 이용, 면접, 관찰, 2차 자료로부터 얻어낸 정보가 주로 쓰이며, 이것은 단독적으로 또는 병행하여 쓰일 수 있다.

(2) 2단계: 문제의 규명

진단이라고도 불리는 이 과정은 수집된 자료를 사용하여 조직의 수행을 이해하고 묘사하는 체계적 접근이다. 문제를 파악하여 개선해야 할 부분을 찾는 것이 목적이며, 주로 문제가 되는 것은 생산성 감소와 개인적 주장, 이 두 가지 문제의 결합과 관련성 등이다.

(3) 3단계: 사정 자료의 환류

이는 조직 간의 협조와 관계를 발전시키기 위해 매우 중요한 과정이며 초기 계획에는 어떻게, 누구에게 자료가 제시될 것인가가 포함되어야 한다. 설문지로부터 얻어낸 양적 자료는 총점, 평균, 표준편차를 이용하여 제시한다. 그래프나 차트와 같은 시각적 자료는 다른 조직이나 다른 환경의 집단과 비교될 수 있기 때문에 매우 효과적이다. 인터뷰로부터 얻은 질적인 자료는 다빈도 주제별로 분류할 수 있으며, 대표적인 문장을 예시로 제시하는 것도 효과적인 기술이다.

(4) 4단계: 변화력의 사정

변화담당자는 사정기간 동안 조직의 힘과 변화에 대항하고자 하는 힘을 파악할 필요가 있다. 일반적으로 불만족이 커지는 것은 변화를 위한 준비로 볼 수 있다. 경쟁이나 기술과 같은 외적인 요인도 변화를 위한 힘이 될 수 있다. 더 크고 많은 변화력이 있을 때 변화의 잠재성은 커지는 것이다. 무지에 대한 불안이나 안위로부터의 위험과 같은 것은 변화에 대항하는 것이며, 종업원은 왜 변화가 조직과 개인에게 필요한지를 알아야 한다. 변화담당자는 변화를 위해 조직 풍토를 사정할 필요도 있다. 과거의 변화와 수행결과에 대한 정보도 전략을 세우는 데 도움이 될 것이다.

(5) 5단계: 중재의 선택

선택된 중재의 형태는 문제나 조직의 종류, 가치에 따라 달라진다. 중재는 이러한 요소와 일관성이 있어야 하며, 조직대표와 변화담당자가 협조해야 한다. 중재는 생산성이나 직원의 만족, 조직의 수준 즉 개인, 집단, 조직 전체의 초점에 따라 분류될 수 있다. 중재에는 과정중재, 기술구조적 중재, 인적자원관리가 있다.

과정 중재는 조직 내부자 사이의 상호작용, 즉 의사소통, 의사결정, 리더십, 집단역할을 통해 집단이나 조직 전체 상호작용의 생산성과 직원의 만족을 가져온다. 이 과정변화에는 민감한 집단, 자문, 제3자 개입, 팀조직이 포함되고, 조직수준에서는 환류조사나 규범적 접근이 있다. 이러한 중재는 직원의 만족과 효과적인 상호작용에 초점을 두고 있다. 기술구조적 중재는 조직구조와 구조설계로 생산성과 직원의 만족을 증가시키는 것이다. 조직설계, 조정, 공식구조 변화, 노동생활의 질 프로그램, 업무설계가 포함된다. 인적자원관리는 직원을 관리함으로써 생산성과 직원만족을 증가시키는 것으로 목표설정, 보상체계, 경력개발, 스트레스관리가 포함된다. 이는 일차적으로 개인이나 소집단에 도움을 주는 개입수단이다.

(6) 6단계: 평가

조직발전을 위한 개입수단에 대한 평가는 개입기간 중간과 끝난 후에 모두 할 수 있다. 개입기간의 중간평가는 변화가 실제로 이루어지고 있는지 그리고 충분한 추진력으로 이루어지고 있는지를 평가한다. 조직의 인력, 불충분한 준비, 수행기간 동안 의도하지 않았던 변화가 문제로 떠오를 수 있으며, 논쟁거리도 정보나 교육에 의해 바뀌어 질 수 있다. 개입이 끝난 후의 평가는 개입이 목표와 부합되는지와 어떠한 기전이 요구되는지에 초점을 두어야 한다. 이 기전이란 내적으로는 조직 내에서 변화를 모니터하도록 책임이 부여된 누군가에 의해 일어나거나 외적으로는 조직 밖의 간헐적인 워크숍과 같은 것일 수 있다.

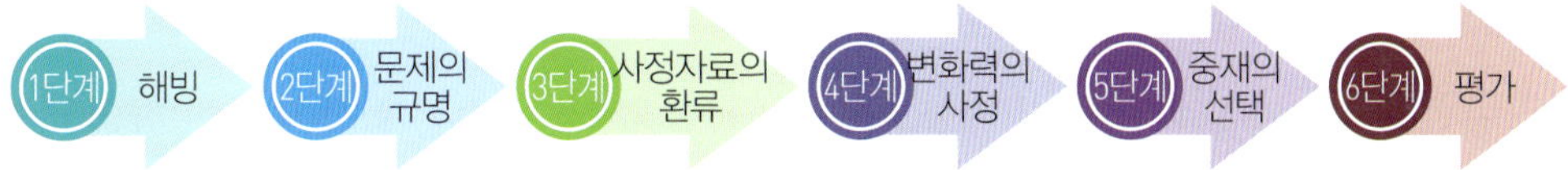
1단계
해빙
2단계
문제의 규명
3단계
사정자료의 환류
4단계
변화력의 사정
5단계
중재의 선택
6단계
평가

그림 6-16 조직변화과정

5) 간호조직 변화에 대한 저항관리

조직이 변화에 대해 항상 호의적인 것은 아니며, 조직구성원의 개인적인 이유나 제도적인 요인으로 인해 변화에 대해 저항이 생겨날 수 있다. 간호사도 변화에 대해 의식적 또는 무의식적인 여러 가지 이유로 인해 저항을 나타낸다. 개인적인 저항은 현재 상태에서 개인이 누리고 있는 이익에 위협이 될 수 있다고 예측될 때 생기며, 제도적인 저항요인으로는 자원의 제약, 비용, 공식적인 규제, 비공식적인 규제, 조직 간 동의가 있다.

간호조직 변화에 대한 저항을 관리하는 방법으로는 교육과 의사소통, 참여, 촉진과 지원, 협상과 동의, 조작, 명시적 · 묵시적 강압이 있다.

(1) 교육과 의사소통

사전에 변화에 대한 교육을 실시하고 변화의 아이디어에 대한 의사소통을 함으로써 간호사로 하여금 변화의 필요성을 인식하게 한다. 교육과 의사소통은 간호사가 변화에 대해 부적합하거나 부정확한 정보를 가지고 있을 때, 특히 변화를 실시하는 데 저항자의 도움이 요구될 때 효과적이다.

(2) 참여

변화주도자 중에 설계와 실시에 대해 잠재적으로 반대의견을 가진 사람이 있을 때에는 참여적인 변화 노력과 함께 변화담당자는 변화에 관련된 사람의 의견을 듣고 그들의 조언을 참고한다. 참여를 통해서 단순한 조직에 대한 순응이 아닌 헌신을 유도하는 것이다.

(3) 촉진과 지원

잠재적인 저항에 대한 대처방법으로서 새로운 기술에 대해 훈련을 실시하거나 요구된 기간이 지난 후에도 간호사에게 시간을 더 주거나 또는 단순히 간호사의 의견을 듣거나 정서적인 면으로 지원을 해 주는 것이다. 이 방법은 시간과 비용이 많이 든다는 단점이 있다.

(4) 협상과 동의

이 방법은 실질적 또는 잠재적 저항자에게 자극을 주는 것이다. 협상에 의한 합의는 다른 방식보다 대가가 크기는 하지만 커다란 저항을 피할 수 있는 방법이다.

(5) 조작

조작은 개인이나 집단의 조언보다는 단지 지지를 받기 위해 변화과정에서 반대되는 방향으로 힘을 행사하지 못하도록 영향력을 행사하는 방법이며, 변화에 지나치게 저항하는 개인에게 중요한 역할을 맡기는 것이다. 이 방법은 부정적인 반응을 가져올 수 있다는 단점이 있다.

(6) 명시적 · 묵시적 강압

이 방법은 위협, 해고, 전직을 포함한 강압적인 수단이며 조직과 마찬가지로 변화에 크게 저항할 가능성이 있는 모험적인 방법이다. 그러나 변화가 시급하고 지지를 얻지 못할 때에는 강압이라는 수단에 의존할 수밖에 없다.

6) 효과적인 변화의 집행

효과적인 변화관리를 위해서는 먼저 저항을 줄이는 방법을 모색해야 한다. 저항을 줄이기 위해서는 예산의 변화가 가능해야 하고, 개인이 관리를 포함한 전 영역을 잘 알아야 하며, 조직의 신념과 규범을 잘 알고 조직과 동화되어야 한다. 또한 변화계획이 체계적으로 수립되어야 하며, 잠재적으로 발생할 수 있는 문제를 파악하고 그에 대한 대안이 마련되어 있을 때 조직이 효과적으로 변화될 수 있다.

조직구성원의 의사소통 욕구를 존중하고 과정과 과업에 대한 효과적 변화를 위해서는 우선순위를 결정해야 한다. 그리고 문제 규명과 가능한 대안을 작성하고 각각 긍정적, 부정적 결과를 작성하여 계획을 조직화하고, 평가방식을 개발하는 작업을 수행해야 한다.

04 조직분위기와 조직문화

조직의 특성을 전체적으로 파악하는 관점에는 크게 조직분위기(organizational climate)와 조직문화(organizational culture)로 보는 두 가지 방향이 있다. 조직분위기에 대한 연구의 역사는 조직행위론에서 비교적 긴 반면, 조직문화에 대한 논의는 비교적 짧은 역사를 지니고 있다. 조직분위기는 조직특성에 대한 개인의 지각을 의미한다는 점에서 심리학적 기반과 지향을 지니고 있다. 그에 반해 조직문화의 관점은 문화인류학적 관점에 바탕을 두고 있다. 또 전자가 이론적 연구에 치중해 실무적 시사점이 약한 데 반하여 후자는 실무의 필요성에 밀착되어 연구가 이루어져 왔다.

1) 조직분위기

(1) 조직분위기의 개념

어떤 조직에서든지 조직은 그 자체의 스타일을 갖게 되는데, 이것을 조직분위기 또는 조직풍토라고 한다. 조직분위기는 개인이나 집단에게는 환경이지만 조직 자체로서는 특성을 말한다.

(2) 조직분위기의 구성요소와 결정요인

조직분위기의 정의에 대한 다양한 관점과 논란이 있지만 조직의 특성이나 스타일을 반영한다는 것에는 이견이 없다. 조직분위기를 구성하는 요소는 일반적으로는 다음의 7가지 차원이 주로 거론되고 있다.

① **개인의 자율성:** 직원이 자유로이 의사결정 권한을 행사할 수 있다고 생각하는 정도

② **직위구조:** 직무의 목적과 방법이 확립되고 이것이 상급자에 의해 개인에게 의사소통되는 정도

③ **보상지향:** 경영자가 강조하는 보상 · 업적 · 이윤 · 지향의 정도, 즉 얼마나 조직이 높은 업적과 그에 따른 보상을 강조하는가 하는 정도

④ **배려 · 후원:** 정서적인 후원에 대한 욕구가 조직이나 경영자에 의해 충족되고 육성되는 정도

⑤ **진취성과 발전:** 관리실무를 포함한 조직의 환경이 직원 발전을 촉진하고 새로운 아이디어나 기업의 발전, 응용을 고무하는 정도

⑥ **위험부담:** 직원이 비난, 조소, 기타 형태의 응징에 대한 두려움 없이 자유롭게 실험,

혁신, 위험을 부담할 수 있다고 생각하는 정도

⑦ **통제:** 조직구성원의 행위자에 대한 통제가 공식화되어 있는 정도

2) 조직문화

(1) 조직문화의 개념

조직 특성을 파악하기 위한 또 하나의 관점으로 최근 많이 거론되고 있는 조직문화라는 개념이 있다. 조직문화는 미국에서 기업문화로 수용되고 있고, 일본에서는 사풍으로 이해되고 있다. 조직문화에 대한 정의에는 여러 가지가 있지만, 여기서는 모든 조직구성원이 공유하는 사고와 행동 양식으로 조직구성원의 활동지침이 되는 행동규범을 창출하는 공유된 가치와 신념(shared values and beliefs)을 말한다. 조직문화는 신규 직원이 그 조직에 수용되기 전에 학습되고 채택되어야 하는 것으로 조직구성원 간에 학습되고 공유되며 전달되는 것이다.

조직문화는 객관적으로는 리더의 사진, 기념비, 기념식, 의식 등 외형적인 것으로부터 확인가능하고, 가정, 가치관, 의미, 어떤 일이 행해질 것인지에 대한 이해 등 주관적 측면으로 확인할 수도 있다. 대부분 가치관이 조직의 표준을 설정하게 되는데, 조직철학의 핵심, 조직활동의 방향 제시, 일상적 행위와 비공식적 통제체계로 작동하며 조직문화는 구성원에게 우선순위를 결정해 주고, 전략을 기획하는 데 기초가 된다.

이런 조직문화는 구성원이 변화에 적응하려고 하지 않고, 변화가 필요한데도 과거업무에 집착하는 문화적 상투성으로 나타나거나 구성원이 조직의 환경, 사명, 가정에 근접하지 않는다고 인식할 때 경험하는 문화충격으로 나타난다.

(2) 조직문화의 특성

조직문화의 특성은 다음과 같다.

- 조직문화는 인간의 사고와 행동을 결정하는 요인이다.
- 사람이 만든 것으로 본능이 아니라 이를 학습하고 공유한다.
- 역사적 산물로서 현재를 과거와 미래에 연결시켜 신참자와 후속세대에 전수된다.
- 집합적, 공유적이다. 개인에 의해 표현되나 체제의 승인을 받으므로 초개인적 특성을 갖는다.
- 통합성을 유지하며 여러 하위문화를 포용하고 문화갈등을 내포하기 때문에 그 양상이 복잡하다.
- 비교적 안정적이고 계속적 성격과 변화저항적 성격을 가지나 변화하지 않는 조직은

없다.

- 상위문화인 사회문화와 교호작용을 하나 그들 사이에는 경계가 있다.
- 각기 독특한 특성을 지니고 있지만 상위문화인 사회문화와 공유하는 것도 많으며, 따라서 조직 사이에 공통점이 존재한다.

(3) 조직문화의 중요성

조직문화는 다음과 같은 이유로 중요하다.

- 조직구성원에게 행위기준 및 행동방향을 설정해 준다.
- 조직구성원에게 정체의식을 심어 주며 이를 통해 그들을 결합시킨다.
- 조직구성원으로 하여금 더 큰 자아(great ego)를 갖게 하고 자기보다 큰 어떤 것에 몰입하도록 만들어 준다.
- 사회적 체계로 조직의 안정성을 높여 준다.
- 바람직한 기업문화를 창조하고 조직유효성을 높일 수 있는 바탕을 제공한다.
- 조직의 철학을 성립시키고 직무와 함께 인간이 중요하다는 신념을 심어 준다.
- 구성원의 가치체계 형성 및 변화에 영향을 미친다.

(4) 조직문화의 유형

- **능동형**: 인간중심적이며 관계를 중요시하고 구성원의 성취와 자아실현을 중시하는 조직문화를 말한다.
- **수동-방어형**: 보수적이며 의존적, 방어적, 도피적 규범이 우세한 조직문화를 말한다.
- **공격-방어형**: 권력지향적이며 반대적, 경쟁적, 완벽주의적 규범이 우세한 조직문화를 말한다.

3) 간호조직에서의 조직문화

(1) 조직문화의 영향

조직문화는 간호사가 공유하는 가치나 신념에 영향을 미치며 간호사의 태도와 행동, 일상 업무수행, 간호사의 조직에 대한 적응, 몰입, 직무만족도에 영향을 미친다. 또한 외부고객(대상자)과 내부고객(간호조직의 간호직원)의 만족도, 간호사의 지각, 조퇴, 결근, 이직률, 간호서비스 질 보장, 질 향상, 총체적 질 관리에 영향을 미친다. 조직문화는 결과적으로 총체적인 간호조직의 효과성, 효율성, 생산성에 영향을 미친다.

(2) 하부조직으로서의 조직문화

하부조직으로서 간호조직문화는 조금씩 차이가 발생하는데, 그 주된 요인이 다음과 같다.

- 수행하는 업무의 차이 존재
- 간호단위의 관리자 특성
- 간호사 개개인의 독특한 성격
- 해당 간호단위에서 발생하는 중요한 사건의 차이
- 간호단위의 물리적 시설과 설비의 환경적 차이

(3) 바람직한 간호조직문화

바람직한 간호조직문화는 협력 정신을 구현할 수 있으며, 무엇보다 좋은 규범인 우선하는 일차 목표가 존재함으로써 구성원 간의 높은 상호작용과 교류가 이루어질 수 있어야 한다. 또한 실질적이고 전문적인 가치를 통해 간호전문직의 조직목표와 전체조직의 목표가 일치하고 간호단위 간의 비슷한 수준의 목표, 단위 간 높은 협조 형태를 보이면서도 상호 자율과 독립성을 향상시킬 수 있어야 한다.

최근에 병원 내에서 선배 간호사가 후배를 대상으로 폭언과 폭행, 따돌림이 발생하여 '재가될 때까지 태운다'는 일명 태움문화가 사회적 이슈로 떠오르고 있다. 이는 실수를 용납하지 않는 병원문화와 간호인력 부족, 신규 간호사에 대한 부실한 교육제도가 영향을 미친 것으로 볼 수 있다. 제도적 측면 이외에 근무하는 간호사의 태도에 문제가 있다고 볼 수 있는데, 신규 간호사는 약자라고 생각하는 태도와 간호사는 상하관계라는 잘못된 인식이 원인일 수 있다.

이러한 문제점을 해결하기 위해서는 먼저 간호인력의 확충, 교육프로그램의 개선과 같은 조직적 측면의 노력과 동시에 자유롭게 의견을 교환할 수 있는 문화가 조성될 필요가 있다. 즉, 정책적, 문화적, 교육적 접근을 통해 바람직한 간호조직문화를 형성하는 것이 필요하다.

비판적 사고 문제

1. 상급종합병원, 종합병원, 병원, 의원은 각각 조직의 유형 중 어디에 속한다고 볼 수 있는가? 왜 그렇게 생각하는가?

2. 간호관리의 관점에서 팀제의 장단점을 토론하시오.

3. 조직문화와 조직분위기의 차이는 무엇인가?

>> 참고문헌

1. 강윤숙, 김은경, 김숙영, 김을순, 김지수, 유문숙, 전인숙 외(2015). 효과적인 리더십과 간호관리. 제2판. 포널스.
2. 김광희(2012). 누워서 읽는 경영학원론. 내하출판사.
3. 김지성, 박기찬, 이덕로 역(2005). 조직행동론. 피어슨에듀케이션코리아(Robbins, S. P. Organizational Behavior. 11th ed. Prentice Hall, 2005).
4. 권인호, 김복만, 이영민(2001). 경영조직론. 학문사.
5. 박성애, 김명자, 김인경, 김진현, 배현지, 유옥수, 이경아, 이은희, 장해나, 정유미, 정은영, 주미경, 황인영(2019). 간호관리학-간호정책과 간호경영-. JMK.
6. 염영희, 고명숙, 김기경, 김보열, 김유정, 신미자, 이미애, 정민, 정연옥, 조미경, 한기혜, 황지인(2020). 학습성과기반 간호관리학. 제7판. 수문사.
7. 장금성, 이명하, 이태화, 김정숙, 김경화, 김미영, 김복남, 김은영(2020). 최신 간호관리학. 제5판. 현문사.
8. Tomey, A. M.(2009). Nursing Management and Leadership. 8th ed. Mosby.

Nursing Policy and Management

제 07 장

인적자원관리

07 인적자원관리

학습목표

- 인적자원관리의 개념과 과정을 설명한다.
- 직무분석, 직무평가, 직무설계의 개념과 방법을 설명한다.
- 인적자원 수요 예측의 개념을 설명한다.
- 환자분류도구와 간호 업무량에 대해 기술한다.
- 인적자원관리에서 모집과 채용의 개념과 중요성, 과정을 설명한다.
- 인적자원 배치의 개념과 관련요인을 설명한다.
- 인적자원의 교육 · 훈련과정, 경력개발제도에 대해 기술한다.
- 문제가 있는 직원의 관리와 이직관리의 개념과 방법을 설명한다.
- 직무수행 평가에 대해 설명하고, 직무수행 평가방법에 대해서 기술한다.

주요용어

- 인적자원관리 • 직무분석 • 직무평가 • 직무설계 • 수요 예측
- 환자분류도구 • 간호업무량 • 모집 • 채용 • 배치 • 간호전달체계
- 교육훈련과정 • 경력개발 • 문제직원 • 이직 • 직무수행평가

01 인적자원관리의 의의

현대 사회는 조직사회이며, 조직의 가장 중요한 요소는 인간이다. 조직에서 발생하는 대부분의 문제는 근본적으로 인간의 문제이며, 관리는 사람을 다루는 일이라 할 정도로 관리에서 인적자원관리는 매우 중요하다. 인적자원관리(human resource management)란 조직이 목표를 달성하기 위하여 인적자원을 관리하는 모든 활동과 기능으로서 인적자원의 계획, 모집, 선발, 개발, 업무평가, 보상을 포함하는 순환과정이라고 할 수 있다. 또한 인적자원관리는 조직의 구성원이 원만한 인간관계를 유지할 수 있는 환경을 조성하여, 구성원이 최대의 만족감을 얻도록 관리하는 것이다.

1) 인적자원관리의 개념

인적자원관리는 조직에서 사람과 관련되어 수행되는 모든 활동을 말한다. 구체적으로는 조직이 직원을 채용하고 적절하게 배치하며, 교육과 훈련을 통한 인적자원관리활동과 직원과 관리자가 원만한 관계를 유지하기 위한 활동을 포함한다. 과거의 인사관리에서 발전된 인적자원관리는 인간을 주요한 자원으로 여기는 발전된 개념이라 할 수 있다. 조직에서 인간은 필수요소로서 조직의 업무기능과 역할을 담당하고 수행하는 존재이며, 가치를 창출하는 자원이자 경쟁력의 원천이다. 따라서 인적자원관리는 조직의 핵심역량을 배양하여 경쟁력을 높이는 활동이라고 할 수 있다.

현대의 지식정보사회에서 인적자원관리는 구성원이 조직 내외의 지식자산을 획득하고 개발하고 이를 효과적으로 공유 · 활용하도록 촉진한다. 또한 인적자원관리는 조직이 노동문제, 인권문제와 관련된 사회적 압력에 효과적으로 대처하여 사회와의 균형관계 속에서 경영성과를 달성하게 한다.

조직이 인적자원관리에서 다루는 내용은 어떠한 구성원을 선발할 것인가, 어떻게 격려하여 일을 잘하도록 할 것인가, 어떻게 훈련을 시켜서 생산성을 높일 것인가, 노사관계 유지는 어떻게 할 것인가 등이다. 이와 같이 조직에서 수행하는 인적자원관리활동이 다양하고 그 비중이 크기 때문에 인적자원관리에 대한 포괄적인 이해가 필요하다.

한편 조직에서 인적자원관리의 대상은 인간, 노동자, 근로자, 인력, 직원, 인적자원, 종업원, 피고용자, 조직구성원 등 다양한 용어로 표현된다. 그 이유는 인적자원관리의 대상이 조직에 속한 인간, 구성원 간의 사회적 관계, 목표달성 차원의 인간 등 다면적인 관점에서 논의되기 때문이다. 특히 병원은 다양한 직종의 협업이 필요한 노동집약적 업무를 수행하기 때문에 병원운영비에서 인건비의 비중이 50% 내외를 차지한다.

또한 인건비 중 간호직원이 차지하는 비율이 가장 높고 간호서비스가 환자의 만족도나 병원 이미지에 큰 영향을 주기 때문에 간호직원의 인적자원관리는 매우 중요하다. 간호조직은 과학적이고 합리적인 인적자원관리를 통해서 유능하고 자격 있는 간호사를 충원할 수 있고, 교육훈련을 제공하여 간호사의 능력을 개발할 수 있으며, 간호사의 사기와 직무만족을 높일 수 있다.

2) 간호조직의 인적자원관리

간호조직은 간호목표를 달성하기 위해 간호사가 자발적 또는 자율적으로 간호업무를 수행하도록 강조한다. 간호업무는 인간을 대상으로 하는 업무이며, 인간의 상호작용에 따라 업무성과에 영향을 미치는 특성이 있으므로 간호관리활동에서 인적자원관리는 매우 중요한 활동으로 인식되고 있다.

최근 전문직 간호교육을 받은 졸업생은 대부분 병원이라는 조직사회에서 근무하고 있다. 병원조직은 다양한 전문인력이 모인 곳으로, 병원의 목표달성을 위해 상호 간에 높은 의존성을 띠며 운영되고 있다. 또한 병원조직은 직무특성이 다른 전문직과 일반직이 공존하며, 의료전문직 인력의 자율성에 대한 욕구가 크고 전문지식에 준거하려는 성향이 강하여 조직 내 갈등이 발생할 수 있다. 이처럼 복잡한 병원조직 내에서 간호사의 간호업무성과와 직원만족도를 높이기 위한 노력은 간호관리활동 중 가장 관심의 초점이 되고 있다.

3) 인적자원관리과정

인적자원관리는 조직 내 인력의 흐름과 관리기능의 성격을 기준으로 확보관리, 평가관리, 개발관리, 보상관리, 유지관리로 구분할 수 있다.

(1) 확보관리

확보관리는 조직의 목표를 달성하기 위하여 직무분석을 바탕으로 한 인력계획에 근거하여 적합한 자질과 능력을 갖춘 인적자원을 획득하는 일련의 활동이다. 조직 내 인적자원의 적정성 판단, 인력수요 예측, 유능한 인재가 지원하도록 모집하고, 우수한 인재를 선발하는 활동을 포함한다.

(2) 평가관리

평가관리는 확보한 인적자원의 자질, 능력, 업적 등을 평가하는 직무수행평가와 직무의 중요도, 난이도, 위험도 등 직무의 상대적 가치를 평가하는 직무평가를 말한다. 직무수행평가를 위해서 합리적이고 타당한 평가기준, 평가항목, 평가도구가 필요하다. 직무

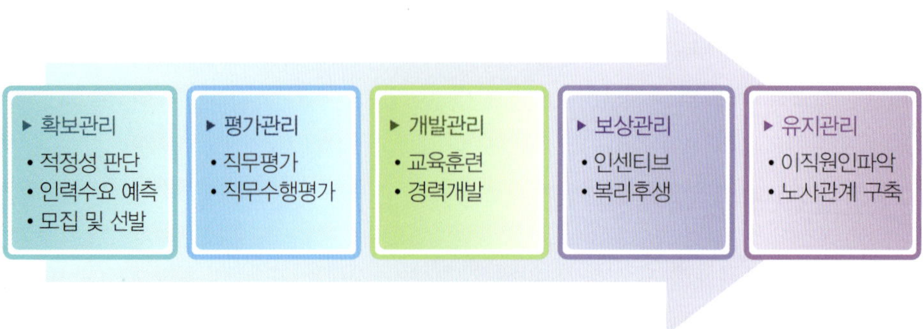
▸ 확보관리
• 적정성 판단
• 인력수요 예측
• 모집 및 선발
▸ 평가관리
• 직무평가
• 직무수행평가
▸ 개발관리
• 교육훈련
• 경력개발
▸ 보상관리
• 인센티브
• 복리후생
▸ 유지관리
• 이직원인파악
• 노사관계 구축

그림 7-1 인적자원관리과정

수행평가는 직원의 자질, 능력, 업적 등에 대한 정보를 수집하는 활동이며, 직무수행평가를 통해서 직원의 능력개발, 업적향상, 처우를 결정하는 기초자료를 수집한다.

(3) 개발관리

개발관리는 직원이 능력을 발휘하도록 업무와 교육의 기회를 제공하는 활동이다. 인적자원의 개발을 위해서는 교육훈련의 필요성을 분석하고, 교육프로그램의 내용, 대상, 방법을 결정해야 한다. 개발관리에는 조직구성원을 상위의 직무로 이동시켜 조직의 효과성을 높이는 승진과 직원에게 다양한 현장, 직무를 경험하고 능력을 개발하도록 하는 직무순환이 포함된다.

(4) 보상관리

보상관리는 직원이 제공한 노동력에 대하여 금전적, 비금전적 보상을 제공하는 활동이다. 보상관리에는 조직의 보상기준, 기본급 임금체계 유형, 성과에 대한 인센티브 지급, 수당이나 복리후생 관리가 포함된다.

(5) 유지관리

유지관리는 직원이 능력을 발휘하면서 조직 내에 남도록 배려하고, 직무를 수행하는 과정에서 나타나는 어려운 문제를 해결하는 활동이다. 구체적으로 유지관리는 직원의 인간관계 개선방안, 이직 원인을 파악하고 효과적으로 처리하는 활동을 포함한다. 또한 유지관리는 직원의 삶의 질과 조직의 경쟁력 강화를 균형 있게 실현하도록 협력적인 노사관계 형성을 포함한다.

02 직무관리

인적자원관리의 기초가 되는 직무관리의 목표는 서로 다른 능력을 가진 구성원에게 직무를 부여하고, 조직의 목표달성에 필요한 활동을 수행하도록 하는 데 목적이 있다. 각 조직은 조직의 효과성을 높이기 위해 조직의 변화와 조직의 전략변화는 업무변화와 연계되므로 직무를 분석하고 직무를 관리하는 것이 중요하다.

직무관리는 크게 직무분석, 직무평가, 직무설계로 구성된다. 직무분석은 직무에 관한 정보를 수집하여 기록하는 활동이며, 직무평가는 직무의 상대적 가치를 평가하는 활동이다. 또한 직무설계는 직무의 내용과 기능, 대인관계를 설계하는 활동이다.

1) 직무분석

(1) 직무분석의 정의

인적자원관리의 시작인 직무분석은 직무의 내용, 맥락 그리고 담당하는 사람의 자격조건에 관한 정보를 수집하고 분석하는 체계적인 방법이다. 인적자원관리의 대부분의 기능은 직무분석에 기반을 두고 영향을 받게 되며, 직무분석의 결과로 직무기술서(job description)와 직무명세서(job specification)가 작성된다.

직무분석은 조직 내의 행위기준 또는 행위평가 기준으로 활용하지만 직무를 고정적인 형식으로 이해하는 것은 위험하다. 즉, 직무를 절대적인 기준으로 삼아 그 기준에 무리하게 끼워 넣지 않도록 해야 한다.

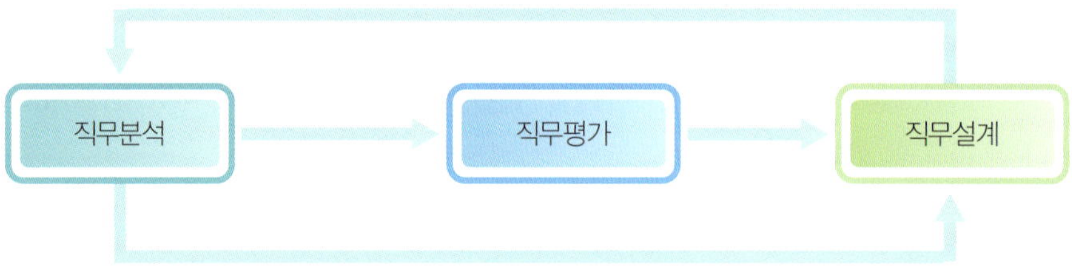

그림 7-2 직무관리과정

(2) 직무분석의 목적

직무분석은 노동력과 직무가 변화함에 따라 그 중요성이 커지고 있다. 인적자원계획, 모집, 선발 모두가 효과적으로 이루어지기 위해서는 직무분석에 의해 파악된 직무요건과 담당자의 능력에 근거해야 한다. 또한 보상, 훈련, 성과평가 또한 직무에 근거해야 한다.

(3) 직무분석과정

직무분석과정은 직무의 수에 따라 다양할 수 있지만, 일반적으로 그림 7-3과 같으며, 직무분석의 계획, 직무분석의 준비와 도입, 실시, 직무기술서와 직무명세서 개발과정으로 이루어진다.

가. 직무분석 계획 단계

직무분석에 앞서 직무분석의 목적은 무엇이며, 관리자와 구성원으로부터 수집해야 하는 자료의 종류와 범위에 대해서 계획하는 단계이다.

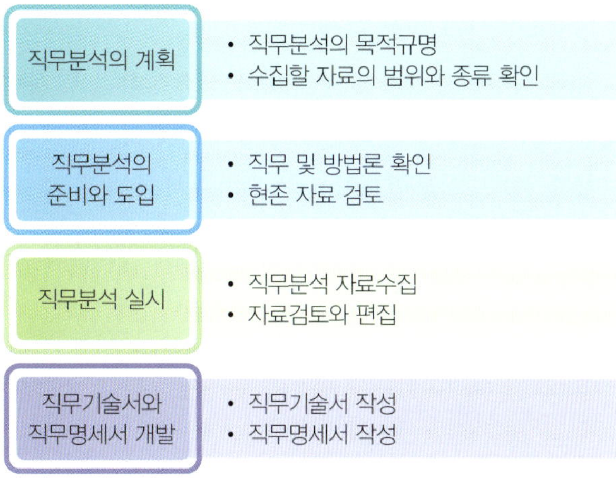

그림 7-3 직무분석과정

나. 직무분석 준비와 도입 단계

직무분석이 필요한 직무를 확인하는 과정으로, 이를 위해 조직도, 기존의 직무기술서, 직무분석 정도, 기타 다른 자원을 검토한다. 또한 직무분석을 실행하는 데 필요한 인력, 인력의 활용방법을 확인해야 한다.

다. 직무분석 실시 단계

직무분석의 핵심과정으로, 필요한 정보의 목록을 분석표로 작성하고, 이를 토대로 정보를 수집, 분석, 정리하는 단계이다. 직무분석은 업무분석과 요건분석으로 나뉘는데, 업무분석은 수행하는 업무에 대한 담당자, 목적, 개요, 근무시간, 장소, 방법과 자세 등을 포함한다. 요건분석은 직무자격, 책임, 의무, 정신적 · 육체적 조건, 환경 조건 등이 포함된다. 직무정보수집은 관찰법, 면접법, 설문지법이 대표적이며, 그 외에도 체험법, 실험법, 업무인지법 그리고 여러 가지 방법을 결합시켜 사용하는 종합법 등도 있다.

표 7-1 직무정보 수집방법

구분	면접법	관찰법	설문지법
정의	• 직무분석자가 개개의 감독자와 직원 면접을 통해 직무를 분석하는 방법	• 직무분석자가 직접 관찰하여 직무를 판단하는 방법	• 직무의 모든 측면과 직무수행 환경파악을 위한 표준설문지를 작성 • 직원이 기입하여 직무를 분석하는 방법
장점	• 직무에 대한 정확한 정보 획득이 가능 • 상호친목을 도모	• 표준화된 반복작업에 효과적	• 광범위한 자료수집, 정리가 용이 • 시간과 비용이 절약
단점	• 시간과 비용이 소요	• 정신적 작업, 장시간 소요작업에는 적용이 불가	• 합리적 질문서 작성이 어려움 • 해석상 차이로 오해가 발생가능성

라. 직무기술서와 직무명세서의 개발 단계

직무분석 결과에 의해 직무기술서와 직무명세서를 작성하는 단계이다. 직무기술서는 직무분석 결과를 개선, 보완한 후에 정리한 요점을 기술한 문서로 직무내용과 직무요건이 균등하게 기술되어야 한다. 직무명세서는 직무기술서의 내용 중 직무내용보다 그 직무를 수행하는 인적 요건에 중점을 두는데, 해당 직무를 수행하는 데 필요한 교육, 경험, 숙련, 책임, 능력 수준을 포함한다. 직무명세서는 인력의 고용, 임금관리, 업무개선에 사용할 수 있다. 이렇게 작성된 직무기술서와 명세서는 필요에 따라 검토하여 개선할 수 있다.

2) 직무평가

(1) 직무평가의 정의와 목적

직무평가는 특정조직 내에 산재하는 개별적 직무를 전체조직 내의 다른 직무와 연관시키는 방법으로, 각 직무 간 상대적 가치를 결정하는 방법이다. 직무분석에 따라 작성된 직무기술서와 직무명세서를 기초로 각 직무의 중요성, 난이도, 위험도를 평가하여 다른 직무와 비교를 통해 상대적 가치를 결정하는 방법이다. 직무평가의 목적은 각 직무의 상대적 가치에 따라 이에 대응되는 가치를 결정하는 것이며, 직무에 따른 임금체계, 인사관리 전반을 합리화하는 데 기여한다.

(2) 직무평가의 방법

직무평가를 위한 방법은 서열법, 분류법, 점수법, 요소비교법이 있다. 서열법과 분류법은 포괄적이며 질적인 평가방법이며, 요소비교법과 점수법은 분석적이며 과학적인 양적 평가방법이다.

가. 서열법

서열법은 포괄적인 관점에서 직무와 직무를 비교하여 계열적으로 순위를 정하는 질적 방법이다. 서열법은 소규모 조직에 적용하면 간편하고 용이하지만, 직무의 수가 증가하면 복잡하고 혼란을 야기하여 사용이 불가능하다.

나. 분류법

분류법은 어떠한 기준에 의해 작성된 등급에 평가 대상의 직무를 적절히 분류하여 넣는 방법이다. 분류법은 대규모 조직에도 사용할 수 있고 기준만 객관적으로 설정되면 유용하게 활용될 수 있는 장점이 있다.

표 7-2 간호단위관리자 직무기술서의 예

직무명
간호단위 간호업무의 관리자로서 입원환자의 적정 간호와 소속 직원의 자질향상과 환경관리유지를 위한 제반 업무를 계획, 조직, 집행, 평가한다. 분야별 간호과장을 보좌하여 간호부서의 목표를 지지, 협조, 달성한다.

직무내용

▸ 간호전문가로서의 업무

1. 담당간호사로부터 환자의 상태를 보고 받는다.
2. 간호순회를 통해 환자의 상태를 확인하고 간호문제를 파악한다.
3. 환자의무기록을 통하여 정보를 수집하고 확인된 의사지시사항을 점검하여, 간호행위를 파악한다.
4. 팀간호사와 함께 간호진단과 간호계획을 수립하고, 업무분담표를 사용하여 간호계획을 지시한다.
5. 정확한 간호행위를 시행하여 간호직원에게 시범을 보인다.
6. 입원환자에게 병동에 대한 소개를 한다.
   1) 입원 시 준비물　2) 간호사실, 병실, 화장실, 배선실의 위치　3) 면회시간
   4) 의료팀과 동료환자　5) 병동시설물 사용법　6) 병원부대시설
7. 퇴원기록지를 사용하여 퇴원환자의 간호교육계획에 참여한다.
8. 각종 검사의뢰서와 검사물을 대조, 확인하여 해당 부서로 보낸다.
9. 수술과 검사의 전(前)처치와 간호상태를 확인한 후 환자를 해당부서로 보낸다.
10. 간호순회와 병록의 점검을 통하여 간호행위를 평가하고 팀 회의를 열어 재계획을 수립한다.

▸ 문제해결자로서의 업무

1. 간호단위내 환자, 간호직원, 의료진과 타부서와의 원만한 대인관계를 유지하도록 한다.
2. 문제가 발생되는 경우 다음과 같은 과정을 통하여 해결한다.
   1) 발생된 문제에 대한 보고를 받는다.
   2) 발생된 문제를 6하원칙에 입각하여 충분히 검토하고 확인한다.
   3) 확인된 정확한 문제를 환자, 병원, 간호부, 직원의 입장을 고려하여 합리적인 해결책을 모색한다.
   4) 발생된 문제와 그 해결책을 상급자에게 보고한 후 논의하여 해결한다.

▸ 인력개발자로서의 업무

1. 신규직원의 간호단위 예비교육을 실시한다.
2. 병원 내외의 교육과 회의에 참석하여 병원정책과 간호정책 등 공지사항을 간호단위 직원과 환자에게 전달한다.
3. 새로운 간호방법을 모색하고 연구, 개발하여 간호직원에게 교육한다.
4. 간호학생과 위탁학생의 실습을 지도하고 평가한다.
5. 교원과 타병원 간호직원의 연수를 돕는다.
6. 연 2회 간호직원의 근무평정을 한다.

▸ 간호단위관리자로서의 업무

1. 환자를 위한 안전한 환경을 유지관리하고, 안전사고 예방을 위한 방안을 모색하며 필요시 교육한다.
2. 물품관리
   1) 간호단위에서 사용하는 물품의 재고를 정기적으로 조사하여, 적정량을 청구하고 수령한다.
   2) 사용한 물품과 간호행위에 대한 처치료 발생을 확인하고 발생한다.
   3) 각 물품에 대한 표준량을 확보하여 환자의 치료와 간호에 지장이 없도록 수시로 점검한다.
   4) 각 물품의 정확한 사용방법을 직원에게 알려준다.
   5) 각종 물품을 정확하게 보관, 유지하고 훼손과 망실에 대한 책임을 지며, 신속하게 교환하고 조치한다.
   6) 각종 물품장부를 정기적으로 확인, 점검한다.
3. 조정과 입퇴원 관리
   1) 처치 전표, 약 처방, 주사약 처방, 타과의뢰서 등을 확인한다.
   2) 퇴원 예정자의 퇴원결정서, 병실 현황을 확인하여 입 · 퇴원계로 통보한다.
4. 각종 기보고서 작성과 제반 서류 유지관리

⊙ 자격요건

- 교육수준: 대학 학사과정을 이수한 자
- 실무경험: 임상경력 7년 이상
- 자격면허: 간호사 면허 소지자
- 학술지식: 성인간호, 모아간호, 정신간호, 지역사회간호, 간호관리에 관한 일반적 지식
- 실무지식: 간호단위관리(환자간호, 물품관리, 환경관리와 인간관계)에 관한 일반적 지식

다. 점수법

점수법은 직무를 구성요소로 분해하고 각 요소별 점수를 부여하여 총점으로 직무의 가치를 평가하는 양적 분석방법이다. 이 방법은 정확하고 일관성이 있으며 평가결과의 신뢰성과 타당성이 커 오류의 가능성을 감소시킬 수 있다.

라. 요소비교법

요소비교법은 직무를 요소별로 분해하여 점수 대신 시간당 임금을 적용하여 대표 직무를 평가하고, 대표 직무와 다른 직무를 비교하여 각 직무의 시간당 임금을 결정하는 방법이다.

3) 직무설계

(1) 직무설계의 정의

직무설계는 조직내 업무를 수행하기 위해 다양한 업무를 서로 연결시키고 맞추어 조직화하는 것을 말한다. 직무는 조직의 목표를 달성하고, 직무를 담당하는 개인의 욕구를 만족시킬 수 있도록 내용, 기능, 대인관계 등을 고려하여 설계해야 한다. 직무설계는 직무분석, 직무평가와 연계성을 가지고 실행되어야 효과적인 결과를 얻을 수 있다.

(2) 직무설계의 목적

직무설계의 목적은 크게 업무의 효율성 증가와 직원의 동기부여에 있다. 합리적인 직무설계는 직무불만족을 감소시키고, 동기부여를 시켜 이직을 감소시키는 효과로 이어진다. 또한 자원을 효율적으로 이용할 수 있고, 불필요한 직무를 제거하여 효율적으로 업무를 수행할 수 있도록 한다.

(3) 직무설계의 방법

직무를 설계하는 방법은 분업과 같이 전통적인 단순화 접근방식에서 점차 현대적인 접근방식으로 변화하고 있다. 현대적 직무설계방법은 직무확대와 직무순환이 있다. 직무확대는 수행해야 할 과업의 수를 확대함으로써 직무범위를 넓히는 것을 의미하고, 직무순환은 단순하고 반복적인 직무의 단조로움을 해결하는 방법으로써 한 직무에서 다른 직무로 이동시키는 것을 말한다.

그런데 직무확대와 직무순환과 같은 방법은 유효한 직무설계방법이 되지 못한다는 것이 밝혀지면서 직무충실화와 직무특성이론이 등장하였다. 직무충실화(job enrichment)는 직무를 단순히 구조적으로 크게 하는 것이 아니라 작업 책임을 늘려 도전적이고 보람있는 직무를 수행하도록 하는 것이다. 직무충실화는 근로생활의 질을 향상시키도록 동기를 부여한다는 점에서 가치를 인정받고 있으나 복잡한 인간과 상황변수를 고려해서 사용되어야 한다는 지적을 받고 있다. 직무특성이론(job characteristics theory)은 직무충실화이론의 개념적이고 추상적인 점을 벗어나 종업원의 개인차를 고려하여 직무특성과 성과변수 사이의 관계를 제시한 실질적인 직무설계로 평가받고 있으며, 각 개인에게 가장 적합한 직무설계를 통하여 구성원에게 동기를 부여하고, 조직의 유효성과 생산성을 향상시키고자 하는 직무설계이론이다. 한편, 직무설계방법으로 사회기술체계이론(socio-technical system theory)은 조직을 거시적 입장에서 파악하는 입장으로서 직무의 객관적 특성을 변화시킬 것을 제시하는 이론이다.

이상의 직무설계방법에서 모두 직무특성에 초점을 맞추고 있는 것이 주목되는데, 이는 현대 조직사회에서 더욱 인간적인 삶을 위한 노력은 직무의 변화에서부터 시작되어야 한다는 것을 보여 준다.

03 인적자원의 수요 예측

인적자원관리를 체계적으로 잘 수행하기 위해서는 조직에서 필요한 인력을 모집하고 선발하는 것이 중요하다. 조직에서 필요한 인력을 확보하기 위해서는 먼저 조직의 목표달성을 위해 필요한 인력수요를 예측하고, 모집과 선발 계획을 세우는 것이 중요하다.

1) 인적자원계획

인적자원관리에서 가장 중요한 문제는 전체적인 인적자원의 계획을 어떻게 세울 것인가 하는 것이다. 인적자원계획의 전제는 인적자원 철학으로부터 출발하며 인적자원계획 방법은 계량적 접근방법을 적용하게 된다.

(1) 인적자원관리의 철학

인적자원관리 철학이란 인간을 움직이는 기본적인 사고방식으로서 관리자가 하급직원을 움직이는 방법에서 나타나는 하나의 경향이다. 즉, 전제적, 권위적, 시혜적, 민주적 그리고 방임적 유형이 있을 수 있다. 인적자원관리 철학은 관리자의 주관적 신념이면서도 객관적인 타당성이 있어야 하급직원에게 받아들여질 수 있으며 사회적 윤리기준으로서 가치가 있다. 인적자원관리 철학은 관리자의 관리행위를 통해서 나타나는 것이므로 인적자원관리의 계획과 운영과정에서 일관성있게 반영되어야 한다. 따라서 건전하고 적극적인 인적자원관리 철학은 관리자뿐만 아니라 조직구성원 모두가 합의한 공통신념이라고 볼 수 있다.

(2) 인적자원정책

인적자원정책은 인적자원관리활동의 기본원칙 또는 방향을 뜻하며, 개별적인 인적자원을 결정하는 데 판단의 기준이 되는 것이다. 관리자는 인적자원관리 철학을 구체적인 인적자원정책으로 밝혀서 일상적인 인적자원 결정을 내릴 때 이와 같은 원칙에 따르도록 함으로써 인적자원 결정이 계획대로 상호 조정되고 합리성과 일관성을 유지할 수 있게 한다. 합리적인 인적자원정책은 조직 전체의 관점에서 합리적일 뿐 아니라 직원의 수용이라는 또 다른 욕구를 동시에 충족시켜야 한다. 인적자원정책은 반드시 명문화하여 인적자원관리에 관한 기준으로 실제에 적용할 수 있어야 한다.

(3) 간호인력계획

인적자원계획은 현재와 장래의 각 시점에서 조직이 필요로 하는 인력의 종류와 인원의 수를 사전에 예측하고 결정하며, 이에 대한 조직내외의 공급인력을 예측하고 계획하는 것이다. 인적자원계획은 고용관리를 위해서 뿐만 아니라 승진, 이동관리, 훈련계획, 임금계획과도 밀접한 관련을 가지고 있다. 계획적으로 승진이나 이동을 시키려면 사전에 조직 내의 각 직위에 필요한 인원수와 현원의 이동관계를 파악해야 하고, 임금예산은 인원수에 의하여 영향을 받기 때문에 인력계획과 밀접한 관계를 가지게 된다.

간호인력의 수요를 예측하기 위해서는 우선적으로 해당 간호단위의 업무량을 파악해야 한다. 간호단위의 업무량은 대부분의 기관에서 환자분류체계에 의하여 결정한다. 인적자원계획에 영향을 주는 요인은 다음과 같다.

가. 외적 요구

우리나라에서 간호인력계획은 의료법에 제시되어 있는 간호사 확보기준에 준하고 있다. 특히 간호는 환자에게 중요한 영향을 미치며, 질적인 간호는 조직의 마케팅에 이용되므로 소비자의 기대도 신중하게 배려되어야 한다.

나. 조직적 요소

조직적 요소로 간호부서의 철학, 간호전달체계, 지원체계, 인력계획이 영향을 미친다. 간호부서의 철학은 간호부서 내의 활동에 대한 기본 틀을 제시해 주며, 실무에 대한 신념과 가치의 진술로서 환자간호 제공에서 대안을 선택하는 데 방향을 제시할 수 있을 것이다. 간호전달체계는 간호단위에서 간호를 전달하는 방법으로 이는 간호부서의 철학에 의해 방향이 정해지며, 이는 간호인력의 수를 결정하는 데 주된 요인이 된다. 환자간호에 직접 관련되지 않는 지원체계 역시 간호인력계획 시 고려되어야 한다. 지원체계의 효율이 높을수록 주어진 직접간호의 양을 제공하는 데 필요한 간호인력의 수가 적어진다.

다. 업무량

환자에 따라 간호의 양이 다르기 때문에 업무량을 확인하고 간호인력계획의 주요한 자료로 환자분류체계가 필요하다. 자료는 간호에 대한 환자 수요의 지침뿐만 아니라, 24시간 동안 간호가 어떻게 분산되어야 하는지를 보여 주어야 한다. 간호업무량을 예측하는 방법은 환자통계 자료를 이용하거나 환자의 간호필요도를 직접측정하거나 환자분류체계를 이용할 수 있다.

2) 간호업무량

간호업무량은 각 간호단위에서 간호사가 환자간호 업무뿐만 아니라 기타 업무를 모두 포함하여 총업무를 하는 정도를 의미한다. 관리자는 효과적인 인적자원관리를 위해서 환자의 유형에 따라 간호업무량을 예측하고, 간호업무를 담당할 간호직원의 수준과 간호사 1인당 환자수의 비(ratio)를 정하여 병원에 필요한 간호사의 수, 간호단위별 간호사의 수를 결정한다. 일반적으로 각 간호단위는 일정한 범위의 시설과 규모를 갖추고, 환자를 간호하고 있다. 환자의 입퇴원과 간호필요도가 다를 수 있고, 또 수시로 변화하는 상황이므로 정확한 방법으로 업무량을 예측하기 위해서는 각각의 간호활동을 수행하는 데 소요되는 시간연구가 선행되어야 한다.

(1) 간호업무의 분류

간호업무는 크게 환자에게 직접간호를 제공하는 직접간호활동시간과 직접간호를 수행하기 위해 준비되는 일련의 활동으로서 간접간호활동시간 그리고 비생산적인 활동으로 개인시간을 포함시켜 이 세 가지를 합산하는 것이 인정되고 있다.

가. 직접간호활동

직접간호활동은 환자의 신체적, 정신적 요구를 충족시키기 위하여 간호표준에 따라 간호사가 직접 수행하는 간호활동을 말한다. 특히 신체적, 정신적 요구와 관련하여 제공하는 간호행위를 의미한다.

나. 간접간호활동

간접간호활동은 간호사가 직접간호를 제공하기 위하여 준비하거나 직접간호와 관련해서 행하는 활동으로 환경적, 사회적, 경제적 안녕과 관련하여 제공하는 간호행위이며, 환자를 위해서 제공되기는 하지만 환자가 없는 상황에서도 이루어질 수 있다. 간접간호활동에는 기록, 확인, 물품관리, 의사소통, 각종 교육 등이 해당된다.

다. 비생산활동

비생산활동은 근무시간 내에 수행되는 직접간호활동과 간접간호활동을 제외한 시간으로, 개인적 휴식시간과 식사시간, 직장에서의 여유시간이 포함된다.

(2) 간호업무량 측정

간호업무량을 측정하기 위해서는 환자에게 직접간호를 제공하는 직접간호활동시간, 직접간호를 수행하기 위해 준비하는 활동인 간접간호활동시간 그리고 비생산적인 활동인 여유시간을 측정해야 한다. 또한 환자의 중증도와 간호필요도에 따라 간호시간의 차이가 발생하므로 이를 직접 측정하여 사용하거나 환자분류도구를 활용하여 분류된 환자분류군에 따라 소요되는 시간을 측정하면 간호단위 내 입원환자의 총 간호업무량을 추정할 수 있다.

직접간호활동은 간호표준으로 설정된 각 진단적 범주(diagnostic category)에 따라 제공하는 간호기능의 소요시간을 측정하고, 간접간호활동시간은 기록, 확인, 물품관리, 의사소통, 각종 교육에 투입된 시간을 측정한다. 여유시간은 개인적 휴식시간, 식사시간, 여유시간을 포함하여 측정한다.

이러한 간호업무량은 간호필요도에 영향을 받으며, 환자의 간호필요도는 환자의 상태와 관련이 있다. 업무량을 정확하게 예측하기 위해서는 먼저 환자의 총인원뿐만 아니라 진단이나 간호범주에 따른 간호필요도를 파악해야 하며, 이를 간호시간으로 산정하기 위해서는 각 간호활동을 수행하는 데 소요되는 시간의 연구가 선행되어야 한다. 병원간호사회가 개발한 한국형 환자분류체계의 경우 환자분류점수 1점당 간호시간 환산지수는 9.03분이었다(송경자 외, 2009). 임상에서 산출한 환자분류점수와 이 연구결과에서 산출된 환산지수를 활용할 경우 간호업무량, 즉 간호시간을 산출할 수 있다.

3) 환자분류체계

간호관리자는 조직이 필요로 하는 간호인력수요를 파악하고 효율적으로 간호인력을 활용하기 위하여 환자의 간호필요도와 간호업무량을 측정해야 한다. 간호업무량을 따라서 간호업무량을 측정하기 위해서는 환자의 특성별 간호필요도를 산정하고, 간호업무의 내용을 분석해야 한다. 또한 간호관리자는 간호인력의 수준을 결정할 때 조직의 목적과 철학, 환경의 변화, 병상 수, 간호전달체계, 환자의 특성, 시설과 장비 수준 등 다양한 요인을 고려해야 한다.

(1) 환자분류체계의 개념

환자분류체계는 일정 기간 동안에 환자에게 필요한 간호서비스의 시간, 난이도, 복잡성에 따라 환자를 분류하는 도구로, 간호의 필요량과 간호의 우선순위를 결정하며, 간호인력의 수요를 예측하고 예산을 계획과 비용을 절감하기 위하여 사용된다. 환자분류체계는 간호서비스의 계량분석에 이용되며, 간호행위별 간호수가를 책정하는 데 정보를 제공한다.

간호인력 산정에서 단순히 간호사 1인당 환자수의 비로 추정하던 방식에서 보완되어 환자에게 투입되는 간호시간을 반영하여 적정한 간호인력을 산출하는 측면에서 유용한 도구이다. 따라서 각 의료기관은 합리적인 간호인력 산정을 위해 병원에 맞는 그리고 각 간호단위 특성에 맞는 환자분류체계를 개발하여 활용하는 것이 필요하다.

중증도, 간호요구도, 간호필요도

간호필요도(nursing care needs)는 간호사의 전문적인 판단에 근거하여 평가된 환자에게 필요한 간호업무량(workload)이며, 간호요구도(patient's wants for nursing services)는 환자가 요구하는 주관적인 간호서비스량이다. 간호필요도는 간호사 입장면에서 보면 간호업무량을 의미하며, 환자의 중증도(severity)와는 관련이 있으나 완벽하게 일치하지는 않는다. 환자의 중증도는 간호업무량을 상당 부분을 설명하지만 대부분 중환자에 국한되어 일반병동의 환자 중증도가 간호필요도와 어느 정도 관련성이 있는지는 불명확하다. 현행 환자분류체계가 환자의 실제 간호필요도를 정확하게 반영하고 있는지에 대해서는 통계적 검증이 필요하다.

(2) 환자분류체계의 목적

환자분류도구를 이용하는 목적은 적절하고 안전한 수준의 간호를 제공하도록 간호의 질과 양을 보장받기 위함이다. 환자의 간호요구 정도를 객관적으로 평가하여 실시간으로 간호단위별 인력수요를 예측하기 위함이다. 또한 간호조직이 환자의 간호요구를 만족시킬 수 있도록 효율적으로 간호사를 배치하기 위함이다.

(3) 환자분류체계의 접근방법

환자분류체계는 방법에 따라 크게 원형과 요인형으로 구분되는데, 원형은 열거된 간호행위의 유사성에 따라 순위척도로 환자의 군을 분류하는 방법이며, 요인형은 항목별 환자의 간호요구를 점수화한 후 각 항목 점수를 모두 더해 환자의 등급을 구분하는 방법이다.

표 7-3 환자분류도구 유형

구분	원형 평가방법	요인 평가방법
개념	• 미리 나열해 놓은 간호행위의 유사성에 따라 환자를 순위척도로 분류해놓고 환자의 결정적인 특징이 유사한 곳에 환자를 분류하여 각 범주를 대표하는 특성을 평가하는 방법	• 환자의 간호필요도에 대한 각각의 점수를 합하여 전체를 일정한 등급으로 나누어 분류하는 방법
장점	• 사용하기 쉬움 • 시간소요가 적음 • 직접 간호비용을 쉽게 분리할 수 있음	• 객관성과 정확성이 높음 • 변화하는 상황을 즉시 반영할 수 있음
단점	• 정확성과 객관성이 떨어짐 • 치료별 비용 산정이 어려움	• 시간소요가 많음

현재 원형분류체계가 가지는 한계로 인해 점차 의료기관이 요인형 환자분류체계로 전환되고 있는 상황이다. 2018년 병원간호사회에서는 일반병동용 환자분류체계를 개정하였는데, 이 분류체계는 11개 영역, 34개의 간호활동, 57개의 항목으로 구성되어 간호필요도를 평가하고 있으며, 합산 점수를 기초로 4개의 군으로 분류하고 있다.

표 7-4 환자분류도구 예

<table>
<tr><th rowspan="2">영역</th><th rowspan="2">번호</th><th rowspan="2">간호활동</th><th rowspan="2">항목</th><th rowspan="2">점수</th><th colspan="10">환자명</th><th rowspan="2">적용 지침</th></tr>
<tr><th></th><th></th><th></th><th></th><th></th><th></th><th></th><th></th><th></th><th></th></tr>
<tr><td rowspan="11">1. 활력징후 측정 및 감시</td><td rowspan="4">1</td><td rowspan="4">활력징후</td><td>1~3회</td><td>1</td><td colspan="10"></td><td rowspan="4">• 4가지 항목(혈압, 맥박, 호흡수, 체온)중 2가지 이상 측정
• 수혈 시 측정하는 V/S는 제외</td></tr>
<tr><td>4~6회</td><td>2</td><td colspan="10"></td></tr>
<tr><td>7~9회</td><td>3</td><td colspan="10"></td></tr>
<tr><td>10회 이상</td><td>4</td><td colspan="10"></td></tr>
<tr><td rowspan="3">2</td><td rowspan="3">수분섭취 및 배설량 측정</td><td>1~2회</td><td>1</td><td colspan="10"></td><td rowspan="3">• 섭취량, 배설량을 모두 측정 시 해당</td></tr>
<tr><td>3회</td><td>2</td><td colspan="10"></td></tr>
<tr><td>4회 이상</td><td>3</td><td colspan="10"></td></tr>
<tr><td>3</td><td colspan="2">동공/의식/지남력</td><td>2</td><td colspan="10"></td><td>• 동공, 의식, 지남력 세 가지 모두 측정하여 check 4회 이상 시 기록</td></tr>
<tr><td>4</td><td colspan="2">심전도 모니터링</td><td>3</td><td colspan="10"></td><td>• 근무조당 1회 이상 심전도 판독 내용을 기록한 경우 해당</td></tr>
<tr><td rowspan="2">5</td><td rowspan="2">산소포화도</td><td>3~5회</td><td>1</td><td colspan="10"></td><td rowspan="2">• 산소포화도 측정 후 기록한 경우만 해당
• 계속적인 산소포화도 감시는 6회 이상에 포함</td></tr>
<tr><td>6회 이상</td><td>2</td><td colspan="10"></td></tr>
</table>

표 7-4 환자분류도구 예-계속

영역	번호	간호활동	항목	점수	환자명	적용 지침
2. 호흡	6	산소 요법		2		
	7	흉부물리요법	3~5회	1		• 타진, Vibrator 실시 후 기록한 경우
			6회 이상	2		
	8	기관 내 흡인 간호	3~5회	2		• T-cannuls, E-tube를 통한 흡인 간호 시 해당 • 구강흡인은 제외
			6회 이상	3		
	9	기관절개관 관리		2		• T-cannuls 교환 또는 dressing 등 시행
3. 위생	10	침상목욕		4		• 간호사가 직접 시행한 경우 해당
	11	구강 간호		1		
	12	회음부 간호		1		
	13	린넨 또는 환의 교환	1~2회	1		• 간호직원이 직접 시행한 경우 해당
			3회 이상	2		
4. 영양	14	경관영양	1~3회	2		• 보호자 시행 포함
			4회 이상	4		
5. 배설	15	기저귀 교환		2		• 간호직원이 직접 시행한 경우 해당, 3회 이상
6. 기동성	16	체위변경	3~5회	2		• 간호직원이 직접 시행한 경우로, 환자가 완전한 도움이 필요한 경우 해당
			6회 이상	3		
	17	환자 이동	2~3회	1		• 침상에서 의자나 스트레처로 이동 또는 의자나 스트레처에서 침상으로 이동한 경우가 각각 1회 해당
			4회 이상	2		
	18	침상에서 일어나 걷도록 도와주기		2		• 간호직원이 직접 시행한 경우 해당, 3회 이상
7. 검사	19	혈당검사	1~4회	1		
			5회 이상	2		
	20	추가 혈액검사		2		• 정규 혈액검사만 시행한 경우에는 해당 안됨
8. 투약 및 수혈	21	수액교환	1~2회	1		• 항생제를 mix하는 D5W 50cc, N/S 50cc 등은 해당 안되며, 수액만 해당됨
			3~4회	3		
			5회 이상	4		
	22	정맥투여로 2개 이상 또는 multilumen 사용		1		
	23	정맥 내 투약	3~5회	1		• 환자에게 투여한 약품별 투여 횟수의 합을 말함 • 1회 방문으로 2개 동시 투약하는 경우 2회로 환자에게 투여된 경우에만 count함
			6~9회	2		
			10회 이상	3		

표 7-4 환자분류도구 예-계속

영역	번호	간호활동	항목	점수	환자명										적용 지침
8. 투약 및 수혈	24	수혈-횟수로 표시		2											• 혈액 확인, V/S check, 환자 관찰 등을 모두 포함 • 혈소판, Cryo는 6unit 당 1회
	25	기타투약 방문(정맥 투약을 제외한 경구투약, 설화, 피하주사, 근육주사, 좌약, 안약, 흡입제, ear drops, 연고 등)	3~5회	1											• 약품 개수가 아니고 투약을 위한 환자 방문 횟수임 • 1회 방문으로 2개 이상 동시 투약하는 경우 1회로 투약은 환자에게 투여된 경우에만 count함 • 약 준비, 설명, 투여가 포함되며, 기록이 있어야 함.
			6~10회	2											
			11회 이상	3											
9. 처치	26	말초정맥관 삽입		1											• 간호사가 시행한 경우 해당
	27	튜브 삽입 또는 관리	L-tube 삽입 및 관리	2											• L-tube, Rectal tube, 흉관은 삽입 당일과 그 이후 관리 혹은 유지도 포함됨
			Rectal tube 삽입 및 유지	2											
			Foley bag 삽입 당일	2											
			중심정맥관 삽입 당일	2											
			흉관 삽입 및 관리	3											
9. 처치	28	수술 및 시술 당일 전 처치		3											• 수술 또는 시술 당일의 동의서, 금식 확인, 피부 준비, 투약 및 교육 설명 등 포함
	29	심폐소생술		6	시간	시간	시간	시간	시간	시간	시간	시간	시간	시간	• CPR 시행 시
	30	기타 15분 이상 소요되는 처치		2											• 간호사가 직접 시행한 경우
10. 입원 관리	31	신환 입원		5											• 입원 당시 병력청취, V/S check, 신체계측, 각종 행정업무 및 교육 등 포함
11. 정서적 지지 및 상담/교육	32	교육 15분 이상		2											• 질환별 환자 교육(당뇨, 고혈압, 심장질환 등) • 집단 교육은 제외
	33	환자, 가족의 정서적 지지 15분 이상		2											• 환자 또는 가족에게 정서적 지지를 15분 이상 제공한 경우
	34	의사소통(정신지체, 시각/청각/언어력 소실)		3											• 정신지체, 시각/청각/언어력 소실이 있는 환자와 의사소통 할 때 보통의 환자보다 많은 시간과 노력이 요구되는 경우 해당
		환자 분류 총점													1군: 1~10점 2군: 11~20점 3군: 21~30점 4군: 31점 이상
		환자 분류점													

자료: 송경자 등 (2018). 한국형 환자분류도구의 개정 연구. 병원간호사회

4) 간호인력의 수요 예측

(1) 간호인력 산정방법

간호업무를 수행하는 데 있어 환자에게 만족한 수준의 질적 간호를 제공하고 부서의 목적을 달성하기 위해서는 간호단위별로 적절한 간호인력이 배치되어야 한다. 필요한 간호인력을 추계하는 데는 병원의 크기, 건축시설 상황, 환자수, 가용인력의 종류, 의사수, 병원규정과 절차, 기타 여러 요인의 영향을 받게 된다. 특히 부서별로 충원계획과 업무분담방법, 중요한 일과의 진행은 통일된 방침에 의하여 추진되어야 하며, 각 간호단위의 규모 특성을 근거로 환자가 필요로 하는 평균 간호업무량을 비교하여 측정할 수 있다. 간호인력 산정방법에는 결정론적 접근방법과 확률적 접근방법이 있다.

가. 결정론적 접근방법

결정론적 접근방법에는 법적 기준을 적용하는 방법과 작업부하량 접근법이이 있다. 법적 기준을 적용하는 방법은 우리나라 의료법에 근거하여 입원환자 5명에 간호사 2명을 배치하고, 외래환자 12명은 입원환자 1명으로 간주하여 간호사의 배치수준을 결정하는 방법이다. 이 방법은 법적 기준이므로 단순하고 명확한 산정방법이라는 장점이 있는 반면, 현실의 병동 상황과 다를 수 있는 단점이 있다.

작업부하량 접근법(workload approach)은 관리과학적 접근법이라고도 하며, 간호업무량에 대한 실증분석에 근거하여 간호사 1인당 환자수의 비, 간호인력의 종류를 결정하는 방법이다. 즉, 시간–동작분석을 이용하여 간호활동을 분석하고 각 활동에 소요된 직접간호시간과 간접간호시간을 측정한 다음 환자 1인당 1일 필요한 간호시간을 산출하고, 휴가일수 등을 반영하여 연간 필요한 간호사수를 산정한다. 이 방법은 환자별 직접간호시간 즉, 간호필요도를 정확하게 측정해야 간호업무량과 필요한 간호인력을 정확하게 산출할 수 있다.

나. 확률론적 접근방법

확률론적 접근방법은 환자수와 간호인력의 업무수행시간에 대한 통계 자료에 근거하여 필요한 유형의 간호직원수를 산정하는 방법이다. 이 방법은 간호업무수행에 영향을 미치는 물리적 요인, 기관의 특성, 간호인력의 개인적 특성, 기타 요인을 반영할 수 있다. 이 방법은 포아송(Poisson)분포를 이용하는 등 통계적 측면에서의 추정이므로 수행된 간호의 질에 대한 평가를 반영하지 않아 복잡한 전문적 간호의 특성이 반영되기 어려울 수 있다.

(2) 간호인력 산정방법 사례

간호인력 산정방법으로 가장 많이 활용되고 있는 방법은 작업부하량 접근법이다. 간호관리자는 각 간호단위에서 각 환자가 필요로 하는 1일 간호시간을 근거로 간호업무량을 예측한 후에 각 간호단위에서 매일 근무해야 할 간호직원의 수요를 예측해야 한다. 이때 간호사와 간호보조인력의 비율을 반영해야 하는데, 이를 위해서는 간호사에 의해 제공되어야 할 간호시간과 간호보조인력의 간호시간이 구분될 필요가 있다. 여기서는 간호단위에서 제공되는 직접간호와 간접간호활동이 모두 간호사에 의해 수행된다고 가정하고 간호업무량을 근거로 간호사의 수요를 예측하는 사례를 들어보면 다음과 같다.

〈방법 1〉

$$1일\ 환자당\ 간호시간 = \frac{(직접\ 간호시간 + 간접\ 간호시간 + 여유시간)}{전체\ 환자\ 수}$$

$$연간\ 간호직원수요 = \frac{(1일\ 환자당\ 간호시간 \times 일평균\ 환자\ 수 \times 365일)}{(365 - 휴가일수 - 병가일수 - 비번일수) \times 8시간} = \frac{연간\ 필요\ 간호시간}{간호사\ 연간\ 근무시간}$$

〈방법 2〉

적정 간호사수 = 간호단위 근무자 실수 × 1.36

$$간호단위\ 근무자\ 실수 = \frac{(1군\ 환자\ 수 \times 1.4시간) + (2군\ 환자\ 수 \times 2.5시간) + (3군\ 환자\ 수 \times 4.1시간) + (4군\ 환자\ 수 \times 6.2시간) + (총\ 환자\ 수 \times 1.6시간)}{8}$$

1.36 = 교대근무 간호사의 월평균 근무일수를 기준으로 소요인력을 산정할 때 비번 및 각종 휴가 처리를 위한 36%를 가산한다고 가정하는 경우

〈방법 3〉

$$적정\ 간호사수 = \frac{(간호단위\ 총\ 직접\ 간호시간 + 간호단위\ 총\ 간접\ 간호시간)}{(8 \times 1.6)}$$

1.6 = 간호사의 휴가, 휴무와 근무시간을 포함을 가정하는 경우

04 간호인력의 확보관리

의료기관의 간호인력 확보는 내부로부터 충원과 외부로부터 충원으로 구분된다. 내부충원은 승진 또는 재배치, 외부충원은 모집 또는 선발에 의해 수행된다. 간호인력의 확보

관리는 의료기관에 필요한 간호인력을 외부로부터 충원하기 위해 적합한 자질과 능력을 가진 간호인력을 선발하는 활동이다.

1) 간호인력의 모집

모집은 조직이 목표를 달성하는 데 적합한 인력을 확보하기 위해 우수한 후보자가 지원하게 하는 절차를 말한다. 최근 일부 간호부서는 신규간호사 모집을 위하여 간호학과와 협력하여 현장 적응 프로그램을 개발하여 운영하고 있는데, 간호부서에서 좋은 인력을 모집하는 것은 간호인력관리에서 중요한 부분 중 하나이다.

(1) 모집과정

간호인력관리에서 간호관리자는 필요한 간호인력을 확보하기 위하여 모집과 선발 활동을 수행한다. 모집은 간호조직의 목적활동에 적합한 간호인력을 확보하기 위해 우수한 후보자가 적극적으로 지원하도록 정보를 제공하고 동기를 유발하는 활동이다. 일반적인 모집과 선발의 과정은 다음과 같다.

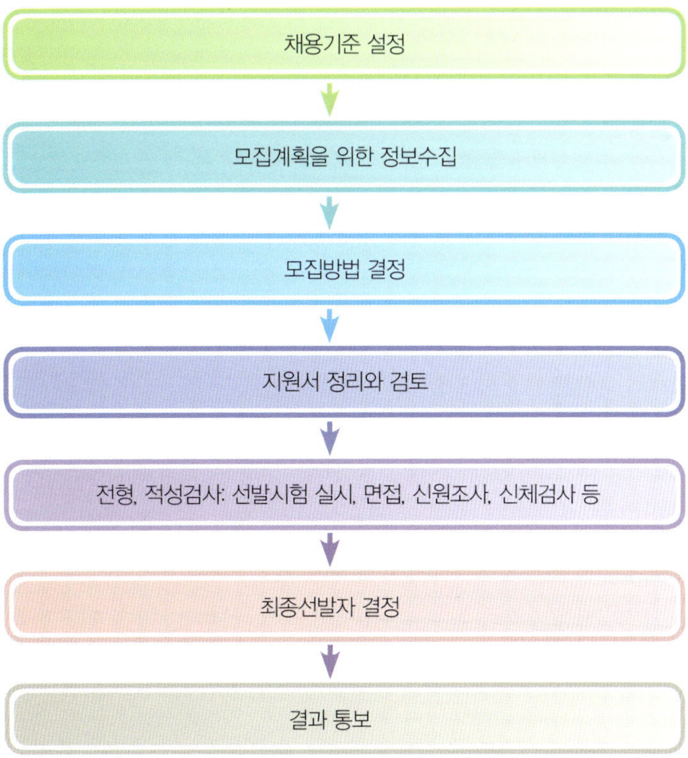
채용기준 설정
모집계획을 위한 정보수집
모집방법 결정
지원서 정리와 검토
전형, 적성검사: 선발시험 실시, 면접, 신원조사, 신체검사 등
최종선발자 결정
결과 통보

그림 7-4 인적자원의 모집과 선발과정

(2) 모집방법

간호관리자는 선발하고자 하는 간호인력의 수, 직종, 선발 시기와 방법을 고려하여 가장 적절한 모집방법을 사용해야 한다. 간호관리자는 모든 지원자를 공정하게 대우하며, 공평한 기회를 제공하고, 동일한 평가기준을 사용해야 한다. 대부분 간호조직에서 공석이 발생하면 1차적으로 내부에서 보충하고, 1차에서 충족되지 않는 경우 외부로부터 충족한다. 간호조직 내부에서 모집하는 것을 내부모집이라 하며, 간호조직 외부에서 인재를 모집하는 외부모집이라고 한다.

표 7-5 내부모집과 외부모집의 장단점

구분	내부모집	외부모집
개념	• 조직 내부에서 적합한 구성원을 선발, 승진시켜서 특정 직무를 담당시키는 방법	• 조직 외부에서 필요한 인적자원을 모집하는 방법 • 간호조직이 경력간호사의 사직으로 발생한 결원을 충원하는 방법
방법	• 근무하고 있는 조직원의 인력배치표나 기능목록을 비롯한 인사기록 자료를 참고하여 적합한 인물을 선발	• 신규채용 공고를 내고 모집
장점	• 조직구성원의 사기향상, 동기유발 • 조직구성원의 기능을 자세히 분석할 수 있는 계기 • 인사고과기록 보유로 적합한 직원을 적재적소에 배치 가능 • 능력개발 강화 • 간편하고, 비용이 절감됨	• 모집범위가 넓어 유능한 인재 확보 가능 • 인력개발 비용이 절감 • 새로운 정보, 지식의 유입으로 조직에 활력을 제공
단점	• 동창, 친족관계, 동향관계 등으로 파벌이 조성될 우려 • 모집범위의 제한으로 유능한 인재모집에 한계	• 정보 부족으로 부적격자 채용 가능성 • 신규직원의 적응기간이 장기화될 우려 • 관리자를 외부모집하는 경우 내부인력의 사기 저하

2) 간호인력의 선발

선발과정은 모집으로 응모한 지원자 가운데서 병원이 필요로 하는 직무에 가장 적합한 자질을 갖추었다고 판단되는 직원을 채용하기로 결정하는 과정이다. 관리자는 선발과정에서 서류전형, 공개시험, 태도와 외모에 대한 면접시험, 추천에 의한 선발, 신원조회, 신체검사, 학교성적, 전공과목에 대한 구술시험 등 다양한 방법을 활용한다.

(1) 선발과정

일반적으로 선발은 지원서 접수, 예비면접, 선발시험, 경력조회, 최종면접, 신체검사, 선발결정 단계로 진행되나, 의료기관의 특성이나 상황에 따라 다양하게 운영한다.

가. 지원서 접수

지원서는 지원자가 그 직무수행을 위한 교육경험, 지원자의 과거경력과 성장과정에 관해 추정 가능할 정보를 포함하며, 지원서를 분석하여 지원자의 성공적 업무수행 여부의 예측자료로 이용한다.

지원서 접수단계에서는 지원자의 기본적인 정보와 이력서, 추천서를 제출하도록 한다. 이력서는 그 사람의 교육, 경력, 전문성에 대한 요약이다. 이력서는 지원서 접수단계에 제출하지만 채용면담에서 주로 사용되기 때문에 매우 중요하다. 따라서 이력서는 조심스럽게 발전시키고 정기적으로 갱신해야 한다. 이력서의 목록을 잘 정리하여 주제목과 부제목으로 나누어 잘 읽을 수 있게 작성하고, 목록은 간결하고도 완벽하게 하면서 복잡하지 않아야 한다.

나. 예비면접

예비면접은 지원자의 학력과 경력 등을 확인하고, 지원자의 직무적합성을 평가하는 단계이다. 일반적으로 면접에서 활용되는 질문은 의료기관 선택의 이유, 간호전문직에 대한 인식, 삶의 경험 등에 관한 것이다. 최근에는 차별 없는 기회 제공을 위해 대규모 기업은 물론 다양한 조직에서 블라인드 면접을 시행하고 있는 추세이며, 비대면 면접의 하나인 AI면접도 시행되고 있다.

다. 선발시험

선발시험 단계에서는 지원자의 지식과 직무수행능력을 파악하는 필기시험, 실기시험, 적성검사, 인성검사 등을 수행한다. 필기시험은 관리가 용이하고, 채점이 객관적이다. 실기시험은 지원자가 실제 직무를 수행하도록 하여 평가하는 것으로 실기능력을 파악하는 데 타당도가 있으나, 시간과 비용이 많이 소요된다. 적성검사는 주로 지원자의 잠재적인 역량을 평가하는 시험이고, 인성검사는 지원자의 정서적 안정성, 적응력, 인내력 등 성향을 파악하는 시험이다.

라. 경력조회

경력조회 단계에서는 지원서 내용을 확인하고, 지원자에 대한 정보를 추가로 파악한다.

마. 최종면접

최종면접 단계에서는 면접을 통해서 학업성적의 재평가와 개인성향, 사상, 시간의식, 경력, 대인관계, 업무지향 정도 등을 파악한다. 면접은 필기시험으로는 측정할 수 없는 개인의 성격과 행태의 특성을 측정하는 데 유용하다. 일반적으로 면접은 지원자의 직무수행 역량이나 직무에 대한 태도를 파악하고, 책임감, 협동성, 적응력, 대인관계 등 지원자의 성향을 파악한다.

그러나 면접은 평가자의 편견이 개입될 가능성이 있으므로 사전에 평가기준을 준비해야 한다. 면접방법은 한 사람의 지원자를 여러 면접관이 면접하는 개인면접과 면접관이 여러 지원자를 면접하는 집단면접이 있으며, 최근에는 여러 지원자를 모아 놓고 주제를 정하여 토론시키는 토론면접도 활용되고 있다.

바. 신체검사

신체검사 단계는 지원자가 직무를 수행할 수 있는지 건강상태를 확인하는 것이며, 의료인 채용 시 특히 중요시 된다.

사. 선발결정

여러 과정을 거쳐 최종적으로 조건을 만족하는 지원자를 선택하는 단계로, 선발결과를 지원자에게 통보하는 과정이다.

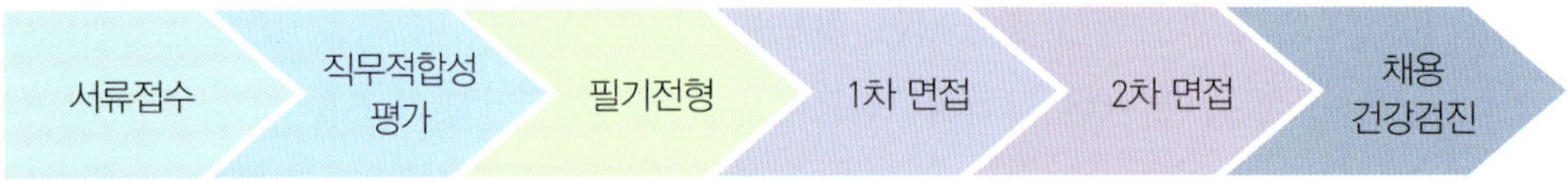
서류접수
직무적합성 평가
필기전형
1차 면접
2차 면접
채용 건강검진

그림 7-5 A병원 간호사 채용 절차 사례

(2) 선발과정의 적용방법

선발과정을 적용하는 방법은 크게 두 가지로, 종합적 접근법과 단계적 제거법이 있다.

가. 종합적 접근법

지원자에게 선발의 모든 절차를 거치게 하여 각 절차에서의 시험점수를 합산한 점수로 선발을 결정하는 것이다. 신빙성이 낮은 앞 단계의 정보만으로 판단하여 유능한 인재를 놓칠 가능성이 적다는 장점이 있으나, 지원자가 많은 경우에는 선발비용이 높다는 단점이 있다.

나. 단계적 제거법

선발과정의 단계마다 지원자의 자격요건이 그 단계의 합격점에 미달하면 선발하지 않는 것이다. 지원자가 매우 많은 경우에 효과적이고 선발비용을 줄일 수 있는 장점이 있으나, 유능한 인재를 놓칠 가능성이 많다는 단점이 있다.

다. 블라인드 채용

위 두 가지 선발과정 이외에 최근에는 일부 기관에서 블라인드 채용을 활용하고 있다. 신입 간호직원을 채용할 때 학력, 경력, 자격증, 어학점수, 해외활동 등 흔히 스펙이라고 불리는 요소를 보지 않고 그 사람의 인성, 업무와의 적합성을 고려하여 채용하는 것을 의미한다.

블라인드 채용은 크게 두 가지로 나눌 수 있다. 첫 번째는 신상정보에 대한 정보제공을 거부하고 시험이나 면접 등 객관적 요소만으로 평가하는 경우, 두 번째는 이름만 블라인드로 걸어놓은 뒤 성별 할당비율, 학벌 할당비율 등 의무할당제를 걸어 실력있는 지원자를 고의적으로 탈락시키는 방식이다. 그러나 공공기업을 중심으로 확대되어가는 블라인드 채용방식은 학벌, 배경, 해외연수 경험이 아닌 철저히 지원자의 업무와 관련된 능력과 장점만 볼 수 있다는 점에서 취업을 위한 과도한 스펙 경쟁이 사회적인 문제로도 부각된 상황에서 스펙 경쟁을 줄이는 것임과 동시에 선입견을 배제한 선발방식을 통해 기관에 맞는 인재를 채용하는 것이 목적이다

05 간호인력배치

간호인력의 배치는 새롭게 채용된 직원에게 특정 직무가 적합하리라는 예측하에 직원을 배치하는 것뿐만 아니라 배치된 직원을 필요에 따라 현재의 직무에서 다른 직무로 바꾸어 재배치하는 것을 포함하는 개념이다. 최초의 배치는 직원이 조직 내에 들어와 일정기간 수습단계를 거치는 동안 이루어진다. 개인을 적절한 업무에 배치하는 것은 개인의 성장과 동기부여, 생산성, 조직의 목표달성에 영향을 미친다. 따라서 구성원 개개인의 평가에 의해 배치계획과 이동계획을 수립하는 것이 필요하다. 간호조직에서 간호사 배치방법은 조직의 운영방법, 즉 간호전달체계에 영향을 받으며, 간호전달체계에 따라 필요한 적정 간호인력과 간호인력의 직무에 있어 차이가 발생함에 따라 그에 따른 인력의 배치와 재배치 방법이 달라진다.

1) 간호전달체계

간호사가 간호대상자에게 간호를 제공하는 책임과 권한을 분담하는 조직구조를 간호전달체계로 분류해 보면 기능적 간호, 팀간호, 주치간호, 사례관리로 나눌 수 있다.

(1) 기능적 간호

제2차 세계대전 후 보건의료전달체계에 많은 변화가 일어났다. 1940년대에 발견되어서 사용되기 시작한 항생제는 많은 질병의 예후를 변화시켰고, 광범위한 수술방법에도 자극을 주었다. 동시에 임상적 치료가 증가되고 따라서 의료인력의 부족 현상이 생기게 되었다. 간호영역에서는 이에 대한 대처방법으로 비전문직 보조요원을 이용하게 되었다. 이들은 간호에 대해 조직적인 교육을 받지 않았기 때문에 간호단위 내 모든 환자의 체중측정과 같은 비교적 안전하고 단순한 업무를 선택하여 맡기게 되었다.

이러한 방법을 기능적 간호(functional nursing)접근법이라고 말하며, 간호사가 기능별로 책임을 분담하는 방법이다. 예를 들어, 투약담당, 처치담당 등으로 간호업무를 분담하는 방법이다. 이는 간호업무를 효율적으로 수행하는 장점이 있는 반면, 환자간호가 연속적이지 않고 전인적인 간호가 제한되는 단점을 가지고 있다. 또한 각 환자에게 많은 사람이 간호에 참여하므로 환자의 총체적 요구나 간호의 심도있는 계획이 고려되지 않는다.

표 7-6 기능적 간호의 장단점

장점	단점
• 한 가지 업무를 반복적으로 수행하므로 업무가 숙달되어 적은 인력으로 업무수행이 가능하다. • 업무가 명확하게 분담될 경우 확인이 쉽고 업무분담이 명확할 수 있다.	• 분담받은 업무만 수행하므로 환자간호의 총체적인 결과 향상보다는 업무수행만 초점을 맞추어 총체적 간호가 불가능하다. • 단순 업무의 반복으로 인해 능력개발의지와 동기부여가 낮아질 수 있다.

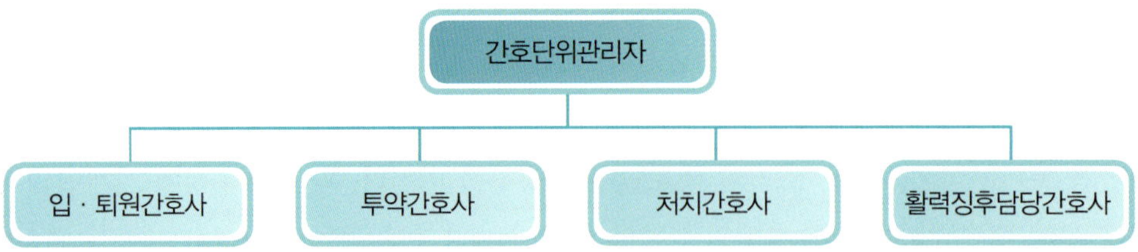

그림 7-6 기능적 분담에 의한 간호전달체계

(2) 팀간호

팀간호(team nursing)방법은 총체적 인간에 대한 관심과 인간관계를 강조하는 것으로 발전하게 되었다. 이 접근법은 환자간호법의 새로운 방법일 뿐만 아니라 간호에 대한 새로운 철학이 포함되기도 한다. 또 기능적 방법에서 수행되는 행위보다는 환자 개인을 더 강조한다. 환자 개인의 욕구, 간호의 목적, 간호계획 등이 이러한 철학과 간호방법의 한 부분으로서 발전되고 규명되어 왔다.

팀간호법은 팀의 리더로 지정된 간호전문인의 지시하에 일단의 구성원이 환자중심 간호를 수행하도록 계획된 업무분담의 철학과 방법으로서 정의된다. 팀을 할당받은 간호인력에는 간호사, 간호조무사, 고용인과 그 외 사람이 포함된다. 팀 리더는 인력의 능력과 환자의 요구에 기반을 두어 구성원에게 환자간호를 위임하게 되는 것이다. 이때 한 팀의 크기는 작아서 팀 리더는 팀 구성원의 면밀한 감독과 지도를 수행하며, 상황에 따라서는 환자의 특별한 요구 등이 있을 때 함께 간호를 제공할 수 있도록 한다.

팀간호방법은 또한 간호제공자의 개인적 능력을 강조한다. 구성원 간의 관계에서 회의를 통한 간호계획을 세우기도 하고, 팀 리더에 의해 수행되는 면밀한 감독과 지도는 각 구성원의 능력과 기술을 향상시키게 된다. 따라서 전문직 간호사는 팀을 이끄는 경험을 통해 지도자의 기술도 발전시키게 된다.

팀간호방법의 장점으로는 기능적 간호방법에 비해 그 초점이 환자 개인에게 있고, 결과적으로 간호가 환자의 특별한 요구에 기반을 둔다는 점이다. 또한 인력을 충분히 활용할 수 있다는 장점도 갖는다. 그러나 팀 리더에게 전문적인 지도력을 요구하는데, 충분한 지도능력을 갖추지 못하면 팀운영에 갈등과 같은 문제가 발생할 수도 있다.

표 7-7 팀간호의 장단점

장점	단점
• 기능적 간호에 비하여 환자 요구에 기반한 간호를 수행할 수 있다. • 비의료인력을 효율적으로 활용할 수 있다. • 팀 내 의사소통이 활발하게 이루어져 팀기능이 좋을 때 총체적인 간호를 수행할 수 있다. • 팀원이 분담된 업무를 수행할 때 자율성을 발휘할 수 있다. • 원활한 의사소통으로 참여의식과 소속감을 높이고 개인 능력을 개발 할 기회가 있다.	• 과다한 업무로 팀원 간의 의사소통이 부족하면 분담된 업무만 수행하여 기능적 분담법과 유사해진다. • 팀원의 계속 변경되면 팀원의 능력에 따라 업무를 배정하기 어렵다. • 팀 리더의 조정 감독 협력 역할에 투입되는 시간이 많이 들 수 있다.

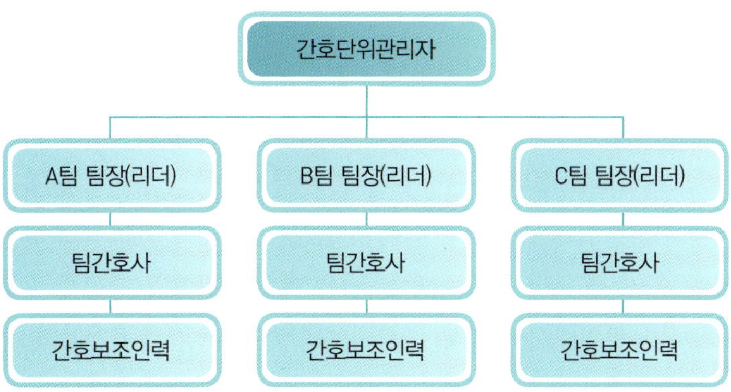

그림 7-7 팀간호에 의한 간호전달체계

(3) 주치간호

주치간호(primary nursing)는 일차간호 혹은 책임간호라고도 하는데, 가장 최근에 발전된 방법이다. 주치간호는 환자의 입원과 동시에 개인 간호사가(또는 주치간호사) 분담되어 24시간 동안의 간호필요에 따른 책임과 권한을 갖는다. 환자의 간호필요는 몇달 또는 몇 년간 지속될 수 있으며, 병원 내에서는 환자의 입원에서 시작되어 퇴원 시까지 지속된다. 환자의 간호필요와 이에 맞추어진 계획에 따라 간호사는 계획을 서면화하여 수행하고 평가하게 된다.

이 방법은 간호사의 자율성, 권위, 책임성을 보다 증가시킨다. 따라서 보다 전문적인 요원을 필요로 하고 비용이 많이 들 수 있지만, 주치간호방법의 비용효과에 관한 최근의 연구에서는 주치간호가 비용효과적이라는 연구결과도 존재한다. 한편 일부 간호사는 증가되는 책임을 거부하기도 하여 전문적 간호사를 모집하는 데 어려움이 존재한다.

환자는 입원부터 퇴원까지 자신의 간호에 참여하는 간호사의 수가 상대적으로 적어 전담 간호사와 높은 친밀도를 유지할 수 있으며, 간호사도 환자간호를 부분이 아닌 총체적인 시야로 접근할 수 있어 환자와 간호사 모두 만족하게 된다.

표 7-8 주치간호의 장단점

장점	단점
• 환자는 입원부터 퇴원까지 개별적이고 총체적인 간호를 제공받으며, 담당간호사가 누구인지 알 수 있다. • 간호사와 친밀한 관계를 유지할 수 있어 환자와 간호사 모두 만족감이 높다. • 환자간호에 대한 간호사의 자율성이 높고 책임소재를 명확하게 할 수 있다. • 간호사는 간호에 대한 결과를 총체적으로 볼 수 있다.	• 주치간호사는 환자간호에 대한 전문적인 능력을 갖추어야 한다. 그렇지 못한 경우 간호의 질이 낮아질 수 있다. • 환자간호에 능력을 갖춘 간호인력을 확보하기 위한 비용이 많이 들 수 있다.

(4) 모듈방법

모듈방법(modular method)이란 병동의 동선을 고려하여 구획을 구분한 후 해당 구획의 환자를 입원부터 퇴원까지 간호하는 방법으로, 간호사와 보조인력으로 이루어진 2~3명의 팀에 의해 간호서비스를 전달하는 방법이다. 모듈방법은 소형팀으로 작게 운영함으로써 팀원 간 의사소통에 소요되는 시간을 줄이고, 불필요한 동선을 최소화하여 효율적인 간호를 제공할 수 있게 해 준다. 모듈방법은 팀을 이루어 간호를 제공하는 점에서 팀간호와 유사하며, 환자가 입원해서 퇴원할 때까지 담당하는 것은 주치간호와 유사하다고 볼 수 있다.

(5) 사례관리

사례관리(case management)법이란 다른 차원의 간호전달방법으로, 의료비 절감으로 인한 경영압박의 해소와 환자의 권리로 요구되는 질보장의 상반된 목적을 달성시키기 위해 개발된 조직차원에서의 서비스전달방법의 하나이다. 이는 환자관리에 대해 미리 계획한 접근을 통해 특정 기간에 수행해야 할 의료인의 의무와 기대되는 환자의 결과를 기술하는 것으로, 기대되는 결과와 과정으로부터의 이탈여부와 이유, 환자요구, 기관의 요구, 의료보험사의 요구를 그대로 반영하여 구성된 일정표를 가지고 환자관리를 하게 된다.

사례관리법을 통해 재원일수 감소로 비용이 절감되고 환자관리의 지속성을 유지할 수 있어 환자와 의료팀 모두에게 도움이 되며, 특히 환자는 자신의 관리과정을 미리 알게 됨으로써 심리적, 신체적 준비를 통해 불안이 경감될 수 있으며, 환자와 의료팀과의 의사소통이 원활해지게 된다. 또한 의료팀은 사례관리를 통해 자원의 최대한 활용이 가능해지며, 질적 서비스제공과 팀원 간의 의사소통이 효과적 · 효율적으로 이루어질 수 있는 이점을 가지고 있다. 사례관리자는 환자관리에 있어 적절성과 효과와 효율성을 통제, 감시하며 다른 의료팀과의 공감 · 협력체계의 구축에 조정자 역할을 해야 한다. 또한 효율적인 리더십을 가져야 하며, 직원교육에 책임과 질 보장을 위한 방안 모색에도 노력을 기울어야 한다.

2) 간호인력배치방법

간호관리자는 선발된 인적자원을 해당 부서에 배치하여 직무를 수행하도록 한다. 간호조직의 인적자원을 개발하고 유지하기 위하여 간호관리자는 간호직원을 공정하게 배치해야 하며, 간호직원의 배치와 관련된 원칙은 다음과 같다.

- **적재적소주의** : 개인이 소유하고 있는 능력과 성격을 고려하여 최적의 직위에 배치함으로써 최고도의 능력을 발휘하게 하는 것을 의미한다.
- **능력주의** : 개인이 실력을 발휘할 수 있는 영역을 제공하며, 그 일에 대해서 올바르게 평가하고 평가된 실력과 업적에 대해 만족할 수 있는 대우를 하는 원칙을 말한다.
- **인재육성주의** : 인적자원을 성장시키면서 사용하는 방법으로, 상사에 의한 육성뿐만 아니라 자신의 자아실현 의지를 바탕으로 자기육성의 의욕을 진작시키는 면도 중요하다. 경력개발계획은 이러한 인식에 바탕을 두고 있다.
- **균형주의** : 배치나 이동에 있어서 단순히 본인만의 적재적소를 고려할 것이 아니라 상하좌우의 모든 사람에 대해서의 평등한 적재적소, 직장 전체에서의 적재적소를 고려해야 한다. 즉, 직장 전체의 능력 향상과 사기앙양을 위한 전체와 개인의 조화와

균형이 있어야 한다.

(1) 근무표

간호조직이 목표를 달성하기 위해서 간호인력의 근무일정을 계획하여 운영하고 예상치 못한 상황에 대하여 효과적으로 대처해야 한다. 이를 위해서 간호관리자는 환자수와 간호필요도를 고려하여 적정한 간호인력을 배치하도록 근무표를 작성해야 한다. 전통적으로 간호조직은 간호업무 연속성을 위하여 순환근무 방법을 유지해 왔으나, 순환근무로 인한 여러 문제점이 제기되고 있다.

(2) 근무표 작성원칙

근무표는 간호단위에서 일정 기간 간호인력의 수요를 예측하고 필요한 간호사를 선정하여 배치하는 것이다. 구체적으로 각 간호단위에서 다음 달 근무할 간호사의 월별, 주별 근무시간을 정하는 것이다. 간호관리자는 근무표를 확정하기 전에 간호사가 주말이나 휴일의 근무에 대해서 가족이나 친구와의 모임을 사전에 계획할 수 있도록 미리 공지해야 한다. 또한 간호관리자는 간호사가 습관적으로 자신과 동료의 근무표를 비교한다는 것을 염두에 두고 최대한 공평하게 근무계획을 설정해야 한다.

간호관리자는 근무표 작성을 위하여 환자의 간호필요도와 사용가능한 자원의 균형을 고려하고, 간호단위 요구와 직원 요구의 균형을 고려해야 한다. 또한 간호관리자는 간호조직의 철학, 간호전달체계, 평균재원일수를 고려하고, 근무표 작성방법, 근무표 작성 책임자, 작성 주기, 작성 일정, 주당 근무시간, 연속근무 허용일수, 교대시간, 교대근무 빈도, 시간제 간호사 활용여부, 휴일과 주말 비번의 신청 절차, 인원 수, 결정방법, 갈등해결방안 등을 결정해야 한다.

(3) 근무표 작성 유형

가. 주최에 따른 분류

근무표는 주최에 따라 집권적 근무표와 분권적 근무표로 나뉜다.

집권적 근무표는 간호조직의 한 부서가 전체 간호사의 근무표를 작성하는 방식으로서 주로 컴퓨터를 사용하여 미리 입력된 간호단위별 기초자료와 근무계획원칙에 따라 간호단위별 상황을 반영하여 근무표를 작성하는 방법이다. 조직의 목표와 정책에 따라 직원에게 공평한 근무일정을 제공할 수 있으며, 자원을 최대한 활용하여 비용을 절감하는데 기여할 수 있다. 이는 간호관리자가 근무표를 작성하는데 사용해야 하는 시간을 절약해 주지만, 직원 개개인에 대한 배려가 부족하다는 문제점이 있다. 따라서 근무표 작성 담당자는 정책에 따라 근무표를 작성하되 개방적인 의사소통을 하여 집권적 근무표 작성에 대한 저항을 줄여야 한다. 또한 전산화된 근무표 작성방식을 구현하기 위하여 간호조직의 정책과 절차를 분석하고, 연간 환자수, 전체 간호직원수와 특성, 휴가일정 등 기본적인 자료를 수집해야 한다.

분권적 근무표는 간호단위의 관리자가 해당 부서 간호직원의 근무표를 작성하는 방법을 말한다. 즉, 간호관리자는 부하직원의 근무표 작성에 대한 권한과 책임을 담당하게 된다. 분권적 근무표 작성방식에서 간호관리자는 일정한 규칙에 따라 근무표를 작성하되 간호사의 개인적 요구를 파악하여 반영시킬 수 있다. 따라서 간호직원은 집권적 근무표에 비해 개인적인 요구를 전달하고 자신의 요구를 관철시킬 수 있는 기회를 더 많이 얻을 수 있다.

분권적 근무표는 적은 수의 간호사를 대상으로 하기 때문에 덜 복잡하고 작성이 용이하며, 간호관리자는 근무표 작성을 통해서 건호인력 문제에 대하여 간호직원과 공감하고 간호인력 문제를 해결하기 위해 간호직원과 함께 일할 수 있다. 그러나 분권화된 근무표는 작성하는 데 많은 시간이 소요되고 인력배치에 문제가 발생할 수 있어서 비용효과적이라 할 수 없고, 일부 직원에게 혜택을 주거나 처벌이나 보상으로 사용될 수도 있어 제한점이 있다.

분권적 근무배치방법 중 하나인 자가근무표는 사전에 정해진 근무표 작성방침과 원칙에 따라 간호사들이 협력하여 직접 근무표를 조정하고 작성하는 것이다. 이 방법은 직원의 자율성과 협동적 분위기의 증가, 직무만족도를 증가시키고, 직원의 결근과 이직을 줄일 수 있다.

나. 탄력성에 따른 분류

근무표의 탄력성에 따라 주기적 근무표와 가변적 근무표로 나눌 수 있다.

주기적 근무표는 2주 혹은 4주 간격 등 일정 기간마다 정해진 근무일정을 되풀이하는 방법이다. 주기적 근무표는 원칙을 공정하게 적용할 수 있고 근무표 작성에 소요되는 시간과 비용을 절감할 수 있다. 또한 근무표가 안정적이고 근무일정을 미리 알 수 있어서 합리적으로 계획을 세울 수 있으며, 조직의 요구와 개인의 요구가 조화를 이룰 수 있다. 그러나 근무표가 작성되면 개인적인 사정이 통하지 않아 융통성이 없다.

가변적 근무표는 간호사 인건비를 절감하기 위하여 환자수나 상태에 따라 근무일정을 정하는 방법이다. 즉, 최소 인원을 배치하면서 업무량의 증감에 따라 직원을 추가 배치하거나 근무를 하지 않도록 조정한다. 인건비 절약에는 유용하지만 간호사는 스트레스를 받거나 신경과민이 되기 쉽다.

다. 교대여부에 따른 분류

교대근무 여부에 따라 순환근무와 고정근무로 나뉜다.

순환근무표는 낮번과 초번, 낮번, 밤번 또는 세 가지 근무가 교대로 바뀌는 방법이다. 순환근무표는 작성이 쉽지만 급하게 바뀌는 근무시간으로 간호사에게는 스트레스, 수면 불안정, 신경과민이 나타날 수 있다. 최근에는 12시간 교대근무 등 교대근무 시간이 다양화되고 있다.

고정근무표는 간호사가 개인의 생활주기에 가장 알맞은 근무번을 택하여 근무함으로써 자신이 원하는 사회적 활동에 참여할 수 있게 하는 배치이다. 그러나 근무표를 정할 때 연장자에게 우선적으로 선택권이 주어지는 경우에 신규 간호사는 초번이나 밤번을 주로 담당하게 되고, 이러한 경우 신규 간호사의 직무만족도가 감소할 수 있다.

06 간호인력개발

인적자원 개발은 광의로 인적자원의 확보부터 이직까지의 모든 과정을 포괄하며, 협의로는 간호인력개발, 경력개발에 국한한다. 협의의 인적자원 개발, 즉 간호인력개발은 조직의 핵심역량을 배양하고, 강화하는 데 핵심적인 역할을 한다. 오늘날 조직을 둘러싸고 있는 환경이 복잡해질수록 조직의 성과를 향상시키기 위해서는 인력의 육성과 개발이 강조되고 있다. 조직구성원의 훈련, 교육, 개발은 기본적으로 인간의 변화와 학습이론에 근거를 두고 있으나 훈련은 특정 직무기능의 습득을 목표로 하고 있는 데 비해 교육은 보편적 지식의 학습을 목표로 한다. 한편 개발은 지식의 교육과 관련이 있지만 기능훈련이 뒷받침되어야 하므로 훈련과 교육, 양자를 종합한 성격을 지니고 있다.

1) 교육과 훈련의 개념과 필요성

교육과 훈련은 기본적으로 지식, 태도, 기능에 관한 적극적인 변화를 시도하는 것이며, 일반적인 학습원리를 적용하게 된다. 신입자 훈련은 기관의 규칙, 방침, 조직기구와 기능 등 조직체의 일원으로서 필요한 기초적 지식과 기술을 강의, 토의, 견학, 현장훈련을 통하여 실시한다. 각 조직단위의 인력에서 그 직무에 필요한 최저한도의 지식과 기술을 습득시킨다.

체계적인 교육과 훈련은 조직 측면에서 목표달성을 위해 내부인력을 혁신하기 위해 요구되며, 현재 직무나 앞으로 담당할 직무에 대한 지식, 태도, 기술의 차이를 보완하기 위해 필요하다. 또한 조직원 개인 측면에서는 교육과 훈련을 통해 자신의 능력을 개발할 수 있으며, 능력개발은 승진이나 임금상승의 동기부여가 될 수 있다.

2) 교육과 훈련의 종류

장소에 의한 분류는 직장 훈련과 직장외 훈련이 있다. 직장훈련(on the job training)은 감독자가 직접 일하는 과정에서 부하직원에게 개별적으로 실무 또는 기능에 관해 훈련시킨다. 직장 외 훈련(off the job training)은 직장에서의 실무 또는 작업을 떠나서 전문적으로 실시하는 훈련이다. 내용에 의한 분류는 기능교육, 건전한 조합원 의식과 노사관계의 노동교육, 교양교육이 있다. 책임소재에 의한 분류에는 실무교육과 계속교육이 있는데, 실무교육은 직원의 직무수행을 강화하기 위하여 실시하며, 계속교육은 개인이 지식, 기술, 태도를 향상하기 위해 동기화되어 계획하고 수행하는 학습활동이다.

3) 교육과 훈련 방법

(1) 과정

교육과 훈련을 실시하는 과정은 필요성 분석, 설계, 실시, 평가의 4단계로 진행된다. 먼저, 교육의 내용을 결정하는 필요성 분석에서는 조직 내 직무가 다양화되어 어떤 내용을 교육하고 훈련해야 하는지를 고려해야 한다. 교육의 필요성 분석에 의해 교육내용이 정해지면 교육내용을 어떠한 방법으로 실시할지 설계하는 단계를 거친다. 설계단계에는 교육대상, 교육장소, 교육기법 등 교육에 필요한 모든 방법을 고려해야 한다. 설계가 끝나면 교육을 실시하고, 교육실시 결과는 최종적으로 평가하게 된다.

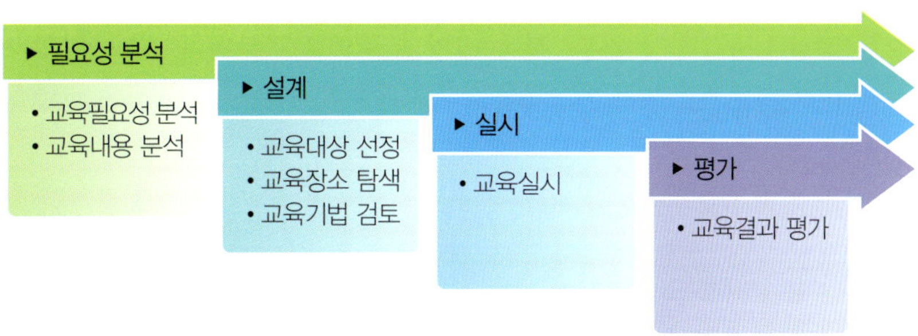

그림 7-8 교육과 훈련 과정

(2) 교육프로그램의 유형

교육프로그램은 대상, 장소, 기법에 따라 분류할 수 있다.

가. 교육대상에 의한 분류

교육대상은 직무와 계층에 따라 구분된다. 직무는 근무부서를 의미하고, 직능은 직장 내의 직위를 의미한다.

- 신입자 교육: 예비교육(유도교육, 직무 사전교육)
- 재직자 교육: 실무교육, 보수교육, 관리자 훈련

예비교육은 신입자가 자신의 직위에서 효과적으로 역할을 수행할 수 있도록 준비시키는 것으로, 유도훈련과 직무 사전교육이 포함된다. 유도교육(induction training)은 채용 후 2~4일 동안 신입자가 조직에 잘 적응하도록 근무기관의 철학, 목적, 역사, 방침을 제공하는 것이다. 직무 사전교육(job orientation)은 신입자에게 주어진 특정업무에 대한 교육훈련으로, 배치된 각자의 위치에서 효과적으로 일할 수 있도록 미리 준비시키는 것이다. 실무교육(in-service education)은 재직자의 직무수행을 강화하기 위해 제공하는 현장교육으로, 직원의 현행 직무요구에 대한 지식과 기술을 유지하기 위해 고용기관 자체적으로 실시하는 교육이다. 보수교육(continuing education)은 졸업 후의 임상실무를 강화하기 위한 지식, 기술, 태도를 향상하기 위해 제공하는 것으로, 조직 내외부에서 제공된다. 간호사는 최신의 실무, 지식, 기술을 습득하여 간호사 개인 및 전문직의 성장을 도모하기 위해 매년 8시간 이상의 보수교육을 받도록 의료법에 명시되어 있다. 관리자 훈련(leadership training)은 팀리더, 일선 간호관리자 또는 최고관리자로서 간호직원을 효율적으로 관리하고 리더십, 경영기술 등을 향상시키기 위해 계획된다.

나. 교육장소에 의한 분류

교육장소는 직장 내부, 직장 외부, 직장 내외 혼용으로 구분된다. 각 방법의 개념과 장단점은 표 7-9와 같다.

표 7-9 직장 내 교육과 직장 외 교육의 개념과 장단점

	직장 내 교육	직장 외 교육
개념	• 일하는 과정에서 부하직원을 교육	• 훈련원이나 연수원과 같은 특정 시설에서 시행되는 교육
장점	• 현실적이고 경제적이며 별도의 교육 장소가 필요없음	• 교육 내용을 통일하기 쉽고, 교육에 전력을 투입할 수 있어 효과가 좋음
단점	• 지도자나 지도환경이 교육목적에 적합하지 않을 수도 있고, 직무 수행에 지장을 초래할 수 있음	• 근무시간의 감소와 교육기관의 이용으로 인한 경제적 부담이 증대

다. 교육기법에 의한 분류

교육기법은 지도식, 토론식, 시뮬레이션식, 경험적 방법으로 크게 나뉜다.

표 7-10 교육기법에 따른 교육방법

방법	개념	종류	내용
지도식	교육담당자가 주관하여 피교육자가 수동적으로 반응하는 방법	강연	한 강사가 주어진 주제를 교육
		패널	여러 강사가 동일한 주제에 관하여 공동으로 토론
		심포지움	상이한 배경을 가진 강사들이 동일 주제에 관하여 발표
		포럼	강연, 패널, 심포지엄에서 피훈련자를 토론에 참가시키는 공청회와 같은 방법
		세미나	전문지식을 가진 사람이 미리 연구한 결과에 기초를 두고 다양한 주제에 대해 집중적으로 토론하는 방법
토론식	피교육자가 능동적으로 반응하는 방법	분반토론	피훈련자 집단을 몇 개의 집단으로 분류하여 주제별로 토의하는 것
토론식	피교육자가 능동적으로 반응하는 방법	분임연구	분반토론을 변형한 것으로 분반별로 프로젝트를 부여하고 사회자와 서기를 선출하여 토론을 진행하며 교육자의 지도는 질문이 있을 경우에만 답하고 토론의 방향을 유도하는 방법으로 최종적으로 토론 결과를 보고서로 작성하여 발표하는 방법
시뮬레이션	실제 상황과 유사한 상황에서 피교육자가 인간관계 문제나 직무를 직접 경험하여 학습하는 방법	인바스킷 방법	직무수행에 적절한 자료와 필요한 배경 정보를 부여하고 실제 직위에 해당되는 역할을 종합적, 체계적으로 수행하도록 하는 모의실습
		비즈니스 게임	가상적 상황을 시나리오로 부여하고 담당별로 상황에 대처하면서 여러 가지 문제에 관한 의사결정을 하도록 하는 방법
		사례연구	주제에 관한 사례를 작성하여 배부하고 충분한 연구를 한 후에 이론과 실제를 연결시킨 문제해결을 시도하는 방법
		역할연기	주제에 따른 역할을 임의로 연출시키는 심리극을 통해 훈련하는 방법
경험	실제 상황에서 직접 경험하여 학습하는 방법	실제	직무순서나 정확한 장비 조작을 이해시키기 위해 현장에서 실제 사용되는 장비를 사용하여 훈련하는 방법
		직무순환	각자의 담당 직무를 순차적으로 교체하여 경험을 확대시키는 훈련방법

이 외에도 근래에는 정보기술이 발달되어 이를 간호인력개발에 이용한다. 특히 컴퓨터를 이용한 훈련방법도 많이 개발되어 반복연습, 문제해결, 시뮬레이션, 게임형 교육을 활용하여 교육을 실행할 수 있다.

(3) 교육과 훈련의 평가

교육과 훈련을 시행한 후에는 단계별로 정확하게 필요한 성과를 어느 정도 달성했는지를 평가해야 한다. 평가는 평가목적에 따라 타당한 평가방법을 적용해야 하는데, 참가자의 반응은 질문지법에 의해 평가할 수 있으며, 학습평가는 고과법, 행동평가는 인적자원 고과법, 결과평가는 종합평가법을 적용할 수 있다. 평가결과는 추후 교육계획에 반영되고, 또한 인적자원관리에 활용될 수 있다.

커크패트릭(Kirkpatrick)은 교육평가를 단계별로 반응수준 평가, 학습수준 평가, 행위수준 평가, 결과수준 평가로 구분하고 있다. 반응수준 평가는 프로그램에 대한 참여자의 의견 평가이며, 학습수준 평가는 교육 참여자의 기술, 지식, 태도에 대한 이해 정도를 평가하는 것인데, 시험(test)으로 평가될 수 있다. 행위수준 평가는 학습의 전이효과 평가로, 실제 직무성과를 측정하는 것이며, 이는 직무수행평가로서 파악한다. 결과수준 평가는 조직목적과 관련된 훈련과 개발의 결과평가로 비용 절감, 질 개선, 생산성 증대의 정도를 나타내며, 종합적으로 평가한다. 또한 학습자의 직무나 조직에 대한 태도 평가도 시행할 수 있다.

4) 경력개발

(1) 경력개발의 개념

경력은 어떤 개인이 일생동안 겪는 일과 관련된 경험과 활동을 말하는데, 이와 같은 경력은 어떤 개인이 조직에 근무하면서 겪는 모든 경험의 과정을 의미한다. 경력개발이란 개인의 경력목표를 설정하고 이를 달성하기 위해 경력계획을 수립하여 조직의 욕구와 개인의 욕구가 합치될 수 있도록 각 개인의 경력을 개발하는 활동이며, 경력개발프로그램은 각자의 지식, 성격, 전공과목 훈련기능을 파악하여 이를 전제로 가장 적절한 직무를 수행하도록 함으로써 그 능력을 계획적으로 육성하려는 제도이다.

경력개발제도는 간호사의 장기근속, 생산성 향상, 직무만족 향상, 이직률 감소 등에 효과가 있다. 교육훈련과 경력개발은 적용기간에 차이가 나는데, 교육훈련은 단기적 혹은 중기적 차원의 성과 향상을 추구하는 반면, 경력개발은 장기적인 경력의 성공과 조직 생활의 성공을 추구한다.

(2) 경력개발의 필요성과 효과

간호전문직은 기본교육과정이 일원화되지 못한 상태에서 각 간호사의 경력계획이 다양할 수 있으므로 간호관리자는 간호사 스스로 자신의 경력계획을 세울 수 있도록 목표를 설정하고 환경변화에 대응하는 행동선택법을 배우도록 도와주어야 한다.

경력개발제도의 효과는 첫째, 부문별 우수인력의 편중과 승진 불균형을 해소하고 부문간 이해와 협조분위기를 조성하여 조직의 화합 효과가 있다. 둘째, 인적자원의 자질을 향상시켜 유능한 인적자원을 확보할 수 있고, 장기근무에 의한 타성과 이권을 제거할 수 있다. 셋째, 스스로에게 경력경로의 선택기회를 부여함으로써 성취동기를 유발시킬 수 있다. 넷째, 조직구성원의 몰입도를 높이고 자발적 이직을 감소시킬 수 있다.

(3) 간호사 경력개발제도 사례

미국에서는 1970년대부터 병원 간호조직 내에 임상적 능력을 갖춘 유능한 일선 간호사의 능력을 인정하고 보상하기 위해 경력 사다리 혹은 임상승진제도(clinical ladder system)를 발전시켜오고 있다. 임상간호 실무나 관리, 교육, 역할과 관련된 기술과 능력의 수준에 따라 등급을 구분하고, 해당 등급의 실무수준을 달성하면 승진이 되도록 구성되어 있다. 이는 간호사들의 간호능력을 개발하고 지원하면서도 한편으로는 간호실무능력을 평가하는 시스템이 될 수 있다.

국내에서도 경력간호사의 장기근속을 위해 경력개발제도에 관심을 가지고 그 필요성과 효과를 인식하고는 있으나 실제로 실무에 적용하고 있는 병원은 많지 않은 상태이다. 아직은 경력개발제도에 대한 이해가 부족하고, 구체적인 적용방법에 대한 지식, 지원이 부족하여 적용이 확대되고 있지 않다. 특히 우리나라의 인사관리제도가 경력에 따른 승급이 일반적인 추세이므로 경력개발제도가 확대되기 위해서는 우리나라 의료환경과 간호사의 인식을 고려한 체계적인 접근이 필요하다.

07 문제가 있는 직원의 관리와 이직관리

문제가 있는 직원관리는 직원이 조직의 규칙이나 규정을 따르지 못하고, 조직목표달성에 방해가 될 때 이 행위를 교정하기 위한 관리활동을 말하며, 훈육(discipline)으로 표현되기도 한다. 간호관리자는 신입 간호직원에게 소책자를 이용하여 조직의 규칙과 절차를 소개하고 위반에 대한 훈육사항을 안내하는 구체적인 사전교육을 제공해야 한다. 간호관리자는 신입 간호직원이 준수해야 하는 규칙과 훈육에 대하여 상세하게 설명을 듣고 궁금한 사항에 대하여 질문하도록 격려해야 한다. 또한 간호관리자는 정기적인 회의를 개최하여 직원과 규칙을 검토하고 수정하는 것이 필요하다. 간호관리자가 규칙의 변경을 논의하거나 정책을 검토하기 위해 간호직원과 정기적인 회의를 하는 것이 좋다. 간호직원의 훈육은 공평하게 정해진 절차에 의하여 진행시켜야 한다.

1) 문제가 있는 직원의 관리

(1) 개념

인적자원관리에서 문제직원 관리(훈육)는 직원이 규칙을 위반하여 조직의 목표달성을 저해할 때 이들이 규칙을 준수하고 행위를 교정하기 위한 관리활동이다. 간호관리자는 조직의 규칙을 어기거나 업무수행이 표준에 미달되는 문제 간호직원을 관리해서 간호업무수행을 교정하고 간호조직의 규율을 준수하도록 도와야 한다. 건설적인 훈육은 간호직원에게 안정감을 제공하고, 문제가 있는 직원의 교정과 성장을 도우며, 간호조직의 생산성을 향상시킬 수 있다.

(2) 원칙

간호관리자는 문제직원의 관리(훈육)를 통해서 해당 직원을 처벌하는 것이 목적이 아니라 문제 직원의 바람직하지 않은 행동을 방지하거나 교정하고자 노력해야 한다. 이를 위해서 간호관리자는 긍정적인 태도를 가지고 간호직원의 개선을 기대하고 도와야 한다.

간호직원에 대한 훈육원칙은 다음과 같다.

- 문제행동이 개선될 수 있다는 긍정적인 태도를 갖는다.
- 신속하고 주의 깊게 사실을 조사한다.
- 직원의 사생활을 보호하도록 돕는다.
- 규칙과 규정을 명확히 하고 직원이 충분히 이해하도록 한 뒤 적용한다.
- 직원의 문제 행동에 중점을 맞춘다.
- 규칙을 일관성 있게 적용한다.
- 상황을 고려하여 융통성 있게 처리한다.
- 직원의 행동이 변화되었는지 확인한다.

(3) 관리과정

간호관리자는 문제 직원의 관리에서 정해진 절차를 따라 진행해야 한다. 일반적으로 훈육은 비공식적 면담부터 공식적 경과를 거쳐 실제적인 징계나 해고까지의 절차로 진행된다.

가. 면담

문제 직원과 개별적인 면담을 통해서 행동 규칙의 위반에 대하여 주지시키고 문제 행동을 교정하도록 충고한다.

나. 구두경고

구두경고는 비공식적 질책으로, 문제 직원의 위반사항과 표준에서 벗어난 행동에 대하여 설명하고, 바람직하지 못한 행동의 재발에 따르는 징계조치에 대하여 확고하게 통보한다.

다. 서면경고

구두경고에도 문제 직원의 행동이 수정되지 않고 바람직하지 못한 행동이 반복되는 경우에는 공식적으로 행동이 개선되지 않으면 해고될 수 있음을 경고한다.

라. 무급정직

간호관리자의 면담과 경고에도 바람직하지 못한 행동이 계속된다면 문제 직원에게 수일 또는 수주 동안 정직처분을 내리고 업무에서 격리시킨다.

마. 해고

문제 직원이 바람직하지 못한 행동을 지속하거나 중대한 과오를 범했을 경우 해고가 불가피하다. 간호관리자는 최고관리자의 결재를 받아서 문제 직원의 해고를 진행하고, 직원의 규정위반 증거, 규정위반에 따른 징계 근거, 징계의 타당성에 대한 근거 등의 기록을 남겨야 한다.

(4) 관리방법

간호관리자는 문제가 있는 직원을 관리하기 위하여 문제 행위의 원인을 파악하고 그에 따라 적절한 전략을 사용해야 한다. 업무수행과 관련된 문제를 해결하기 위해서는 직원의 능력이 부족한지, 기술이 부족한지, 동기가 부족한지, 훈련을 통해서 해결가능한지 파악해야 한다. 훈련을 통해서 해결이 가능하지 않다면 근무지나 직무를 변경시키거나 해고 등 대안을 고려한다. 동기가 부족한 경우에는 코칭이나 훈육, 적절한 보상관리를 통해서 해결한다.

간호관리자는 문제 직원을 관리하는 과정에서 위반행동을 철저하게 조사하고 2~3일 내에 신속하게 비공개적으로 훈육을 시행하여 직원의 반발가능성을 줄이고 화합의 기회를 남기도록 한다. 문제 직원에게 위반사항을 명확하게 알리고 적절한 수정 행동을 구체적으로 제시한다. 이러한 문제 직원 관리활동은 공식적으로 문서화하여 추후 업무수행 평가에 자료로 활용해야 한다.

(5) 직원 고충처리 활동

문제 직원을 훈육하는 과정에서 관리자의 면담기술이 부족하거나, 처리과정이 공정하지 않거나 관례를 어긴 경우에 불만이 제기될 수 있다. 고충(grievance)이란 직원이 근무조건이나 관리에 대한 불만을 가지는 것을 말한다. 관리자는 직원의 만족감과 생산성을 높이기 위하여 고충을 방치하지 말고, 발생 즉시 직원의 불만을 적절하게 해결해야 한다. 조직은 직원의 고충을 처리하기 위하여 직원이 관리자에게 직접면담을 신청할 수 있는 제도를 만들거나, 불만사항을 무기명으로 제출할 수 있는 건의함을 설치하거나, 직원을 위한 공식적인 상담창구를 만드는 방법을 활용할 수 있다.

2) 이직관리

이직관리(separation management)는 유능한 간호인력이 간호조직을 이탈하는 것을 예방하고 발생한 이직에 대하여 조사하고 분석하여 간호인력 수급을 원활하게 하는 관리활동을 말한다. 간호조직이 적정한 수준의 이직률을 유지하는 것은 새로운 인재를 영입하기 위하여 바람직하다. 그러나 지나치게 높은 이직률은 간호직원의 선발과 훈련을 위하여 추가적인 비용을 발생시키고, 남은 간호직원의 사기를 저하시키고, 환자안전을 위협하는 등 간호조직에 부정적인 영향을 준다. 따라서 간호조직에서 이직을 감소시키는 이직관리가 필요하다.

(1) 이직의 개념

이직은 조직 구성원이 소속된 조직으로부터 이탈하는 것으로 스스로 조직을 떠나는 자발적 이직과 고용기간의 만료나 징계로 인하여 조직이 직원을 해고하는 비자발적 이직이 있다. 자발적 이직은 사직이라고 부르며, 전직과 비전직으로 구분된다. 전직은 조직에 불만이 있기 때문에 이직하는 것으로, 회피할 수 있는 이직이므로 조직자원의 중요한 관심 영역이다. 비전직은 결혼, 임신, 출산, 질병 등에 의한 이직으로, 불가피한 이직인 경우가 많다. 비자발적인 이직은 해고, 군입대, 퇴직, 사망 등으로 인해 발생한다.

(2) 이직의 원인

이직의 원인은 다양하며, 조직이 구성원에게 제공하는 유인과 구성원이 조직에 기여하는 공헌의 균형관계로 설명하기도 한다. 이러한 균형관계는 조직이탈 욕구와 조직이탈 가능성의 함수관계로 보고 있다. 조직이탈 욕구에 영향을 미치는 요인은 기본적인 요인은 직무불만족이며. 조직이탈 가능성은 개인이 선택할 수 있는 조직의 수에 영향을 받는다. 즉, 조직이탈 욕구가 있고, 조직이탈 가능성이 높은 경우 이직으로 이어지게 된다.

간호사 이직의 원인 또한 다른 분야와 유사하다. 간호사 이직의 원인으로는 직무만족, 조직몰입, 직무스트레스, 부적절한 보상, 업무량 과다, 출산으로 인한 책임, 불규칙한 근무시간, 자기발전의 기회, 직장 내의 인간관계, 자율성 부족, 승진의 기회 부족 등이 있다.

(3) 이직의 결과

병원에서 간호사의 이직은 신규간호사를 모집, 선발, 교육하는 데 소요되는 비용의 부담을 증가시키고, 인력부족과 과로로 인해 남아있는 간호사의 사기를 저하시키며, 신규간호사가 업무에 익숙해지기까지 간호의 질 저하를 일으킬 수 있다. 최근 연구는 간호인력 부족이 환자안전에 부정적인 영향을 주며, 요로감염, 폐렴 등 합병증 발생률을 높인다는 결과를 보여 주고 있다.

(4) 이직관리 방안

간호조직의 이직률을 낮추기 위해서는 마그넷병원의 특성을 벤치마킹할 필요가 있다. 간호사를 자석처럼 끌어들이는 마그넷병원은 높은 간호사의 비율, 높은 자율성, 조직의 결정에 간호사의 참여, 간호사와 의사의 좋은 유대관계, 직장 내 학대에 대한 정책, 서류업무의 최소화, 초과근무시간의 제한, 인체공학적으로 작업흐름을 개선하는 첨단기술의 채택, 공정하고 적절한 보상체계를 자랑한다. 간호관리자는 간호사의 직무만족이나 내적인 동기부여에 직간접적으로 영향을 미칠 수 있으므로 역기능적이고 자발적인 이직을 감소시키기 위한 전략을 개발해야 한다. 간호사의 이직을 예방하기 위한 간호관리자의 전략은 다음과 같다.

- 관리자로서 간호사와 원활한 의사소통을 유지한다.
- 신규 간호사에게 관심을 갖고 지지한다.
- 선발과 배치에 간호사의 적성과 능력을 고려한다.
- 고충처리기구나 상담제도를 운영한다.
- 간호사의 임상적 의사결정을 촉진시키고 지원한다.
- 직무수행 평가제도를 개선하고 공정한 승진제도를 도입한다.
- 간호사의 경력개발 프로그램을 운영한다.

08 직무수행평가

직무수행평가는 전통적으로 인적자원관리에서 승진이나 상벌의 목적으로 수행되어 왔으나, 최근에는 피드백과 인력개발에 비중을 두고 있다. 직무수행평가는 일정 기간 동안 직원이 임무를 얼마나 잘 수행했는지 공식적으로 평가하는 것이다. 또한 직무수행평가는 직원의 조직에 대한 기여도와 기여 가능성을 평가하는 것이며, 개인의 지식, 능력, 태도,

직무수행 과정과 성과 등 복합적인 요인에 대한 평가를 포함한다.

간호관리자는 간호인력을 선발하여 배치하고 훈련을 통해서 간호업무를 수행하도록 임무를 부여하고, 간호인력의 업무수행을 적절하게 평가해야 한다. 간호관리자는 직무수행평가를 통해서 간호직원의 업무수행을 관리하고 개선할 수 있고, 간호직원에게 동기를 부여하여 업무수행의 질을 높일 수 있다. 간호관리자는 객관적, 체계적이며 공식적인 방법으로 간호직원의 현재 또는 미래의 능력과 업적을 평가함으로써 직무수행평가를 통제에 활용할 수 있다.

1) 직무수행평가의 개념

전통적 직무수행평가는 실적이나 인적 특성에 따라 우열을 판정하여 피평가자의 승진과 보상 여부를 결정하는 통제적 수단이었다. 개발지향적 직무수행평가제도는 개인의 업무수행뿐만 아니라 피평가자의 잠재적 능력과 개발가능성을 포함하여 평가하는 것이다. 즉, 개발지향적 직무수행평가제도는 피평가자의 목표와 달성을 위한 수단과 방법을 제시하여 피평가자가 무엇을 어떻게 해야 하는지, 어떻게 해야 좋은 평가를 받을 수 있는지 제시하고 지도하는 것이다. 개발지향적 직무수행평가제도는 피평가자가 자신에 대한 이해와 통찰을 하도록 돕고 자신감을 갖도록 하며 직원의 역량을 키우고 동기를 부여한다.

2) 직무수행평가의 목적

직무수행평가의 목적은 직무역량을 결정하고, 간호직원의 개발과 동기부여를 위하여 피드백을 제공하며, 간호직원의 성취를 격려하기 위하여, 목표를 이해하는 데 간호관리자와 간호직원 사이의 의사소통을 향상하기 위하여, 간호사의 업무수행을 개선하기 위해서, 간호사의 훈련과 성장 욕구를 파악하기 위하여, 간호관리자의 지도와 상담을 돕기 위하여, 유능한 간호직원을 파악하기 위하여, 성장과 승진과 급여인상에 자격을 갖춘 간호직원을 선발하기 위하여, 불만족스러운 간호직원을 파악하기 위함이다. 이를 통해 간호직원의 적성과 능력을 평가하여 적재적소에 배치하고, 보유능력과 잠재능력을 평가하여 간호직원의 능력을 개발하고 성장기회를 제공하게 되며, 간호직원의 능력에 맞는 공정한 처우를 통해 근로의욕을 상승시킬 수 있다.

구체적인 목적은 다음과 같다.

- 간호직원의 직무역량 결정

- 간호직원의 능력개발과 동기부여를 위한 피드백 제공
- 간호직원의 목표성취 격려
- 목표 이해를 위한 간호관리자와 간호직원의 의사소통 향상
- 간호사의 업무수행 개선
- 간호직원의 훈련과 성장 욕구 파악
- 유능한 간호직원을 파악하여 성장기회 제공
- 승진, 급여인상을 공정하게 하여 간호직원의 만족감 향상
- 간호관리자의 간호직원 지도와 상담 활성화

3) 직무수행평가의 접근법

평가자는 피평가자에게 피드백을 할 때 긍정적인 방향의 기대와 정보를 제공하는 평가 피드백을 해야 한다. 피평가자가 자신의 강점을 재확인하고 열심히 노력하도록 충분한 피드백을 주어야 한다. 미래의 바람직한 행동을 제시할 수 있어야 하며, 긍정적인 피드백은 피평가자가 조직의 인재로 성장하도록 돕는다. 평가자가 피평가자에게 긍정적인 기대의 피드백을 하면 피평가자는 '할 수 있다'와 같이 자신에 대한 긍정적인 기대를 하고 노력을 더하게 되고 성과가 향상되며, 성공은 피평가자가 자신을 더욱 긍정적으로 평가하고 긍정적인 기대를 높이는 순환과정을 반복하게 된다. 자기실현적 예언이란 평가자의 기대가 피평가자에게 실제로 나타나게 만드는 과정을 말한다.

또한 공정한 평가를 위하여 피평가자가 자신의 정보를 평가자에게 공개하려는 노력을 통해 정보부족으로 인한 평가오류를 예방할 수 있다. 자신에 대한 과대평가를 지양하고 객관적인 자기평가를 하여 자기공개영역을 확대해야 한다. 피평가자는 조하리의 창(Johari's window) 개념을 통해서 자기공개 확대의 아이디어를 얻을 수 있다. 조하리의 창이란 공공영역, 사적영역, 맹목영역, 미지영역의 4개 부분으로 나누어 보는 모형을 말한다. 평가자와 피평가자 간에 인간관계가 원만하지 못하고 불필요한 오해가 발생하는 경우 상대방에 대하여 공유하는 부분이 작기 때문이다. 자기노출과 피드백을 통해 공공영역을 넓히게 되면 대인관계 능력이 함양되고 개인 간 갈등이 줄어들어 공정한 평가가 가능할 수 있다. 피평가자는 공개영역을 확대하기 위해 자신의 정보를 가능한 많이 공개하고 평가자로부터 피드백을 받도록 노력해야 한다.

객관적이고 합리적인 평가를 위하여 조직에서 일반적인 상급자의 하향식 직무수행평가는 합리적 평가가 되기 어렵고, 종합적인 판단이라고 보기 어렵다. 따라서 조직 내의 여러 사람에 의한 다면적 평가, 360도 평가를 적용하여 공정한 평가를 추구해야 한다. 다

	자신이 아는 부분	자신이 모르는 부분
다른 사람이 아는 부분	열린 창(open area)	보이지 않는 창(blind area)
다른 사람이 모르는 부분	숨겨진 창(hidden area)	미지의 창(unknown area)

그림 7-9 조하리(Johari)의 창

면적 평가제도는 다양한 각도에서 피평가자에 대한 평가를 종합하여 좀 더 신뢰도가 높은 평가결과를 산출한다. 다면적 평가제도에는 다음과 같은 방식이 있다.

- **하향식 평가:** 상사가 부하직원의 태도, 성과 등을 평가하는 것
- **상향식 평가:** 상사의 업무수행능력, 부하통솔능력, 팀워크 구축능력, 공정성, 의사소통능력, 업무판단력, 기획력, 솔선수범 정도, 부하와의 관계를 하급자가 평가하는 것
- **동료평가:** 수평적 관계에 있는 사람이 평가하는 것. 누가 성과에 기여했는가, 누가 분위기를 좋게 하는가를 평가하는 것
- **자가평가:** 자신을 평가하고 개선하도록 하는 것

다면평가를 위해서는 평가자와 피평가자의 업무관계가 상호의존적이어야 하고, 구성원의 조직시민의식이 중요하며, 개인의 태도와 역량에 비중을 두는 서비스 중심의 조직이어야 한다. 다면적 평가제도를 효과적으로 활용하기 위해서는 조직은 평가자가 건설적인 비판을 할 수 있도록 훈련시키는 것이 필요하다. 어떤 기업은 직원이 자기가 평가하고 싶은 동료나 부하를 선택하게 해서 평가점수가 인위적으로 상승하기도 하며, 평가자 집단 간의 불일치로 인한 어려움도 발생한다. 또한 전산화를 통해서 익명성과 비밀을 보장하고, 평가오류를 예방할 수 있는 시스템을 구축하여 특이한 평가결과를 제외시키는 안전장치를 갖추는 등 지속적인 개선이 필수적이다.

4) 직무수행평가의 유형

직무수행평가는 평가방법과 평가주체에 따라 몇 가지로 분류될 수 있다.

(1) 평가방법을 이용한 분류

가. 도표식 평정척도법

도표식 평정척도법(graphic rating scale)은 도표로 된 평정표를 사용하는 방법으로 가장 많이 사용되고 있다. 대체로 한편에 평정대상이 되는 평정요소(능력요소)를 나열하고, 다

른 한편에는 각 평정요소마다 '탁월', '높음', '낮음', '불량' 등과 같이 우열을 나타내는 척도가 글자나 숫자로 등급이 표시된다. 평정자는 피평정자를 평정요소별로 관찰하여 해당되는 등급에 표시한다.

표 7-11 도표식 평정척도법의 장단점

장점	단점
• 작성이 간단하고 평정이 용이 • 상벌의 목적에 이용하는 데 편리	• 평정요소의 합리적 선정이 어려움 • 평정요소에 대한 등급간 비교의 기준이 모호 • 후광효과(halo effect), 중심화 경향(central tendency), 관대화 경향(leniency tendency)

나. 일화기록법

일화기록법(anecdotal notes)은 백지나 소정양식에 행위에 대한 객관적인 서술을 기록하는 것을 말한다. 기록에는 언제, 어디서, 누가, 누구에 의해 관찰되었는지가 포함되어야 한다. 그 기록은 환경, 배경, 사건에 대한 기술을 포함하고 해석과 조언이 포함될 수 있다. 좋음 또는 나쁨 같은 가치를 내포하는 말은 피해야 한다. 간호관리자는 특정행동 관찰을 측정하기 위해 시간 표본추출(time sampling)을 이용할 수 있다. 관찰을 위해 특별히 정해진 시간은 관찰한 직원의 수에 의해 나누어진다. 그리고 간호관리자는 단기간 동안 계획된 간호직원을 집중 관찰한다.

표 7-12 일화기록법의 장단점

장점	단점
• 경직된 구조를 강제하지 않음	• 기록이 체계적이라고 하더라도 관찰이 체계적이 되도록 보장할 수 없음 • 관찰을 기록하는 데 시간이 소요 • 피평정자가 평가를 받기 위한 형식적인 근무에 집착하게 될 위험성

다. 서열법

서열법(ranking method)은 피평정자 간의 근무성적을 서로 비교해서 서열을 정하는 방법이다. 이 방법에는 피평정자의 전체적인 근무상황을 포괄적으로 비교하는 종합적 순위법과 평정요소를 정하고 요소와 비교하여 평정결과를 통합하는 분석적 순위법이 있다. 이 방법은 비교적 작은 집단에서만 사용할 수 있으며, 특정집단 내의 서열을 알려줄 수 있으나 다른 집단과 비교할 수 있는 객관적 자료는 제시할 수 없다는 단점이 있다.

서열을 정하는 방법은 쌍대비교법과 대인비교법이 있다. 쌍대비교법(paired comparison method)은 두 사람씩 짝을 지어 비교를 되풀이하는 방법으로 가령 평정자가 3명일 경우 3쌍의 짝을 지워서 순차를 정할 수 있다. 그리고 관리자는 둘 중에서 더 우수하다고 느끼는 사람을 선택하여 표시한다. 대인비교법(man-to-man comparison)은 평정요소(예, 지도력. 전문지식. 협조성. 책임성 등)를 선정하여 각 요소별로 등급을 정한 후 피평정자 중에 표준인물을 선정하여 그를 기준으로 나머지 피평정자를 비교 · 평가하는 방법이다. 이 방법은 평정기준으로 구체적 인물을 활용하여 추상성을 극복할 수 있으나 표준인물의 선정이 어려운 단점이 있다.

라. 체크리스트 평정법

체크리스트 평정법(checklist)은 간호사를 평가하는 데 적절하다고 판단되는 표준업무 수행목록을 미리 작성해 두고 이 목록에 단순히 가부 또는 유무를 표시하는 평정방법으로, 직무상의 행동을 구체적으로 표현하여 평가하는 방법을 말한다.

평정요소가 명확하게 제시되어 있고 가부 또는 유무만을 판단하기 때문에 평정하기가 비교적 쉬운 장점이 있으나, 평정요소에 대한 항목을 만들기가 힘들고 평정항목이 많을 경우 평정자가 곤란을 겪게 되는 단점이 있다.

마. 강제배분법

강제배분법(forced distribution evaluation)은 각 평정등급에 분포될 피평정자의 비율을 사전에 인위적으로 정하고, 피평정자 성적에 가까운 것을 골라 강제로 배분하는 방법이다. 예를 들면, 최상 10%, 상 20%, 중 40%, 하 20%, 최하 10%로 함으로써 정규분포곡선을 이루도록 하자는 것이다. 이 방법은 중심화 경향이나 관대화 경향을 방지하는 데 그 목적이 있다.

바. 중요사건기록법

중요사건기록법(critical incident method)은 조직목표달성의 성패에 영향을 준 주요 사건을 중점적으로 기록, 검토하는 방법이다. 즉, 평정자가 6개월 내지 1년 동안 피평정자의 업무수행과 관련하여 성공이나 실패한 행동을 발생 즉시 기록해 두었다가 이를 중심으로 평가하는 것을 말한다.

피평정자와의 상호작용을 촉진하는 데 유용하고 능력개발과 승진에 중요한 자료를 제공해 주는 장점이 있으나, 이례적인 행동을 지나치게 강조하여 평균적인 행동이나 전형적인 행동을 무시하게 되는 위험이 있다. 또한 평가기준이 감독자에 의해서 일방적으로 설정되고 평가결과의 피드백이 지연되는 단점이 있다.

사. 목표관리법

목표관리법(management by objective, MBO)은 조직의 상하 구성원이 참여의 과정을 통해 공동으로 조직의 목표를 설정하고 달성된 성과를 측정, 평가하여 환류시킴으로써 관리의 효율화를 기하는 방법이며, 직원이 수행한 결과에 초점을 둔다. 목표관리법은 직원이 달성하고자 하는 목표를 명확히 할 때 달성가능성이 높고, 그 목표와 비교하여 측정이 가능하다.

표 7-13 목표관리법의 장단점

장점	단점
• 의사소통의 원활 • 동기부여와 책임감의 증대 • 주관성의 배제 • 방어적 자세의 제거 • 자질이 아닌 실적의 평가	• 소요시간의 과중 • 실현가능성 판단의 곤란 • 단기적 목표의 강조

MBO에 의한 간호사 평가사례

간호단위관리자(수간호사)는 환자간호의 질적 향상을 위해 간호사와 함께 다음의 목표를 설정할 수 있다.

제1단계: 설정된 목표

- 투약과오가 없다.
- 간호진단을 세운다(진단율 50%).
- 간호계획을 세운다(계획설정률 50%).

제2단계

다음 6개월 동안 퇴원환자의 간호기록을 검토하여 간호진단, 간호계획을 검사한다.

제3단계

설정된 목표와 6개월 동안의 실적을 비교 · 평가한다.

아. 행태중심 평정척도법

전통적인 직무수행평가시스템이 지니고 있는 한계점을 극복 · 보완하기 위해 개발된 평가기법으로 BARS(behaviorally anchored rating scale), BES(behavioral expectation scale) 또는 BORS(behavioral oriented rating scale)로도 알려져 있다. 중요사건서술법을 보다 정교하게 계량적으로 수정한 기법으로, 평정자가 피평정자의 행위나 업적에 대하여 등급을 매길 때 각 등급별로 판단의 근거가 되는 구체적인 행동기준(behavioral anchor)을 제공한다. 따라서 중요사건 기준 혹은 행동기준의 예를 구체적으로 제시하여 평가 시 주관성을 줄여나갈 수 있도록 해 준다.

행태중심 평정척도법의 적용과정은 다음과 같다.

행태중심 평정척도법의 단계

- **1단계**: 피평정자 담당업무에 대해 잘 알고 있는 사람이 효과적인 업무수행 또는 비효과적인 업무수행의 실제적 예(중요사건)를 열거
- **2단계**: 이 실례를 5~10개의 평정요소로 분류
- **3단계**: 각 요소에 실례가 잘 배정되었는지 검토
- **4단계**: 한 요소에 6~7개의 사건이 최종적으로 배정

평가방법은 평가목적에 따라 달라져야 하는데, 평가목적이 지도일 경우에는 주로 중요사건기록법이나 MBO를 사용하고, 승진, 승급, 이동이 목적일 때는 강제배분법이나 서열법을 사용하며, 조직개발이 목적일 경우는 평정척도법을 사용하고, 동기부여가 목적일 경우에는 MBO를 주로 사용하는 것이 효과적이다.

표 7-14 행태중심 평정척도법의 장단점

장점	단점
• 흔한 형태묘사를 일상적 용어로 사용하고 장점과 개선점을 구체적으로 제시해주므로 능력발전에 기여 • 한 세트(set)의 평정표를 여러 직무에 사용하며 평정자의 주관적 판단을 줄일 수 있음 • 직원과 관리자가 실제로 평가도구를 개발하기 때문에 믿을 수 있고 동기화됨	• 평정표 개발에 과다한 시간과 비용이 소요 • 어느 평정항목에 해당하는지 알기 어려운 경우가 있음

(2) 평가주체에 의한 분류

가. 자기평가방법

자신의 근무성과를 스스로 평가하는 방법이다. 자기평가방법은 직원이 자신을 돌아보고 반성할 수 있는 기회를 제공하며, 업무수행을 개선하기 위한 자극을 주기 위하여 부가적으로 활용된다. 또한 자기평가방법은 직원의 능력개발을 목적으로 하며 개인이 가진 결함의 파악과 개선에 효과적이다.

자신의 직무수행에 대한 체계적 반성의 기회를 제공함으로써 직원의 능력발전을 아주 효과적으로 증진할 수 있으나, 객관성 확보가 어려우므로 다른 평정방법과 병행하여 결점을 보완할 수 있어야 한다. 또한 자기평가가 상급자 평정에 비하여 관대화 경향이 더

높은 단점이 있다.

나. 동료평가방법

수평적 관계에 있는 사람이 평가하는 방법으로, 동료들이 가장 만족스러운 동료 또는 가장 불만스러운 동료의 순위를 매기는 방법이다. 동료가 상사보다 직원의 평소 업무태도를 더 정확하게 평가할 수 있다는 가정하에 개발된 방법이다.

표 7-15 동료평가의 장단점

장점	단점
• 개인적 전문적 성장과 직무만족 증가 • 환자간호의 질을 높이고 책임감을 증진 • 동료관계를 강화 • 비판적 사고를 하게 하여 개인의 발전과 전문적 개발을 도모 • 평소의 업무태도 반영이 가능함	• 대인관계 측면을 지나치게 강조 • 친분관계로 인한 공정성이 떨어질 수 있음 • 평가가 주관적

다. 상급자 평가방법

상관이 직원의 태도, 성과 등을 평가하는 하양식 평가로, 관리자의 능력에 따라 평가의 정확성과 공정성에 차이가 있을 수 있다. 유능한 관리자는 성과와 관련된 평가요소를 강조하고, 합리적인 평가를 수행할 수 있다.

라. 하급자 평가방법

하급자가 상관의 일상적인 행동과 결정을 가장 정확하게 평가할 수 있다는 가정하에 사용되는 방법이다. 하급자가 상사의 업무수행능력, 부하통솔능력, 팀워크 구축능력, 공정성, 의사소통능력, 업무판단력, 기획력, 솔선수범 정도를 평가하는 상향식 평가로, 상사의 독선을 막을 수 있는 기회가 제공된다는 장점이 있다. 그러나 이 방법도 하급자가 상관의 업무를 잘 알지 못하여 평가기준이 주관적일 수 있다.

마. 360도 다면평가방법

이 평가방법은 자기평가, 종속평가, 동료평가, 외부전문가평가 등을 포함하는 다각적인 평가제도이다. 이것은 믿을 수 있는 정보를 만들고, 관리자의 편견을 감소시키고, 팀 환경을 지원하고, 경력발전을 도와준다. 그리고 훌륭한 수행에 대한 보상을 유지시켜 준다. 360도 평가는 직원에게 자기의 성과에 대한 폭넓은 관점을 제공하지만, 많은 조직은 평가자가 건설적인 비판을 할 수 있도록 훈련시키는 데 시간을 들이지 않는다. 어떤 기업은 직원이 자기가 평가하고 싶은 동료나 부하를 선택하게 해서 평가점수가 인위적으로 상승하기도 한다. 또한 평가자 그룹 간에 불일치를 조화시키는 것도 어려운 일이다.

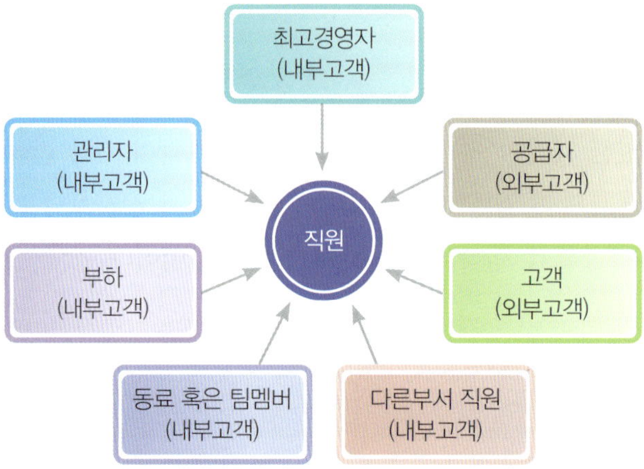

그림 7-10 360도 다면평가방법

5) 직무수행평가에서 발생가능한 오류

공정한 평가를 위하여 피평가자가 자신의 정보를 평가자에게 공개하려는 노력을 통해 정보부족으로 인한 평가오류를 예방할 수 있다. 인간의 판단은 편견, 편향, 주관적이나 외적인 요인 때문에 객관적이고 공정한 평가가 매우 어렵다. 따라서 직무수행 평가를 위하여 기준이 사용된다. 간호관리자는 직무수행평가에 영향을 주는 많은 오류와 효과를 이해하고, 이를 최소화하기 위해 노력해야 한다.

(1) 후광효과

후광효과(halo effect)는 직원의 한 가지 우수한 특성이 다른 특성의 평가에 영향을 주는 경향을 말한다. 예를 들어, 평소 성실해 보이는 사람에 대하여 실제 특정업무의 성과와 관계없이 해당 업무에도 능력이 있다고 판단하는 경우이다. 논리적 오류는 관련된 특성에 기초하여 직원의 다른 특성을 높이 평가하는 것이다. 상관적 편견은 사람의 몇 가지 특성 간에는 상관관계가 있다고 생각하는 것이다. 예를 들어, 근면하다와 정직하다가 관계가 깊다고 생각하는 사람은 정직성에 대한 정보가 없이 근면하면 정직하다고 판단해버리는 오류를 범한다.

(2) 혼효과

혼효과(horn effect)는 후광효과의 반대로 직원을 평가할 때 나쁜 점이 눈에 띄면 그것을 그 직원의 전부로 인식하는 오류이며, 평가자가 피평가자를 실제 능력보다 더 낮게 평가하게 된다. 혼효과에 의하여 완벽주의자인 간호관리자는 간호직원을 일반적인 수준보다 더 낮게 평가하는 경향이 있으며, 간호단위의 성과가 좋지 못한 경우 해당 간호직원이 낮은 등급을 받을 가능성이 더 높아지고, 비협조적이거나 불평하는 간호직원은 낮은 점수를 받을 수 있다.

(3) 중심화 경향

중심화 경향(central tendency)은 평가자의 평점이 중간치에 집중하는 심리적 경향으로 아주 높은 평가나 아주 낮은 평가를 피하는 경향성을 말한다. 이러한 경향은 강제배분법과 서열법으로 최소화할 수 있으나 체계적인 근무성적 평가가 어렵다.

(4) 관대화 경향

관대화 경향(leniency tendency)은 대부분의 피평가자에게 좋은 평점을 주는 오류이다. 모든 직원에게 관대한 평가를 하게 되면 능력수준이 낮은 직원의 행동을 교정하기는 어렵고, 능력수준이 높은 직원의 입장에서는 혼란이 생겨 인사관리에 어려움이 있다. 관대화 경향을 예방하기 위하여 정규분포곡선을 이용하기도 한다.

(5) 근접오류

근접오류(proximity error)는 평가 직전에 있었던 최근의 일이 평가에 영향을 미치는 경우를 말하며, 기억할 수 있는 최근의 실적이나 능력을 중심으로 평가하는 것이다. 예를 들어, 매년 1회 평가를 받는 경우 12개월 동안이 아닌 최근 2~3개월에 걸친 성적이 반영될 경우 타당성이 떨어진다. 이를 줄이기 위해서는, 첫째 제도적으로 직무수행평가표에 배열되는 평가요소를 분산시키는 방법을 생각할 수 있고, 둘째 평가자 입장에서 평가요소에 대한 이해나 평가요소별로 피평가자를 평가해보도록 한다.

(6) 선입견에 의한 오류

선입견에 의한 오류(personal bias error)는 평가요소와 관계가 없는 성별, 출신학교, 출신지역, 종교, 연령 등에 대한 편견이 영향이 미치는 것이다.

(7) 체계적 오류 또는 총체적 오류

체계적 오류(systematic error) 또는 총체적 오류는 어떤 평가자가 다른 평가자보다 언제나 후한 점수 또는 나쁜 점수를 주는 것을 말한다.

(8) 논리적 오류

논리적 오류(logic error)는 두 가지 평가요소 간에 논리적인 상관관계가 있는 경우, 한 요소가 우수하면 다른 요소도 우수하다고 쉽게 판단하는 것을 말한다. 예를 들면, 근면한 직원은 직무수행의 양도 다른 직원보다 많을 것이라고 판단하는 경우이다.

(9) 자기확대 효과

자기확대 효과는 간호관리자가 자신의 리더십 유형을 창출하기 위해 직원을 우수하게 평가하는 것을 말한다.

6) 직무수행평가의 주의사항

현재 간호조직에서 직무수행평가는 간호사의 능력을 개발하기 위한 발전적인 목적보다는 통제의 수단으로 주로 이용되고 있으며, 객관적이고 타당한 평가도구가 부족하고, 평가결과를 공개하지 않는 경우가 많다. 따라서 간호관리자에 대한 교육훈련을 강화하여 평가의 타당성, 신뢰성, 공정성을 확보하고, 평가결과를 승진과 보상에 반영해야 한다. 또한 직무수행평가 결과에 대하여 이의를 신청할 수 있는 제도를 마련해야 한다.

직무수행평가에 있어 주의사항은 다음과 같다.

- 평가될 업무내용은 기대된 수행표준이나 목표에 직접 적용되어 사전에 결정된 것이어야 한다.
- 평가자는 평가과정을 이해해야 하고 절차를 효과적으로 사용해야 한다.
- 일반적으로 피평가자의 직속 상관이 일차 평가자로 평가를 담당해야 한다.
- 평가는 약점에 대한 인식뿐만 아니라 강점에 대한 부분도 포함되어야 한다.

09 보상관리

조직에서 인적자원을 관리하기 위해서는 보상관리가 중요하다. 보상은 조직에서 받는 금전적인 보상뿐 아니라 비금전적인 보상도 포함된다. 조직구성원의 직무를 만족시키고, 이직을 방지하기 위해서는 적절한 보상이 반드시 이루어져야 한다.

1) 보상의 정의와 유형

(1) 정의

보상(compensation)이란 조직구성원의 근로와 조직행위의 성과에 대해 조직이 주는 가치를 의미한다.

(2) 유형

보상의 유형은 외적 보상(금전적 보상)과 내적 보상(비금전적 보상)이 있다. 금전적 보상은 급여와 같은 직접보상과 복리후생과 같은 간접보상으로 나뉜다. 비금적적 보상은 직위의 변화와 같은 사회적 보상과 직무만족, 동기부여, 성취감 등의 심리적 보상으로 나뉜다.

2) 급여관리

(1) 정의

급여란 일정한 노동의 대가로 고용주가 피고용자에게 주는 경제적 보상이다. 조직구성원의 입장에서 급여는 생계를 위한 수입이지만 병원의 입장에서는 지출비용의 큰 구성요소 중 하나이다. 또한 개인의 바람직스러운 행동을 유도하는 데 이용하는 수단이기도 하다. 즉, 급여는 급여의 수준뿐만 아니라 급여체계, 지급방법도 중요한 부분이다.

(2) 급여체계와 급여형태

급여체계는 급여의 구성내용을 의미하는 것이며, 급여형태는 급여의 구체적인 지급방식을 의미한다.

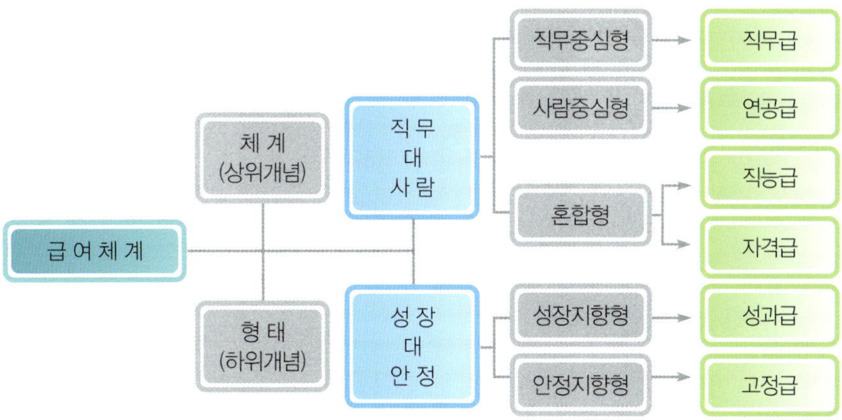

그림 7-11 급여체계와 급여형태

가. 급여체계의 유형

- **직무급**: 직무를 기준으로 급여를 결정하는 방식으로, 직무의 중요성과 난이도에 따라 가치를 상대적으로 평가하여 그에 따른 급여를 결정하는 것을 말한다.
- **연공급**: 인적 요소기준에 의한 급여형태로서 학력, 자격, 연령을 감안하여 근속연수에 따라 급여수준을 결정하는 것을 말한다. 근속연수에 따라 직선형으로 증가하는 경우도 있으며, 근속연수에 따라 급격히 증가하는 오목형, 일정 기간 급격히 증가하다 둔화되는 볼록형 등이 있다.
- **직능급**: 연공급과 직무급의 단점을 보완하기 위해 직무에 따라 직계를 정하고, 직급에 따라 별도의 호봉을 두어 근무연수에 따라 승급하고, 능력에 따라 승진할 수 있도록 연공급과 직무급을 혼합한 형태를 말한다.
- **자격급**: 병원의 자격취득 기준을 정해 놓고 자격취득 기준에 따라 급여 지급의 차이를 두는 체계를 말한다.

나. 급여형태

급여를 지급하는 방법은 크게 고정급과 성과급으로 나뉜다. 고정급은 조직구성원의 근무량과 관계없이 업무에 종사한 시간을 단위로 정액으로 지급하는 형태를 말하며, 성과급은 고정급과 달리 종업원이나 집단이 수행한 성과나 능력에 대해 지급되는 형태를 말한다. 성과급은 개인성과급, 집단성과급, 조직성과급으로 구성된다.

(3) 급여수준 결정

급여수준을 결정할 때는 다양한 요소가 고려되어야 한다. 최대 지급할 수 있는 수준은 병원의 지불능력 범위 내이며, 물가변동을 감안한 생활비의 최저액을 임금의 최저기준으로 책정하여 평균 가족수의 생계비가 보장되는 수준이어야 한다. 또한 수요와 공급 관계에 따른 급여수준, 사회일반의 균형적 급여수준이 동시에 고려되어야 한다.

가. 지불능력 분석에 의한 결정

병원이 지불할 수 있는 능력을 고려하여 결정하는 방법으로, 이 방법으로 급여수준을 결정하기 위해서는 먼저 병원의 생산성과 수익성을 분석하고 그에 따라 급여수준을 결정될 수 있다.

나. 생계비보장에 의한 결정

물가상승률을 반영하여 평균 가족수의 생계비를 고려하여 급여수준을 결정할 수 있다.

다. 사회적 균형성에 의한 결정

사회적으로 경쟁 상태에 있는 병원의 급여수준을 고려하거나, 노동조합의 단체교섭력에 따라 급여수준이 결정되거나, 노동시장에서 수요와 공급에 의해 결정되는 것이 이에 해당된다. 간호사 임금은 수도권의 대형병원이 지방 중소병원에 비해 높은 편이며, 동일 지역 유사규모의 병원급에서는 대체로 유사한 수준이다.

(4) 표준임금체계

간호사의 임금수준은 지역별, 의료기관 규모별, 임상경력별, 의료기관 설립 주체별 적지 않은 격차가 존재하며, 특히 지방 중소병원의 신규간호사 임금수준이 낮은 경향이 있다. 이러한 임금 격차는 경력간호사의 이직 원인이 되기도 하므로 간호사의 임금체계를 직무급 중심으로 표준화할 필요가 있다. 사회보장제도와 공공의료기반이 튼튼한 유럽국가에서는 대체로 간호사의 표준임금체계 가이드라인이 확립되어 있어 동일한 경력과 자격을 가진 간호사는 지역과 의료기관 규모에 상관없이 유사한 임금을 받고 있다.

3) 복리후생

복리후생은 간접적 금전보상의 형태로, 조직구성원의 경제적 안정과 직업생활의 질 향상을 위한 보상을 말한다. 복리후생은 구성원을 고용할 때 법적으로 반드시 시행해야 하는 법정 복리후생이 있고, 조직이 자체적으로 구성원의 복지를 위해 운영하는 법정외 복리후생이 있다.

법정 복리후생은 국가에서 시행하는 사회보장의 일환으로써 국민건강보험, 산업재해보험, 고용보험, 국민연금이 이에 해당된다. 법정외 복리후생은 자율적으로 조직이 시행하는 것으로 금전적으로 식비, 교육비, 주거비 등을 지원하는 경제적 복리와 휴가, 휴일, 휴게시간 등을 보장하는 것이 있다. 경제적 복리뿐 아니라 휴일을 보장하는 것은 기본적인 복리후생으로 매우 중요하다. 복리후생도 구성원에게 미치는 영향력이 크기 때문에 조직은 다양한 복리후생 방안을 고려해야 한다.

4) 내적 보상

내적 보상은 비금전적 형태로 지급되는 보상으로, 구성원 개인이 심리적으로 느끼는 보상이다. 직무의 자율성과 다양성 강화, 의사결정 참여, 안정감, 성장기회 제공을 통한 직무만족의 결과로서 내적 보상을 획득하게 된다. 내적 보상은 외적 보상보다 보상으로서의 영향력이 크고 동기유발에 효과적이다. 또한 내적 보상은 직무 내용과 관련된 것으로 직무 내용에 내적 보상이 담기게 되면 직무 비용이 적게 들고, 구성원이 직무의 본질보다는 임금을 올리는 것과 같은 외적 요인에만 관심을 가지게 되는 외적 보상의 한계를 극복할 수 있다.

비판적 사고 문제

1. 성과에 근거하여 보상을 주는 방식과 보상을 먼저 높게 하고 성과를 요구하는 방식 중 어느 것이 간호사의 생산성 향상에 효과적일 것인가?

2. 간호사 이직의 원인을 생각해보고, 간호사 이직을 줄이기 위한 가장 효과적인 방법은 무엇인지 고민해보시오.

>> 참고문헌

1. 김광남, 윤복남(2019). 경영학원론. 한올.
2. 김용민, 김문정, 김종현, 류성민, 윤동열, 조윤형, 최우재 역(2020). 인적자원관리. 시대가치(Noe, R. A., Hollenbeck, J. R., Gerhart, B., and Wright, P. M.. Human Resource Management. 11th ed. McGraw-Hill, 2020).
3. 김진현, 하상근, 박영우, 김연희, 이선미, 권현정(2019). 병원간호사의 임금구조와 임금수준 결정요인. 임상간호연구, 25(3):295-303.
4. 김진현, 하상근, 박영우, 김연희, 이선미, 권현정(2020). 일반간호사의 임금격차 현황과 표준임금 가이드라인 개발. 임상간호연구, 26(1):75-85.
5. 김회창, 문상식, 최만규(2021). 병원경영분석. 보문각
6. 권석균, 이병철, 양재완(2021). 지속가능 성장을 위한 인적자원관리. 제2판. 시대가치.
7. 서도원, 김찬중(2015). 인적자원관리. 제2판. 대경.
8. 송경자, 김은혜, 유정숙, 박혜옥, 박광옥(2009). 간호요구 정도에 기초한 한국형 환자분류도구(KPCS)의 개발. 임상간호연구, 15(1):5-17.
9. 송경자, 최완희, 최은하, 조성현, 유미, 박미미(2018). 한국형 환자분류체계의 개정연구. 병원간호사회
10. 신유근, 이춘우(2018). 통합 경영학원론. 다산출판사.
11. Krugman, M. K., Smith, K., and Goode, C. J.(2000). A clinical advancement program-evaluating 10 years of progressive change. The Journal of Nursing Administration, 30(5):215-225.
12. Hibberd, J. M. and Kyle, M. E.(1994). Nursing Management in Canada. W. B. Saunders.
13. March, J. G. and Simon, H. A.(1958). Organizations. John Wiley.
14. Marriner-Tomey, A.(2009). Nursing Management and Leadership. 8th ed. Mosby.
15. OECD(2021). Health Statistics.
16. Schultz, A. W.(1993). Evaluation of a clinical advancement system. Journal of Nursing Administration, 23(2):13-19.
17. Stewart, G. L. and Brown, K. G.(2009). Human Resource Management: Linking Strategy to Practice. John Wiley & Sons.

Nursing Policy and Management

제 08 장

재무관리와 마케팅

08 재무관리와 마케팅

학습목표

- 의료기관의 재무제표를 설명한다.
- 재무상태표의 구성과 계정을 설명한다.
- 손익계산서의 구성과 계정을 설명한다.
- 손익분기점 분석의 모형을 이해하고 산출이 가능하다.
- 병원경영분석의 주요 지표를 설명한다.
- 원가분석 방법을 이해하고, 설명한다.
- 재원일수와 병상회전율의 관계를 설명한다.
- 재고관리의 개념을 이해하고 경제적 주문량 모형을 설명한다.
- 원가분석방법을 이해하고, 실제 산출한다.
- 마케팅의 개념을 이해한다.

주요용어

- 재무제표 • 재무상태표 • 손익계산서 • 손익분기점 • 병원경영분석
- 원가분석 • 재원일수 • 병상회전율 • 재고관리 • 마케팅 • 의료광고

01 의료기관 회계

1) 회계의 기본개념

(1) 회계의 정의

회계는 회계정보 이용자가 합리적인 판단이나 의사결정을 할 수 있도록 기업활동을 수행하는 과정에서 발생하는 수많은 경제적 사건을 식별하고 체계적으로 측정, 기록, 요약하여 회계정보를 이용자에게 전달하는 과정이라고 할 수 있다. 따라서 회계는 기업의 현금, 예금, 상품 등의 재화나 채권, 채무의 변동 사항을 일정한 원리에 의하여 화폐금액으로 기록, 계산, 정리하여 경제적 정보를 식별, 측정하여 의사결정자에게 전달한다.

(2) 회계의 목적

회계는 이해관계자에게 경영활동으로 인해 변동하는 재무상태 및 일정 기간 동안의 경영성과와 같은 경제적인 의사결정에 유용한 정보를 제공하는 데 목적이 있다. 이와 같이 재무상태와 경영성과에 관한 정보는 관리자에게 미래의 경영계획을 합리적으로 세울 수 있게 하고, 근로자에게는 자신의 노력이 회사에 얼마나 기여했으며, 급여가 적정한지를 알 수 있게 한다. 또한 거래처나 채권자에게는 기업의 신용정보와 거래조건 및 투자정보를 제공하며, 정부에게는 세금을 부과하는 기초자료를 제공하게 된다.

(3) 회계의 단위

회계단위란, 경영 활동에서 발생하는 현금, 상품, 채권, 채무 등의 증감과 변화를 기록, 계산, 정리하기 위한 범위를 말한다. 하나의 기업은 하나의 회계단위가 되는 것이 원칙이지만, 필요에 따라서는 몇 개의 회계단위로 나눌 수도 있다. 예를 들면, 한 기업이 본점과 지점으로 분리하여 독립회계를 채용한다면 본점과 지점은 각각 별개의 회계단위가 된다.

(4) 회계의 연도

기업의 경영활동은 계속적으로 반복되는 것이므로 기업의 재무상태와 경영성과를 파악하기 위하여 일정 기간(6개월 또는 1년)으로 구분하여 기록, 계산하는 단위를 회계연도 또는 회계기간이라고 한다. 이때 회계연도의 초일을 기초라 하고, 그 말일을 기말이라고 한다. 병원의 회계연도는 정부의 회계연도에 따르며, 다만 사립대학병원의 회계연도는 사립학교의 학년도에 따른다. 병원의 개설자인 법인의 회계와 병원의 회계는 이를 구분해야 하고, 법인이 2개 이상의 병원을 운영하는 경우에는 각 병원마다 회계를 구분해야 한다.

2) 의료기관 회계의 목적과 유용성

의료법 제62조는 100병상 이상의 병원급 의료기관으로서 보건복지부령으로 정하는 일정 규모 이상의 병원급 의료기관 개설자는 회계를 투명하게 하기 위하여 의료기관 회계기준을 지켜야 한다고 명시하고 있다. 의료기관은 의료법상 비영리기관이지만 세법상으로는 영리기관에 준하여 적용을 받고 있으며, 복식부기제도를 채택하여 의료기관에 부과된 법률, 행정, 사회, 그리고 문화적인 목표의 효율적인 성취를 위하여 자원이 어떻게 쓰였는가를 측정, 보고하는 데 중점이 주어져 있다. 의료기관 회계의 목적은 일반적으로 정보이용자가 경제적 의사결정을 하는 데 유용한 정보를 제공하는 것이다. 특히 정부를 포함하여 의료기관 외부의 정책적 의사결정은 사회전체적인 자원배분에 영향을 미치므로 이들의 의사결정에 유용한 재무보고서는 자원배분의 효율성 제고에 기여하게 된다.

의료기관 회계의 유용성은 여러 가지가 있으나 다음 세 가지로 요약할 수 있다. 첫째, 의료기관 회계는 의료기관의 재무상태, 경영성과, 현금흐름의 상황을 기록하여 재무회계(financial accounting)의 기초가 된다. 즉, 회계에 의하여 의료기관의 자산, 부채, 자본의 변화와 수익, 비용의 발생을 기록하여 외부의 이해관계자에게 보고를 수행하고, 이해관계자는 회계정보를 이용하여 경제적 의사결정을 할 수 있게 된다. 둘째, 의료기관 회계는 의료기관의 경영자가 회계정보를 관리적으로 이용할 수 있어 관리회계(managerial accounting)의 기초가 된다. 경영자는 의료기관의 목표(이윤극대화)를 달성하고자 경영계획을 수립하고, 경영통제를 수행해야 하는데, 이를 위하여 회계정보를 이용하는 것이다. 셋째, 의료기관 회계는 사회적 차원에서 정부의 보건의료정책, 건강보험 수가정책에 이용되고, 의료기관의 사회적 역할과 책임을 평가하는 데 이용된다.

3) 의료기관 회계의 유형

의료기관 회계는 회계보고의 목적과 대상에 따라 재무회계와 관리회계로 나누어진다.

(1) 재무회계

재무회계는 일반회계(general accounting)라고도 하는데, 재무제표 중심의 회계이다. 이것은 의료기관의 광범위한 이해관계자인 외부 정보이용자의 경제적 의사결정에 유용한 재무정보를 측정, 보고할 목적으로 이루어지는 외부보고 목적의 회계이다. 재무회계에 의해 작성되는 재무제표는 모든 회계의 기본이 되고 있는데, 관리회계, 세무회계, 회계감사의 기초가 된다.

(2) 관리회계

관리회계는 의료기관 경영자가 경영의사결정을 하는 데 필요한 회계정보를 제공하는 내부보고 목적의 회계이다. 의료기관 경영자는 의료기관의 내부인으로서 관리목적을 위하여 회계정보를 필요로 한다. 특히 의료기관의 목표를 위하여 경영계획의 수립과 경영통제가 효과적으로 수행될 수 있도록 재무회계와는 다른 관점에서 회계정보를 수집, 정리, 보고, 해석하여 이들 정보를 관리에 이용한다. 관리회계는 원가자료를 주로 이용하므로 원가회계(cost accounting)와 비슷하다. 그러나 관리회계는 회계정보의 관리적 이용, 경영의사결정을 위한 회계, 관리적 기법을 강조한다는 점에서 차이가 있다.

02 의료기관의 재무제표

의료기관이 회계기간(1년)이 지난 후 당해기간 동안의 재무상태와 경영성과를 종합적으로 나타내기 위하여 작성하는 회계보고서를 재무제표(financial statements)라고 한다. 재무제표의 종류로는 재무상태표(statement of financial position)[1], 손익계산서(income statement), 기본금변동계산서(statement of changes in equity), 현금흐름표(cash flow)가 있다. 의료기관 회계에서는 기업회계와는 다른 용어를 사용하는 경우가 많다.

재무제표 중에서 중요시되는 것은 주로 재무상태표와 손익계산서이다. 이것은 두 재무제표가 의료기관의 경제적 상황을 가장 잘 요약하여 나타내기 때문인데, 재무상태표는 일정시점에서 의료기관의 재무상태를 나타내고, 손익계산서는 일정 기간동안 의료기관의 경영성과를 나타낸다. 의료기관의 재무상태와 경영성과에 대한 파악은 의료기관의 경제적 상태를 파악하는 데 핵심요소이므로 이 두 보고서는 재무제표 중에서 가장 중요시 되고 있다.

재무제표의 작성은 회계정보의 비교가능성을 제고하기 위하여 특별한 사유가 없는 한 의료기관 회계기준규칙에서 정한 계정과목을 사용해야 한다. 다만, 계정과목을 정하지 아니한 것은 그 성질이나 금액이 유사한 계정과목으로 통합하여 사용하거나 그 내용을 나타낼 수 있는 적절한 계정과목을 신설하여 사용할 수 있다. 의료기관장은 매 회계연도 종료일부터 3월 이내에 재무제표와 부속명세서 등을 첨부한 결산서를 보건복지부 장관에게 제출해야 한다.

1) 재무상태표

(1) 구성요소

재무상태표는 일정시점에서 의료기관의 재무상태를 보여 주는 정태적 보고서로, 크게 자산, 부채, 자본의 3가지로 구성된다. 재무상태란 재정상태, 재산상태와 비슷한 용어로서 일정시점에서 의료기관의 부(wealth), 경제적 상태를 나타낸다.

자산(asset)은 의료기관이 소유한 금전, 권리, 물품, 동산, 부동산 등 재산적 가치가 있는 것으로, 의료기관의 경제적 자원이라고도 한다. 사회적으로 통용되고 있는 용어인 재산(property)과 자산은 다른 개념이다. 재산은 회계상 자산에서 부채를 차감한 순자산(net asset) 또는 자본과 동일한 개념으로 인식되는 경우가 많다, 의료기관 회계에서는 자산을 유동자산과 비유동자산(고정자산)으로 나누고, 비유동자산은 다시 투자자산, 유형자산,

1) 2015년 12월 의료기관 회계기준 개정 전까지 대차대조표(balance sheet, B/S)라는 용어를 사용함

무형자산으로 구분하고 있다.

부채(liability)는 의료기관이 다른 개인, 조직에게 현금 또는 다른 편익을 장래에 제공할 의무를 지는 것으로, 의료기관의 경제적 의무라고도 한다. 부채는 빚이므로 의료기관이 채무자가 되고, 의료기관이 변제할 대상인 개인, 조직은 채권자가 된다. 따라서 부채는 채권자의 청구권이라고 말할 수 있으며, 타인자본이라고도 한다. 의료기관 회계에서는 부채를 유동부채와 비유동부채(고정부채)로 나눈다.

자본(capital)은 소유주의 지분(equity)으로, 자산과 부채의 차이가 되며, 순재산(net wealth) 혹은 순자산(net asset)이라고도 한다. 의료기관 회계에서 자본은 기본금과 이익잉여금으로 구분된다.

자금의 용도		자금의 조달		
자산	=	부채	+	자본

그림 8-1 재무상태표 등식

(2) 구조와 작성원칙

재무상태표의 구조는 왼쪽(차변)에 자산을 표기하고 오른쪽(대변)에 부채와 자본을 표기하는데, '자산 = 부채 + 자본'의 등식이 항상 성립한다. 작성원칙으로는 첫째, 자산, 부채, 자본은 총액을 기재하고, 자산항목과 부채 또는 자본항목을 상계하지 않는다. 둘째, 자산과 부채는 1년을 기준으로 하여 유동성 분석에 적합하도록 유동계정과 비유동계정으로 구분한다. 셋째, 자산과 부채의 항목 배열은 유동성이 높은 것부터 먼저 표시하고 유동성이 낮은 것은 나중에 표시한다. 넷째, 가지급금 또는 가수금 등의 미결산 항목은 그 내용을 나타내는 적절한 과목으로 기재한다.

표 8-1 재무상태표의 기본구조(계정식)

자산	부채와 자본
① 유동자산 • 당좌자산 • 재고자산 ② 비유동자산 • 투자자산 • 유형자산 • 무형자산	부채 ① 유동부채 ② 비유동부채 자본 ① 기본금 ② 잉여금
자산 총계	부채와 자본 총계

재무상태표

제 (당)기 년 월 일 현재
제 (당)기 년 월 일 현재

(단위 : 원)

계 정 과 목	제 (당)기		제 (전)기	
	금 액		금 액	
자산				
(1) 당좌자산				
1. 현금 및 현금성자산				
⋮				
(2) 재고자산				
1. 약품				
⋮				
Ⅱ. 비유동자산				
(1) 투자자산				
1. 장기금융상품				
⋮				
(2) 유형자산				
1. 토지				
⋮				
(3) 무형자산				
1. 영업권				
⋮				
(4) 기타 비유동자산				
(자산총계)				
부채				
Ⅰ. 유동부채				
1. 매입채무				
⋮				
Ⅱ. 비유동부채				
1. 장기차입금				
⋮				
Ⅲ. 고유목적사업준비금				
Ⅳ. 의료발전준비금				
(부채합계)				
자본				
Ⅰ. 기본금(기본재산)				
1. 법인기본금				
2. 기타기본금				
Ⅱ. 자본잉여금				
1. 자산재평가적립금				
2. 기타자본잉여금				
Ⅲ. 기타포괄손익누계액				
1. 재평가잉여금				
2. 해외사업환산손익				
Ⅳ. 이익잉여금(결손금)				
1. 차기이월잉여금(결손금)				
2. 당기순이익(순손실)				
(자본총계)				
부채와 자본총계				

표 8-2 재무상태표의 계정

〈자산〉

유동자산	당좌자산	현금 및 현금성자산, 단기금융상품, 단기매매증권, 의료미수금, 단기대여금, 대손충당금, 미수금, 미수수익, 선급금, 선급비용, 선급제세, 기타 당좌자산
	재고자산	약품, 진료재료, 급식재료, 저장품, 의료부대물품
비유동자산	투자자산	장기금융상품, 투자유가증권, 장기대여금, 장기대여금, 대손충당금, 퇴직보험예치금, 보증금, 이연법인세차, 기타투자자산
	유형자산	토지, 건물, 구축물, 기계장치, 의료장비, 차량운반구, 공기구비품, 건설 중인 자산, 기타 유형자산, 감가상각누계액
	무형자산	컴퓨터 소프트웨어, 영업권, 산업재산권

〈부채〉

유동부채	매입채무, 단기차입금, 미지급금, 선수금, 예수금, 미지급비용, 미지급제세, 유동성 장기부채, 선수수익, 예수보증금, 단기부채성충당금, 임직원단기차입금, 기타의 유동부채
비유동부채	장기차입금, 외화장기차입금, 금융리스미지급금, 장기성 매입채무, 퇴직급여충당금, 이연법인세대, 고유목적사업준비금, 임대보증금

〈자본〉

기본금	법인기본금, 기타기본금
잉여금	자본잉여금, 이익잉여금

2) 손익계산서

(1) 구성요소

손익계산서는 일정 기간 의료기관의 진료활동 결과로 얻어진 경제적 성과에 대한 정보를 표시해 주는 회계보고서(동태적 보고서)이다. 손익계산서의 유용성으로는 의료기관의 경영성과에 대한 정보제공, 의료기관의 수익성을 평가하는 데 필요한 정보제공, 의료기관의 경영계획 수립에 필요한 정보제공, 법인세 등 세금결정의 기초자료, 성과급 지급을 위한 기초자료, 경영자의 업적 평가를 위한 기초자료를 제공하는 것을 들 수 있다.

손익계산서의 기본요소는 수익, 비용, 순이익(또는 순손실)인데, 손익계산서상 수익과 비용의 차이를 당기순이익(또는 당기순손실)이라고 한다. 수익(revenue)은 의료기관이 일정 기간 고객에게 제공한 의료서비스와 기타 서비스에 대한 화폐액의 합계액이다. 의료기관 회계에서 수익은 의료수익과 의료외 수익으로 구분된다. 비용(expense)은 의료기관이 일정 기간 수익을 얻기 위하여 소비하고 지출한 원가 혹은 비용이다. 의료기관 회계에서 비용은 의료비용과 의료외 비용으로 구분된다.

비용 + 당기순이익 = 수익

비용 = 수익 + 당기순손실

그림 8-2 손익계산서 등식

(2) 구조와 작성원칙

손익계산서의 구조는 왼쪽(차변)에 비용을 표기하고 오른쪽(대변)에 수익을 표기하는데, '수익 – 비용 = 순이익'의 등식이 항상 성립한다. 여기서 비용이 수익보다 많을 경우에는 순손실이 산출된다. 손익계산서의 양식은 계정식과 보고식으로 나눌 수 있다. 계정식 손익계산서 양식은 보통 교육용으로 사용된다. 실제로 사용되는 양식은 보고식 손익계산서 양식인데, 이것은 수익과 비용을 순서적으로 배열하는 방식이며, 의료수익, 의료비용, 의료외수익, 의료외비용, 법인세, 당기순이익의 순으로 기재한다.

표 8-3 손익계산서의 기본구조(계정식–교육용)

비용	수익
① 의료비용 • 인건비 • 재료비 • 관리운영비 ② 의료외 비용 ③ 법인세 비용	① 의료수익 ② 의료외 수익
순이익 • 당기순이익	
비용 합계	수익 합계

손익계산서의 몇 가지 작성원칙은 다음과 같다.

- **실현주의:** 모든 수익과 비용은 발생한 기간에 정당하게 배분되도록 처리하되 수익은 실현시기를 기준으로 계상하고 미실현 수익은 당기의 손익계산에 산입하지 아니한다.
- **수익과 비용의 대응원칙:** 수익과 비용은 그 발생원천에 따라 명확하게 분류하고 각 수익항목과 이에 관련되는 비용항목을 대응 표시한다.
- **총액주의:** 수익과 비용은 총액으로 기재하는 것을 원칙으로 하고, 수익과 비용항목을 상계하여 그 전부 또는 일부를 손익계산서에서 제외하지 않는다.

- **구분계산의 원칙:** 손익계산서는 의료이익(의료손실), 법인세 차감전 순이익(순손실), 법인세비용, 당기순이익(순손실)으로 구분 표시한다.

표 8-4 손익계산서 계정

〈수익〉

의료수익	입원수익, 외래수익, 건강진단수익, 수탁검사수익, 직원급식수익, 제증명료수익, 구급차운영수익, 기타수익
의료외 수익	의료부대수익, 이자수익, 배당금수익, 임대료수익, 단기매매증권처분이익, 단기매매증권평가이익, 외환차익, 외화환산이익, 투자자산처분이익, 유형자산처분이익, 대손충당금환입, 기부금수익, 잡이익

〈비용〉

의료비용	인건비(급여, 퇴직급여, 제수당), 재료비(약품비, 진료재료비, 급식재료비), 관리운영비(복리후생비, 여비교통비, 통신비, 전기수도료, 세금과공과, 보험료, 환경관리비, 지급임차료, 지급수수료, 수선비, 차량유지비, 교육훈련비, 도서인쇄비, 접대비, 행사비, 연료비, 선교비, 의료사회사업비, 소모품비, 연구비, 감가상각비, 무형자산상각비, 임차자산개량상각비, 광고선전비, 대손상각비, 피복침구비, 외주용역비, 잡비)
의료외 비용	의료부대비용, 이자비용, 기타의 대손상각비, 기부금, 단기매매증권처분손실, 단기매매증권평가손실, 외환차손, 외화환산손실, 투자자산처분손실, 유형자산처분손실, 재고자산감모손, 잡손실
법인세 비용	법인세 등

(3) 감가상각비

의료원가나 간호원가를 분석할 때 흔히 혼동하는 것 중의 하나가 의료장비의 구입에 지출한 금액 전부를 비용으로 인식하는 점이다. 토지를 제외한 유형자산에 대해서는 취득가액 전액을 당해의 비용으로 처리하지 않고, 당해연도의 감가상각비(depreciation cost)만큼을 비용으로 처리한다.

유형자산의 내용연수(service life, useful life)는 자산을 취득하여 폐기할 때까지의 추정 사용연수인데, 세법에서 회계처리의 통일을 위해 내용연수를 자산별로 규정하고 있다. 예를 들면, 건물 30~60년, 차량운반구 3~15년, 가구와 비품 2~15년, 사무용품(PC 등) 5년, 의료기기 5년, 고가의료기기 10년 등이다

감가상각방법에는 정액법(직선법), 정률법 등이 있는데, 가장 단순한 방법은 취득가액을 내용연수로 나눈 정액법이다, 예를 들면, MRI 한 대를 20억원에 구입한 경우 고가장비이므로 감가상각기간을 10년이라고 하고, 정액법을 적용하면 연간 감가상각비는 2억원이다. 따라서 손익계산서에 매년 MRI 비용은 감가상각비인 2억원으로 계상되어야 한다.

손익계산서

제 (당)기 년 월 일부터 년 월 일까지
제 (전)기 년 월 일부터 년 월 일까지

(단위 : 원)

계정과목	제 (당)기		제 (전)기	
	금액		금액	
Ⅰ. 의료수익				
1. 입원수익				
2. 외래수익				
⋮				
Ⅱ. 의료비용				
(1) 인건비				
1. 급여				
2. 퇴직급여				
⋮				
(2) 재료비				
1. 약품비				
2. 진료재료비				
⋮				
(3) 관리운영비				
1. 복리후생비				
2. 여비교통비				
⋮				
Ⅲ. 의료이익(손실)				
Ⅳ. 의료외수익				
1. 의료부대수익				
2. 이자수익				
⋮				
Ⅴ. 의료외비용				
1. 의료부대비용				
2. 이자비용				
⋮				
Ⅵ. 법인세 차감전 순이익(순손실)				
Ⅶ. 법인세 비용				
Ⅷ. 고유목적사업준비금 설정전 당기순이익				
Ⅸ. 고유목적사업준비금 전입액				
Ⅹ. 고유목적사업준비금 환입액				
Ⅺ. 당기순이익(순손실)				

3) 현금흐름표

(1) 의의

현금흐름표는 현금흐름에 관한 정보를 알기 쉽게 요약하여 작성한 표로서 회계기간 동안의 영업활동, 투자활동, 재무활동으로부터 조달된 현금 또는 당해 활동에 사용된 현금의 흐름을 표시하고 있는 재무제표이다. 현금흐름표는 의료기관의 영업활동, 투자활동, 재무활동에 의하여 발생되는 현금의 흐름(유입과 유출)에 대한 상세한 정보를 제공함으로써 손익계산서의 기능을 보완하며, 또한 의료기관의 재무상태에 변화를 가져오는 현금거래에 대한 정보도 제공하기 때문에 재무상태표를 보완하는 기능을 가진다.

(2) 유용성

현금흐름표는 의료기관의 미래 현금흐름을 예측할 수 있는 정보를 제공한다. 또한 의료기관의 부채와 외부자금 조달 필요성에 관한 정보를 제공하며, 당기순이익과 영업활동으로 인한 순현금흐름의 차이와 그 원인에 관한 정보를 제공하고, 현금흐름의 원천과 사용내역에 관한 유형별 정보를 제공한다.

03 병원경영분석

1) 병원경영분석의 체계

병원경영분석은 병원의 일반현황, 재무제표, 경영정보에 관한 자료를 집계하는 단계에서부터 시작된다. 경영분석에 필요한 자료가 집계되면 경영분석지표를 산출하는데, 여기에는 재무지표, 생산성 지표, 환자진료실적 지표, 의료수익지표, 인력지표, 시설지표가 포함된다. 마지막으로 경영분석지표의 변화를 면밀히 분석하고 경영성과에 대한 해석을 통해 결론을 도출한다.

2) 병원경영분석의 주요 지표

전통적으로 병원경영분석은 경영분석지표를 중심으로 수행되어 왔는데, 경영분석지표에서는 주요 항목간 비(ratio)를[2] 계산하고, 이를 이용하여 병원의 재무상태나 경영성과를 파악하는 비율분석(ratio analysis)이 중요한 위치를 차지하고 있다. 비율분석은 비율지표의 작성이나 해석이 간편하고 자료의 수집과 처리에 소요되는 비용이 저렴하다는 면에

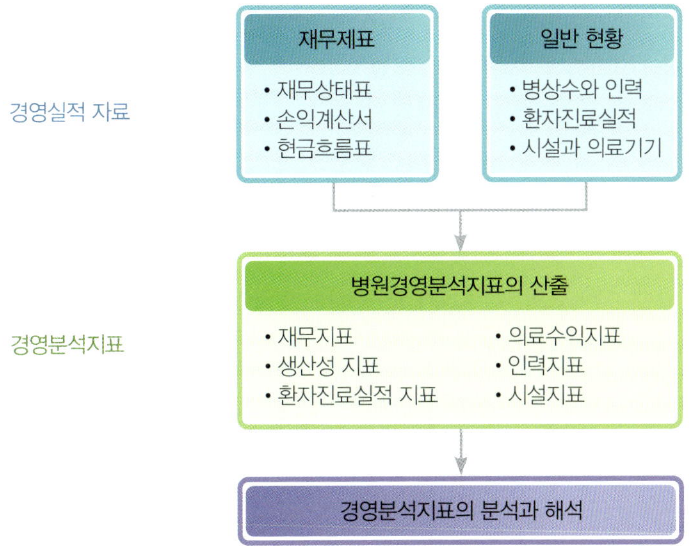
경영실적 자료
재무제표
• 재무상태표
• 손익계산서
• 현금흐름표
일반 현황
• 병상수와 인력
• 환자진료실적
• 시설과 의료기기
경영분석지표
병원경영분석지표의 산출
• 재무지표
• 생산성 지표
• 환자진료실적 지표
• 의료수익지표
• 인력지표
• 시설지표
경영분석지표의 분석과 해석

그림 8-3 병원경영분석 체계

서 대표적인 병원경영분석 기법으로 활용되고 있다.

(1) 재무비율

재무비율은 병원경영분석에서 가장 중심적인 지표로서 안전성 비율, 수익성 비율, 활동성 비율, 성장성 비율 등이 있다.

가. 유동성(안전성)

유동성 비율은 경영체로서 병원의 자본구조의 건실성, 지불 능력, 부채 상환 능력, 자금 운영의 적절성 여부를 판단하기 위한 지표이다. 대표적으로 유동비율과 레버리지비율(부채비율)이 많이 사용된다.

- 유동비율(current ratio) = 유동자산/유동부채
- 레버리지비율(leverage ratio): 부채비율 = 부채/자본

나. 수익성

수익성 비율은 투입된 자본과 이익과의 비율이 적정한가를 판단하기 위한 지표를 말한다. 수익성 지표의 각종 이익률은 높을수록 수익성이 양호하다는 것을 의미한다. 병원경영에서는 의료부문의 수익성을 측정하는 의료수익 의료이익률이 많이 활용된다.

---

2) 엄밀한 의미에서 비율(rate)이 아니라 비(ratio)가 정확한 표현인데, 관행적으로 재무분석에서는 ratio의 한글 용어를 비율이라고 함.

- 총자산 순이익률(return on assets, ROA) = 당기순이익/자산
- 의료수익 의료이익률 = 의료이익/의료수익

다. 활동성

활동성 비율은 병원에 투입된 자본이 의료수익의 증대에 얼마나 효과적으로 기여하였는가를 평가하는데, 재고자산과 미수채권관리 등 업무활동의 성과를 평가하는 지표이다. 병원은 건강보험제도로 인하여 매출채권의 회전율이 안정적이고, 일정하기 때문에 활동성 지표는 거의 활용되지 않는다.

라. 성장성

성장성 비율은 일정 기간 중에 병원의 경영규모와 성과가 얼마나 증대되었는가를 나타내는 비율로, 일반적으로 재무제표 각 항목에 대해 전년 대비 증가율로 측정된다. 대표적으로 의료수익의 성장률이 있다.

(2) 생산성 비율

생산성은 투입에 대한 산출의 비로써 생산요소를 얼마나 효율적으로 이용하였는가를 나타내는 개념이다. 따라서 적은 양의 생산요소를 이용하여 많은 생산량을 달성하면 생산성이 높다고 말한다. 동시에 적은 비용으로 많은 의료수익을 달성하는 병원은 효율성이 높다고 할 수 있다.

가. 노동생산성

- 의사(간호사) 1인당 의료수익
- 의사(간호사) 1인당 진료건수

나. 자본생산성

- 병상당(의료장비 1개당) 의료수익
- 병상당(의료장비 1개당) 진료건수

다. 의료원가생산성

- 내과 의료수익/내과 의료비용
- 외과 의료수익/외과 의료비용
- 내과의사 1인당 의료수익/내과의사 1인당 의료비용
- 간호사 1인당 의료수익/간호사 1인당 의료비용

생산성과 효율성의 차이

생산성(productivity)은 산출량/투입량의 비(ratio)로 정의되고 실물단위로 측정되는 반면 효율성은 비용/산출량의 비(ratio)에 의해 측정되는 화폐적 개념이다. 즉, 생산성은 투입요소 한 단위당 산출량으로 정의되는 반면 효율성은 산출량 한 단위당 최소의 투입비용으로 정의된다.

예를 들어, 어떤 병원의 3개 병동에 대해 간호인력수, 입원환자수, 간호인력 관련 총비용이 아래와 같이 주어져 있다고 가정하자. 각 병동별로 간호인력의 생산성과 효율성을 산출해보면 생산성은 병동2가 60명으로 제일 높은 반면, 효율성 측면에서는 병동1이 입원환자 1인당 비용이 3.7만원으로 가장 효율적이다. 병동3은 생산성과 효율성 모든 측면에서 가장 열등한 것으로 나타나고 있다. 병동2의 간호인력은 1인당 생산성이 다른 병동에 비해 가장 높지만 1인당 비용이 상대적으로 더 많이 소요되기 때문에 효율성 측면에서 병동1보다 비효율적이다.

효율성(efficiency)과 동일한 개념으로 능률성이란 용어가 있다. 두 가지 용어는 영어 표기가 동일하고 교과서적 정의도 동일하다. 그런데 한국에 이 용어가 소개될 때 경제학에서는 효율성으로 번역되었고, 초기의 행정학에서는 능률성으로 번역되어 사용되었기 때문에 마치 두 가지 용어가 다른 개념인 것처럼 오해되고 있다.

◆◆ 생산성과 효율성의 비교

	병동1	병동2	병동3
A. 간호인력(명)	10	5	20
B. 비용(만원/월)	2,000	1,500	6,000
C. 입원환자 연인원(명/월)	540	300	900
D. 생산성 = C/A	54.0	60.0	45.0
E. 효율성 = B/C	3.7	5.0	6.7

(3) 환자진료실적 비율

환자진료실적 비율에는 외래환자 수용능력, 병상이용도, 평균재원일수, 입원환자 대비 외래환자 비율, 응급환자율 등이 있다.

가. 외래환자 수용능력

- 외래환자 입원율 = 입원환자 실인원/외래환자 연인원

나. 병상이용도

- 병상이용률(병상가동률) = 재원환자수/가동병상수
- 병상회전율 = 퇴원실환자수/가동병상수 = [(퇴원실환자수+실입원환자수)/2]/가동병상수
  = 입원실환자수/가동병상수

다. 평균재원일수

- 평균재원일수 = 퇴원환자재원일수누계/퇴원실인원
  = 총재원일수/[(입원실인원+퇴원실인원)/2]

3) 손익분기점 분석

일정한 의료수익하에서 의료이익을 극대화하기 위한 유형자산 투자규모를 결정하거나 일정한 유형자산 규모를 가지고 손익분기점을 달성하기 위한 의료사업수익을 추정하기 위해서 손익분기점 분석을 한다. 손익분기점(break-even point, BEP)은 총수익과 총비용이 일치하는 점으로, 이때 병원의 영업이익은 0이 된다. 따라서 손익분기점이 높을수록 경영위험이 높다고 판단할 수 있다. 이 손익분기점은 진료량 또는 의료수익의 두 가지로 나타낼 수 있다. 즉, 몇 명의 환자를 진료해야 손익분기점에 도달하는가 혹은 얼마의 의료수익을 올려야 손익분기점에 도달하는가의 두 가지로 관찰할 수 있다.

단순한 모형을 이용하여 손익분기점을 산출해보기로 하자. 병원의 총비용은 고정비(F)와 변동비(V)의 합으로 구성되고, 총수익은 진료건수(Q)에 건당 가격(p)을 곱한 금액이다.

총비용 = 고정비 + 변동비
총수익 = 가격 × 진료건수

이제 진료건당 변동비를 v, 진료건당 가격을 p로 표시하면 위의 손익분기점에서는 총수익과 총비용이 일치하므로 다음의 관계가 성립한다.

$$pQ = F + vQ$$

단, v = 진료건당 변동비
p = 진료건당 가격

위의 식으로부터 손익분기점에서의 진료건수 Q는 다음과 같이 도출된다.

$$Q = \frac{F}{p - v}$$

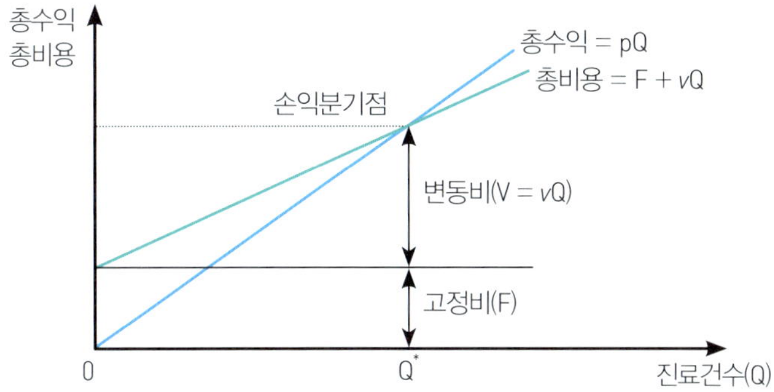

그림 8-4 손익분기점 분석

> **손익분기점분석 사례**
>
> 종합병원 건강검진센터의 수요는 계절별로 편중 현상을 보인다. 이 문제를 해결하기 위해 A종합병원에서는 비수기 종합검진에 대해 전략적으로 가격할인을 제시하고자 하였다. 과거의 검진실적과 재무자료에 근거하여 원가분석을 한 결과 종합검진 원가는 건당 80만원으로 산출되었으며, 손익분기점의 수진자수는 연간 10,200명(일평균 34명), 건당 변동비는 30만원, 고정비는 50만원으로 분석되었다. 이 자료를 근거로 A종합병원에서는 계절적으로 편중된 수요를 비수기로 분산시키기 위해 비수기 종합건강검진의 최저 수주단가를 30만원을 설정하고 직장 단체검진을 대상으로 마케팅을 시작하였다.

4) 재원일수 관리와 병상회전율

(1) 재원일수

병원의 생산성은 입원환자의 재원일수에 많은 영향을 받는다. 평균재원일수는 병상규모, 환자의 보험종류, 지역에 따라 차이가 난다. 입원환자가 별로 없는 병원에서는 병상이용률을 높이기 위해서 가능한 한 환자를 오래 입원시키려고 한다. 그러나 대기 중인 입원환자가 많아 병상에 여유가 없는 병원은 병상회전율을 높이기 위해 가능한 빨리 퇴원시키려고 한다.

경제적 측면에서만 본다면 환자가 입원한 후 2~5일 동안에 각종 서비스가 집중적으로 투하되기 때문에 1주일 이내에 퇴원시키면 병원의 이익은 가장 커지게 된다. 이는 1주일 내지 10일이 지나면 제공되는 의료서비스의 종류가 단순해지고 진료량도 적어지지만 고정비는 일정한 수준으로 발생하기 때문이다. 이와 같은 관계를 그림으로 나타내면 그림 8-5와 같다. 곡선의 구체적인 모양은 질병과 환자의 특성에 따라 다르게 나타날 것이다.

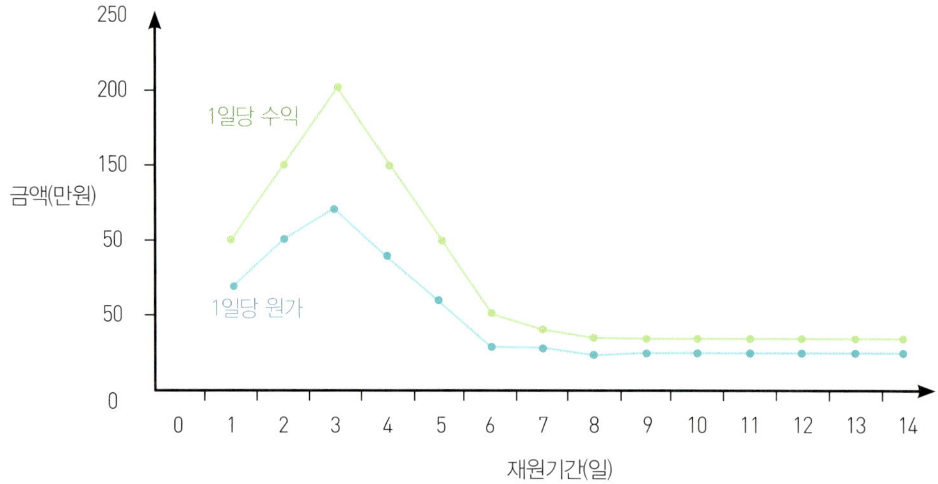

그림 8-5 종합병원 수술환자의 재원일수별 수익과 비용의 분포(예시)

그림 8-5에서 보면 입원 후 2~5일 동안은 수술, 마취, 검사, 진단, 처치, 투약 등이 집중적으로 이루어지므로 고정비에 변동비를 더한 총비용곡선은 총수입곡선보다 낮게 그려지며, 이 두 곡선의 차이는 순이익이 된다. 그러나 입원 후 7~8일이 지나면 총수입곡선이 급격히 감소하여 총비용곡선과 차이가 줄어들게 되어 1일당 순이익의 크기가 줄어든다. 따라서 이 경우 적정 재원일수는 8일 이내이다. 전체적으로 연간 이윤을 극대화할 수 있는 재원일수를 구한다면 적정 재원일수가 될 것이다. 입원대기환자가 많다면 적정 재원일수는 7일보다도 짧을 것이다.

(2) 병상회전율과 재원일수의 관계

입원환자의 재원일수가 짧아지면 그만큼 병상의 회전이 빨라진다. 병상회전율은 재원일수와 반대의 관계를 가지고 있다. 그림 8-6은 2월에 갑, 을, 병 3명의 환자가 입원하여 퇴원하는 상황을 가정하여 병상회전율과 재원일수의 관계를 설명하고 있다. 즉, 갑은 7일간 입원하였고, 을은 10일, 병은 6일간 입원하였다. 갑이 퇴원하고 2일 후에 을이 입원하였으며, 을이 퇴원하고 3일 후에 병이 입원하였다.

입원 퇴원 입원 퇴원 입원 퇴원

갑		을		병
7일	2일	10일	3일	6일

그림 8-6 3명 환자의 입원과 퇴원 흐름(2월의 경우)

이 자료에 근거하여 병상회전율, 평균재원일수 등을 산출해보면 다음과 같다.

① $$병상회전율 = \frac{입원(또는\ 퇴원)실\ 인원\ 수}{평균가동병상수} = \frac{3}{1} = 3(명)$$

$$= \frac{병상이용률}{평균재원일수} \times 달력의\ 월일수 = \frac{\frac{23}{28}}{7.7} \times 28 = \frac{23}{7.7} = 3(명)$$

② $$병상회전간격 = \frac{연가동병상수 - 총재원일수}{입원(또는\ 퇴원)실인원\ 수}$$

$$= \frac{28-(7+10+6)}{3} = \frac{28-23}{3} = \frac{5}{3} = 1.7(일)$$

③ $$평균재원일수 = \frac{총재원일수}{입원환자수} = \frac{7+10+6}{3} = \frac{23}{3} = 7.7(일)$$

04 원가분석과 간호원가

1) 원가분석흐름도

진료행위에 대한 원가분석이나 진료과별 손익계산서의 추정은 여러 가지 유용한 정보를 제공해 준다. 최근에는 성과급의 실시나 경영관리상 목적으로 진료과별 손익계산서의 추정이 보편화되어 있다. 진료과별 원가분석을 시행하고자 할 때는 먼저 직접비용과 간접비용(공통비용)을 구분하여 분류하고, 다음 단계는 직접비용을 측정하고 공통비용의 배분방법을 결정한다. 마지막으로 공통비용을 미리 주어진 기준에 의해 적절히 배분하여 직접비용과 합산하여 총원가를 산출한다.

2) 원가분석 시 계정분류

원가분석을 할 때 원가계정의 분류는 일반적으로 인건비, 재료비, 관리운영비로 구분하되 세부적으로는 인건비(급여, 상여, 퇴직충당금), 인건비성 경비(복리후생비, 외주용역비, 교육훈련비, 연구비), 재료비(약품비, 진료재료비, 급식재료비), 감가상각비, 유지관리비(수선유지비, 수도광열비), 기타 경비로 구분하고, 원가계산기준 부서는 환자의 진료를 통해 수익을 창출하는 진료부, 진료지원부(검사, 수술, 병동, 중환자), 원무관리부로 분류한다.

3) 공통비용의 배분방법

공통비용의 배분방법에는 직접법(direct allocation), 계단법(step-down method), 연립방정식법(simultaneous allocation, reciprocal method)이 있다. 다음의 간단한 예와 같이 비용의 기초자료가 주어질 경우 공통비용을 배분하여 내과와 외과의 진료원가를 산출할 수 있다.

표 8-5 비용자료

구분		직접비용	면적	서비스 소요시간 (직원수+환자수)
진료지원부	인건비	200	–	–
	관리운영비 등	100	50	50
진료부	내과	400	50	300
	외과	600	150	200
계		1,300	250	550

(1) 직접법

진료지원부는 수익중심점이 아니라 비용중심점이므로 진료지원부서의 비용은 공통비용이다. 따라서 이 비용을 내과와 외과로 직접 배분하는데, 인건비 200은 내과와 외과의 서비스 소요시간을 기준으로 배분하고, 관리운영비 100은 내과와 외과의 면적을 기준으로 배분한다. 공통비용의 배분이 완료된 후 최종적으로 원가를 산출한 결과 내과의 원가는 545, 외과의 원가는 755로 산출된다.

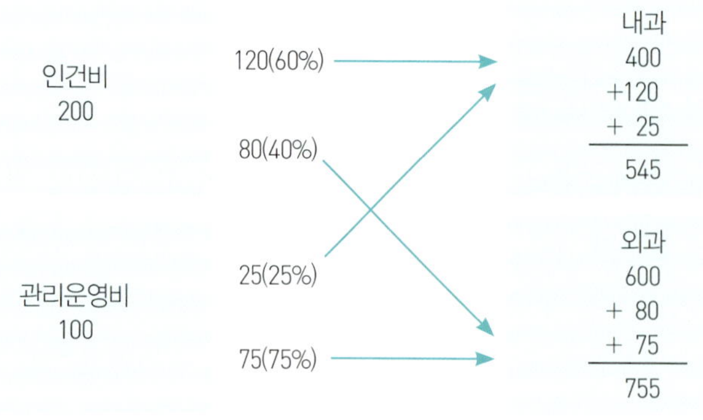

그림 8-7 직접법에 의한 공통비 배분

(2) 계단법

계단법은 공통비용을 한꺼번에 배분하지 않고 항목별로 순차적으로 하나씩 제거해 나가는 방법이다. 계단법에 의하면 먼저 진료지원부서의 인건비를 소요시간 기준으로 진료지원부서의 관리운영비와 내과, 외과에 배분하고, 다음 단계로 진료지원부서의 관리운영비를 면적 기준으로 내과와 외과로 배분한다. 이렇게 하여 최종적으로 산출된 원가는 내과 539, 외과 761로 되어 직접법과는 차이가 발생함을 알 수 있다.

	내과	외과	진료지원부서		계
			관리운영비	인건비	
직접비	400	600	100	200	1,300
인건비 배분	109	73	18		
소계	509	673	118		
관리비 배분	30	88			
계	539	761			

그림 8-8 계단법에 의한 공통비 배분

(3) 직접법과 계단법의 비교

공통비용 배분에서 직접법과 계단법을 적용한 결과를 비교해보면 내과 원가는 직접법을 적용할 경우 더 높게 산출되고, 외과 원가는 계단법을 적용했을 때 더 높게 산출된다. 이러한 차이가 발생하는 이유는, 계단법을 적용할 경우 다른 부문을 통한 간접적인 비용유발효과가 반영되기 때문이다. 그리고 계단법을 적용할 경우에는 최초의 배분 출발점을 어떤 항목으로 하느냐에 따라 다른 결과가 나타나므로 일반적으로 가장 많은 부서에 서비스를 제공하는 항목부터 배분을 시작하는 것이 적절하다.

표 8-6 직접법과 계단법에 의한 원가 비교

구분		직접법		계단법	
		내과	외과	내과	외과
직접비용		400	600	400	600
진료지원부서	인건비 배분액	120	80	109	73
	관리운영비 배분액	25	75	30	88
	계	545	755	539	761

대학병원에서 간호관리 전략수립을 위한 재무비율 분석과 활용

연구목적

간호관리자에게 재무적 전문성을 갖추는 것이 중요하나 재무적 지식을 갖춘 사람이 많지 않은 것이 현실이다. 이 논문은 일부 대학병원이 공시한 재무제표와 부속명세서 자료를 활용하여 병원의 재무상태와 경영성과를 분석하고, 이에 따른 간호관리활동 및 전략 수립의 사례를 제시함으로써 관리자의 재무관리의 필요성을 강조하고자 한다.

연구결과

대학병원이 공시한 재무제표와 부속명세서를 활용하여 병원의 재무비율을 분석하였다. 재무비율은 안정성과 수익성 분석, 성장성과 활동성 분석을 수행하였다. 결과치를 분석한 결과 재무적 안정성이 좋지 않은 경우가 많았고, 성장성 측면에서는 의료활동 이외에 기타활동에 투입하는 비용이 높았다. 이렇게 재무제표를 분석한 결과를 통해 재무적으로 개선이 필요한 부분을 파악할 수 있고, 그에 따른 필요한 전략을 수립할 수 있다.

임지영, 노원정, 오승은, 김옥금(2013). 대학병원에서 간호관리 전략수립을 위한 재무비율 분석과 활용. 간호행정학회지 19(1):7-16.

05 재고관리

간호관리자는 병동에서 소요되는 물품을 관리하게 된다. 물품에는 의약품, 치료재료 등 진료와 간호에 필요한 의료물품뿐만 아니라 비품, 소모품 등 병동에서 일상적으로 소요되는 물품도 있다. 재고관리는 물품관리 측면에서는 필요한 물품을 언제 얼마나 주문하고, 적정 재고량을 어느 수준에서 유지하는 것이 합리적인가를 결정하는 것이다.

1) 재고관리의 개념

재고를 관리하는 데 소요되는 비용에는 물품주문비, 재고유지비, 재고부족비 등 3가지가 있는데, 이러한 총재고관리비용을 최소화하는 것이 적정 재고관리 전략이다. 재고관리비용을 최소화함으로써 적정 재고량을 결정하는 이론 중 가장 기본적인 모형이 경제적 주문량 모형이다.

2) 경제적 주문량 모형

경제적 주문량(economic order quantity, EOQ) 모형은 연간 재고관리비용을 최소화할 수 있는 1회 주문량을 도출하는 고전적 모형이다. 병원의 연간 물품 수요를 S, 물품 주문 관련 1회 고정비를 F, 물품 주문 관련 단위당 변동비를 v라고 하면 1회에 Q만큼 주문할 때 총주문비는 F+vQ이다. 물품 한 단위의 연간 재고유지비는 일정한 값 C, 연간 재고관리비를 T, 연간 재고유지비를 T_1, 연간 물품주문비 T_2라고 하면 $T=T_1+T_2$이므로 T를 최소화하는 경제적 주문량(Q*)은 다음과 같다.

$$T = T_1 + T_2 = C \times (Q/2) + (F+vQ) \times (S/Q)$$

$$Q^* = \sqrt{\frac{2FS}{C}}$$

이것을 그림으로 표현하면 재고관리비(T)가 최소가 되는 점은 그래프의 최하점이고 여기에 해당하는 주문량이 경제적 주문량(Q*)이 된다.

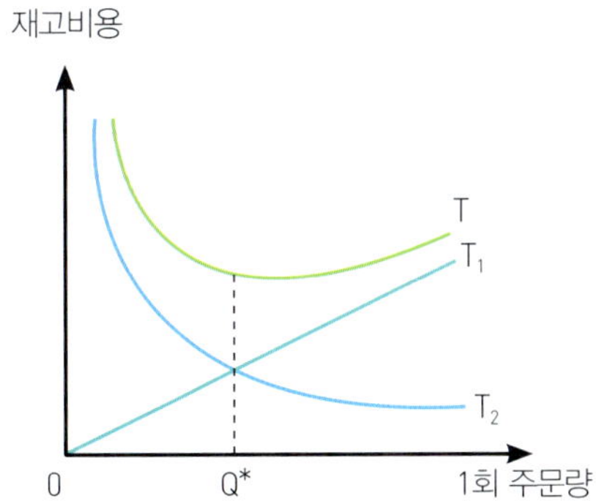

그림 8-9 재고관리비와 경제적 주문량

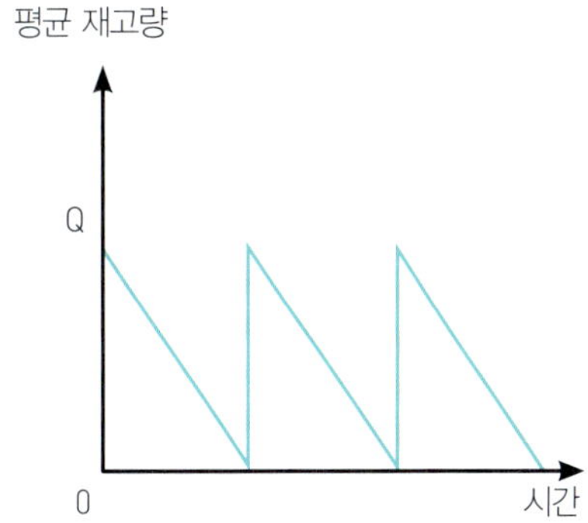

그림 8-10 평균재고량의 변화

06 마케팅

1) 마케팅의 의의

(1) 마케팅의 개념

마케팅(marketing)이란 고객의 욕구 충족을 통해 조직의 목적을 달성하기 위한 것이며, 구매자와 판매자 간의 교환과정을 통해 이루어지는 활동이다. 마케팅은 일반기업 같은 영리조직뿐만 아니라 병원, 학교, 종교단체, 문화단체 등 비영리조직에서도 적용이 가능하며, 유형과 무형의 모든 제품이나 서비스가 마케팅의 대상이 된다. 따라서 마케팅은 우리 주변에서 매일 일어나는 모든 사람과 관련된 일로 볼 수 있다.

이처럼 오늘날의 마케팅은 영리를 목적으로 하는 기업의 전유물이 아니므로 관리자는 소비자의 욕구와 사회 · 경제적 변화에 대처하기 위해서 다양한 전략을 강구하고 있으며, 의료기관의 경우도 예외가 아니다. 우리나라에서 의료서비스 마케팅에 대한 관심이 부상되기 시작한 것은 1990년대 중반 이후이며, 의료기관을 둘러싼 여러 환경의 변화로 인해 마케팅 개념의 도입은 필연적인 것이었다.

(2) 의료기관 마케팅

의료기관에서 마케팅 도입의 필요성을 좀 더 구체적으로 살펴보면, 먼저 시대적 변화에 따라 의료서비스에 대한 소비자의 기대와 욕구가 변화된 점이다. 즉, 그동안 전통적으로 수동적인 입장에 머물러 있던 의료소비자가 소득수준과 교육수준이 증가되면서 의료서비스에 대한 기대와 권리의식을 갖게 되었고, 소비자의 역할도 그동안의 수동적 입장에서 능동적인 의사결정자로 전환이 이루어져서 그들의 욕구와 선택이 중요한 요소로 받아들여지게 되었다. 고객의 욕구를 파악하고, 이에 부응하는 서비스나 제품을 개발하여 제공하는 것이 마케팅이므로 의료기관에서도 마케팅 개념의 도입이 매우 필요한 활동으로 인식된 것이다. 의료기관에서 마케팅이 전형적으로 나타나는 분야는 개인을 대상으로 하는 맞춤형 종합건강검진서비스이며, 대형 종합병원을 중심으로 다양한 종합건강검진 상품이 개발되어 판매되고 있다.

의료서비스와 간호서비스 마케팅의 특성을 살펴보면, 먼저 의료기관의 특성이 전통적으로 비영리조직에 속해 있고 조직의 목적도 치료와 간호, 교육, 연구가 포함되어 있는 경우가 많아서 영리조직의 관심과는 다른 측면의 가치가 공존하므로 기업의 마케팅 활동과는 다른 어려움이 존재한다. 또한 의료기관은 다양한 직종의 전문인력과 비전문인력이 모여서 함께 일하는 노동집약적인 장소이기 때문에 구성원을 변화시키고, 이들을 통해 대상자에게 양질의 서비스가 제공되도록 하는 마케팅의 통합적 접근이 어렵다. 그리고 일반적인 제품이나 서비스의 생산에 관심이 있는 기업과 달리 보건의료조직은 의료소비자에게 의료서비스를 제공하고 고객 만족을 이끌어내는 과정에서 인간의 생명과 건강을 다루어야 하는 업무이므로 다른 어느 업무보다도 신속한 판단과 즉각적인 처리가 요구되는 경우가 많아서 일반적인 서비스 마케팅을 바라보는 관점과는 차이를 두고 고려되어야 할 점이 많다는 특성을 가지고 있다.

의료서비스와 간호서비스 마케팅을 도입할 때의 또 다른 어려운 점은 마케팅이 단순히 비용을 소비하는 낭비적인 활동이라는 비판적인 견해가 여전히 있고, 이러한 견해와 함께 마케팅 활동이 의사나 간호사의 본질적인 전문적 판단과 활동을 저해하여 궁극적으로는 의료나 간호서비스의 본질에 덜 충실하게 되는 것이 아닌가라는 견해와 의료기관 간의 불필요한 경쟁을 유발해서 불필요한 의료수요를 유발시키고 궁극적으로는 의료비용 상승을 가져올 수도 있다는 견해도 제시되고 있다. 그러나 마케팅의 도입은 시대적으로 그 필요성이 빠르게 증가되고 있으며, 이러한 어려움이 있음에도 불구하고 의료서비스 마케팅 적용의 필요성은 증가되고 있다.

(3) 마케팅 활동의 구성

마케팅 활동이 어떻게 구성되어 있는지를 알아보기 위해 마케팅 관리자가 행하는 주요 의사결정 과제를 살펴보면, 크게 대상자가 누구인가, 즉 대상자층을 어떻게 분류할 것인가, 또 어떤 제품이나 서비스를 내놓을 것인가, 생산된 제품이나 서비스에 대한 가격은 어느 정도로 정할 것인가 그리고 어떻게 제품이나 서비스를 대상자에게 제공할 것이며, 어떻게 알릴 것인가 등의 문제이다.

이것을 간략하게 요약하면 마케팅 활동은 제품(product)이나 서비스 관리, 가격(price) 관리, 유통(place) 관리, 촉진(promotion) 관리의 과정으로 크게 구분된다. 이러한 마케팅 활동을 통해서 표적시장의 고객을 만족시키는 마케팅 전략과 계획을 마케팅 조사에 근거해서 수립하고, 이것을 실행하고 통제하는 일련의 마케팅 관리활동이 필요하게 된다.

2) 마케팅의 주요 개념

마케팅의 주요 개념은 필요와 욕구, 제품(또는 서비스), 교환, 시장, 고객가치와 고객만족이다. 인간의 필요(need)와 욕구(want)는 마케팅을 구성하는 기본 요소이다. 인간은 욕구 충족을 위해 자신이 구매할 수 있는 범위 내에서 최상의 가치와 만족을 제공하는 제품 또는 서비스를 구입하려고 한다. 따라서 의료서비스나 간호서비스를 제공하기 위해서는 고객의 욕구를 파악하고 이해하려는 노력이 기반이 되어야 한다.

- **제품(product) 또는 서비스(service):** 인간의 욕구를 충족시키기 위해 시장에 제공되는 것을 말하며, 물질적인 것 뿐만 아니라 의료서비스나 간호서비스와 같이 인간의 욕구를 충족시켜 주는 서비스의 형태도 포함한다.
- **교환(exchange):** 자신의 욕구 충족을 위해서 원하는 제품이나 서비스를 획득하고 그에 상응하는 무엇인가를 상대방에게 제공하는 행위이다. 교환을 통해서 서로의 욕구를 원활하게 충족시키기 위한 일련의 활동을 마케팅이라고 하므로 교환은 마케팅의

핵심적인 개념이다.

- **시장(market)**: 제품이나 서비스 구매를 원하는 실질적 또는 잠재적 구매자의 집합을 의미한다. 기업이나 소비자의 상호관계는 하나의 교환과정으로 볼 수 있으며, 이러한 교환이 이루어지는 곳이 시장이다.
- **고객가치(customer value)**: 고객이 그 제품이나 서비스를 소유하고 사용을 해서 얻게 되는 가치와 그 제품이나 서비스를 획득하는 데 소요되는 비용 간의 차이를 말한다. 보통 고객은 제품이나 서비스를 이용하는 데 소요되는 금전적 비용이나 노력, 심리적 비용에 대해 구입하는 제품이나 서비스가 그에 상응하는 가치를 제공해 줄 수 있는지를 비교하고 평가한 후에 자신에게 최상의 가치를 제공하는 제품이나 서비스를 택하게 된다.
- **고객만족(customer satisfaction)**: 고객이 갖고 있는 기대와 실제 지각되는 제품이나 서비스에 의해 좌우되며, 제공받은 제품이나 서비스의 수준이 고객의 기대에 미치지 못한다면 그 고객은 불만족하게 되지만 기대에 일치하거나 기대보다 좋은 결과를 얻게 된다면 고객은 만족하게 된다. 고객만족의 개념은 오늘날 보건의료기관에서도 많이 도입하고 있으며, 서비스에 만족한 고객은 의료서비스를 계속 이용하게 되고, 좋은 경험을 여러 사람에게 입소문을 내게 되므로 새로운 수요의 창출로 이어지게 된다. 이러한 고객만족은 품질과 밀접한 관계를 가지고 있다. 고객만족은 미래지향적인 평가 척도이며, 고객만족도가 떨어지면 시장점유율도 곧바로 잠식된다.

현대적 마케팅의 개념인 고객중심 사고는 고객의 욕구를 파악하고, 이를 만족시킬 수 있는 제품이나 서비스를 제공함으로써 고객의 만족을 극대화시키며, 이러한 고객만족의 결과를 통해 조직의 목표를 달성하려는 사고이다. 오늘날 이러한 고객중심 사고를 하지 않고 제품중심의 사고나 판매중심의 사고를 고집한다면 치열한 경쟁사회에서 생존하기 어려우므로 마케팅 사고에 대한 전환이 매우 필요하다.

3) 마케팅 믹스

마케팅 믹스(marketing mix)란 판매를 촉진하거나 그에 영향을 미치기 위해 활용하는 일련의 도구를 의미한다. 마케팅 믹스에는 제품(product), 가격(price), 유통(place), 촉진(promotion)의 네 가지가 해당되며, 영문자의 첫 글자를 따서 4P라고도 불린다. 마케팅이 제대로 이루어지기 위해서는 마케팅 믹스를 통합적인 형태로 관리해야만 한다.

이처럼 마케팅 활동은 표적이 되는 의료서비스시장의 고객과 서비스를 교환하면서 고객의 욕구와 병원의 목적을 만족시키기 위해 제품, 가격, 유통, 촉진 등 네 가지 하부활동을 계획하고 실행하게 되며, 이것이 마케팅 활동의 가장 핵심적인 활동이 된다. 오늘날의 고객중심 마케팅 개념에서는 이들 네 가지 마케팅 수단이 원하는 목표고객의 관점에서 결정되고 평가가 된다면 보다 효과적인 고객만족으로 이어질 수 있게 된다.

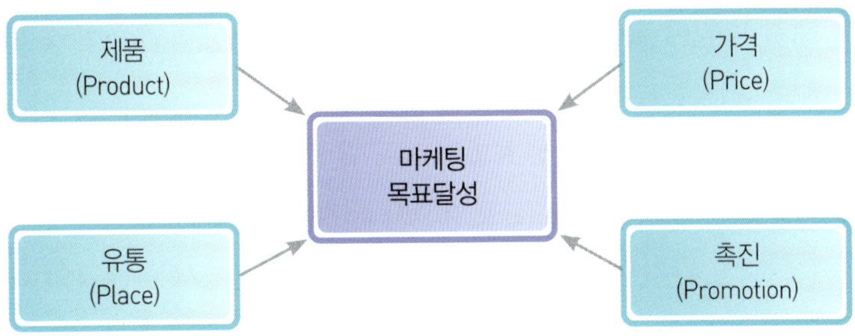

그림 8-11 마케팅 믹스(4P)

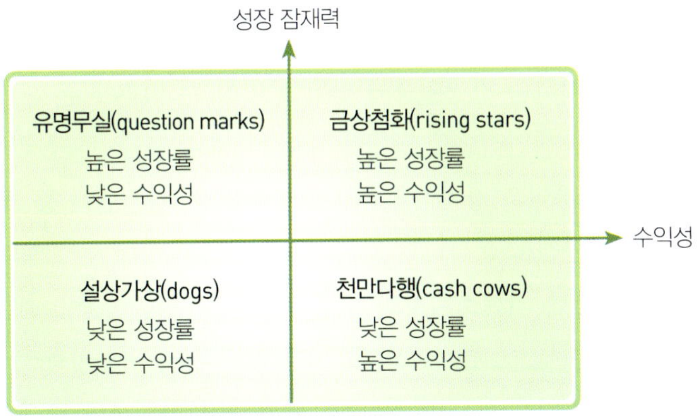

그림 8-12 성장 잠재력과 수익성에 의한 표적시장 분류

4) 마케팅 활동과정

병원의 사명과 목표 그리고 전략적 방향이 결정되면 담당부서에서는 이러한 방향에 따라 마케팅 활동을 계획, 수행, 통제하게 된다. 마케팅 활동을 수행하는 과정은 먼저 의료소비자 행동에 대한 이해를 근거로 의료서비스시장을 세분화(segmentation)하고, 표적시장(목표시장)을 선정하며(target marketing), 표적시장에 맞게 제품을 포지셔닝(positioning)하는 과정으로 이어진다. 이를 각 단계별 첫 글자를 따서 STP 마케팅이라고도 한다.

마케팅 활동은 우선 병원의 방향을 결정하기 위해서 마케팅 환경과 의료서비스시장 동향을 파악하여 마케팅 기회(시장기회)를 분석한다. 마케팅 기회를 분석한 이후 수요를 측정하여 의료서비스시장을 세분화한다. 의료서비스시장 세분화가 이루어진 다음 병원은 다양한 고객 가운데 어떤 고객을 대상으로 할 것인지 구체적인 시장을 결정하게 되는데, 이를 표적시장이라고 한다. 표적시장이 선정되면 선정된 표적시장에 적절하게 의료서비스를 포지셔닝해서 병원이 확고한 위치를 차지하기 위해 구체적인 마케팅 활동을 수행하게 된다.

포지셔닝 전략이란 마케팅 목표를 효과적으로 달성하기 위해 바람직한 목표 포지션을 결정하는 일이다. 일단 바람직한 목표 포지션이 선정되면 그에 맞는 마케팅 믹스의 요소를 결합해서 제품전략, 가격전략, 유통전략, 촉진전략 측면에서 마케팅의 핵심적 관리활동인 마케팅 믹스를 개발하고 이를 구사해야 한다.

(1) 마케팅 기회(시장기회)의 분석

마케팅 기회의 분석이란, 의료서비스시장에서의 마케팅 기회를 찾기 위한 것으로, 외부환경 분석과 의료소비자의 행동 분석에 의해 이루어진다. 마케팅 환경이란 병원이 의료서비스를 생산하고 판매하는 경영활동에 영향을 미칠 수 있는 모든 환경을 말한다. 따라서 마케팅 환경 분석은 직접적으로 영향을 주는 원재료 공급자, 경쟁병원, 유통업자, 고객 등 이해관계자는 물론이고 정치적 환경, 경제적 환경, 기술변화 등 의료서비스에 영향을 미칠 수 있는 각종 환경을 분석하는 것을 말한다.

이러한 환경 분석과 함께 의료소비자의 행동을 함께 분석해야 하는데, 의료소비자의 행동은 개인, 회사 등을 대상으로 할 수 있다. 이와 함께 경쟁 병원이나 대상에 대한 분석도 해야 한다. 즉, 경쟁 병원은 어느 병원인지, 경쟁 대상 의료서비스는 어떤 것인지, 그들의 전략은 무엇인지 어떻게 변화를 계획하고 있는지 등의 상세한 분석이 이루어져야 한다.

(2) 표적시장의 선정

마케팅 기회의 분석을 거쳐서 다음으로 이루어져야 할 일은 표적시장(목표시장)의 선정이다. 표적시장의 선정은 시장의 수요 예측, 시장 세분화, 표적시장 선정으로 이루어지는 일련의 과정에 의해 이루어진다. 수요의 측정은 현재와 미래의 시장규모를 측정하는 것으로 질적 · 양적 방법에 의해 이루어진다. 이러한 수요의 예측을 한 후 시장성이 있는 것으로 파악되면 그 다음으로 해야 할 일은 표적시장의 선정이다. 고객의 세분화와 표적고객의 선정은 모든 마케팅 활동의 필수 과정이다. 표적시장의 선정은 병원의 의료서비스를 구매할만한 고객을 결정하는 것을 의미한다.

각 병원이 고객 가운데 자신에게 가장 유리한 집단을 선택하여 이들을 위주로 마케팅 활동을 해야 하므로 표적시장으로 선정한 세부 시장별로 다양한 측면에서 의료소비자의 마음속에 경쟁병원의 의료서비스와 비교하여 자기 서비스의 위치를 자리 잡도록 하는 포지셔닝 작업이 이루어져야 한다.

(3) 포지셔닝

포지션은 병원이나 의료서비스 등이 대상자의 마음속에 그려지는 모습을 의미하며, 포지셔닝은 전략 마케팅 목표를 달성하기 위해서 바람직한 의료서비스에 대한 이미지가 표적시장 소비자의 지각 속에 적절하게 차별화될 수 있는 위치를 차지하도록 마케팅 믹스를 개발하는 활동이다. 이러한 포지셔닝을 분석하기 위해서 의료소비자의 마음속에 위치한 지각을 이용해서 포지셔닝 맵(지각지도)을 작성하고, 그 결과 얻어진 공간을 분석하는 기법을 사용하기도 한다.

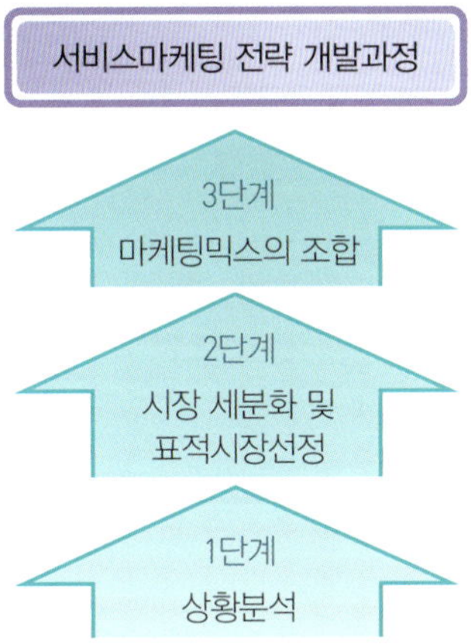

그림 8-13 병원별 간호서비스 속성에 따른 포지셔닝 맵(정면숙, 1995)

(4) 마케팅 믹스의 개발

병원의 의료서비스에 대한 포지셔닝이 결정되면 그 다음 단계는 마케팅 믹스, 즉 제품과 가격, 유통, 촉진 전략을 통해 이러한 포지셔닝을 의료소비자의 마음속에 구체화시켜서 이미지화하려는 노력을 하게 된다. 마케팅 믹스는 표적시장에서 마케팅 목표를 달성하기 위해서 마케터들이 사용할 수 있는 제품, 가격, 유통, 촉진 등의 4가지 마케팅 수단을 종합적으로 결정하는 전략을 의미한다. 이러한 마케팅 믹스는 표적시장과 포지셔닝을 고려하고 고객의 욕구와 특성에 맞도록 개발되어야 한다.

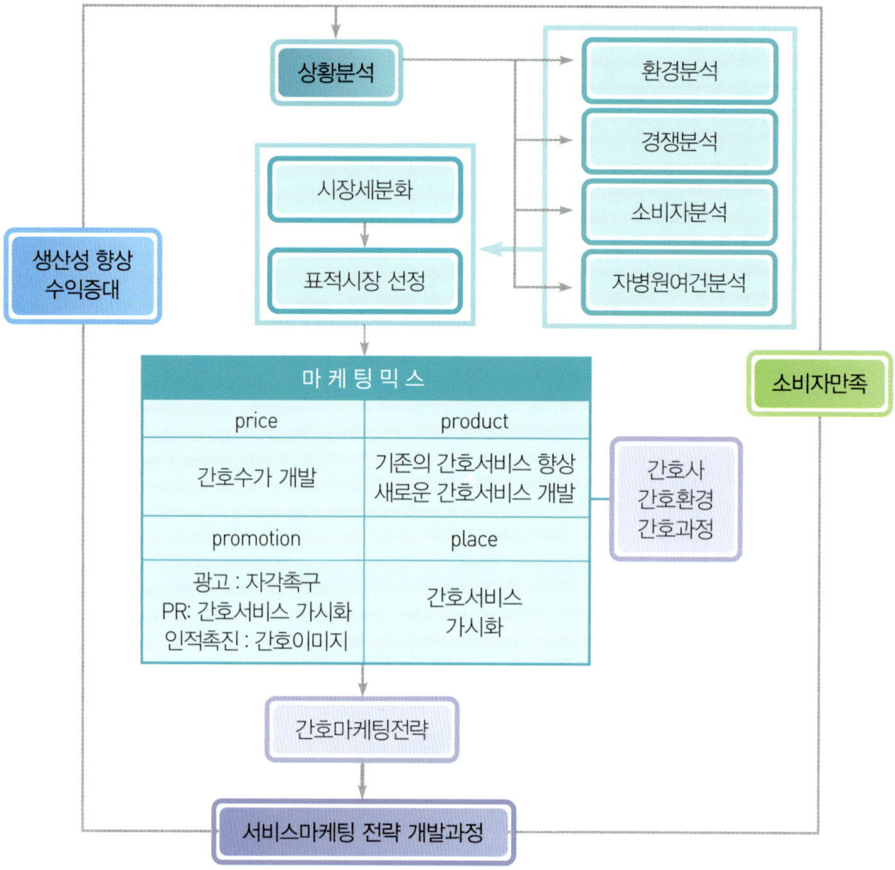

그림 8-14 마케팅 활동과정

5) 마케팅의 실제

의료서비스 마케팅은 현실에서 병원홍보 혹은 의료광고라고도 하며, 병원 마케팅을 담당하는 전문인력을 병원 코디네이터라고 한다. 한편, 해외에서 의료관광을 목적으로 입국하는 외국인에게 국내 의료기관의 마케팅을 담당하는 전문인력을 의료관광 코디네이터라고 한다. 의료관광 코디네이터는 간호사가 새롭게 진출하는 전문 분야이기도 하다.

의료광고에 대해서는 소비자의 알권리를 보장하고, 의료시장에서 경쟁을 촉진시켜 의료서비스의 질을 높이고, 가격을 낮추어 소비자에게 유리하다는 의견이 있는가하면, 다른 한편으로는 부정확하고 과장된 의료광고로 인해 의료에 대해 전문지식이 없는 소비자에게 그릇된 판단을 하도록 유도하고, 광고비가 가격인상으로 전가되어 결과적으로 의료광고가 소비자에게 편익보다 비용을 더 많이 유발한다는 주장도 있다.

비판적 사고 문제

1. 의료광고를 허용해야 하는가, 규제해야 하는가?

2. 간호원가는 간호수가에 비해 적정한가?

3. 전광용의 '꺼삐딴 리'에 등장하는 병원의 마케팅 전략을 분석해보라.

>> 참고문헌

1. 김기동, 김태동(2021). IFRS 중급회계2. 제6판. sam & books.
2. 김성재, 김진현(2012). 간호관리료 차등제하에서 간호인력등급이 병원경영수지에 미치는 영향. Journal of Korean Academy of Nursing, 42(3):351-360.
3. 남상오(2006). 회계원리. 제7판. 다산출판사.
4. 보건복지부(2018.12.28). 의료기관 회계기준 규칙. 보건복지부령 제606호.
5. 송경학, 박정환, 안경섭, 김기욱, 최홍기(2016). 의료기관 회계와 세무 실무. 삼일인포마인.
6. 임지영, 노원정, 오승은, 김옥금(2013). 대학병원에서 간호관리 전략수립을 위한 재무비율 분석과 활용. 간호행정학회지, 19(1):7-16.
7. 정면숙(1995). 병원 간호서비스의 리포지셔닝을 위한 이미지 분석. 서울대학교 대학원 박사학위논문.
8. 최종학, 송혁준(2020). 사례와 함께하는 회계원리. 제3판. 신영사.
9. Marquis, B. L. and Huston, C. J.(2008). Leadership Roles and Management Functions in Nursing: Theory and Application. 6th ed. Lippincott Williams & Wilkins.
10. Mintzberg, H.(1994). The Fall and Rise of Strategic Planning. Harvard Business Review.
11. Neumann, B. R., Suver, J. D., and Zelman, W. N.(2009). Financial Management for Health Care Providers. Kendall & Hunt.
12. Shewhart, W. A.(1980). Economic Control of Quality of Manufactured Product/50th Anniversary Commemorative Issue. American Society for Quality.
13. Taylor, J. D. and Pinczuk, J. Z.(2006). Health Care Financial Management for Nurse managers. Jones and Bartlett.
14. Tomey, A. M.(2009). Nursing Management and Leadership. 8th ed. Mosby.

제 09 장

리더십과 동기부여

09 리더십과 동기부여

학습목표

- 리더십의 개념을 설명한다.
- 리더와 관리자를 구별하여 설명한다.
- 리더십이론의 발달과정을 설명한다.
- 권력과 권한의 개념을 설명한다.
- 동기부여의 개념과 이론을 설명한다.
- 권한부여의 개념을 설명한다.
- 의사소통의 개념을 설명한다.
- 주장행동의 개념을 설명한다.
- 조정과 협력의 개념을 설명한다
- 갈등의 개념을 설명한다.
- 직무스트레스의 개념을 설명한다.

주요용어

• 리더십 • 지도력 • 리더 • 지도자 • 권력 • 권한 • 동기부여 • 권한부여
• 의사소통 • 주장행동 • 조정 • 협력 • 갈등 • 협상 • 직무스트레스

01 리더십

1) 리더십의 개념

리더십(leadership)은 지도력이라고 번역되는데, 관행적으로 지도력이라는 용어 대신에 리더십이라는 외국어가 널리 사용되고 있으며, 마찬가지로 리더(leader)라는 용어가 지도자라는 용어를 대신하고 있다. 리더십은 학자마다 다양하게 정의하고 있는데, 스톡딜(Stogdill)은 목적설정과 달성을 위한 집단의 행동이라고 하였고, 허시(Hersey)는 개인이나 집단행동에 영향을 미치는 과정으로써 조직의 목적을 달성하기 위하여 개인과 집단 그리고 자원을 통해 함께 일을 해나가는 과정이라고 하였다. 또한 쿤즈(Koontz)와 오도넬(O'Donnell)은 리더십을 사람으로 하여금 집단목표를 향해 자발적으로 노력하도록 영

향을 주는 기술 또는 과정이라고 하였다. 이러한 정의를 토대로 리더십이란 "리더가 구성원과의 상호작용과정에서 주도적인 영향력을 행사하여 리더를 따르게 하고, 현재 능력을 충분히 발휘하게 하며, 자율성과 잠재능력의 개발을 통해 직무성과가 향상되도록 변화시키는 활동"으로 정의할 수 있다. 리더십은 조직의 목적을 달성하고자 하는 목적지향적인 행동이므로 구성원에게 영향을 미치는 과정과 이에 작용하는 요소는 리더십의 결과와 밀접한 관계를 맺고 있으며, 권력에 대한 이해가 필요하다.

2) 리더와 관리자

리더십과 관리는 유사한 개념이지만 차이가 있다. 리더십을 관리의 다양한 기능 중 하나로 인식하는 관점과 리더십을 관리보다 더 포괄적 개념으로 보는 관점이 공존하고 있다. 관리는 업무, 시간, 비용, 급여, 근무, 병가 등에 대한 통제를 강조하지만 리더십은 인간관계 측면에 초점을 두고 작업의 효과를 최대화하여 생산성을 증가시키는 것에 관심을 둔다. 따라서 모든 관리자(manager)가 리더십을 발휘하는 것은 아니며, 또한 모든 리더(leader)가 조직에서 공식적인 관리자는 아니다. 그러나 관리자가 리더라면 보다 나은 관리활동을 해나갈 수 있을 것이다.

표 9-1 리더와 관리자의 특성

리더(leader)의 특성	관리자(manager)의 특성
• 공식적 직위가 없더라도 조직 내 영향력을 지님 • 혁신을 주도하고 인간에 초점을 둠 • 옳은 일을 하도록 함 • 수평적 관점	• 공식적 직위에 따른 합법적 권력을 지님 • 현상을 유지하고 통제에 중점을 둠 • 일을 올바르게 하도록 함 • 수직적 관점

3) 리더십이론

리더십이론은 시대적 발전에 맞추어 발달해 왔는데, 어느 측면에 관점을 두느냐에 따라서 크게 특성이론, 행동이론, 상황이론, 현대적 이론으로 나뉜다. 초기의 특성이론은 리더의 개인적 특성을 연구하였고, 이어 행동이론은 성과와 성과를 이룬 리더의 행위 유형 사이의 관계를 밝히려고 하였다. 상황이론은 상황이 리더를 만들며 상황의 요구에 가장 부합되는 리더가 어떤 리더인지를 연구하였다. 현대적 리더십이론은 변화와 영향력에 중점을 두고, 다양한 이론이 전개되고 있다.

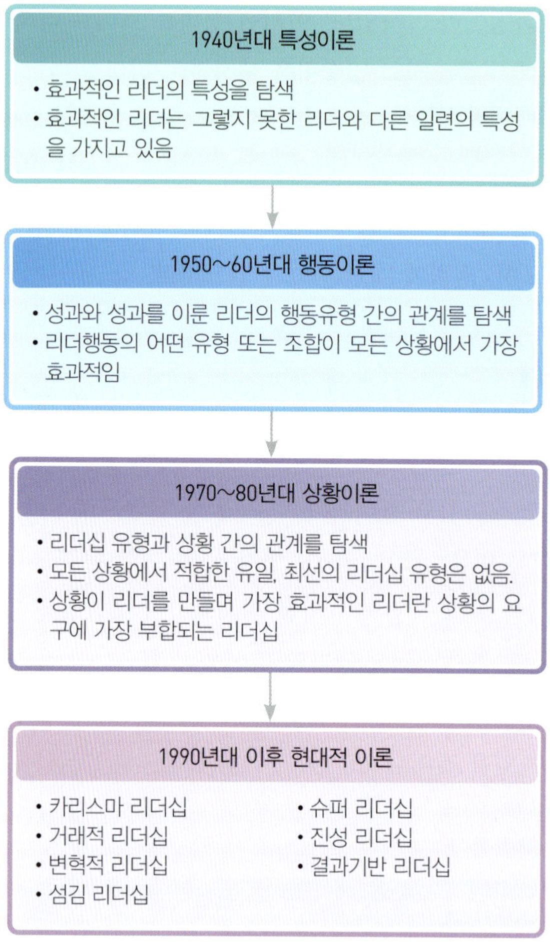

그림 9-1 리더십이론의 발전과정

(1) 특성이론

리더십 연구의 초기 단계에는 리더가 만들어지는 것이 아니고, 처음부터 리더로서의 특성을 지니고 태어나는 것이라고 보았다. 이러한 이론을 특성이론(traits theory) 또는 기질이론이라고 한다. 즉, 특성이론은 유능한 리더의 특성이 무엇인지를 밝히는 데 관심을 가진 이론이다. 리더의 개인적 자질에 의해 리더십의 성공이 좌우된다고 보며, 유능한 리더의 개인적, 심리적, 신체적 특성을 분석하는 접근방법이다.

그러나 특성이론은 몇 가지 문제점을 가지고 있는데, 첫째 타고난 리더와 추종자를 근본적으로 구분하는 것은 윤리적으로 옳지 않다는 점이고, 둘째는 리더십의 특성과 리더십 유효성의 상관관계가 크지 않고 일관성이 없다는 점과 상황을 고려하지 않았다는 점이다. 또한 특성이론에서 제시하는 리더의 자질을 모두 갖춘 리더도 현실적으로 불가능하면 그 자질을 모두 갖추었다고 하더라도 항상 리더가 될 수 있는 것 또한 아니라는 한계점을 가진다.

(2) 행동이론

리더의 개인적 특성에 대한 연구결과가 일관된 견해를 보여 주지 못하게 되자 행동이론(behavioral theory)에서는 리더가 자신의 역할을 수행하기 위해 구성원에게 어떠한 행위를 보여 주느냐에 따라 리더십의 유효성이 결정된다고 보았다. 행동이론은 리더가 어떤 유형의 리더인지에 더 방점을 두고 있다. 즉, 누구든지 적절한 행동을 하면 좋은 리더가 될 수 있다는 것이다. 행동이론은 행위이론 혹은 행태이론으로 불리기도 한다. 행동이론에는 권위형–민주형–자유방임형 리더십이론, 배려–구조주도적 리더십이론, 관리격자이론이 있다.

가. 권위형–민주형–자유방임형 리더십이론

초창기 행동이론에서는 권위형–민주형의 2차원적 분류를 하였으나 좀 더 발전하여 3차원의 행동이론이 발표되었다. 르윈(Lewin), 화이트(White), 리피트(Lippitt)는 의사결정과정에서 나타나는 리더의 행동을 권위형, 민주형, 자유방임형 리더십의 세 유형으로 제시하였다. 의사결정과정에서 리더가 부하를 많이 참여시키고 리더 자신보다 부하에 대한 고려를 많이 반영할수록 민주형 리더십 유형으로 분류되며, 리더가 남의 의견을 잘 듣지 않고 단독으로 의사결정을 하며 개인적 견해를 많이 반영할수록 권위형 리더십 유형으로 분류된다.

권위형 리더십은 리더가 모든 권한과 책임을 갖게 되는 것으로, 주로 하향적 의사소통을 하게 된다. 신속성, 질서, 예측 가능한 성과가 강점이며, 개인의 독창성이 무시되는 점이 단점이다. 민주형 리더십은 부하에게 권한을 상당 부분 위임하며 참여적 의사결정을 기초로 작업을 분할한다. 활발한 쌍방향 의사소통이 가능하며 참여를 통한 개인적 헌신을 높일 수 있다는 것이 장점이고, 시간이 많이 소요된다는 점이 단점이다. 자유방임형 리더십은 책임과 권한을 리더가 갖는 것이 아니고 집단에 부여하는 것이다. 따라서 집단 구성원 스스로 작업을 수행하게 되며, 주로 수평적 의사소통을 많이 한다. 자유방임형 리더십은 리더가 부하에게 최대의 자유를 허용하는 것으로, 민주형 리더십이나 권위형 리더십보다 모든 업적 기준에서 비효과적인 것으로 알려져 있다. 권위형 리더십과 민주형 리더십은 동일한 성과를 거두지만, 작업의 질과 직원의 만족은 민주형 리더십에서 높은 것으로 나타났다. 각 리더십 유형은 장단점을 가지고 있으며, 중요한 것은 어느 리더십 유형이든 상황에 따라 가장 적절한 리더십이 있다고 보는 것이다.

표 9-2 리더의 행동 유형

구분	권위형 리더십	민주형 리더십	자유방임형 리더십
의사소통 방향	하향적	쌍방향	수평적
의사결정	독단적으로 결정	집단토의를 통해 결정	리더는 의사결정 미참여 (구성원이 결정)
권력의 분산 정도	세부 활동을 상세히 지시	구성원의 자율성, 주체성 허용	권한 대폭 위임

나. 배려–구조주도적 리더십이론

배려–구조주도적 리더십이론은 배려(consideration)와 구조주도(initiating structure)의 두 축으로 평가하는 이론이다. 배려적 리더십은 리더와 구성원 사이의 관계를 중시하고 우정, 상호신뢰, 친밀감, 존중, 상호협조를 조성하는 데 주력하는 리더 행동을 뜻한다. 즉, 인간중심적 리더십이라고 볼 수 있다. 구조주도적 리더십은 구성원의 역할과 직무수행의 절차를 정하거나 지시하는 성향을 가진다. 구성원 간의 의사소통 유형과 절차를 명백하게 하는 한편 성과도 구체적으로 평가하는 행동 유형을 말하며, 성과중심적 리더십이라고 할 수 있다. 이들 배려–구조주도적 리더십이론은 배려와 구조주도를 별개의 차원으로 두고 네 가지의 리더 행동 유형으로 분류한다. 연구결과, 구조주도적 성향도 높고 배려적 성향도 높은 리더십 유형이 가장 효과적인 것으로 나타났다.

배려–구조주도적 리더십이론은 리더의 행동을 체계적으로 설명하는 데 기여하였으나, 배려–구조주도의 양쪽 차원에서 높은 성향을 보인 리더가 실제로는 조직효율성 측면에서 가장 낮을 수도 있으며, 일부에서는 조직의 상황적 요소가 연구변수로 포함되지 않은 취약점을 지니고 있다는 비판을 받아왔다.

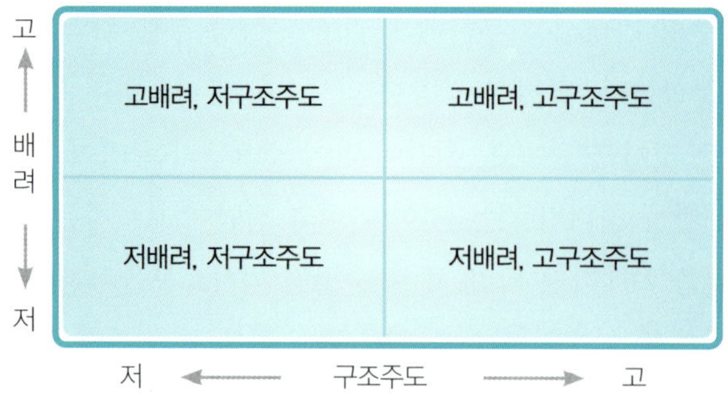

그림 9-2 배려–구조주도적 리더십이론에서 리더의 행동 유형(오하이오 주립대학)

다. 관리격자이론

관리격자이론(managerial grid model)은 블레이크(Blake)와 모우턴(Mouton)이 배려-구조주도적 리더십 이론을 발전시켜 제시한 이론이며, 리더의 행동 유형을 리더십의 중요한 두 가지 측면, 즉 인간에 대한 관심과 생산에 대한 관심을 기준으로 리더십 유형을 분류하는 이론이다. 리더의 생산에 대한 관심을 횡축으로 표시하고, 인간에 대한 관심을 종축으로 놓고 각각을 9등급으로 분류한 후 이를 격자로 계량화해서 행동 경향을 설명하였다. 블레이크와 모우턴은 팀형(9, 9)이 리더십의 유효성 측면에서 볼 때 가장 이상적이며, 이에 접근할 수 있도록 리더를 훈련시켜야 한다고 하였다.

- **(1, 1)형: 무관심형.** 생산과 인간에 대한 관심이 모두 낮은 유형이다.
- **(9, 1)형: 과업형.** 구성원의 개발이나 사기와 같은 인간에 대한 관심이 낮고 생산에 대한 관심은 매우 높은 유형이다.
- **(1, 9)형: 인기형.** 컨트리클럽형이라고도 하며, 생산에 대한 관심은 낮으나 인간에 대한 관심은 매우 높은 유형이다.
- **(9, 9)형: 팀형.** 가장 적절한 이상형으로 팀 지향형이라고도 하며, 개인적 헌신과 상호신뢰, 팀워크를 활용할 수 있도록 생산과 인간 모두에 높은 관심을 갖는 유형이다.
- **(5, 5)형: 중간형.** 생산과 인간적 관심이 모두 중간 정도인 유형이다.

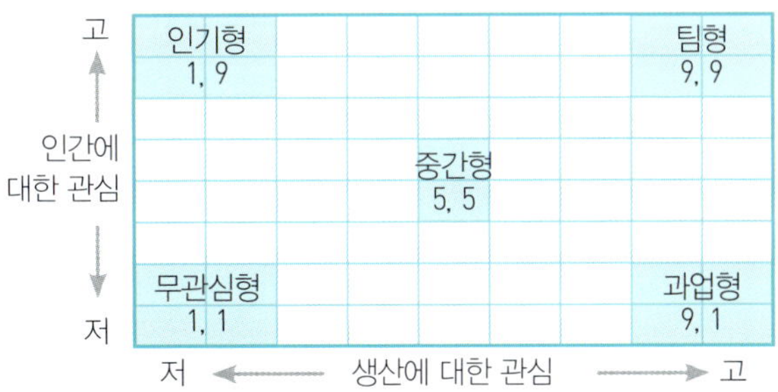

그림 9-3 관리격자이론에서 리더의 행동 유형

(3) 상황이론

특성이론과 행동이론에 대한 문제점이 제기됨에 따라 리더십 과정에서 작용하는 여러 가지 상황을 연구하는 상황이론(situational theory)이 대두되었다. 상황이론은 리더십의 여러 상황적 요소를 구체화하고 상황적 조건에 따른 리더십 행동과 효과를 집단성과와 구성원의 만족감을 중심으로 분석한다. 즉, 리더의 특성이나 행동이 조직성과에 미치는 영향을 조절해 주는 상황변수와의 적합성 관계를 설명하는 이론이다. 대표적인 상황이론에는 피들러(Fiedler)의 상황적합성이론, 허시(Hersey)와 블랜차드(Blanchard)의 상황적 리더십이론, 하우스(House)의 경로-목표이론이 있다.

가. 피들러의 상황적합성이론

피들러(Fiedler)의 상황적합성이론(contingency theory)은 가장 싫어하는 동료에 대한 점수(least preferred co-worker, LPC)를 사용하여 리더의 유형을 분류하고 리더에게 가장 호의적 상황에 따라 리더십의 유효성을 찾아내는 이론으로서 상황이론의 대표적 리더십 이론이다.

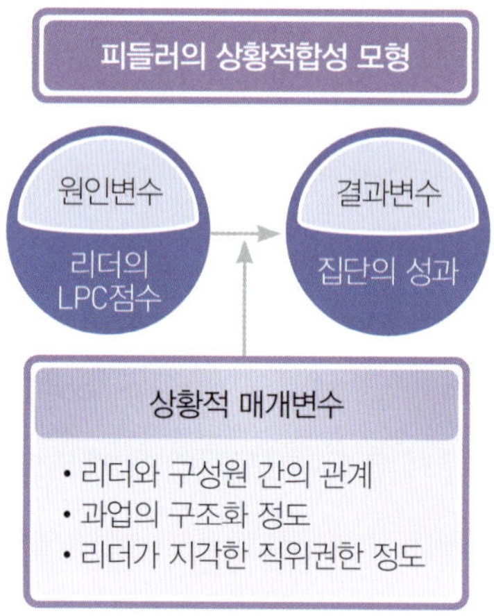

그림 9-4 피들러의 상황적합성이론

이는 리더가 자신이 가장 싫어하는 동료(LPC)를 평가한 점수를 이용한 리더의 과업지향성 또는 관계지향성을 나타낸다. LPC 척도는 리더가 동료를 8점 척도로 평가하는데, 가장 싫어하는 동료를 관대하게 평가하는 리더는 LPC 점수가 높고, 부정적으로 평가하

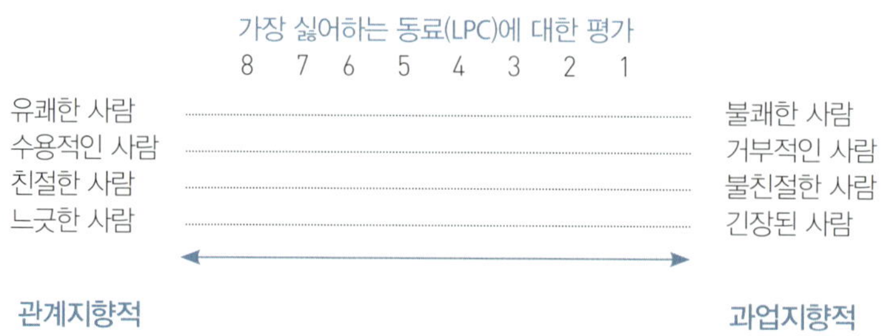

그림 9-5 LPC 측정 설문의 예시

는 리더는 LPC 점수가 낮다. LPC 점수가 낮을수록 과업지향적일 확률이 높으며, LPC 점수가 높을수록 관계지향적일 확률이 높다.

이러한 유형의 분류와 함께 리더십의 주요 상황요소를 구체화하고, 이를 토대로 리더십의 상황을 유형화한다. 상황적합성이론에서는 과업의 구조화 여부, 리더와 구성원의 관계, 리더의 직위 권력이라는 상황적 요소를 고려한다.

- 리더와 구성원의 관계(좋다/나쁘다): 리더와 구성원 사이의 신뢰성, 친밀감, 신용과 존경 등이 포함되며, 좋은 관계가 리더에게 호의적 상황이 된다고 본다.
- 과업의 구조화(구조화되어 있다/아니다): 과업이 어느 정도 명확하게 규정되어 있는가, 즉 과업목표의 명백성, 목표달성과정의 복잡성, 의사결정의 변동성 그리고 의사결정의 구체성에 의하여 리더십 방향이 결정된다. 구조화가 될수록 성과 통제가 용이하고 리더에게 호의적 상황이 된다.
- 리더의 직위 권력(강하다/약하다): 리더의 직위 권력은 리더가 구성원의 행동에 영향을 줄 수 있는 능력을 말하며, 공식적, 합법적, 강압적 권력이 포함된다. 이러한 영향력이 많을수록 직위 권력이 강하며, 직위 권력이 강할수록 리더에게 호의적 상황이 된다.

LPC 점수에 따라 리더십 유형을 과업지향형과 관계지향형으로 나눈 뒤, 세 가지 상황변수와 리더십 유형의 결합방법에 따라 상황이 리더에게 가장 호의적인 경우부터 가장 비호의적인 경우까지 8가지 조합을 생성할 수 있다. 이러한 세 가지 상황변수를 중심으로 볼 때 리더에 대한 가장 호의적 상황은 강력한 직위 권력, 높은 과업구조, 리더와 구성원의 좋은 관계일 때이다. 그림 9-6을 참고하면, 리더가 리더십을 발휘하기 아주 호의적

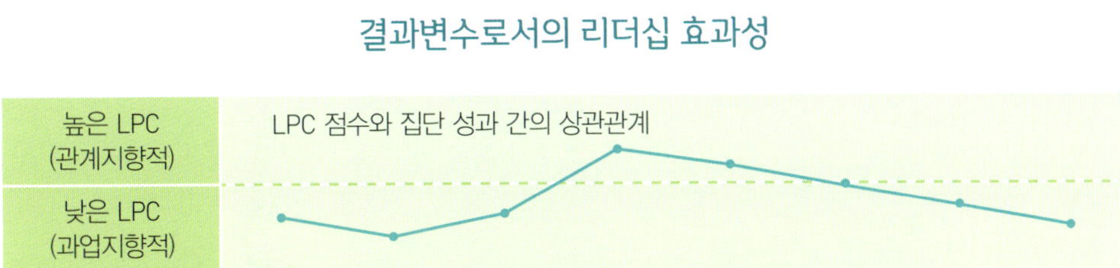

상황	1	2	3	4	5	6	7	8
리더–구성원 관계	좋음	좋음	좋음	좋음	좋음	좋음	좋음	좋음
과업의 구조화 정도	구조적	비구조적	비구조적	비구조적	구조적	구조적	비구조적	비구조적
리더의 직위 권력	강	약	강	약	강	약	강	약
상황의 호의성		호의성			중간		비호의성	

그림 9-6 LPC 점수에 의한 피들러의 리더십 상황

인 상황이거나 아주 비호의적인 상황에서 리더십의 유효성을 나타내는 리더의 유형은 과업지향적인 성향의 LPC 점수가 낮은 리더이며, 반대로 중간 정도의 호의적 상황에서는 리더십 유형이 관계지향적인 성향의 LPC 점수가 높은 리더가 리더십의 유효성을 발휘하는 것으로 보인다.

이러한 피들러의 상황적합성이론은 리더십이론에 상황변수를 최초로 도입하여 리더십의 유효성과 상황과의 중요성을 밝혔다는 점에서 유용성을 인정받았으며, 실증연구에 바탕을 둔 이론으로서 실천지향적이다. 그러나 모형에 대한 검증을 시도한 다수의 연구에서 해석과 결론이 엇갈리고 있으며 방법론적인 문제에서 비판을 받았다. 또한 피들러의 이론에서 제시한 LPC 점수의 의미가 명확하지 않을 뿐 아니라 리더십의 유효성에 대한 이론적 설명이 부족하다는 비판을 받고 있다.

나. 허시와 블랜차드의 상황적 리더십이론(생명주기이론 또는 상황대응이론)

허시(Hersey)와 블랜차(Blanchard)의 상황적 리더십이론(situational leadership theory)은 배려-구조주도적 이론에 기반을 두고 리더의 행위를 과업지향적 행위와 관계지향적 행위로 나누었고, 상황변수로서 구성원의 성숙도를 도입하였다. 구성원에게 초점을 두고 있는 이론으로, 효과적 리더가 되기 위해서는 과업을 수행하는 구성원의 성숙도에 맞추어서 과업지향적 행위와 관계지향적 행위의 비중을 조정해야 한다고 주장하였다. 즉, 리더가 이끌 구성원의 자발적 참여 의지에 리더십 유형을 맞추어야 좋은 성과를 얻는다는 이론이며, 리더가 이끌 구성원의 동기유발 정도, 구성원의 작업수행 능력에 리더의 성패가 좌우된다는 것이다. 상황적 리더십이론의 약점은 성숙도의 개념이 모호하다는 점과 단일한 상황변수만 고려해 지나치게 단순하다는 점이다.

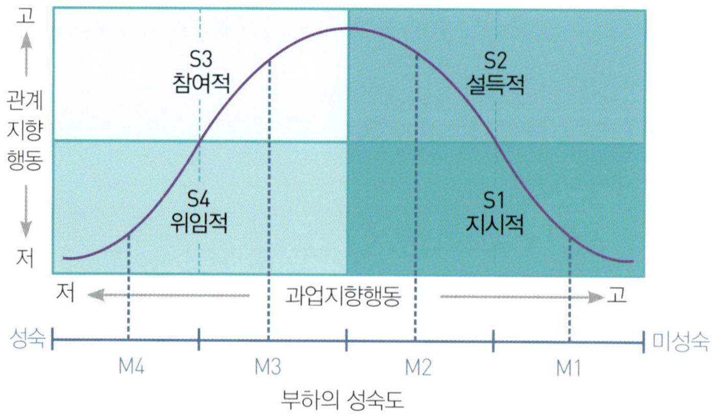

그림 9-7 상황적 리더십과 리더의 행위유형

자료: Center for Leadership Studies, Inc., Escondido, CA 92025. Copyright 2006.

다. 하우스의 경로–목표이론

하우스(House)는 리더십의 행동이 구성원의 직무만족과 동기부여에 어떠한 영향을 미치는가를 설명하기 위해 미국 오하이오 주립대학의 리더십 연구와 동기부여의 기대이론을 중심으로 연구하였다. 하우스의 경로–목표이론(path-goal theory)에서 리더는 구성원이 얻고자 하는 과업달성에 대한 기대를 높여 주고 그 목표를 향한 경로를 열어 주거나 그 경로를 보다 용이하게 해 줄 필요가 있다는 것이다. 그리고 리더의 기능을 구성원의 경로–목표 관계를 명백히 해 주는 기능과 경로–목표 관계를 촉진시켜 주는 두 가지 기능으로 보았다.

가) 상황변수와 리더십의 유형

경로–목표이론은 구성원의 특성과 작업환경의 특성을 상황변수로 도입해서 지시적 리더십, 지원적 리더십, 참여적 리더십, 성취지향적 리더십의 4가지 유형을 제시하고 있다.

- **지시적 리더십**: 구성원에게 무엇을 기대하며 작업일정표와 어떻게 과업을 성취할 것인가에 대한 지침을 제시하는 등 공식적 활동을 강조하는 유형이다.
- **지원적 리더십**: 구성원의 복지와 욕구에 관심을 보이며, 우호적 근무분위기를 조성하는 유형이다.
- **참여적 리더십**: 구성원과 정보를 교환하고 상담을 강조하며, 제안을 유도하는 유형이다.
- **성취지향적 리더십**: 도전적 목표를 제시하고, 구성원의 능력을 신뢰하며, 높은 기대를 설정하는 유형이다.

나) 상황의 적합성

경로–목표이론은 리더의 행동과 성과 간의 관계에 영향을 미치는 상황변수로서 환경적 요소와 구성원의 개인적 특성을 제시한다. 환경적 요소에는 과업구조(특성), 작업집단의 특성, 공식적 권한 체계가 포함된다. 구성원의 개인적 특성 변수에는 능력, 통제성향, 욕구, 경험이 포함된다. 관리자는 구성원의 개인적 특성변수에 영향을 미치기가 어렵지만 보상을 제공하거나 과업을 조직화해서 구성원의 개인적 특성을 효과적으로 이용할 수 있도록 환경을 조성할 수 있다.

경로–목표이론은 피들러의 모형보다 더 합리적이며 무리가 없고 다양한 리더십 유형을 전제로 하였지만, 기대이론에 근거하므로 기대이론의 한계를 벗어날 수 없고 리더 행동의 범주가 너무 포괄적이고 변수에 대한 정의와 변수 간의 인과관계가 명확하지 않다는 지적을 받는다.

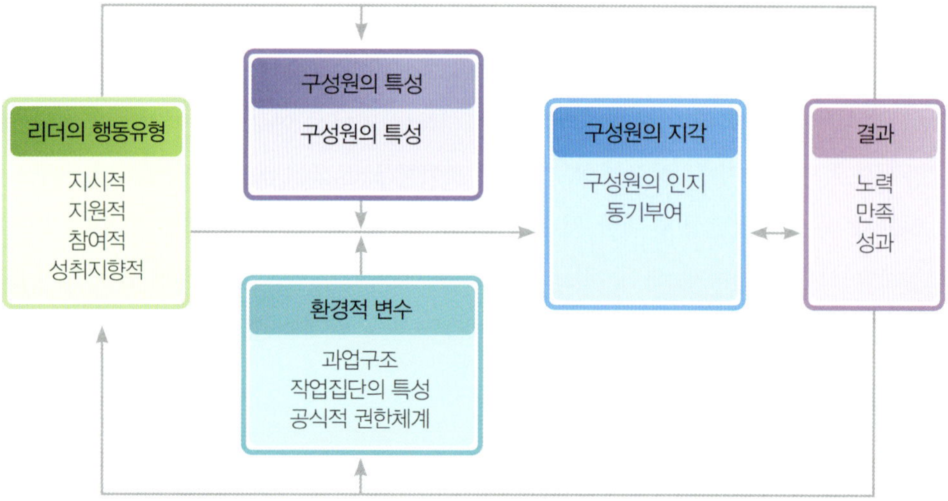

그림 9-8 경로-목표이론

4) 현대적 리더십이론

기존 연구의 여러 가지 리더십이론을 새로운 상황 변화에 따라 재조명한 것이 현대적 리더십이론으로, 카리스마 리더십(charismatic leadership), 거래적 리더십(transactional leadership), 변혁적 리더십(transformational leadership), 섬기는 리더십(servant leadership), 슈퍼 리더십(super leadership), 진성 리더십(authentic leadership), 결과기반 리더십(results-based leadership) 등이 있다.

(1) 카리스마 리더십

카리스마 리더십(charismatic leadership)이란 카리스마적 권위에 기초하는 리더십으로, 구성원이 리더가 갖는 어떤 특성을 실제보다 큰 것처럼 느끼게 함으로써 리더를 믿고 따르게 하는 것을 말한다. 즉, 구성원으로 하여금 비전과 공유가치에 관심을 갖고 몰입할 수 있도록 동기를 자극시키는 리더십을 말하며, 1970년대부터 관심이 증가되었다. 카리스마적 리더의 공통된 특성으로는 비전과 가치 공유, 일체감 조성, 모범행동, 역량발휘를 들 수 있다. 카리스마 리더십은 변혁적 리더십이론의 모태가 되며, 변혁적 리더십의 중요한 일부분이다. 그러나 양자가 반드시 동의어는 아니며, 변혁적 리더십이 꼭 카리스마를 필요로 하는 것은 아니다.

(2) 거래적 리더십과 변혁적 리더십

거래적 리더십(transactional leadership)은 전통적 리더십으로, 교환관계에 기초를 두고, 리더는 부하가 바라는 것을 제공해 줌으로써 부하의 행동을 유도한다는 이론이다. 빌 게이츠(Bill Gates)는 합리적인 사고와 이성에 기초하여 사고한 점에서 거래적 리더십의 대표적 인물로 꼽히기도 한다.

변혁적 리더십(transformational leadership)은 직원 한 명씩의 개인적인 관심사나 원하는 것에 큰 관심을 가지고, 카리스마와 비전 제시를 통해 직원을 변화시키는 리더십이다. 거래적 리더십을 갖춘 다음 단계에 변혁적인 리더십의 발휘가 가능하다.

변혁적 리더십은 번즈(Burns)에 의해 제시되었으며, 변혁적 리더란 이성적이고 합리적인 것을 강조하기보다는 추종자의 감정과 정신적인 면에 호소하는 감성적 리더로서 추종자의 자발적 동기유발을 위해 비전을 제시하고, 보다 카리스마적이며, 변화를 추구한다고 하였다. 그 후 배스(Bass)는 이것을 발전시켜서 변혁적 리더십이란 '부하로 하여금 리더에 대한 신뢰를 바탕으로 충성심과 존경심을 일으켜 기대 이상의 노력을 기울이게 하는 과정'이라고 정의하였다. 변혁적 리더십은 부하의 의식구조, 가치체계, 신념, 욕구 등을 변화시켜 더 높은 목적을 성취할 수 있는 새로운 기회를 창출하도록 하는 진취적인 리더십으로, 조직구성원의 태도나 가치관, 공유과정을 변화시키고 조직의 사명이나 목표, 전략을 위한 조직구성원의 몰입을 추구하는 데 초점을 둔다.

변혁적 리더십의 구성요인은 카리스마, 영감, 개별적 배려, 지적 자극 네 가지이다.

- **카리스마:** 리더의 초자연적 능력, 신성한 속성, 리더의 개성적 자질을 의미해 왔으며, 구성원에게 미래에 대한 비전을 제공하고 자부심을 심어주고, 존경과 신뢰를 얻는 것이다.
- **영감:** 카리스마적 리더십 내부에 존재하는 하위요인이다.
- **개별적 배려:** 리더가 자신의 영역 속에 있는 구성원에게 개별적인 관심을 보여 줌으로써 구성원의 자기존중감과 자아정체성을 높일 수 있도록 도움을 주어서 리더가 카리스마적 속성을 보유할 수 있도록 만들고, 부하로 하여금 리더를 변혁적 인물로 지각하도록 한다.
- **지적 자극:** 리더에 대한 강한 복종이나 신뢰를 갖게 하는 카리스마와는 달리, 부하의 자율성을 보장하고 의존 성향을 제거해서 그들을 변혁적이고 새로운 시도에 도전하도록 하며, 스스로 문제해결책을 찾도록 격려하고 자극을 한다.

이러한 카리스마, 개별적 배려, 지적 자극은 궁극적으로 부하의 행동을 조직성과로 연결시키는 것을 목적으로 하고 있다. 그러나 카리스마와 개별적 배려가 리더에 대한 구성원의 자아개념, 인식전환에 초점을 두는 반면에 지적 자극은 인식전환을 통한 부하의 직접적 행동변화에 더욱 중요성을 두고 있다.

변혁적 리더십과 거래적 리더십의 차이를 살펴보면 변혁적 리더십은 부하의 높은 가치체계에 호소하여 그들의 의식을 고양시키며, 스스로 할 수 있는 역량과 권한을 부여함으로써 자발적 참여와 조직몰입을 이끌어내는 데 비해, 거래적 리더십은 리더가 원하는 결과와 구성원이 원하는 보상간에 교환(또는 거래)이 효율적으로 달성되도록 하는 것으로 성과와 보상체계를 강조한다.

많은 연구에서 변혁적 리더십이 거래적 리더십보다 훨씬 더 효과적이었음을 증명하였으나 거래적 행위와 변혁적 행위가 간단하게 이분관계를 갖는 것은 아니며, 상호배타적이 아니다. 변혁적 리더십과 거래적 리더십 양자 모두를 적절하게 사용할 줄 알아야 훌륭한 리더가 될 수 있으며, 일부 학자는 거래적 행위 없이는 변혁적 리더십의 효과를 극대화할 수 없다는 주장도 제기하고 있다. 즉, 변혁적 리더란 부하의 높은 차원의 욕구를 자극하여 거래적 리더십의 영향력을 통합하고 증대시켜 높은 성과를 얻도록 하는 것이라는 주장이다.

표 9-3 거래적 리더십과 변혁적 리더십의 비교

구분	거래적 리더십	변혁적 리더십
현상	• 현상유지를 위한 노력	• 현상을 변화시키고자 노력
목표지향성	• 현상과 괴리되지 않은 목표지향	• 보통 현상보다 매우 높은 이상적 목표지향
시간	• 단기적 전망, 기본적으로 가시적인 보상으로 동기부여	• 장기적 전망, 부하에게 장기적 목표를 위해 노력하도록 동기부여
동기부여 전략	• 부하에게 즉각적이고 가시적인 보상으로 동기부여	• 부하에게 자아실현과 같은 높은 수준의 개인적 목표를 동경하도록 동기부여
행위표준	• 부하는 규칙과 관례를 따르기를 좋아함	• 변환적이고도 새로운 시도에 도전하도록 부하를 격려
문제해결	• 부하를 위해 문제를 해결하거나 해답을 찾을 수 있는 곳을 알려 줌	• 질문을 하여 부하 스스로 해결책을 찾도록 격려하거나 함께 일함

(3) 섬기는 리더십

그린리프(Greenleaf)가 주장한 섬기는 리더십(servant leadership)이란 신뢰를 바탕으로 상대방을 먼저 섬기고자 하는 인간의 자연스런 욕구를 업무 현장의 리더십 발휘에 적용한 것으로, 부하들이 잠재력을 발휘할 수 있도록 기회를 제공하고 지원하는 것이다. 따라서 기존의 리더십은 조직구성원을 앞에서 이끄는 역할을 하였다면 섬기는 리더십은 조직구성원과 일체감 및 공감대 형성을 통하여 조직목표를 달성하는 것이다.

(4) 슈퍼 리더십

슈퍼 리더십(super leadership)은 1980년 이후 미국 기업의 국제경쟁력 하락을 극복하기 위한 경영혁신 방안으로써 1989년 맨츠(Manz), 심스(Sims)에 의해 제시된 이론으로, 리더가 부하로 하여금 스스로 비전을 세우게 하고 자신의 능력을 뛰어넘어 자기 자신을 이끌어 나갈 수 있게 돕는 리더십이다. 따라서 슈퍼 리더십은 기존의 리더십과 달리 부하에게 스스로 리드할 수 있도록 여건을 조성하여 그들의 재능과 노력을 강력하게 이끌어 낼 수 있는 리더십이다.

(5) 진성 리더십

진성 리더십(authentic leadership)의 개념은 시장 중심의 무한경쟁 패러다임에 한계점이 있다고 지각한 학자, 실무자, 운영자에 의해 2004년 네브래스카 리더십 컨퍼런스에서 처음으로 소개되었다. 진성 리더의 척도에서는 4가지 차원을 측정하고 있는데, 리더의 자기인식(self-awareness), 내재화된 윤리적 관점(internalized moral perspective), 관계적 투명성(relational transparency), 균형화된 정보처리 과정(balanced processing)이다. 진성 리더십에서 리더의 진정성은 자신의 직위나 신분을 이용해서 리더십의 다양한 기술을 행사하는 것을 넘어서서 자기 자신에 대해 진솔한 인식을 기반으로 자신에 대한 리더십을 행사하는 것을 말한다. 진성 리더는 구성원에게 자신의 진술에서 진정성을 느끼게 하고 이와 같은 진정성을 통해 구성원이 공동의 목적을 마음속으로 받아들이게 하는 역할을 수행한다고 본다.

(6) 결과기반 리더십

결과기반 리더십(results-based leadership)은 미국 기업 역사상 최고의 리더십을 가진 자로 평가되는 GE의 최고경영자였던 잭 웰치(Jack Welch)에서 비롯되었다. 그는 1981년부터 10년간 재임하는 동안 주가를 40배나 상승시켰으며, GE를 초일류기업으로 변화시켰는데, 직원의 자신감과 권한부여, 업무의 단순화와 불필요한 업무제거, 신속한 의사결정과 장벽없는 조직을 강조하였다.

02 권력과 권한

1) 권력

권력(power)이란 둘 이상의 사람 혹은 집단 간의 관계를 전제로 하며, 사회적 관계 속에 존재하는 실제적 능력과 잠재적인 능력까지를 포함한다. 권력은 한 개인이나 집단을 그들의 의사와 관계없이 자신의 의지대로 유도하거나 변화시킬 수 있는 능력을 뜻한다.

권력의 양과 유형은 조직구성원의 의사결정, 행동 그리고 근로환경에 미치는 리더십의 유효성을 결정하는 핵심요소이다. 이러한 권력은 보상적 권력, 강압적 권력, 합법적 권력처럼 지위에 부여된 권력과 전문적 권력, 준거적 권력처럼 리더 개인이 가진 특성으로 인해 생기는 개인적 권력으로 나눌 수 있다.

(1) 보상적 권력

보상적 권력이란 권력자가 다른 사람에게 그가 원하는 보상을 해 줄 수 있는 자원과 능력을 갖고 있을 때 발생한다. 예를 들어, 조직에서 관리자가 권력을 갖는 것은 그가 많은 잠재적 보상능력(호의적인 인사고과, 인정, 급여인상, 승진, 호의적인 업무할당과 책임부여, 격려)을 갖고 있기 때문이다.

그러나 호의적인 업무나 주요한 책임할당의 경우 수임자가 그러한 무거운 책임감을 부담스러워 하든가 불안해한다면 그것은 보상이라고 볼 수 없다. 또한 아무런 물질적인 보상이 없이 하급자가 토로하는 불만의 소리를 차분히 경청해 주기만 해도 하급자는 그것을 보상으로 인식하는 경우가 많다. 이 경우에도 관리자는 보상적 권력을 갖고 있다고 볼 수 있다.

보상적 권력은 또한 동료에 대한 영향력의 원천이기도 하다. 특히 행렬구조를 갖는 조직에서는 관리자의 급여인상이나 승진에 관한 결정을 하는 데 동료의 공식적 평가를 이용한다. 부하 또한 보상권력을 가질 수 있다. 부하는 항상 리더의 평판과 리더의 급여 인상이나 승진 가능성에 어떤 간접적인 영향을 줄 수 있다. 부하가 열심히 일을 한다면 관리자에 대한 평판은 좋아질 것이다.

(2) 강압적 권력

강압적 권력은 보상적 권력과는 반대로 처벌이나 위협을 전제로 한다. 조직 내에서 강압적 권력을 발휘하려는 상급자는 하급자를 해고시키거나 원치 않는 부서로 발령을 낸다든지 승진에서 누락시키는 등의 불이익을 줄 수 있어야 한다.

이러한 강압적 권력의 행사에 대한 두려움 때문에 하급자는 상급자의 의도를 따르게 된다. 강압적 권력의 행사는 여러 가지 문제점을 유발할 수도 있다. 간호부의 규칙이나 정책, 지시를 따르지 않으면 처벌을 받는다는 두려움이 있고, 이 두려움으로 인해 근무시간을 지키고 간호단위관리자에게 열심히 일하는 것처럼 보이고자 한다면 이는 강압적 권력이 작용한 것이다.

(3) 합법적 권력

합법적 권력은 권력행사에 대한 정당한 권리를 전제로 한다. 따라서 합법적 권력은 권한과 유사한 개념으로 볼 수 있다. 합법적 권력은 일반적으로 조직 내 지위와 관련된다. 합법적 권력은 특수한 문화적 가치나 인정된 사회구조로부터 파생되는 수도 있지만 많은 경우 집단에서 대표로 선출되든가 합법적으로 조직 내 직위에 임명됨으로써 발생한다. 예를 들어, 병원 이사회에서 선출된 신임 병원장은 선출과 동시에 합법적인 권력을 갖게 되는 것이다. 또한 그에 의해서 각 직위에 임명된 사람도 합법적 권력을 갖는다. 합법적 권력의 가장 큰 기반은 아마도 인사권일 것이다.

(4) 준거적 권력

준거적 권력은 앞에서 언급했던 보상적, 강압적, 합법적 권력과는 큰 차이가 있다. 대부분의 사람은 자신보다 뛰어나다고 인식되는 사람을 닮고자 하는데, 이때 준거적 권력이 발생한다. 조직 내에서 준거적 권력을 갖고 있는 상급자는 하급자로부터 절대적인 존경을 받게 된다. 예를 들어, 카리스마적인 인물은 자신의 특별한 지도력으로 인하여 추종자들이 존경하고 닮기를 원하게 되므로 준거적 권력을 행사할 수 있게 된다. 또한 연예인 등을 닮고 싶은 것도 준거적 권력이 기초가 된다고 할 수 있다.

(5) 전문적 권력

전문적 권력은 전문적인 기술이나 지식 또는 독점적 정보에 그 바탕을 둔다. 특수한 분야에서 탁월한 능력이나 정보를 갖고 있는 사람은 전문적 권력을 갖게 된다. 예를 들면, 특정 분야에 능통한 대학교수는 그 분야의 지식을 필요로 하는 사람에 대하여 전문적 권력을 갖고 있다고 할 수 있다. 전문적 권력은 위에서 살펴보았던 다른 권력의 원천과는 다른 차이점이 있다. 즉, 전문적 권력은 조직계층의 상하에 관계없이 발생할 수 있다.

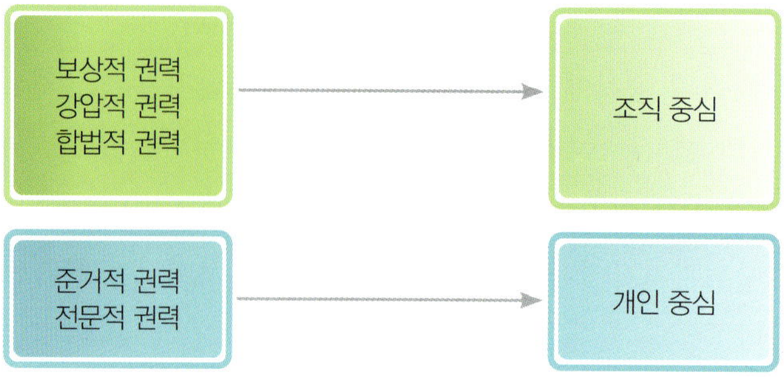

그림 9-9 권력의 원천과 구심점

2) 권한

권한(authority)은 한 개인이 조직 내에서 차지하고 있는 위치로 인해 갖게 되는 공식적인 힘을 말한다. 예를 들면, 조직 내에서 상급자는 하급자에 대해 합법적인 권력을 갖는다. 즉, 권한은 권력의 한 요소라고 볼 수 있으며, 합법성이 강조된다. 또한 권한은 한 개인이나 집단을 지배할 수 있는 권리를 말한다.

권한은 일반적으로 볼 때 위에서 아래로의 하향적인 권한을 말하지만 버나드(Bernard)는 하급자가 상급자의 권한을 인정하고 받아들일 경우에 비로소 상급자의 권한이 효력을 발휘한다고 하여 상향적인 권한을 주장하기도 하였다.

권한의 특징은 다음과 같다.

- 권한은 합법적이다.
- 개인보다는 개인의 직위를 바탕으로 한다.
- 하급자에 의해 받아들여지는 것이어야 한다.
- 위에서 아래로의 수직적인 흐름을 말한다.

03 동기부여

동기부여(motivation)는 사람으로 하여금 어떤 방식으로 행동하도록 하는 요소의 집합이다. 즉, 행동목적과 방향을 제시하는 심리적 과정으로, 인간의 목표지향적 행동을 불러일으키고 유지하는 영향력이다. 동기는 개인이 자율적으로 주어진 업무를 수행하는 내재적 동기(intrinsic motives)와 타율적으로 외부적인 자극이 있어야 움직이는 외재적 동기(extrinsic motives)로 나뉜다.

1) 동기부여이론

동기부여이론은 크게 내용이론과 과정이론으로 나뉜다. 내용이론은 성장이론이라고도 하며, 동기유발요인의 내용을 설명하는 이론이다. 내용이론에는 테일러(Taylor)의 일원론적 이론, 매슬로우(Maslow)의 욕구단계이론, 알더퍼(Alderfer)의 ERG이론, 맥클랜드(McClelland)의 성취동기이론, 허츠버그(Herzberg)의 동기-위생이론(2요인이론), 맥그리거(McGregor)의 X-Y이론이 속한다.

과정이론은 개인이 어떠한 과정을 통해 동기유발이 되는지 그 과정을 설명하는 이론이며, 인지적 과정에 관심을 갖고 개인의 행동을 설명하며, 실제 조직에서도 많이 활용되는 이론이다. 대표적으로 브룸(Vroom)의 기대이론, 아담스(Adams)의 공정성이론(형평성이론), 로커(Locker)의 목표설정이론, 스키너(Skinner)의 강화이론을 들 수 있다.

(1) 내용이론

내용이론은 동기부여가 과연 무엇인지에 대한 것을 중심으로 발전한 동기부여이론으로, 일원론적 이론, 욕구단계이론, ERG이론, 성취동기이론, 동기-위생요인이론(2요인이론), X-Y이론을 대표적으로 들수 있다.

가. 일원론적 이론

테일러(Taylor)의 일원론적 이론은 과학적 관리의 원칙으로부터 도출된 이론으로, 생산성이 높은 사람이 그렇지 못한 사람과 똑같은 보상을 받는다면 성과 향상에 흥미를 잃게 되어 최고의 성과를 내지 못하므로 이를 방지하기 위해서는 경제적 유인을 통한 보상이 필요하다는 것이다. 따라서 생산성에 바탕을 둔 임금의 지급이 이루어져야 하고, 임금의 인상은 자아존중감을 높일 뿐만 아니라 지위의 상징이기도 하고, 의식주에 대한 욕구를 충족시킬 수 있게 한다.

나. 욕구단계이론

매슬로우(Maslow)는 인간의 욕구를 생리적 욕구, 안전욕구, 소속/애정욕구, 존경욕구, 자아실현욕구의 5가지 계층으로 분류하였다. 욕구단계이론에 의하면, 인간의 동기는 5가지 욕구의 계층에 따라 순차적으로 나타나고, 5가지 욕구는 우선순위의 계층을 이루고 있으며, 궁극적으로 나타나는 욕구는 자아실현의 욕구이다.

이런 인간의 욕구는 매우 복잡하고, 하위수준의 욕구가 충족되어야 상위수준의 욕구가 동기화될 수 있으며, 상위수준의 욕구는 하위수준 욕구보다 더 다양한 충족방법을 가지고 있다. 일단 충족된 욕구는 동기유발요인으로서의 의미는 상실하게 된다.

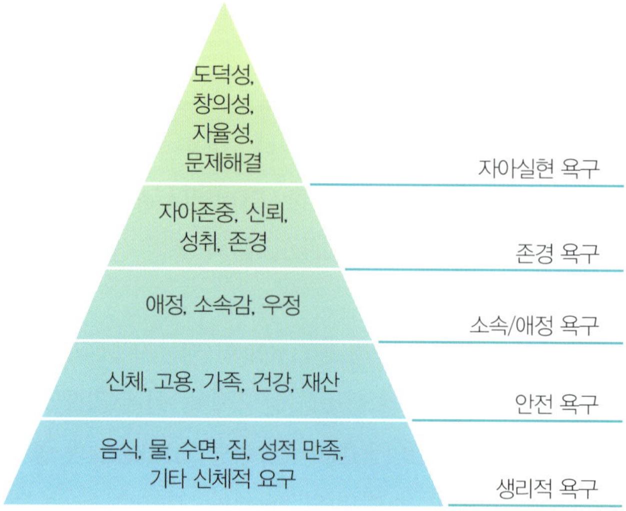

그림 9-10 매슬로우의 욕구단계

다. ERG이론

ERG(existence-relatedness-growth)이론은 알더퍼(Alderfer)가 매슬로우의 욕구단계이론을 수정하여 조직환경에서 인간의 동기를 보다 현실적으로 설명한 것으로, 개인의 욕구를 존재욕구, 관계욕구, 성장욕구의 세 가지로 분류하였다. ERG이론에서 욕구단계별로 동기부여가 이루어진다고 보는 점은 매슬로우의 주장과 동일하지만 두 가지 이상의 욕구가 동시에 작용하여 복합적으로 하나의 행동을 유발한다고 보고 있으며, 좌절-퇴행 요소가 포함되어서 상위욕구가 좌절되면 하위욕구에 대한 퇴행을 보이는, 즉 욕구가 충족되지 않을 경우 더 낮은 차원의 욕구로 되돌아가 낮은 차원의 욕구를 다시 추구한다고 보는 것이 차이점이다.

라. 성취동기이론

맥클랜드(McClelland)는 모든 인간이 가지고 있는 세 가지 기본욕구를 파악하였는데, 성취욕구, 친교욕구, 권력욕구가 그것이다. 맥클랜드에 의하면 모두 이 세 가지 기본욕구를 가지고 있지만 사람마다 세 가지 욕구의 강도가 서로 다르기 때문에 관리자는 이러한 개인적 욕구를 고려하여 업무를 맡겨야 한다. 만약 업무의 목표가 분명하고 구체적인 활동이 주어진 경우에는 높은 성취욕구를 가진 직원에게 맡기는 것이 적절하고, 업무가 직원수 감축처럼 직원에게 불쾌한 활동이라면 권력욕구가 높은 직원에게 해당 업무를 맡기는 것이 적절하며, 업무가 직원의 사기를 높이는 홍보활동이라면 친교욕구가 강한 직원에게 이 업무를 맡기는 것이 적절하다.

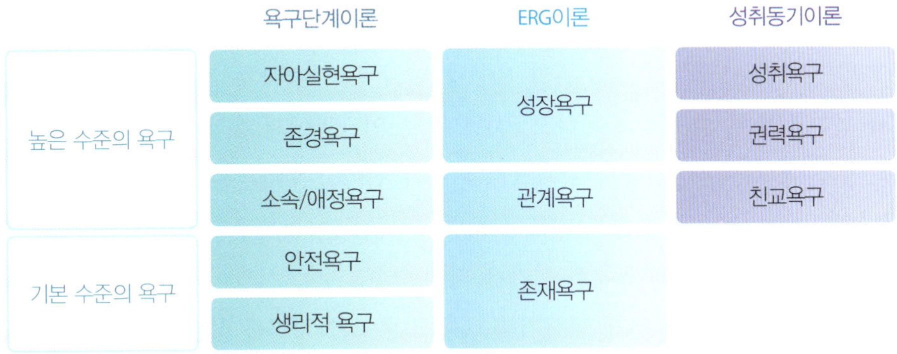

그림 9-11 욕구이론의 비교

마. 동기–위생이론(2요인이론)

매슬로우의 욕구단계이론과 함께 조직행동 분야와 실무에서 가장 많이 이용되고 있는 또 하나의 동기부여이론은 허츠버그(Herzberg)가 제시한 동기–위생이론이며, 2요인이론(two-factor theory)이라고도 한다. 동기–위생이론에 의하면, 인간은 만족을 주는 요인(동기요인)과 불만을 일으키는 요인(위생요인)이 서로 다른 이원적 욕구 구조를 가지고 있다. 따라서 조직에서 위생요인인 불만요인이 모두 제거되어도 동기부여가 되지 않을 수 있으므로 동기부여를 위해서는 위생요인에 신경을 쓰기보다는 동기요인에 중점을 두어서 관리할 필요가 있다는 것이다. 위생요인(불만요인)의 제거는 소극적 효과이며 단기적이지만, 동기요인(만족요인)을 크게 하는 것은 인간의 자기실현욕구에 자극을 주고 적극적인 만족을 가져다준다.

동기요인(만족요인)으로는 직무상의 성취, 직무성취에 대한 인정, 보람있는 직무, 책임과 성장을 들 수 있으며, 위생요인(불만요인)으로는 조직의 정책과 행정의 불합리성, 낮은 보수, 원활하지 못한 대인관계, 열악한 작업조건을 들 수 있다.

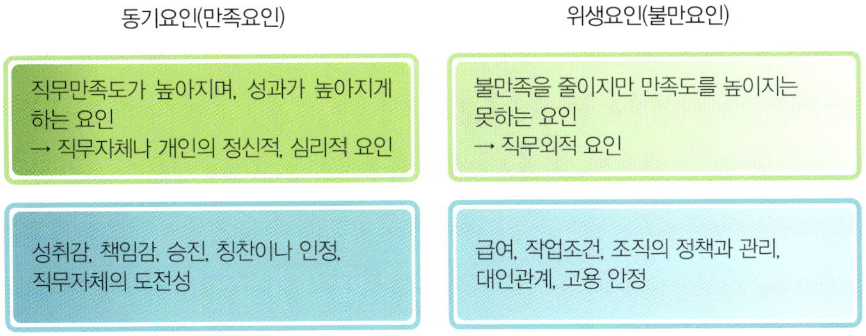

그림 9-12 동기요인과 위생요인

바. X–Y이론

맥그리거(McGregor)는 매슬로우의 욕구단계이론을 바탕으로 조직에서의 인간관을 X이론과 Y이론의 두 가지로 분류하고, 서로 다른 인간관에서 유래하는 동기부여 전략을 제시하였다. X이론은 인간을 부정적으로 보는 관점이고 Y이론은 인간을 긍정적으로 보는 시각이다. 매슬로우의 이론에 비추어 보면 X이론은 하층욕구가 인간을 지배한다고 보는 시각이고, Y이론은 상층욕구가 인간을 지배한다고 보는 시각이다.

X이론에 의하면 인간은 본래 일하기를 싫어하며, 책임지기를 싫어하고, 명령에 따라가는 것을 원한다. 안전을 원하고 변화에는 저항적이다. 자기중심적이고 조직의 요구에 무관심하다. 따라서 X이론의 관점에서는 인간을 수동적 존재로 인식하고, 강제, 명령, 통제의 방법으로 관리하는 것이 적절하다.

한편 Y이론에 의하면 인간은 본래 일을 싫어하지 않으며, 조직목표달성을 위하여 자기규제를 자율적으로 할 수 있다. 책임을 받아들이며, 조직문제해결을 위해 창의력을 발휘할 수 있다. 따라서 Y이론에서는 관리자는 인간에 대한 전통적인 사고방식을 바꾸고, 조직목표와 개인목표가 조화될 수 있도록 관리하는 것을 효과적이라고 본다.

(2) 과정이론

과정이론은 동기부여가 어떤 과정을 통해 발현되는가에 중점을 두고 발전한 동기부여 이론으로, 기대이론, 공정성이론, 목표설정이론, 강화이론 등이 있다.

가. 기대이론

기대이론(expectancy theory)은 대표적으로 브룸(Vroom)에 의해 발전이 이루어졌으며, 여러 행동 대안이 있을 때 어떤 심리적 과정을 통해서 특정 행동을 하는가를 연구하였다. 한 개인의 어떤 행동에 대한 동기부여 정도는 그 행동이 성과를 가져올 것이라는 주관적 가능성인 기대감, 성과가 보상이나 결과와 연결될 확률을 의미하는 수단성 그리고 행위가 가져다 주는 결과가 자신에게 얼마나 가치있는 것인가를 나타내는 보상의 가치인 유의성에 의해 결정이 된다는 이론이다. 따라서 동기부여 정도는 수단성과 유의성의 곱의 기대값으로 나타낼 수 있다.

$$MF = E \times (I \times V)$$

동기강도 = 기대감×(수단성×유의성)

그림 9-13 브룸의 기대이론

여기에서 MF는 동기의 강도(motivation force), E는 기대감(expectancy), I는 수단성(instrumentality), V는 유의성(valence)을 의미한다. 따라서 개인의 동기강도는 자신의 행동이 원하는 결과를 실제로 가져오리라는 기대감, 보상을 얻을 것이라는 주관적 믿음(수단성)과 보상에 대한 매력의 강도(유의성)의 복합적인 함수이다. 예를 들면, 어떤 간호사가 승진을 원하지만(높은 유의성) 자신의 능력에 대해 확신이 없고(낮은 기대감), 자신의 성과가 승진으로 반영되지 않을 것이라고 믿을 경우(낮은 수단성), 혹은 승진할 의도가 없을 경우(낮은 유의성)에는 간호사의 동기부여는 낮을 것이다.

기대이론에 의하면 조직이 아무리 큰 보상을 주더라도 시간이나 자원이 부족하다면 직원은 보상에 대한 기대를 하지 않게 되므로 동기유발이 낮아진다. 따라서 경영자가 직원에게 동기를 부여하기 위해서는 기대감, 수단성, 유의성(보상가치)을 최대한 높일 수 있도록 해야 한다.

나. 공정성이론

아담스(Adams)의 공정성이론(equity theory)은 사회적 비교이론으로서 형평성이론이라고도 하는데, 다른 사람에 비해 얼마나 공정하게 대우를 받느냐의 느낌을 중시하는 이론이다. 즉, 행위가 다른 사람과의 관계에서 공정성을 유지한다며 동기부여가 된다는 것이다. 투입요소는 교육, 경험, 훈련, 기능, 연령, 경력, 사회적 지위, 직무에 대한 노력, 용모, 건강 등이 있으며, 산출요소는 급여, 인센티브, 내적 보상, 연고에 따른 혜택, 지위, 직무에 따른 부수입, 작업조건 등이 있다. 투입과 산출을 비교하여 그 비율로 공정 · 불공정성을 인식하고 판단하는 것이 동기부여에 영향을 준다고 본다.

이러한 불공정 요소의 감소방안으로는 투입의 변경, 산출의 변경, 투입이나 산출에 대한 인지적 왜곡을 줄이는 것과 직장이동, 비교대상의 투입과 산출에 대한 인지적 왜곡을 줄이는 것, 비교대상의 변경을 들 수 있다.

공정성이론은 개인적 차원뿐 아니라 타인과의 비교를 통해 불공정성을 인식한다는 점을 강조하였다는 점과 동기부여에서 지각의 중요성을 강조하였다는 점에서 의의가 있다. 또한 사회적 비교과정에서 직원을 공정하게 대우하는 것이 중요하다는 것을 인식시켰다는 점에서 중요성을 가진다. 하지만 공정성이론은 과소보상의 상황에서는 적용될 수 있으나 과다보상의 상황에서는 타당성이 입증되기 어렵다는 비평을 받는다.

다. 목표설정이론

로커(Locker)의 목표설정이론(goal-setting theory)은 목표를 어떻게 세우는가에 따라 동기부여 정도가 다르다는 이론이다. 목표설정이론에 의하면 명확한 목표가 애매모호한 목표보다 높은 산출을 유도하며, 쉬운 목표보다 다소 어려운 목표가 높은 동기화와 성과를 유도하고, 리더가 일방적으로 설정한 목표보다 부하직원이 받아들인 목표가 더 높은 성과를 나타낸다. 또한 결과지향적 목표가 과정지향적 목표에 비해 구성원의 업무수행 능력을 향상시키며, 구성원이 목표설정에 참여한 경우 목표에 대한 수용도가 높아져 목표달성을 위한 동기부여가 된다.

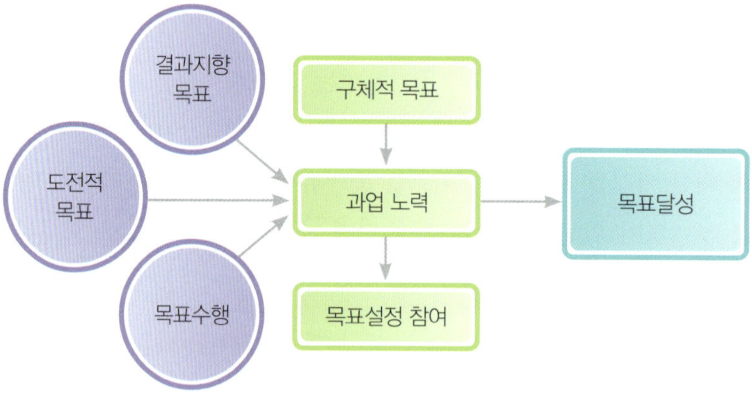

그림 9-14 목표설정이론

라. 강화이론

스키너(Skinner)의 강화이론(reinforcement theory)은 조작적 학습이론의 근거이론이다. 강화이론에서는 자극에 의한 조건적 반사보다 강화를 통해 보상을 받았을 경우에 행동이 자발적으로 반복되는 경향이 있다고 본다.

강화요인은 긍정적 강화요인과 부정적 강화요인으로 나뉜다. 긍정적 강화요인은 칭찬이나 보상 등의 만족스러운 강화요인을 사용하는 것으로, 반응행동에 대해 만족스러운 결과를 제공하여 자극과 반응의 관계를 강하게 만드는 것이다. 친절한 간호사에게 상을 주거나 성실히 근무한 직원에게 개근표창 등을 주는 것을 예로 들 수 있다. 부정적 강화요인은 불만족스러운 결과를 피하기 위해 만족스러운 결과를 유발하는 반응행동을 강화하는 것이다. 낙상이나 욕창 발생 등의 환자안전사고 시 징계나 인사고과에 부정적 영향을 주는 것을 두려워하여 안전을 보장하기 위해 노력하는 것을 예로 들 수 있다. 강화요인은 긍정적 강화요인을 억제하거나 처벌하는 것이 바람직하지 않은 행동을 감소한다는 보장이 없으며, 관리 측면에서도 반드시 효과적이지 않을 수 있으므로 주의해야 한다.

04 권한부여

1) 권한부여의 개념

권한부여(empowerment, 임파워먼트)란 조직구성원에게 조직의 주요한 일을 할 수 있는 권력, 힘, 능력을 갖고 있다는 확신을 주는 과정이다. 조직구성원에게 이러한 확신을 주기 위해서는 능력과 의지를 키우는 일, 공식적 권력을 위임해 주는 일, 실제 의사결정 과정에 참여하여 자신의 영향력을 체험하게 하는 일이 전제되어야 한다. 권한부여는 조직 내 권력을 분배하는 개념을 넘어서는 것으로, 전체 권력의 몫을 키우는 것에 초점을 두고 있다. 즉, 긍정적 상호작용을 통해서 양자 모두의 권력을 키워 나아갈 수 있도록 하는 것이다. 권한부여는 먼저 개인 차원에서 자신의 능력을 믿고 스스로를 긍정적으로 생각하는 변화가 나타나고, 이를 통해 타인의 역량에 영향을 주어 집단 권한부여로 이어지며, 나아가 조직 전체의 권한부여로 연결된다.

권한부여는 구성원 스스로 리더처럼 권력을 지니고 있다고 느끼도록 하는 것이다. 구성원은 자신이 보람있는 일을 하고 있다고 느낄 때, 스스로 결정해서 어떤 일을 할 수 있다고 느낄 때 그리고 그 일을 잘 수행할 수 있는 능력이 있다고 느낄 때 권력을 지니고 있다고 느낀다. 즉, 구성원의 업무수행 능력을 제고시키고, 관리자가 지니고 있는 권한을 구성원에게 이양하여 그들의 책임 범위를 확대함으로써 구성원이 보유하고 있는 잠재능력과 창의력을 최대한 발휘하도록 하는 것으로, 구성원에게 진정한 만족, 보람, 즐거움을 가져다 줄 뿐 아니라 조직의 성과를 높여 준다.

따라서 향후에는 자율과 책임을 기본으로 하는 권한부여의 중요성이 더욱 커질 수밖에 없다. 권한부여는 시대의 흐름이 되고 있다. 조직의 구성원은 스스로 권한을 부여받아 자신의 능력을 향상시켜 자신의 가치를 높이지 못한다면 조직에서 도태될 수밖에 없다는 것을 인식해야 한다. 또한 관리자는 자신이 먼저 권한을 부여받지 못한다면 다른 사람에게 권한을 부여한다는 것이 불가능하다는 것을 인식하고 솔선수범하여 자신이 먼저 권한을 부여받기 위해 노력해야 하며, 동시에 구성원에게 권한을 부여할 수 있는 환경을 조성해야 한다.

2) 권한부여의 구성요소

(1) 의미성

의미성(meaning)은 일에 대해서 느끼는 가치를 뜻한다. 자신이 하고 있는 일에 대해서 아무 의미를 느끼지 못하는 사람은 권한부여가 없는 상태라고 할 수 있다. 일 자체가 주는 내적 동기는 권한부여의 핵심에 해당하며, 개인이 심리적 힘을 느끼도록 하는 데서 가장 기본적인 조건이라고 할 수 있다.

(2) 역량감

역량감(competence)은 자신의 일을 효과적으로 수행하는 데 필요한 능력에 대한 개인적 믿음이다. 이러한 믿음이 없으면 권한부여의 수준은 높아질 수 없다.

(3) 자기결정력

자기결정력(self-determination)은 개인이 자신의 판단과 결정에 따라 행동할 수 있는 정도를 의미한다. 상사의 명령에 복종할 줄만 아는 사람은 자기결정력이 낮은 사람이다. 이런 사람은 명령이나 지시가 없으면 불안해하고 자신의 선택에 따라 성과를 낼 수 없다.

(4) 영향력

영향력(impact)은 개인이 조직목표 달성에 기여할 수 있다고 느끼는 정도를 뜻한다. 개인이 조직에 아무 기여도 할 수 없다고 느낀다면 권한부여에 문제가 있는 것이다.

3) 성공적인 권한부여를 위한 전략

오늘날의 조직에서 권력을 독점하려는 자세는 옳은 자세가 아니다. 항상 남에게 영향을 끼치고 지배하려는 태도는 지양되어야 한다. 상사이기 때문에, 선배이기 때문에, 소유자이기 때문에 항상 조직구성원의 복종을 받아야 한다는 논리는 오늘날의 경영 환경에서 매우 위험한 생각이다. 이러한 자세는 개인과 조직의 성과에 부정적 영향을 미칠 수 있다.

특히 전통적으로 간호조직은 위계질서가 군대조직처럼 엄격하기 때문에 자칫 잘못하면 사회에 처음 적응하는 신규 간호사 혹은 다시 재취업하는 경력이 단절된 간호사에게 여왕벌증후군이나 태움 문화를 형성할 수 있다. 이러한 잘못된 권력의 사용은 하루 속히 사라져야 간호계가 발전할 수 있을 것이다.

간호사의 권한부여를 촉진하기 위해서 사용할 수 있는 개발전략은 정보공개, 참여유도, 권한위임, 혁신활동의 지원 등이 있다.

(1) 정보 공개

정보는 직무를 완성하는 데 필요한 기술적, 전문적 지식과 자료, 정보를 포괄하는 개념으로써 권력의 기본을 제공한다. 정보가 부족하면 무기력을 경험하고 조직에 대해서도

무기력하게 반응하게 된다.

(2) 참여기회의 제공

참여기회는 현 지휘에서 성장과 발전을 위한 기대와 관련된다. 권력과 기회에 접근한 사람은 조직에 생산적으로 공헌하게 된다. 이러한 사람은 조직활동에 더 능동적으로 참여하고 높은 의욕을 나타내어 더 몰입하고 조직의 성취를 위해 개인의 욕구를 기꺼이 희생한다.

(3) 권한위임

조직구성원이 새로운 개념을 적용하고 시도해 보도록 권한이 위임되어야 한다. 관료적 병폐를 극복할 수 있도록 실질적인 권한과 힘을 조직구성원에게 실어주어야 한다. 또한 권한을 위임함과 동시에 책임감을 느끼도록 하는 것도 중요하다.

권한의 위임(delegation)이란 권한부여의 한 방법이며, 하위자에게 수행할 과업을 할당하고, 그러한 과업수행 활동을 책임지고 할 수 있도록 하는 데 필요한 재량권을 부여하는 과정이라고 정의할 수 있다. 한 사람의 힘으로는 조직의 모든 활동을 수행하기가 불가능하므로 적절한 권한위임은 조직에서 반드시 필요한 과정이다.

가. 권한위임의 필요성과 장점

가) 필요성

- 권한을 위임함으로써 관리자는 업무영역을 확대하고 더 고차원적인 업무에 매진할 수 있을 뿐만 아니라 전체적인 업무활동을 감독할 수 있는 여유가 확보된다.
- 권한이 하위자에게 위임되면 그 하위자가 장래에 관리자로 성장할 수 있는 훈련의 계기가 마련되며, 어떠한 사람이 관리자로 성장할 잠재력을 갖추고 있는지를 시험할 수 있는 기회가 생겨난다.
- 특정한 업무분야에 대해서는 하위자가 상위자보다 더 나은 지식과 전문적 식견을 가지고 있을 수도 있기 때문에 권한의 위임이 필요하다.
- 업무의 전문화를 기하기 위해서도 권한의 위임이 필요하다.

나) 장점

- 관리자가 조직 내 중요한 문제를 해결할 수 있는 시간적 여유를 가질 수 있다.
- 하위관리자 또는 부하직원의 능력과 잠재력을 개발할 수 있는 계기가 된다.
- 조직 내 구성원과의 인간관계를 증진시키고 사기를 높일 수 있다.
- 특정 업무가 해당전문 담당자에게 주어지므로 효과적, 효율적 업무수행이 가능하다.
- 상하위계층 모든 조직구성원이 자신의 전문성을 살릴 수 있다.

나. 권한위임의 5가지 원칙

① **적절한 과업:** 특정 환자나 과업을 위임하는 것

② **적절한 상황:** 여러 요소가 고려된 상황

③ **적절한 사람:** 적절한 사람에 의해 수행되는 알맞은 과업을 위임하는 것

④ **정확한 지식/의사소통:** 과업 목표, 제한점, 기대를 포함한 과업의 명확하고 간결한 기술

⑤ **적절한 감독:** 적절한 모니터링, 평가, 개입, 피드백

다. 권한위임의 결정요인

권한위임의 결정요인으로는 조직의 규모, 사업의 중요성, 과업의 복잡성, 조직문화, 하위자의 자질을 들 수 있다. 즉, 조직의 규모가 클수록 권한위임의 정도는 높아지고, 의사결정의 내용이 비용이나 조직의 장래에 미칠 영향 측면에서 볼 때 중요한 것일수록 권한이 위임되는 정도가 적어지며, 복잡한 과업을 수행하는 데 필요한 여러 자원을 활용할 수 있는 권한은 전문적 식견을 갖춘 사람에게 위임된다. 또한 관리자가 하위자의 능력을 인정하고 신뢰하는 조직문화가 조성된 조직에서는 권한위임의 정도가 높아지며, 하위자의 능력과 기술, 동기부여 정도에 따라 권한위임의 정도는 달라진다.

라. 효과적인 권한위임 전략

- 첫째, 이용가능성을 명확히 한다. 어떤 상태에서는 보조요원은 여러 간호사로부터 같은 시간에 각각의 위임 활동을 분담받는다. 이러한 경우 혼란이 야기될 수 있으므로 간호사는 보조요원이 다른 활동을 할 수 있는 시간이 있는지를 결정하는 것이 중요하다.
- 둘째, 긍정적 태도로 시작한다. 이것은 간호사와 그들이 하는 업무에 감사하고 존중하라는 뜻을 포함한다.
- 셋째, 위임 시 지시를 어떻게 할지를 신중하게 고려한다. 지시를 할 때는 다른 사람을 존중하는 방식으로 해야 하며, 날카로운 진술, 부산떠는 거만한 지시, 다른 비효과적인 의사소통 접근법을 피해야 한다.
- 넷째, 지시는 분명하게 한다. 불분명한 지시는 환자와 직원에게 더 많은 문제를 야기할 수 있으므로 위임자는 피위임자가 이해하도록 분명하게 지시해야 한다.
- 다섯째, 우선순위를 분명히 한다. 지시는 위임자가 우선순위를 분명하게 해야 하며, 무슨 활동이 더 중요하고, 무엇이 먼저 수행되어야 하는지를 포함해서 피위임자에게 분명하게 해야 한다.
- 여섯째, 피드백을 주고 받는다. 위임시 피드백을 분명하게 주어야 한다. 이것은 잘못

되었을 때만 주는 것이 아니라 지속적으로 진행되어야 한다.

(4) 지지

지지는 피드백을 제공하고 이끌어주며 도와주는 것을 의미한다. 피드백은 업무를 향상시키는 데 도움이 되는 정보를 담아 제공된다. 효율적인 업무환경을 창조하기 위해서는 업무 가능성과 교육의 필요 여부, 문제해결 방법에 대한 조언과 같은 정보가 반드시 필요하다. 지지가 제공될 때 구성원은 힘을 느끼며 조직의 목표를 달성하기 위해 노력한다. 지지를 받지 못하면 조직구성원은 진공상태와 격리감을 느끼게 되어 조직에 몰입하지 않고 정해진 기준이 아닌 다른 방법을 사용하여 조직에 부정적인 영향을 줄 수 있다.

05 의사소통

조직구성원은 조직 안팎으로 지속적인 의사소통을 통해서 원하는 조직목적을 달성할 수 있다. 오늘날 세분화되고 다양한 분야별 업무부서가 존재하는 상황에서 원활한 의사소통 없이는 효과적인 조직관리를 할 수 없다. 조직구성원은 의사소통에 많은 시간을 보내는데, 민츠버그(Mintzberg)에 의하면 관리자는 70~90%의 업무시간을 각종 의사소통에 할애하는 것으로 알려져 있다. 의사소통은 조직구성원 사이를 연결해 주며, 상호작용에 중요한 영향을 미치고, 조직의 유효성에 중요한 영향을 미치는 요소이다. 이러한 의사소통은 직접적인 대화, 회의와 전화, 메모, 인터넷 관련 의사소통 등 그 종류도 다양하다.

1) 의사소통의 개념

의사소통은 한 사람에게서 다른 사람에게로 의미있는 정보를 전달하는 과정, 즉 의미있는 기호를 통한 정보의 이전과 이해를 뜻하는 과정으로 둘 또는 그 이상의 사람이 포함되는 사회적 과정이다. 의사소통은 대인적 의사소통과 조직적 의사소통으로 나눌 수 있는데, 그중에서 대인적 의사소통은 두 사람 이상의 사이에서 이루어지며, 조직적 의사소통은 다양한 경로와 네트워크를 통해서 조직 내 관련 당사자 사이에 이루어지는 정보흐름 체계를 말한다.

2) 의사소통 과정

조직의 구성원은 의사소통을 통해 다양한 정보와 의견의 교류를 해 나간다. 이러한 의사소통 과정은 전달자와 수신자 간에 일정한 과정으로 구성되어 있으며, 6가지 단계를 포함한다. 먼저 관념화(ideation) 단계로, 메시지의 내용과 누구에게 어떠한 의미로 전달할지 결정하게 된다. 그 다음 송신자의 메시지를 상황에 적합한 형태로 부호화(encoding)하여 정보 메시지를 구성한다. 부호화가 이루어진 메시지는 적합한 의사소통 경로와 매체를 통해 송신자로부터 수신자에게 전달(transmission)된다. 이때 매체는 구두나 서신, 컴퓨터나 네트워크, 전화, 사진 등 다양한 매체가 활용된다. 이렇게 전달된 메시지는 수신(receiving) 받아서 이해할 수 있는 형태로 변화시키는 해독(decode) 과정을 거치게 된다. 의사소통의 마지막 단계는 메시지에 대한 반응(response) 또는 피드백의 과정이다.

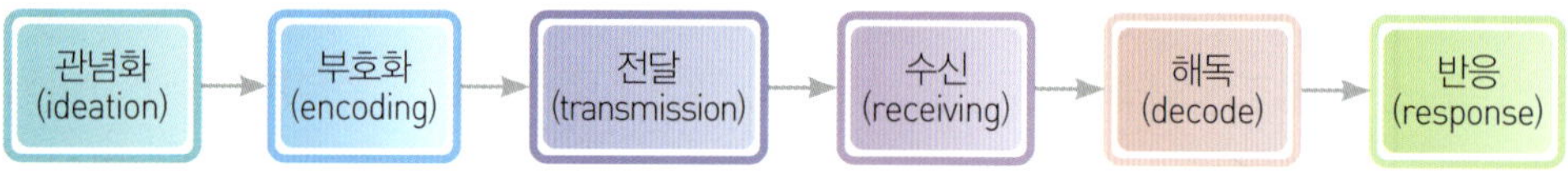

그림 9-15 의사소통 과정

3) 의사소통의 유형

(1) 언어적/비언어적 의사소통

언어적 의사소통은 언어를 매체로 하여 직접 말로 상대방에게 정보를 전달하는 방법이다. 언어는 인간이 만들어 낸 상징적 기호로 음성적 언어, 즉 말과 글이 해당된다. 언어로 사용한 의사소통은 비교적 내용이 정확하게 수신자에게 전달되지만 언어는 상징적 기호이므로 때로는 그 내용이 수신자에게 다른 의미로 해석될 수 있다.

비언어적 의사소통은 몸짓, 얼굴표정 등을 이용하여 상대방에게 의사를 전달하는 것이다. 일부 연구에 의하면 의사소통의 50% 정도가 비언어적 의사소통인 몸짓에 의해 전달되고, 40% 정도는 음성적 요소에 의해 이루어지며, 10% 정도만 언어에 의해 전달된다고 한다.

(2) 일방적/쌍방적 의사소통

일방적 의사소통은 정보가 전달자에서 수신자에게로 일방적으로 전해질 때의 의사소통을 말한다. 예를 들면, 조직 내에서 정보의 전달이나 지시 등이 이에 속하는데, 서면화된 지침서, 공지사항 등이 그 예라고 할 수 있다.

쌍방적 의사소통은 정보가 양쪽방향으로 전해질 때, 즉 정보가 전달자에서 수용자에게로 또는 수신자에게서 전달자에게로 전해질 때 서로의 의견이 교환되는 의사소통이다. 이 의사소통은 일방적 의사소통보다 시간이 오래 걸리고, 경청과 유연성을 요구하여 수행되기가 어려울 때도 있다. 그리고 수신자가 송신자의 애매한 점이나 실수에 대한 주의를 환기시킬 수 있는 장점을 가지고 있다.

(3) 공식적/비공식적 의사소통

조직에서의 의사소통은 공식적 의사소통과 비공식적 의사소통으로 나눌 수 있다. 공식적 의사소통은 업무와 관련된 의사소통이고 비공식적 의사소통은 업무 이외의 사적인 만남에서 이루어지는 의사소통이다.

가. 공식적 의사소통

가) 상향적 의사소통

상향적 의사소통(upward communication)이란 공식적 경로를 통한 수직적 의사소통의 하나로, 메시지의 흐름이 하위계층에서 상위계층으로 전달되는 것을 뜻한다. 예를 들면, 업무보고, 제안제도, 여론조사, 인사상담 등을 들 수 있다. 일선 담당자에서 나오는 현장감 있는 의견과 정보가 제대로 상급자에게 전달되어 의사결정에 중요 정보로 사용되는 것이 상향식 의사소통의 핵심이라고 볼 수 있다. 상향적 의사소통의 목적은 하급자의 자발적인 의사전달과 일선 경험을 통한 실무적인 아이디어 창출이라고 볼 수 있다.

나) 하향적 의사소통

하향적 의사소통(downward communication)이란 지시적 의사소통이라고도 하며, 전통적인 의사소통의 일종이다. 즉, 업무와 관련된 상급자의 의견이나 전달사항이 공식적인 경로를 거쳐 하급자에게 전달되는 것을 의미한다. 예를 들면, 업무지시, 정책지시, 회사간행물, 안내서 등이 포함된다. 이 의사소통은 명령의 일원화와 책임소재의 분명성을 확보할 목적으로 가장 널리 사용되고 있는 방법이다.

다) 수평적 의사소통

수평적 의사소통(horizontal communication)은 조직 내에서 같은 지위에 있는 구성원끼리의 의사소통을 뜻한다. 그리고 동등한 부서 간의 의사소통도 이에 속한다. 예를 들면, 사전협조제도, 사후통지제도, 회의, 위원회 등이 있으며, 이 방법은 조직이 분화되고 다원화됨에 따라 효과적으로 조직목표를 달성하는 수단이 된다. 또한 적절한 수평적 의사소통은 동료 간의 업무 협조를 증진시킨다.

라) 대각적 의사소통

대각적 의사소통(diagonal communication)은 조직 내 의사소통 방법으로, 사용빈도는 많지 않지만 다른 방법이 효과적이지 못할 때 사용될 수 있으며, 조직구조상 집단을 달리하고 계층을 달리하는 사람 간의 의사소통을 말한다. 계선조직과 기능조직 사이의 의사소통이 대표적인 예이다.

나. 비공식적 의사소통

조직 내에서의 모든 의사소통이 공식적 경로를 통해서 이루어지는 것은 아니다. 비공식적 경로를 통한 의사소통도 상당 부분을 차지하고 있다. 그레이프바인(grapevine), 소문, 풍문, 잡담이 포함되는데, 이 중에서 가장 중요시되는 것이 그레이프바인으로, 조직에서의 비공식 의사소통의 일종으로 인사이동이 임박에서 발생하는 여러 가지 소문, 사장의 행동에 대한 비밀스러운 이야기, 동료나 상사에 대한 입바른 평가나 불평 등은 모두 그레이프바인의 예에 해당한다.

4) 의사소통의 네트워크 유형

(1) 쇠사슬형(연쇄형)

이 유형은 의사소통이 공식적인 명령계통과 수직적인 경로를 통해서 위아래로만 이루어지는 형태이다. 보통 집단이나 직위의 차이에 따라서 의사소통의 경로가 엄격하게 정해져 있는 경우에 나타나게 되며, 구성원은 자신의 직속 상급자와 직속 하급자에게만 의사를 전달하게 된다. 문제를 신속하고 정확하게 전달할 수 있으나, 체인의 길이가 길수록 정보의 왜곡 가능성이 많아진다.

(2) 수레바퀴형(X형)

이 유형은 집단 내에 강력한 리더가 있어서 모든 의사소통이 리더에게 모이는 집권화된 형태이다. 권력이 한 곳에 집중이 되어 있으므로 구성원 간의 정보공유가 어려운 것이 단점이다.

(3) Y형

Y형은 강력한 리더는 없지만 비교적 집단을 대표하는 인물이나 조정자가 있는 형태이다. 라인-스태프 혼합 집단에서 자주 볼 수 있으며, 조정 역할을 하는 사람을 통해야만 전체 의사소통이 가능하다.

(4) 원형

원형은 구성원의 서열이나 지위가 비슷하여 서로 동등한 입장에서 의사소통이 이루어지는 경우이다. 위원회라든지 태스크 포스처럼 힘의 집중이 없이 특정 문제해결을 위해 구성된 조직에서 볼 수 있다.

(5) 완전연결형

이 유형은 모든 구성원이 서로 자유롭게 의견교환이 가능한 네크워크이며, 가장 분권화된 의사소통의 형태로 본다. 구성원 모두가 서로의 의견이나 정보를 자유롭게 교환하는 형태로서 창의적이고 참신한 아이디어의 창출이 가능하다.

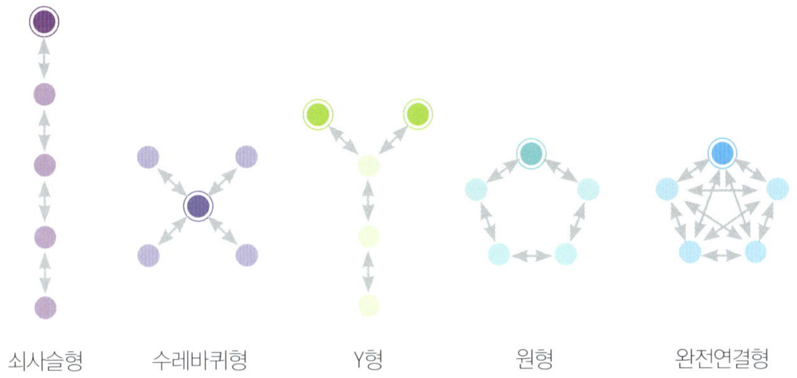

그림 9-16 의사소통 네트워크 유형

5) 효과적인 의사소통 기법

효과적인 의사소통 기법으로 다음과 같은 방법을 적용할 수 있다. 첫째, 송신자 중심의 의사소통이다. 메시지가 복잡할수록 쌍방적인 방법으로 서로 피드백을 주고받으며 진행하고, 서로 다른 수신자가 다양한 언어를 구사할 수 있는 있음을 이해하고 의사소통해야 한다. 평소에 신뢰를 유지하도록 하고, 수신자의 관점에 예민해야 하며, 그의 감정에 이입을 하도록 노력해야 한다. 둘째, 수신자 중심의 의사소통이다. 의사소통 도중에 저지하거나 방해하지 않기, 상대방이 편하게 말하도록 하기, 흥미와 관심을 갖고 있음을 보여주기, 이야기를 딴 곳으로 돌리지 않는 것을 들 수 있다. 셋째, 양자 중심의 의사소통이다. 모두 메시지가 수신되고 제대로 의사소통되었는지 확인해야 하며, 정보가 과다하지 않도록 정보의 흐름도 체크해 보아야 한다. 또한 다양한 의사소통 방법을 습득하여 효과적인 의사소통을 하도록 노력해야 한다.

표 9-4 효과적인 의사소통 기법

송신자 중심 의사소통	수신자 중심 의사소통	양자 중심 의사소통
• 메시지가 복잡할수록 쌍방적인 방법을 쓰기(피드백) • 서로 다른 수신자가 다양한 언어를 구사할 수도 있음을 이해하기 • 신용을 유지하도록 노력하기 • 수신자가 관점에 예민해야 하고 그의 감정에 이입하기	• 도중에 저지, 방해하지 않기 • 상대방이 편하게 말하도록 하기 • 흥미, 관심을 갖고 있음을 보여주기 • 이야기를 딴 곳으로 돌리지 않기	• 메시지가 발신되고 제대로 전달되었는지를 확인하기 • 정보가 과다하지 않도록 정보의 흐름 방법을 규정하기 • 다양한 의사소통방법 배우기

6) 주장행동

(1) 주장행동

주장행동(assertiveness)은 자신의 권리, 욕구, 의견, 생각, 느낌을 솔직하고 직접적으로 표현하는 것을 통해 자신의 권리를 유지하면서 다른 사람의 권리는 침해하지 않는 의사소통 기법으로, '나(I)'라는 표현을 주로 사용하여 원하는 바를 표현한다. 주장행동은 문제를 해결하는 데 효과적이라고 알려져 있으며, 다른 사람에게 영향력을 발휘하는 수단으로 사용된다.

비주장행동은 주장행동과 대비되는 행동으로, 소극적(수동적) 행동과 공격적 행동을 포함한다. 소극적(수동적) 행동은 자기부정적이며 타인이 결정해 주기를 바란다. 공격적 행동은 타인을 이용하여 자신의 이익을 꾀하는 행동방식으로, 타인으로부터 원망과 증오심을 갖게 하며, '너(You)'라는 표현을 자주 사용한다.

표 9-5 주장행동과 비주장행동

주장행동	소극적(수동적) 행동	공격적 행동
• 다른 사람의 권리는 침해하지 않으면서 자신의 권리, 욕구, 의견, 생각, 느낌 등을 표현하는 것 • 자기향상적	• 자신의 생각과 욕구 등을 요구하지 못하고 타인의 자신의 권리를 침해하도록 허용하는 것 • 자기부정적	• 타인의 권리를 침해하여 자신의 욕구와 이익을 취하는 것

(2) 주장행동의 효과

주장행동은 간호업무를 향상시키고, 의사소통을 증진시켜 인간관계를 개선하며, 자기능력의 신장과 정신건강을 증진시키는 효과를 가지고 있다. 즉, 주장행동을 통해 자신과 타인의 권리를 존중하는 긍정적 인간관계 수립을 통해 적극적이고 능동적인 업무 활동이 가능하며, 상대방의 권리를 침해하지 않으면서 자신의 의사를 제시함에 따라 건전한 의사소통을 증진하고 상대방과의 인간관계를 개선할 수 있고, 자신의 능력을 최대로 발휘할 수 있는 자기성장의 터전을 마련하며, 자기표현을 통해 억제된 부정적 감정을 예방, 해소하고 정신 건강을 증진시킬 수 있다.

(3) 주장행동의 장애요인

주장행동은 간호관리자뿐만 아니라 일선 간호사에게 문제해결을 위한 적합한 의사소통 기법으로서 권장된다. 그러나 주장행동을 하기 어렵게 만드는 몇 가지 장애물이 있다. 먼저, 여성의 전통적인 성역할에 대한 사회적 인식을 들 수 있다. 전통적으로 여성은 수동적이고, 의존적이며, 관계 중심적이고, 감정적으로 불안정하다고 인식되어 왔다. 간호사는 대부분이 여성인 직군으로, 사회적으로 간호사에게 여성에 대한 전통적인 성역할에 머물러 있기를 기대하는 경향이 남아 주장행동의 장애물로 작용한다. 간호사 역할의 중요성이 사회 전반에 걸쳐 강조되고 전문직으로서의 사회적 위상이 향상되고 있는 현대사회에서도 여전히 전통적인 고정관념은 간호사가 주장행동을 적극적으로 하기 어렵게 하는 원인으로 작용하고 있다.

간호사의 직업에 대한 사회적 인식도 주장행동의 장애물로 작용한다. 전통적으로, 간호사는 사회적으로 돌봄, 희생, 봉사의 직업으로 여겨져 왔으며, 교육과정에서도 이러한 가치를 강조하여 적극성보다는 받아들이고 따르는 역할로서 교육받아 왔다. 하지만 현대사회에서 환자안전을 보장하고 불필요한 의료비용 지출을 줄이는 데 간호사의 역할이 매우 중요하다는 인식이 고양됨에 따라 간호교육과정에서도 간호사의 적극적인 역할을 강조하며 주장행동을 교육하고 있다.

또한 간호사는 여성이 차지하는 비율이 많은 직업군이다. 상사와 부하, 동료가 모두 여성일 확률이 높은 실무현장에서 더 많은 이해와 배려가 존재할 것 같으나 오히려 더 어려운 관계에 놓여 주장행동을 하기 어려워지기도 한다. 긍정적인 간호조직문화를 만들기 위해 간호사는 자신이 타인을 대하는 방식을 이해하고 공격하는 행동보다는 올바른 표현방식인 주장행동을 하도록 노력해야 한다.

(4) 생활자세

개인은 성숙하면서 자신과 다른 사람을 보는 방식이 정립되며, 이를 생활자세라고 한다. 생활자세는 네 가지 유형으로 나뉘며, 유형에 따라 인간관계에서 의사소통하는 방식에 영향을 미친다.

① **자기긍정-타인긍정(I'm OK, You're OK)**: 타인과 환경에 대해 상호의존적이라고 믿으며 긍정적이고 적극적인 관계를 형성한다.

② **자기긍정-타인부정(I'm OK, You're not OK)**: 자신 외에 누구도 믿지 못하는 유형이다. 다른 사람을 잠재적인 적으로 여겨 비난하는 경향이 있다. 맥그리거(McGregor)의 X이론에 해당하며, 심한 통제와 감독을 통해 사람을 관리한다.

③ **자기부정-타인긍정(I'm not OK, You're OK)**: 자기확신이 없고, 스스로 좌절하며, 능력이 없다고 생각하며, 열등감을 가진다. 자신을 다른 사람에 비해 능력이 부족하고 영향력이 없다고 생각한다.

④ **자기부정-타인부정(I'm not OK, You're not OK)**: 자신과 다른 사람 모두를 부정하는 유형이다. 자신감이 부족하고 다른 사람을 의심하여 타인과 환경으로부터 떨어져 있다. 소외감을 느끼고 타인과의 관계도 맺기 어렵다.

간호사는 자기긍정-타인긍정의 생활자세를 가져야 하며, 주장행동이 이런 긍정적 태도를 강화하고 유지하는 데 도움이 될 것이다.

(5) 자기표현기법

가. 고장난 레코드기법

대화자 자신이 원하는 것을 반복해서 말함으로써 상대방이 자신이 원하는 것만을 주장하지 않도록 절충하는 기법이다.

나. 흐리기

흐리기는 안개기법(fogging)이라고도 하며, 비판을 정면으로 거부하고 방어적인 입장을 취하기보다 진실, 원칙, 중요한 점에 대해 동의함으로써 다른 사람의 비판을 감소시키는 효과가 있다. 계속해서 공격하는 상대방에게 취하면 효과적인 방법이다.

다. 부정적 자기표현

부정적 자기표현(negative assertion)은 부정 단언, 혹은 부정 선언이라고도 말한다. 자신의 부정적인 측면을 인정하는 것을 통해 상대방으로 하여금 자신의 실수에 관대해지게 하며 비판을 감소시키는 효과가 있다.

라. 부정적 질문

부정적 질문(negative inquiry)은 비판적 캐묻기라고도 하며, 상대방이 비판할 때 감정을 배제하고 비판과 관련된 질문을 이어서 반복하는 기법이다. 이 기법을 사용하면 상대방은 질문에 답하면서 비판하게 된 기저 원인을 확인하게 되어 비판이 경감되는 효과가 있다.

(6) 주장행동에 관한 주의점

주장행동은 상황에 적합하게 신중한 태도로 해야 한다. 한번에 구체적인 소득을 얻겠다는 마음보다는 인내심을 가지고 접근하는 것이 필요하다. 상황과 맥락을 고려하지 않은 주장행동은 공격적인 행동으로 여겨질 수 있다. 또한 주장행동이 완전한 해결책은 아니며, 모든 상황에서 주장행동을 해야 하는 것은 아님을 염두에 둘 필요가 있다.

06 조정과 협력

1) 조정과 협력의 개념

조정(coordinating)은 조직의 목표달성을 위해 구성원의 노력이 일치하도록 모든 활동을 체계적으로 조직하여 목표를 위해 요구되는 업무를 분담해 나가는 과정이다. 둘 이상의 조직을 효과적으로 연계하고 적절한 상호작용을 통해 모든 부분의 활동을 통합 · 조화시킨다. 또한 조직구성원으로 하여금 조직의 공동 목표의 달성을 위해 모든 활동을 집중하도록 통합화해 주는 것이다. 민츠버그(Mintzberg)는 조직 내 조정 방법으로 상호조절, 직접 감독, 업무과정의 표준화, 업무결과의 표준화, 업무자의 기술표준화를 제시하였다.

- **상호조절**: 비공식적 의사소통을 통해 조직구성원 사이에 개별적인 조정이 이루어지는 것
- **직접감독**: 상급자가 하급자에게 행동을 지시하고 감시함으로써 일어나는 개인적인 명령을 통한 조정 방식
- **업무과정의 표준화**: 업무의 내용을 명세화하거나 프로그램화하여 조정이 이루어지게 하는 방식
- **업무결과의 표준화**: 업무의 결과에 대하여 종류와 양을 표준화함으로써 조정하는 방식
- **업무자의 기술표준화**: 직무에 대한 교육, 연수, 훈련 등의 간접적 방법을 통해 업무를 조정하는 방식

반면 협력(collaboration)은 조직의 목표를 달성하기 위해 구성원이 함께 노력하는 것으로, 구성원 개인의 자발적 참여를 요구한다. 이 과정에서 구성원들은 상호이익을 도출하기 위해 결합된 노력을 하게 된다. 협력은 조직의 모든 수준에서 존재할 수 있으며, 구성원의 의지에 의해 발생한다.

표 9-6 조정과 협력

조정	협력
• 조직이 원활하게 기능을 발휘할 수 있도록 다양한 요소를 체계적으로 조정하고 업무를 분담하는 과정 • 관리 프로세스의 일환 • 고안된 공식적 과정 • 최고 경영층에서 수행	• 조직의 공동 목표 달성을 위해 표준을 준수하거나 함께 노력하는 행위 • 자발적 참여 • 비공식적 과정 • 여러 단계에서 수행

2) 팀과 팀빌딩

팀(team)이란 같은 목표를 향하여 목표달성을 위해 상호협조하는 집단을 말한다. 환자의 회복은 의료조직 내 각 부서의 공동목표이면서 동시에 의사와 간호사의 직접적인 영역이 된다. 현대의 의료조직은 환자의 건강문제해결을 위해 의사, 간호사, 영양사, 약사, 물리치료사나 사회복지사 등의 다양한 인력이 함께 팀워크를 발휘하여 목표달성을 하게 되는 것이다.

이때 팀 구성원이 조직의 목표 달성을 위해 조직 미션을 공유하고 서로의 개인차를 인정하며 신뢰하고 지지하여 결속력 있는 집단으로 성장하도록 촉진시키고 도와주는 활동을 팀빌딩(team building)이라고 한다. 팀빌딩은 구성원이 힘을 모아 문제를 해결하는 과정에서 능력, 리더십, 자기개발, 의사소통 향상 등의 효과를 내고, 구성원 간의 결속력을 높이고 시너지를 창출함으로써 개인적 성과를 합한 것 이상의 더 큰 성과를 낼 수 있게 한다.

3) 조정과 협력의 중요성

보건의료서비스에서 조정은 둘 이상의 참여자가 환자 치료 및 간호 활동을 신중하고 체계적으로 조직하여 적절한 서비스가 제공되도록 하는 것이다. 보건의료서비스에 참여하는 모든 담당자는 업무를 적절하게 분배하고 협력할 수 있도록 자원과 정보를 공유하고 노력해야 한다

간호업무는 대표적인 팀워크이기 때문에 먼저 팀 구성원 간 인간관계의 중요성을 알고 부드러운 분위기의 조성이 필요하다. 업무조정과 협력을 통해 환자간호의 질을 높이고 효과적인 간호서비스를 제공할 수 있어야 한다. 간호사의 역할과 업무규정을 명확히 하고, 관리자는 적정 수준으로 업무를 분배하여 중복 및 누락 없이 담당자가 업무의 균형을 이루어야 한다. 명확하지 않은 업무가 발생했다면 업무조정과 협력을 통해 갈등을 해결해 나가는 것이 중요하다. 간호사 개개인은 같은 환자에게 각 전문직 기능을 제공할 때 상호의존적인 업무임을 인식하고 환자를 중심으로 상호 도움을 주고받아야 한다는 것을

깨달아야 한다. 서로의 직종에 대한 직업적 존중과 협조가 필요하다는 것을 인식해야 하며, 자신의 직업적 한계를 알고 표시하며 늘 상대방을 이해하고 협조하는 태도의 유지가 필요하다. 환자의 회복이라는 공동목표를 향해 움직이는 의료요원으로서의 모든 직종은 그들 사이에 일어나는 모든 문제들을 적절하게 조정해 나가야 한다. 서로 환자를 중심으로 상호 도움을 주고받는 관계로 인식하고 원활한 의사소통의 채널 구축이 필요하고, 의사소통과 문제해결을 위한 정기적, 비정기적 모임을 갖도록 한다.

07 갈등관리

갈등(conflict)이란 일차적으로 개인이나 집단의 가치가 충돌되거나 신념, 태도, 기대의 차이에서 비롯되며, 어떤 개인 또는 집단의 기대나 목표지향적 행위가 다른 사람이나 집단에 의해 좌절되는 것을 말한다. 특히 간호사는 다양한 부서가 함께 일하는 보건의료조직에서 업무를 조정하고 처리하는 과정에서 직무 자체로 인한 갈등이나 소진 이외에도 대상자와의 갈등, 업무의 과중함에서 오는 갈등 등 많은 갈등을 경험하고 있다.

갈등은 상하 계층 간에 발생하는 수직적 갈등(vertical conflict), 동일 계층의 개인이나 집단 간에 발생하는 수평적 갈등(horizontal conflict), 라인과 스태프가 양측의 업무를 이해하지 못하거나 업무 범위가 명확하지 않을 때 발생하는 라인-스태프 갈등(line-staff conflict), 각각 양립할 수 없는 역할이 대립할 때 발생하는 역할 갈등(role conflict), 한 조직 내 서로 기능이 다른 집단 간에 생기는 기능적 갈등(functional conflict), 한 조직 내 서로 기능이 유사한 집단 간에 발생하는 경쟁적 갈등(competitional conflict) 등의 유형이 있다.

갈등의 수준에 따라서는 개인의 갈등과 개인 간 갈등 그리고 조직의 갈등으로 나누어 볼 수 있다. 개인의 갈등은 개인 내부에서 발생하며, 개인 간 갈등은 사람 간의 갈등으로서 보건의료조직 내에서 환자, 간호사, 의사, 가족, 병원직원 등 여러 사람 간에 발생한다. 조직의 갈등이란 집단 간 갈등을 의미하며, 정책이나 절차 간의 불일치 등 여러 요인에 의해 발생한다.

1) 갈등의 순기능과 역기능

갈등은 흔히 생각하는 것처럼 조직 성과에 대한 부정적 영향이나 혁신과 변화를 어렵게 하는 등 역기능만 있는 것이 아니다. 갈등을 적절히 관리한다면 조직의 유효성과 효율성 향상, 조직의 학습과 창의성, 능력 향상과 같은 긍정적 결과를 야기할 수 있다. 따라서 관리자는 갈등의 순기능과 역기능을 이해하고 갈등을 효과적으로 관리하여 개인과 조직의 성장에 긍정적 영향을 미치도록 노력해야 한다.

표 9-7 갈등의 순기능과 역기능

순기능	역기능
• 문제의 인식 • 활동력 강화 • 충성심 증가 • 다양성과 창조성 증대 • 혁신풍토와 도전적 분위기 조성	• 직원의 사기저하 • 독재자 출현 • 편견의 증가 • 공식화 증가 • 파벌의식, 경제의식 증가

2) 갈등의 해소방안

갈등의 해소방안으로는 회피, 적응, 강요, 타협, 협력 등의 방법을 사용한다.

(1) 회피

회피는 자신의 요구나 의견을 주장하지도 않고 타인에게 관심도 없기 때문에 자기주장이 거의 없으며, 비협조적인 방법이다. 이 방법은 시기가 좋아질 때까지 문제를 의도적으로 피하거나 연기하는 데 이용되며, 기피 행동도 상황에 따라 효과적인 이용이 필요하다.

(2) 적응

적응은 자기희생, 명령에 대한 복종, 타인에 대한 봉사 등의 예를 들 수 있으며, 상대방의 욕구와 관심사를 우선적으로 두어서 갈등을 해소하고 원만한 관계를 유지하고자 하는 것이다.

(3) 강요

강요는 상대방을 압도함으로써 갈등을 즉각적으로 끝내기 위해 자기주장을 관철시키는 방법이다. 이 방법은 죽느냐 사느냐의 상황에서 적절할 수 있으나 대체로 부적절하며, 타협과 협조의 방법이 갈등관리방안으로 더 효과적이다.

(4) 타협

타협은 각 갈등관계에 있는 당사자들이 서로 주장하는 내용의 일부분을 포기하는 것으로, 노사협약 체결과정에서 볼 수 있다. 많은 사람이 빈번하게 사용하는 방법이며, 양측을 어느 정도 진정시키는 효과가 있다. 타협을 통해서 자신의 입장에서 모든 것을 얻을 수는 없지만, 상호 간에 필요한 부분을 얻음으로써 힘의 균형을 갖게 한다.

(5) 협력

협력 또는 제휴란 갈등관계의 당사자를 모두 승자로 이끄는 가장 창조적인 방법이다. 보건의료 분야는 빠르게 발전하면서 첨단의료기술이 고도로 전문화되고, 복합상병과 만성질환을 가진 환자가 증가하고 있다. 건강에 대한 의료소비자의 관심이 증가하고, 의료서비스와 관련된 정보가 대중에게 확산되면서 환자의 건강정보에 대한 지식 수준도 향상되었다. 또한 과거에는 보건의료서비스의 전달이 주로 의사 단독으로 제공되었으나, 현대는 다양한 보건의료서비스 제공자가 환자를 중심으로 보건의료서비스를 제공한다. 이러한 사회 전반에 걸친 변화로 인해 보건의료조직 내에서 환자안전과 질을 보장하기 위해 팀으로서 협력하는 것이 더욱 중요해지고 있으며, 특히 보건의료팀에 반드시 환자를 팀의 구성원으로서 포함하는 것이 강조되고 있다.

표 9-8 갈등해결 전략

WIN–LOSE	LOSE–LOSE	WIN–WIN
• 가장 보편적인 갈등 해소방식 • 힘의 우세에 의한 갈등해소: 개인적 능력, 단결된 힘, 수적 우세 • 강압, 강요, 지배, 적응	• 타협하거나 쌍방이 어느 정도 양보하는 선에서 합의 • 뇌물공여 또는 매수 • 제3자의 조정을 받거나 기존 법규 준수 • 회피, 타협	• 문제의 합리적 해결을 통해 쌍방의 욕구를 상향적으로 충족 • 협력, 협조

08 협상

협상이란 서로 다른 견해를 갖고 있는 둘 또는 그 이상의 당사자들이 문제나 갈등을 해결하기위해 합의를 도출해 내는 교섭과정이다. 즉, 협상이란 개인과 개인, 개인과 조직, 조직과 조직, 국가와 국가 등 두 당사자간에 상호작용을 통하여 자신이 원하는 무엇인가를 얻어내는 과정을 의미한다.

협상전략은 조직 내 갈등을 방지하거나 현재의 불필요한 갈등해소를 하기 위한 기법으로 널리 활용되고 있다.

1) 의료소비자와의 협상

의료전문직과 환자와의 관계를 결정하는 의료서비스는 보건의료서비스의 제공이 한정된 면허소지자에 의해서만 주어지고 환자가 의료에 대해 잘 알지 못한다는 점에서 권력의 불균형이 존재한다.

과거 진료를 받기 위해 병원에서 1대1의 만남 속에서 의료전문직과 환자와의 관계가 이루어진 것에서부터 현대는 병원조직구성원으로서의 의료인과 의료소비자의 관계로 변화되었다. 건강에 대한 관심 증대로 전반적인 의료에 대한 지식수준이 높아져 소비자는 의료인의 업무를 이전보다 더 잘 파악하고 있다. 이런 현대의 소비자와의 관계구도에 있어 원만한 의료인과 소비자 간의 관계는 치료과정, 치료결과와 회복에 영향을 주어 궁극적으로 소비자의 건강 향상에 기여하게 된다.

간호사는 의료소비자와의 관계에서 먼저 성의를 다하여 서로의 신뢰를 형성해야 한다. 강한 인내심과 이해력, 자제력을 통해 그들로부터 협조를 얻도록 노력해야 한다. 간호사의 관심, 동정, 목적의식이 협력관계에 있어 의료소비자의 의지를 강하게 하는 데 도움을 준다.

2) 의료진과의 협상

환자의 진단과 치료는 의사의 특권인 동시에 의무이며, 환자의 육체와 정신의 안녕을 도모하고 돌보는 것은 간호사의 특권인 동시에 의무이다. 그러므로 가장 먼저 근본적으로 생각할 것은 이러한 각자의 권한과 의무를 최선을 다해 실시하는 일이다. 각자의 직업적 한계를 지키면서 항시 상대를 이해하고 협조하는 태도를 유지하는 일이다.

행정책임자끼리의 활발한 의사소통으로 변화과정에 대한 정보교환이 필요하다. 간호사의 간호직 업무에 대한 것을 의사에게 적절히 알려주며, 또한 의사도 동료관계로서 팀워크가 요구되는 의료환경에서 간호직에 대해 이해를 하려는 노력이 필요하다.

09 직무스트레스

1) 직무스트레스

스트레스란 삶의 정상적인 흐름을 방해하는 내 · 외적 사건으로 인한 항상성의 파괴상태로, 삶의 과정에서 피할 수 없는 고유한 현상이다. 직무스트레스는 조직에서 직무와 관련하여 발생하는 스트레스로 개인적, 집단적, 조직적 차원에서 요인한다.

- **개인적 차원**: 역할 과중, 역할 모호, 역할 갈등, 책임감
- **집단적 차원**: 집단 응집력 결여, 직위 및 신분상의 문제, 집단간 갈등
- **조직적 차원**: 조직 구조, 관리 스타일, 인사 정책, 업무 환경, 조직 분위기

직무스트레스는 긍정적인 측면과 부정적인 측면을 모두 가지고 있다. 적절한 스트레스는 자극을 제공하여 구성원의 노력을 증가시켜 업무 성과를 높일 수 있다. 하지만 스트레스가 과중되거나 되풀이되면 불안과 피로를 느끼고 업무성과가 낮아진다.

직무스트레스는 개인적으로는 심리적 영향(분노, 불안, 우울, 무기력 등), 행동적 영향(과도한 흡연과 음주, 약물 남용 등), 신체적 증상(피로, 체중변화, 혈압 상승, 두통, 소화불량 등)을 일으키며, 조직 차원에서는 직무만족과 직무몰입 감소, 근무태만, 일탈행위 증가, 의사소통 단절, 의사결정 과오, 사고 발생, 결근, 이직 등의 문제로 조직의 성과와 생산성이 저하되는 문제를 발생시킨다.

2) 직무스트레스 관리

간호사는 교대근무로 인한 불면증, 피로, 우울 등의 심리 · 신체적 문제를 야기하고, 간호사의 업무가 환자의 생명과 연결되기 때문에 부담감으로 인한 긴장, 불안 등의 문제도 발생할 수있다. 간호사의 직무스트레스는 간호사 개인, 조직뿐만 아니라 환자에게 까지 영향을 미치므로 개인 및 조직적 차원에서 스트레스를 관리할 수 있도록 해야 한다.

- **개인적 차원**: 스트레스 수용하기, 긍정적으로 인식하기, 회복력 기르기, 완전히 벗어나기, 과도한 요구 감소하기, 변화를 예상하기, 역량 개발하기, 자신만의 스트레스 해소 방안 마련하기
- **조직적 차원**: 간호사 개개인의 스트레스 수준 파악과 적정 수준 유지, 명확한 직무분석과 직무설계, 충분한 간호인력 확보, 적정한 업무량 유지, 적절한 보상, 성장 기회 제공, 참여 기회 확대, 간호관리자의 리더십 개발, 지지집단 활용

비판적 사고 문제

1. 대학병원 간호부에서 X-Y이론에 근거하여 간호조직을 관리한다면 어떤 방법이 있을 수 있는가?

2. 의사소통의 장애요인으로 어떤 것이 있는가?

3. 성공적인 협상을 위해 이면합의는 불가피한 것인가?

>> 참고문헌

1. 강문희 역(2011). 협상의 법칙. 청년정신(Herb Cohen, You Can Negotiate Anything, Bantam, 1982).
2. 강윤숙, 김은경, 김숙영, 김을순, 김지수, 유문숙, 전인숙 외(2015). 효과적인 리더십과 간호관리. 제2판. 포널스.
3. 김재명(2021). 신경영학원론. 제3판. 박영사.
4. 박성애, 김명자, 김인경, 김진현, 배현지, 유옥수, 이경아, 이은희, 장해나, 정유미, 정은영, 주미경, 황인영(2019). 간호관리학-간호정책과 간호경영-. JMK.
5. 박유진(2009). 현대사회의 조직과 리더십. 제2판. 양서각.
6. 서문경애, 권영미, 김숙영, 김혜숙, 임지영, 이영진, 민열하, 노원정 외(2020), 간호관리학. 제2판. 현문사.
7. 신유근, 이춘우(2021). 조직행위론: 경영인본주의 인간존중경영 접근. 제2판. 한경사.
8. 유미(2007). 인적자원관리상황에 대한 간호관리자의 의사결정에 관한 연구. 간호행정학회지, 13(1):82-97.
9. 염영희, 고명숙, 김기경, 김보열, 김유정, 신미자, 이미애, 정민, 정연옥, 조미경, 한기혜, 황지인(2020). 학습성과기반 간호관리학. 제7판. 수문사.
10. 이병숙, 강성례, 김현경, 신지원, 안혜경, 이은주 외(2019). 간호관리학. 제4판. 학지사메디컬.
11. 이용철, 리상섭, 김기홍, 김진웅 역(2016). 리더십입문: 개념과 실천. 제3판. 시그마프레스. (Northouse, P. G., Leadership: Theory and Practice. 6th ed. Sage Publications, 2015).
12. 장금성, 이명하, 이태화, 김정숙, 김경화, 김미영, 김복남, 김은영(2020). 최신 간호관리학. 제5판. 현문사.
13. 지호준, 이재범(2021). 알기 쉽게 배우는 21세기 경영학. 제10판. 집현재.
14. Bass, B. M. and Bass R.(2008). The Bass Handbook of Leadership: Theory, Research, and Managerial Application. 4th ed. Free Press.
15. Bookman, A. and Morgan, S.(1988). Women and the Politics of Empowerment. Temple University Press.
16. Burns, J. M.(1978). Leadership. Harper & Row.
17. Sullivan, E. J.(2018). Effective Leadership and Management in Nursing. 9th ed. Pearson Education
18. Tomey, A. M.(2008). Guide to Nursing Management and Leadership. 8th ed. Mosby.
19. World Health Organization & WHO Patient Safety(2011). Patient Safety Curriculum Guide: Multi-Professional Edition. World Health Organization. https://www.who.int/publications/i/item/9789241501958

제 10 장

평가와 환류

10 평가와 환류

학습목표

- 평가와 환류의 개념을 설명한다.
- 평가 기법을 설명한다.
- 간호표준을 설명한다.
- 간호의 질 평가방법을 설명한다.
- 의료서비스 질 관리를 설명한다.
- 질 향상 활동방법을 열거한다.
- 의료기관인증제에 대해 설명한다.

주요용어

- 평가 • 환류 • 평가과정 • 간호표준 • 간호 질 평가 • 의료서비스 질 관리
- 의료기관인증제

01 평가와 환류의 개념

1) 평가와 환류의 필요성

제1장에서 언급한 바와 같이, 대부분의 간호관리학 교과서나 관련 문헌에서는 간호관리과정의 마지막 단계에 대해 통제(control)라는 용어를 사용하고 있으나, 경영학이나 행정학에서는 통제라는 용어의 부정적 의미로 인해 평가와 환류(evaluation and feedback)라는 긍정적인 용어를 사용하고 있고, 현장에서도 의료기관 평가, 의료 질 평가 등 평가라는 용어를 대부분 사용하고 있다. 따라서 여기에서는 통제라는 용어 대신에 새로운 패러다임을 반영하여 평가와 환류로 기술하였다.

간호조직에서 평가와 환류의 기능은 간호사가 간호목표 달성을 위해 행동하고 있는가를 확인하는 제도로 정의될 수 있다.

평가와 환류의 기능이 필요한 이유는 다음과 같다.

첫째는 목표의 불일치를 들 수 있다. 어떤 조직이나 조직구성원은 조직목표와 개인목표를 각각 가지고 있는데, 두 목표가 일치되는 부분은 공식적인 관리가 필요 없는 영역

이지만, 조직구성원은 조직목표와 관계없이 행동할 가능성이 있으므로 개인목표와 조직목표의 불일치 정도가 클수록 공식적인 통제의 필요성은 커진다. 반면 모든 조직구성원은 자신의 일에 대한 가치와 중요성을 인식할수록 개인의 목표와 일치하지 않아도 조직의 목표를 위해 기여하려고 노력할 수도 있다. 예를 들면, 응급실 책임자나 주치 간호사(primary nurse)는 정상 근무시간뿐만 아니라 근무시간 외에도 비상근무를 할 수 있다. 이때 개인에게는 조직목표를 위해 기여하는 것에 대한 보상을 제공해야 한다. 이러한 조직구성원과 경영자 사이의 유인은 계약이나 합의에 의해 이루어지지만 고용기간 중에도 수시로 확인할 수 있는 장치가 필요하다.

두 번째 이유는 간호사가 참여하여 효과적인 조직 행태를 유지하도록 하기 위함이다. 간호사는 간호조직에 참여해서 간호사로서의 역할을 이행할 뿐만 아니라 적절한 시기에 혁신적으로 자발적, 적극적 간호업무를 수행함으로써 간호업무의 질을 향상시키고 성숙한 자기관리를 통해서 간호목표를 완수하도록 기대된다. 이와 같은 자기통제에서 간호목표를 달성하기 위해 계획된 업무의 진행된 정도를 측정하고 목표와 비교한 편차를 수정 · 조치하는 기능을 수행하는 것이 공식적인 평가와 환류의 기능이다.

2) 평가와 환류 과정

평가의 과정은 크게 표준의 설정, 측정, 조정의 세 단계로 이루어진다. 첫째, 표준의 설정은 간호조직의 목적이나 목표로부터 꼭 성취해야 할 내용과 성취가능한 목표를 확인해서 간호사의 행동 방향을 제시해 주는 것이다. 만일 타당성이 결여된 표준이라면 이는 간호행위의 지침이 될 수 없기 때문에 효과적인 평가가 될 수 없을 것이다. 둘째, 행동과 성과를 측정하는 단계에서는 행동 자체의 결과를 측정함으로써 도달하고자 하는 목표와 비

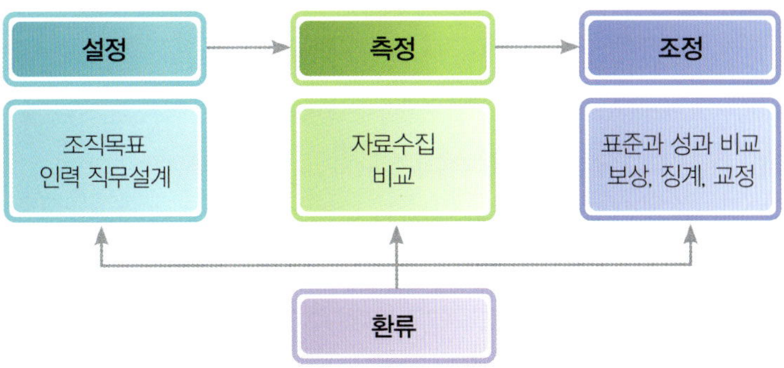

그림 10-1 평가와 환류 과정

교할 자료를 얻는 것이다. 이때 행동 측정은 성과 측정보다 더욱 객관성이 요구되며, 반드시 적시에 적절한 방법으로 측정되어야 할 필요성이 있다. 셋째, 행동과 성과를 측정한 후에는 표준과 비교해서 행동을 수정하거나 표준을 조정하는 단계가 따르게 된다. 측정결과가 표준에 못 미치거나 표준보다 상위에 있을 때 그 이유를 확인하고 바람직한 결과로 강화시키는 것이 평가와 환류 기능의 궁극적인 목적이라고 할 수 있다.

이상과 같은 평가와 환류 과정을 수행할 때 주의할 점은 다음과 같다.

첫째, 경직된 관료적 행동으로 인해 비효과적인 평가제도를 가져올 수 있다는 것이다. 즉, 경직된 관료제에서는 모든 상황에 규칙을 만들고 이 규칙으로부터 이탈하는 것은 나쁜 것이라는 잘못된 가정에 의해서 이탈을 교정하게 되므로 융통성 없는 평가는 효과적인 업무수행에 지장을 주게 된다. 예를 들면, 병원 응급실에 안과환자가 왔을 때 안과의사가 없는 경우, 이물질 제거만 하면 금방 환자가 편안하게 될 경우에도 안과의사가 올 때까지 고통을 받게 되는 경우가 있다. 이 경우 안과환자는 안과의사가 진료해야 된다는 규칙을 지키는 경직된 관료적 행동으로 인해 환자관리에 질적 저하를 초래할 수 있다.

둘째, 간호사가 자신이 중요하다고 생각하는 것에 관심을 쏟고 노력함으로써 표준에 대한 선택적 주의집중을 하게 되는 경우이다. 예를 들면, 간호단위관리자나 간호과장이 간호사의 업무 중에 의사의 처방을 얼마나 정확하게 수행했는가를 강조하면 간호사는 자연히 자신의 업무 중 의사처방을 수행하는 데 집중하게 될 것이다. 반면에 간호기록에서 간호계획 수립을 중요시하고 직접적인 환자간호를 강조하는 경우 간호사는 간호과정을 중요하다고 받아들이고 관심을 가지고 노력하게 될 것이다. 따라서 평가과정에서 주의할 것은 하나의 단일표준에 집중하여 장기적인 유효성에 영향을 주는 기타의 활동이 배제되지 않도록 표준을 설정하고 적용해야 한다.

셋째, 간호사 자신이 성과 수치에 관심을 기울임으로써 성과 결과를 조작할 가능성이 있다는 것이다. 전문직에게 자율성이 부여되는 것은 자기통제를 인정하기 때문이지만, 자기평가 결과를 성과평가에 반영하는 경우 전략적으로 측정치를 조작하는 부정확한 평가가 되지 않도록 주의해야 할 것이다.

3) 효과적인 평가와 환류 제도의 설계

(1) 행동과 성과에서의 평가와 환류

간호행위와 간호성과에 대한 평가는 간호사의 간호행위를 관찰하고 간호의 결과를 간호대상자로부터 측정함으로써 간호목표의 달성여부를 평가하는 것을 근거로 하는 것이다. 간호행위와 결과가 인과관계에 있는 경우 한 가지만 평가해도 되겠지만 과업의 불확실성이 클수록 성과평가의 비중은 커지게 된다. 또한 간호상황에서는 간호결과를 달성하기 위해 간호사에게 자유재량권이 주어지므로 결과평가가 중요하다. 이와 같은 행동평가와 성과평가의 기준이 되는 내용은 양, 질, 비용, 시간적 요소를 충족시켜야 할 것이다. 즉, 적시에 또는 융통성 있게 경제적으로 목표달성을 했는가를 측정할 수 있는 기준에 의해서 행동평가와 성과평가를 할 수 있어야 한다.

(2) 범위와 규모

다원적인 기준에 의해 평가의 수와 범위가 클수록 관리비용이 증가되고 유효성은 감소될 수 있다. 개인 수준에서도 평가의 범위가 크면 역할갈등이 크고 양적, 질적 평가 간의 갈등이 있을 수 있다. 따라서 간단한 직무에서는 기준이 적은 것이 좋고 혁신이 필요한 직무에서는 다원적 기준이 필요하다.

평가의 대상은 개인의 행동이나 성과가 되지만, 상호의존성이 높은 조직에서는 개인의 기여도 측정보다는 단위나 부서가 평가와 환류의 단위가 될 수 있다. 간호단위에서 간호업무는 협동이 필요한 업무이므로 간호단위가 평가대상이 되는 경우가 많다. 이런 경우 협조적 분위기를 만드는 장점은 있지만 일하지 않으면서도 보상받으려는 심리가 작용하는 단점도 있을 수 있다.

(3) 측정의 시간간격

측정의 시간간격이 커질수록 표준으로부터 벗어날 위험이 커지고 측정의 시간간격이 짧을수록 표준으로부터 벗어날 위험은 적으나 비용이 증가한다. 따라서 불확실성이 큰 업무, 비일상적인 업무일수록 자주 측정하는 것이 효과적이며, 일상적 업무인 경우는 측정 빈도를 줄이는 것이 바람직하다.

(4) 보상과 벌

일반적으로 행위를 강화할 목적으로 상을 주고 행위를 소멸시킬 목적으로 벌을 주지만, 보상과 벌은 가능한 한 행위가 끝난 즉시 주어져야 하고, 신뢰와 존경심이 있는 사람에 의해 상벌이 주어질 때 효과적이다. 특히 벌은 부작용을 초래하게 되므로 모든 상벌은 모든 간호사에게 일관되게 적용되어야 하며, 상벌과 함께 반드시 부수적인 설명도 필요하다.

02 평가기법

관리에서 평가수단으로 이용되고 있는 평가기법으로는 경제성 평가, 예산평가, 관리감사제도, 인적자원회계가 있다.

1) 경제성 평가

경제성 평가는 앞에서 언급한 바와 같이 관리에 투입되는 비용과 그 산출을 분석하는 것인데, 간호사업과 같이 투입되는 단위는 화폐단위이고 산출은 비화폐단위인 경우를 비용-효과분석이라고 하고, 투입, 산출 모두 화폐단위로 분석하는 경우를 비용-편익분석이라고 한다. 관리과정을 시스템으로 설명하고 투입과 산출을 비교 · 분석하는 데 있어서 관리과정이 유효하였는가를 평가하는 것은 효과성(effectiveness), 즉 목표달성 정도(수, %, 비율)로 나타낼 수 있다. 그리고 그러한 목표달성을 일정한 자원 내에서 얼마나 성취했는가를 평가하는 것은 효율성(efficiency)으로 나타낸다.

2) 예산평가

목표관리(management by objective, MBO)를 할 때는 목표달성에 따라 예산을 배정하게 된다. 즉, 여러 가지 목표 중에 가장 중요한 우선순위에 따라 그 목표를 달성할 계획과 사업이 설정되고 그에 맞는 예산배정이 되는, 이른바 기획예산제도(planning, programming and budgeting system, PPBS)가 되는데, 이러한 체계에 대한 평가는 투입과 효과를 비교분석함으로써 계획대로 목적달성을 했는가를 평가할 수 있다.

전통적인 예산안 설정은 기존 예산을 참고하여 새로이 추가되는 사업과 물가상승률 등을 고려하는 방법으로, 대부분 해마다 예산이 증가되는 경향이 있다. 이른바 점증주의 방식이다. 점증주의 예산의 단점을 예방하기 위한 방법으로 각 사업의 비용효과 분석을 통해서 과잉되거나 우선순위가 낮은 활동은 삭제하고 우선순위가 높은 사업에 예산편성을 하는 제도를 영기준예산제도(zero-based budgeting, ZBB)라고 한다. 영기준예산제도는 영기준예산 편성과정 그 자체에 비용이 소요되고 편성과정의 업무부담이 가중되어 주로 공공조직에서 활용되는 경향이 있다.

3) 관리감사제도

관리감사제도는 전체체계와 하위체계를 검토함으로써 조직의 목표성취도, 효율성, 공익성을 평가하는 제도이다. 여기에는 효율적인 관리체계, 질 관리, 위험관리, 감염관리 등이 포함된다.

4) 인적자원회계

인적자원회계(human resource accounting)는 조직구성원을 인적자원으로 보는 관점에서 직원의 기술과 능력을 자산으로 간주하는 것이다. 기술과 경험이 없는 직원에게는 훈련비용이 들 것이며, 기술과 경험이 풍부한 직원이 사직할 경우에는 대체비용과 신규직원의 훈련비용이 소요되고, 잠재능력이 많은 직원은 인적자원으로서의 가치가 큰 것으로 평가할 수 있다.

조직측면에서 인력정책은 조직의 목표에 따라 필요한 직무를 설정하고 이 직무에 맞는 자격을 갖춘 직원을 선발, 채용, 배치함으로써 직무와 인력을 대응시키는 것인데, 이와 같이 조직에서 인력을 확보, 개발, 유지하는 등의 인적자원을 자본화하여 회계처리하는 방법을 인적자원회계접근법이라고 한다.

03 단계별 평가 과정

1) 간호표준 설정

간호표준(nursing standard)은 간호실무, 서비스 또는 교육의 질을 판단할 수 있는 권위 있는 전문가가 일반적으로 인정하고 동의할 수 있는 간호의 수준을 말한다. 간호표준은 수행한 간호의 결과를 측정하는 척도이며, 간호기획, 평가와 환류 과정과 연계되어 있다. 간호표준은 기준과 규범이 통합되어 나온 성과모형으로서 간호목표, 간호사정과 진단, 간호비용 경감, 간호과오, 간호의 질 향상을 판단하는 기초가 된다. 간호표준은 업무수행 모델을 포함하는 우수한 수준이나 기본조건을 의미한다. 그러나 간호표준 자체가 평가도구는 아니며, 질을 측정하기 위한 표준 척도를 제공하는 것이다.

미국간호협회(ANA)는 1960년대부터 간호표준을 개발하였으며, 이 표준은 간호의 표준과 전문직 수행의 표준 두 부분으로 구성되어 있다. 우리나라는 대한간호협회에서 2003년에 간호직무표준위원회를 구성하여 간호실무표준과 전문직 수행표준으로 간호표준을 설정하였다. 또한 2006년 병원간호사회에서는 종양, 당뇨, 노인, 소아 등 13개 영역별 간호표준과 입원, 외래, 수술실 등 7개의 부문별 간호표준을 설정하였다.

표 10-1 미국간호협회(ANA) 임상간호실무 표준

■ 간호실무표준

표준 1) 사정: 환자의 건강정보를 수집한다.
표준 2) 진단: 간호사는 사정된 자료를 분석하여 간호진단을 내린다.
표준 3) 결과 규명: 각 환자에 있어서 기대하는 결과를 규명한다.
표준 4) 계획: 기대하는 결과를 얻기 위해서 간호중재를 계획한다.
표준 5) 수행: 간호계획에서 설정한 간호중재를 수행한다.
    5a. 조정: 간호사는 환자에 제공되는 간호를 조정한다.
    5b. 건강교육과 건강증진: 간호사는 건강을 증진하고 안전한 환경을 조성하기 위한 전략을 수행한다.
표준 6) 평가: 기대하는 결과를 얻었는지를 알기 위해 환자의 간호과정을 평가한다.

■ 전문직 수행 표준

표준 7) 윤리: 간호사는 윤리적 간호를 행한다.
표준 8) 문화적으로 적절한 간호: 간호사는 문화적 다양성과 포괄성의 원칙에 따라 적합한 방법으로 실무를 행한다.
표준 9) 의사소통: 간호사는 실무 전반에 걸쳐 다양한 의사소통 기술을 이용한다.
표준 10) 협업 :간호사는 환자간호에서 환자 및 환자가족, 동료 의료인과 협동한다.
표준 11) 리더십: 간호사는 전문적 실무 영역에서 리더십을 발휘한다.
표준 12) 교육: 간호사는 업무수행과 관련된 최신의 지식을 습득하고 유지한다.
표준 13) 근거 기반 실무 및 연구: 간호사는 임상간호연구의 결과를 실무에 통합한다.
표준 14) 실무의 질: 간호사는 간호의 질을 높이기 위해 공헌한다.
표준 15) 전문적인 실무 평가: 간호사는 전문적인 실무 기준 및 지침, 관련 법령, 규칙 및 규정과 관련하여 간호실무를 평가한다.
표준 16) 자원 활용: 간호사는 안전하고 효과적이며 재정적으로 책임있는 간호서비스를 계획하고 제공하기 위해 적절한 자원을 활용한다.
표준 17) 환경 건강: 간호사는 환경적으로 안전하고 건강한 방식으로 실무를 수행한다.

자료: American Nurses Association(2015). Nursing: Scope and Standards of Practice, 3rd Edition.

표 10-2 대한간호협회의 간호표준

■ 간호표준

표준 1) 자료수집: 간호사는 대상자의 건강과 관련된 자료를 수집한다.
표준 2) 진단: 간호사는 수집된 자료를 분석하여 간호진단을 내린다.
표준 3) 계획: 간호사는 간호대상자의 간호목표 달성을 위해 필요한 간호계획을 세운다.
표준 4) 수행: 간호사는 간호계획에 따라 간호중재를 수행한다.
표준 5) 평가: 간호사는 간호중재를 평가한다.
표준 6) 윤리: 간호사는 대상자의 입장에서 모든 간호행위와 의사결정을 윤리적으로 수행한다.

■ 전문직 수행 표준

표준 1) 업무수행평가: 간호사는 전문직 실무표준과 관련 법규에 준하여 간호업무 수행을 평가한다.
표준 2) 교육: 간호사는 최신 지식과 능력을 습득하고 유지한다.
표준 3) 연구: 간호사는 연구를 수행하고 그 결과를 실무에 활용한다.
표준 4) 협동: 간호사는 동료를 지지하고 건강팀과 협동한다.
표준 5) 자원활용: 간호사는 간호업무에 필요한 자원을 활용한다.
표준 6) 간호의 질 관리: 간호사는 간호의 질을 평가한다.

자료: 대한간호협회(2004). 간호표준 개발보고서: 간호활동기술서. 서울: 대한간호협회.

표 10-3 병원간호표준의 예

■ 영역별 간호표준: 당뇨간호표준

표준 1) 자료수집: 간호사는 대상자의 건강과 관련된 자료를 수집한다.
표준 2) 진단: 간호사는 수집된 자료를 분석하여 간호진단을 한다.
표준 3) 목표설정: 간호사는 대상자마다 개별화된 간호목표를 설정한다.
표준 4) 계획: 간호사는 대상자의 목표달성을 위한 간호계획을 수립한다.
표준 5) 수행: 간호사는 간호계획에 따라 간호중재를 수행한다.
표준 6) 평가: 간호사는 수행한 간호중재를 평가한다.
표준 7) 윤리: 간호사는 대상자의 입장에서 모든 간호행위와 의사결정을 윤리적으로 수행한다.
표준 8) 전문직 업무수행평가: 간호사는 전문직 실무표준과 관련 법규에 준하여 간호업무 수행을 평가한다.
표준 9) 교육: 간호사는 최신 지식과 능력을 습득하고 유지한다.
표준 10) 연구: 간호사는 연구를 수행하고 그 결과를 실무에 활용한다.
표준 11) 협동: 간호사는 동료를 지지하고 의료팀과 협동한다.
표준 12) 자원활용: 간호사는 간호계획과 간호중재에 있어서 안전, 효과, 비용을 고려한다.
표준 13) 간호의 질 관리: 간호사는 간호실무의 질과 효과를 체계적으로 평가한다.

■ 부문별 간호표준: 입원간호표준

I. 입원 시 환자간호
- 간호사정
- 입원간호: 입원수속절차, 병실준비, 입원 관련 업무, 입원환자 생활안내

II. 입원 중 환자간호
- 간호사정
- 간호진단
- 간호계획
- 간호수행
- 간호평가
- 간호재계획
- 구체적 간호수행 내용

III. 퇴원 시 환자간호
- 퇴원계획 수립과 교육
- 퇴원간호

자료: 병원간호협회(2006). 병원간호표준. 서울: 병원간호협회.

(1) 간호표준과 관련된 용어

- **목표(goal):** 목표는 목적보다 더 구체적인 진술로 노력을 기울여야 할 표적이다.
- **간호표준(nursing standard):** 간호의 구조, 과정, 결과 측면의 질을 평가할 수 있는 간호에 대한 기대수준으로, 달성가능한 질의 정도, 목표를 말한다.
- **기준(criteria):** 표준의 달성정도를 측정 또는 관찰하여 지표를 평가할 수 있도록 객관적으로 설정된 문항이다. 환자의 질을 측정하는 변수로 가치를 포함하지 않는다.
- **지표(indicator):** 특정기준의 하위문항으로, 기준을 달성하기 위한 구체적이고 측정가능한 요소이다.
- **지침(guideline):** 지침은 일정한 행동방법을 제시하는 것으로, 전문적인 행동에 도움을 주는 것이다.

(2) 간호표준 개발에 필요한 요소

- 간호표준은 측정대상과 업무의 수행수준 그리고 소요시간이 명확해야 한다.
- 간호직이 수행하는 다양한 행위의 차이를 구별할 수 있어야 한다.
- 조직은 기준 측정에 필요한 기술을 소유하고 있어야 한다.
- 간호표준 측정은 비용 효과적이어야 한다.

(3) 간호표준의 목적

간호의 질을 향상시키고, 간호비용을 감소시키며, 간호태만을 확인함으로써 간호서비스를 향상시키기 위함이다.

가. 간호의 질 향상

간호표준은 간호사의 노력을 적절한 목표에 집중시키고 목표달성에 대한 동기를 부여하여 간호의 질을 향상하는 데 기여한다.

나. 간호비용 절감

간호표준은 간호사가 환자의 바람직한 결과를 위해 하지 않아야 할 것과 환자회복과 재활에 필요한 것은 무엇인가를 결정하는 데 필요하다.

다. 간호태만의 확인

간호표준은 간호사가 관계기준을 충족하지 못하였음을 입증하거나 그 기준을 충족하지 못한 간호사의 실수가 환자에게 해를 끼쳤는가를 판단하여 간호태만을 확인할 수 있게 한다.

2) 간호의 질 평가

(1) 간호의 질 평가 필요성

간호사는 전문직으로서 간호활동에 책임을 지며 새로운 연구를 통해 간호의 효과를 평가할 책임을 갖고 적정수준의 간호를 제공할 의무가 있고, 간호대상자는 양질의 간호를 받을 권리가 있다. 간호사는 간호수행에 소요되는 자원을 이용할 때 효율적인 관리기법으로 비용효과적으로 양질의 간호를 제공하는 방법을 모색해야 하기 때문이다.

(2) 간호의 질 평가방법

가. 도나베디안의 질 평가 접근법

도나베디안(Donabedian)의 질 평가는 구조, 과정, 결과 측면의 기준을 포함하는데, 구조적 측면의 평가는 물리적 시설, 행정과정, 직원의 자격, 의사소통, 인력개발과정에 대한 기준을 포함하며, 과정적 측면의 평가는 간호업무, 기능, 활동이며, 결과적 측면의 평가는 환자결과 즉, 낙상률, 욕창발생률, 만족도, 자가간호 등을 포함한다.

가) 구조적 요소 평가

구조적 질 평가방법은 간호가 수행되는 환경이나 구조, 전달체계에 해당되는 것으로 필수조건에 대한 것을 기준으로 정하고, 기준에 따라 그 정도를 점수화할 수 있도록 표준화하여 적용하는 것이다. 정책절차, 직무기술서, 실무교육계획, 재정, 컴퓨터시스템의 이용, 응급벨 설치여부, 자격면허, 직원비율, 소화기 설치 등을 들 수 있다. 구조적 평가요소는 비교적 안정적이어서 자주 측정할 필요는 없으며, 과정적, 결과적 요소와 같이 측정하는 것이 바람직하다.

다음은 미국병원신임위원회(The Joint Commission, TJC)가 간호부서 평가에 적용하는 구조적 요소 표준의 예이다.

① 법적으로 자격을 갖춘 간호사에 의해 지휘감독을 받아야 한다. 전문간호사의 판단과 기술이 요구되는 환자간호를 수행하기에 충분한 수의 간호사와 간호사업을 계획, 배치, 감독, 평가할 수 있는 충분한 수의 간호사가 있어야 한다.
② 간호부서는 기획과 의사결정에 필요한 서면화된 조직안을 갖는다.
③ 간호부서는 서면화된 간호업무, 간호정책, 절차를 가진다(간호직원의 책임, 직무분석).
④ 각 환자의 간호를 계획, 수행한 증거가 있어야 한다.
⑤ 간호직원의 발전을 도모하는 계속교육 및 기타 교육프로그램이 있어야 한다.

나) 과정적 요소 평가

과정적 질 평가방법은 간호실무의 과정을 측정하거나 간호사의 활동에 대한 간호과정을 측정하는 방법이다. 의사소통, 환자간호계획 절차편람, 간호기록, 환자에 대한 태도, 환자교육 실시, 혈압과 태아심음청취 등의 업무수행에 대한 모든 요소가 포함된다.

과정적 측면의 평가는 간호과정의 운영을 측정하는 기준을 설정하고 그에 대한 평가결과를 반영하여 통제효과를 높일 수 있다는 장점이 있다.

과정적 평가의 예는 다음과 같다.

- 간호사는 환자가 입원한지 12시간 내에 환자의 문제를 사정했는가?
- 정맥주사 또는 배액관 등을 가지고 있는 환자가 침상을 떠날 때 주의할 점을 교육받았는가?
- 환자가 동통, 오심, 구토 등을 호소할 때 간호사가 주의집중을 했는가?
- 흡인간호가 올바른 방법으로 수행되는가?

- 간호사는 금기인 경우를 제외하고 환자에게 침상에서 다리 운동하는 방법을 교육했는가?
- 간호계획을 환자와 의논하는가?

다) 결과적 요소 평가

결과적 질 평가방법은 환자의 건강상태가 간호중재에 의해 얼마나 변화되었는지 최종 결과를 평가하는 방법으로, 간호의 질을 정확히 측정할 수 있다. 사망률, 이환율, 만족도, 건강상태, 자가간호 등이 있는데, 최근에는 좀 더 민감한 요소로서 낙상률, 감염률, 욕창발생률, 신체억제법의 사용률을 포함하고 있다.

다음은 간호를 받은 결과로서 나타나는 결과적 평가의 예이다.

- 수술 후 2일 이내에 환자의 장음이 들린다.
- 수술 후 36시간 내의 환자는 중등 정도의 통증은 있으나 다리를 흔들 수 있고 스스로 식사를 할 수 있다.
- 수술 후 7일 이내에 질 출혈이 멈춘다.
- 환자는 자신의 성생활, 육체적 활동, 신체적 변화에 대해 설명한다.

그러나 이러한 결과평가가 타당한 기준임에도 불구하고 이에 영향을 미치는 많은 변수가 있고 간호의 질을 완전히 측정할 수는 없으므로 위에 제시한 세 가지 평가방법을 모두 포함하여 측정하는 것이 바람직하다.

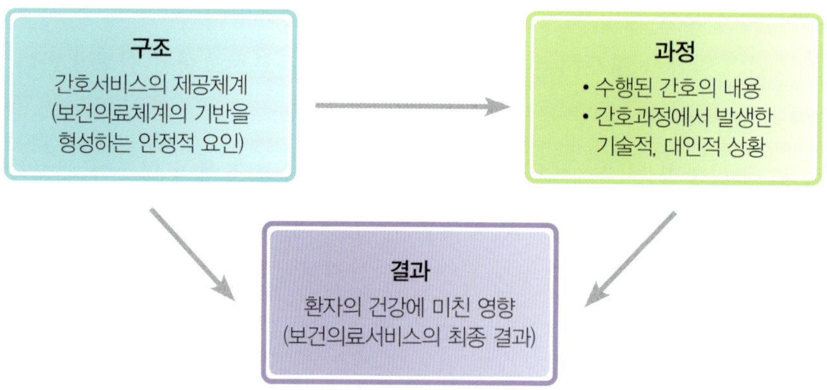

그림 10-2 도나베디안의 질 평가방법

나. 시점에 따른 질 평가방법

간호평가는 평가하는 시기에 따라 실제 간호행위가 끝난 이후에 하는 평가(소급평가)와 간호행위를 수행하는 중에 이루어지는 평가(동시평가)가 있으나 두 가지 모두 종합적으로 평가에 반영해야 한다.

가) 소급평가

소급평가방법으로는 퇴원환자의 기록감사와 면담, 간호직원 집담회, 환자설문지 방법이 있다. 퇴원환자 기록감사는 퇴원환자의 간호기록을 검토함으로써 잘못된 점을 수정하는 방법으로 같은 잘못을 되풀이하지 않도록 통제할 수 있는 수단이 된다. 환자면담은 퇴원 후 환자를 면담해서 간호결과를 파악하는 방법으로, 이는 간호활동에서 가장 중요한 요소가 환자라는 점을 고려할 때 매우 바람직한 방법이라고 할 수 있다. 간호직원 집담회는 일차적으로 환자간호를 담당한 간호사가 참석하는 것이지만, 모든 보건의료팀이 같이 참석하는 것이 이상적이며, 이때 환자기록과 간호계획을 검토하고 환자간호와 관계된 다양한 직종의 보건의료인력의 측면을 고려할 수 있다는 장점이 있다. 환자설문지는 퇴원 시 환자에게 환자가 받은 간호에 관련된 내용을 평가하는 방법이다. 이상과 같은 소급평가방법은 환자가간호를 받은 후에 평가하는 것이므로 해당 환자에게는 수정의 여지가 없다는 단점이 있다.

나) 동시평가

동시평가방법으로는 입원환자의 기록감시, 환자면담과 관찰, 직원면담과 관찰, 집담회가 있다. 입원환자 기록감시는 환자가 간호를 받고 있는 동안 환자기록을 검토해서 잘못된 점을 수정 · 보완하도록 하는 방법이다. 환자면담과 관찰은 입원해서 간호를 받고 있는 환자의 상태를 관찰하여 평가하는 방법이다. 직원면담과 관찰은 정해진 기준을 가지고 간호직원을 면담해서 간호과정을 평가하는 방법이다. 집담회는 환자와 환자가족이 함께 참여하여 환자의 만족을 충족시키기 위한 여러 가지 사항을 검토하기도 하고 환자를 참여시키지 않고 직원들만 간호내용을 검토하기도 한다. 이상과 같은 동시평가방법은 환자가 입원하고 있는 동안 환자의 편의를 위해 환자간호를 분석하고 그 결과를 반영할 수 있으므로 환자만족도를 높이고 간호의 질을 높일 수 있는 방법이라 하겠다.

여러 평가방법을 함께 사용하면 여러 측면을 평가할 수 있으나 비용과 시간이 더 많이 소요되므로 경제성, 효율성, 정확성을 평가하여 적용해야 한다. 또한 모든 평가방법에서 기본이 되는 것은 정확한 기준을 작성하여 이를 적용, 분석하고 수정, 보완하는 일련의 순환과정이라 하겠다.

(3) 간호평가기준 설정지침

객관적이고 타당도, 신뢰도가 높은 간호평가를 하기 위해서는 측정가능한 평가기준을 설정하는 것이 가장 중요하다. 모든 간호사는 정확하고 객관적인 간호평가를 위해 다음과 같은 간호평가기준의 설정지침을 잘 알고 적용함으로써 양질의 간호를 도모할 수 있다.

가. 기대하는 행위를 측정가능한 용어로 표현한다.

측정가능한 용어란 행동용어로써 객관적으로 표현하는 용어이다. 예를 들면, '환자는 수술 전에 섭취할 음식을 안다'라는 기준을 설정한 경우 '안다'라는 용어는 안다는 사실을 밝혀낼 수 없기 때문에 객관적이지 못하다. 따라서 이러한 객관적이지 못한 기준으로 측정할 경우는 평가자에 따라서 각각 다른 내용으로 평가할 오류를 범하기 쉽다. '환자는 수술 전 12시간 동안 금식하는 이유를 설명한다'라는 기준은 평가자로 하여금 객관적으로 측정할 수 있도록 하는 기준이다. 이와 같이 동사를 정확하고 객관적으로 표현함으로써 측정하고자 하는 행위를 객관적으로 측정하는 것이 중요하다.

나. 기대하는 내용을 구체적으로 열거한다.

과학적인 평가를 하려면 평가자의 주관적인 해석을 배제하고 객관적이며 명확한 평가가 되도록 해야 한다. 예를 들면, '환자가 수술의 결과를 이해한다'라는 기준을 설정한 경우 '이해한다'라는 상태는 개인의 해석에 따라 달라질 수 있다. 좀 더 구체적으로 '환자는 난관 절제수술로 인해 임신하지 못한다는 사실을 진술한다'라는 기준은 환자에게 기대하는 행위를 구체적으로 진술한 것으로, 평가자의 주관적 해석에 따라 달라질 수 있는 평가의 오류를 줄일 수 있다. 구체적인 내용을 진술하려면 막연한 표현을 하지 말고 명확하게 그 내용을 지적해야 한다. 예를 들면, '환자는 장루간호에 대한 세척법을 배운다'라는 기준은 세척법이 여러 가지 있을 경우 어떤 방법을 배우는 것인지 구체적으로 명시하는 것이 좋다.

다. 관련 내용만 간략하게 서술한다.

'환자는 퇴원 시 의사가 처방한 약의 용량을 기술한다'라는 기준보다는 '환자는 가정에서 복용할 정확한 용량을 기술한다'는 기준이 더 명료하다. 불필요한 내용은 되도록 줄이고 간략하고 명료하게 관련 내용만 서술하는 것이 좋다.

라. 한 가지 기준에는 한 가지 행위만 기술한다.

하나의 평가기준에 여러 가지 행위를 기술하는 경우에 그 행위의 목적을 모두 달성하지 못할 경우는 평가를 정확하게 할 수 없으므로 행위별로 기준을 설정하는 것이 좋다. 예를 들면, '환자는 수술 전에 심호흡, 기침, 체위변경 방법을 배운다'라는 기준은 심호흡, 기침, 체위변경 방법 중 어느 한 가지를 성취하지 못할 경우 어떻게 평가할 것인지 어렵게 된다. 따라서 '환자는 수술 전날까지 적절한 체위변경 방법을 시범해 보인다'로 한 가지씩 평가기준을 설정해야 각각에 대한 평가가 가능해지는 것이다.

마. 통용되는 약자를 사용한다.

보건의료 전문직 내에서 일반적으로 통용되는 약자 외에 본인이 편의상 약자를 임의로 사용할 경우 다른 사람이 알 수 없으므로 기준설정을 할 때는 공인된 약어를 사용하도록 한다.

바. 행위에 대한 주어를 기술한다.

'p.r.n.으로 드레싱을 교환한다'라는 기준을 설정한 경우 누가 드레싱을 교환할 것인지 행위의 주체가 분명하지 않다. '간호사는 p.r.n.으로 드레싱을 교환한다'라고 밝힘으로써 책임소재가 분명해질 수 있다. 일반적으로 우리나라에서는 대화를 할 때 주어를 생략하는 경우가 많은데, 그 행위를 누가 할 것인지에 대한 책임소재가 불분명해질 수 있으므로 주어를 분명히 기술하는 것이 좋다.

사. 현실적이고 성취가능한 기준을 설정한다.

구조적 평가기준으로 '일반병상마다 모니터 기기 1대를 갖추어야 한다'라는 기준은 이상적이기는 하지만 현실적으로 불가능한 경우가 많으므로 이와 같은 기준을 적용해서 평가하는 경우에는 대부분 좋은 평가결과를 기대할 수 없게 된다. 오히려 현실적으로 성취가능한 기준을 설정함으로써 적어도 그 기준은 충족할 수 있도록 유도하는 것이 좋다.

아. 긍정적인 형태로 기술한다.

평가를 할 때 흔히 '~이 없다'라는 부정문 형태의 기준을 설정해야 평가에 편리한 경우가 있다. 그러나 부정의 부정은 긍정 상태이므로 혼돈을 가져올 우려가 있으며, 부정적 측면을 강조하면 피평가자가 은폐나 조작할 가능성이 커지므로 비효과적 통제가 될 우려가 있다. 예를 들면, '환자의 피부에 욕창이 발생되지 않는다'라는 기준은 피부의 한 가지 합병증만 명시하고 있으며 욕창이 발생되지 않는다고 해서 정상적인 피부상태일 수는 없다. '환자의 피부상태가 정상이다'라는 것은 욕창뿐 아니라 색깔, 부종 유무까지 고려하여 피부가 건강한 상태를 의미하며, 더 긍정적인 방향으로 생각할 수 있는 것이다.

자. 특별한 사례보다 비슷한 문제를 가진 많은 대상자에게 적용할 수 있어야 한다.

특정 대상자에게만 적용하는 기준보다는 적용범위가 넓은 기준을 사용하는 것이 효율적이다.

3) 위험관리

위험관리는 미래에 일어날 문제를 미리 예방하기 위한 방법이다. 임상적 사고는 경영적 사고나 문제로 귀결될 수 있고, 상황에 따라서는 법적 문제도 발생할 수 있다. 그러므로 위험관리는 여러 분야를 점검하여 환자의 상해를 예방하고 소송 가능성과 소송 비용을 감소시킴으로써 병원의 자산을 보호하기 위한 전략의 수행과 개발을 포함한다.

간호관리자는 위험관리에서 적극적인 역량을 보임으로써 간호의 질을 높이고 비용을 감소시켜 병원과 환자 모두에게 기여할 수 있다. 위험관리과정은 위험확인, 위험분석, 위험대응, 위험평가, 추후관리로 이루어지며, 위험관리 프로그램은 실무 관련 위험관리와 안전프로그램을 포함한다.

간호사는 임상적 오류를 피하기 위하여 간호표준을 유지해야 한다. 간호표준의 유지를 위해서는 교과서, 참고문헌, 전문학회지, 동료, 계속교육과 같은 정보를 이용한다. 위험관리 프로그램의 첫 단계는 모든 부서의 사고, 상해, 재정손실에 대한 잠재적 위험을 파악하고, 현재 시행되고 있는 사건보고와 처리체계를 검토하는 것이다. 다음으로 환자에게 부정적 결과를 일으키는 특정 사건의 원인과 유형, 빈도를 분석하여 새로운 간호전략을 기획하고, 이에 대한 안전성을 검토하고 평가하며, 환자안전, 동의, 간호 관련 법령을 점검한다. 마지막으로 이를 토대로 가능한 많은 잠재위험 요소를 감소시키거나 제거한다.

위험관리자는 위험관리위원회를 설치하고 운영하는 책임을 가지고 있다. 매일 사건보고서를 검토하고 즉시 조사하며, 조사 전에 사건에 관한 자료수집을 점검한다. 사건발생 가능성이 있는 환자와 가족을 정기적으로 방문한다. 월별로 보고된 사건에 대한 통계를 분석하고 기록하며, 직원교육프로그램을 개발한다.

안전프로그램은 환자, 가족, 방문객 그리고 직원의 안전을 보장하는 것이다. 습관적 태만에서 비롯되는 위험은 통제되어야 하며, 자연재해, 화재, 감전 등에 대한 안전계획이 있어야 하고, 의료설비 유지프로그램이 준비되어야 한다.

04 의료서비스의 질 관리

1) 의료 질 관리와 관련된 용어

질(quality)은 특별한 서비스, 치료절차, 진단, 임상문제에 따른 예기된 결과에 대하여 현재 수용가능한 성취 정도를 의미한다.

(1) 질 통제

질 통제(quality control, QC)는 산업장에서 품질관리 초기단계에 많이 사용하던 용어로, 질의 일정수준을 표준으로 정한 후 특정 보건의료서비스가 표준에 도달하였는지 여부를 평가하는 것인데, 의료계에서는 질 통제라는 용어를 거의 사용하지 않고 있으며, 중립적인 의미로서 질 평가라는 용어를 사용하고 있다.

(2) 질 보장

초기에는 질 보장(quality assurance, QA)이라는 용어가 널리 사용되어 왔으며, 최근 QA를 질 관리라는 용어로 친숙하게 사용하고 있다. 1990년 이후 미국에서는 QA라는 용어를 거의 사용하지 않고 있으며, 질 향상(quality improvement, QI)이라는 용어를 많이 사용한다.

의료 질은 의료제공자, 소비자, 정부(보험자)의 입장에서 다양하게 이해되는데, QA는 의료제공자가 수행하는 업무와 업무가 이루어지는 환경, 업무 결과 등을 체계적으로 살펴보고 향상된 업무 결과를 유지 하도록 하는 일련의 과정이다. 설정된 기준이나 표준에 부응하는 것을 목표로 하며, 주로 진료와 관련된 의료행위 중 미흡한 의료행위를 찾아내는 결과 중심의 관리 방법이다.

(3) 질 향상

질 향상(quality improvement, QI)은 질 보장보다 다양하고 광범위한 방법으로 의료사업과 고객서비스 개선을 목표로 한다. 표준을 초월하여 좀 더 양질의 광의적 서비스 제공을 위한 지속적인 질 향상 추구 기법이다. 과정과 결과를 중시하며, 예방 중심의 예측적 질 관리 방법이다.

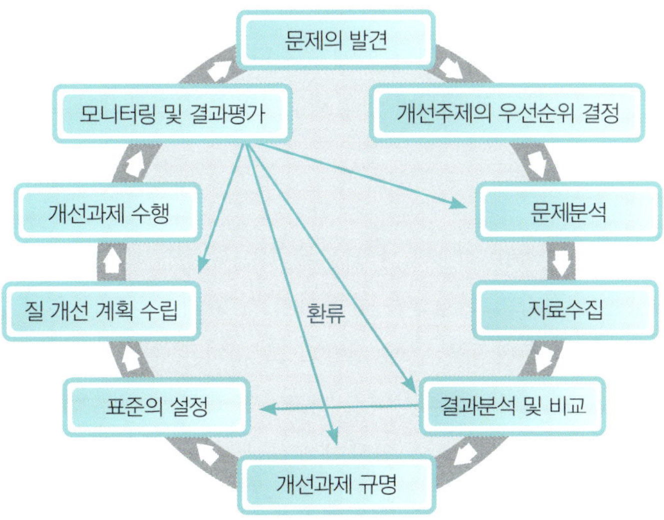

그림 10-3 QI 순환과정

(4) 총체적 질 관리

총체적 질 관리(total quality management, TQM)는 일반적으로 전사적 품질관리라고도 하는데, 일반 산업장에서 활발히 시행하고 있는 품질관리 개념으로서 보건의료 분야에서도 이를 도입하고 있다. 총체적 질 관리는 무엇보다 환자만족을 우선으로 하고, 질이 낮은 특정서비스를 지목하여 향상시키기보다는 병원 전체의 체계와 업무흐름을 개혁하는 데 중점을 두는 관리기법이다. 지속적 질 향상(continuous quality improvement, CQI)은 총체적 질 관리와 유사한 개념으로 사용되는 용어인데, 질 평가와 질 향상이 일시적인 활동이 아니라 지속적으로 이루어져야 함을 강조하며, 직접적인 업무수행을 향상하는 데 목표를 두고 있다.

가. 총체적 질 관리의 특징

총체적 질 관리의 특징은 질 향상이 필요한 특정 분야에 대한 집중적 향상 정도의 점검이 아니라 임상과 비임상 부서를 모두 포함한 전 직원의 참여하에 변화와 관리를 추구하는 것이다. 따라서 변화의 필요성을 인정하고 행동을 바꿈으로써 변화를 이끌어내야 하기 때문에 패러다임의 전환은 물론 리더십이 요구되는 특징이 있다.

나. 총체적 질 관리의 방법

총체적 질 관리는 다학제적 팀에 의해 이루어진다. 먼저 고객의 요구와 기대를 브레인스토밍(brainstorming) 또는 면담을 통해 파악하고, 다음으로 순서도(flow chart)를 이용하여 현재 적용하고 있는 업무절차를 기술하여 고객이 원하는 것과 현재 상황과의 차이를 분석한다. 그 후 브레인스토밍 또는 의사결정나무(decision tree)를 이용하여 해당 문제를 해결할 수 있는 방법을 모색하여 실행에 옮긴다. 총체적 질 관리를 성공적으로 실행하기 위해서는 다른 기관 사례의 벤치마킹과 최고경영진의 적극적인 참여가 필수적이다.

(5) 성과향상

성과향상(performance improvement, PI)은 특별한 과정이나 절차의 산출물을 측정하고, 과정이나 절차를 수정하여 산출물을 증가시키고, 효과성과 효율성을 높이는 개념이다. 산업현장에서의 생산성 향상을 위해 개발된 PI 개념은 최근 보건의료조직의 생산성을 강화하는 데 도입되고 있다. PI는 서비스 제공자와 다른 조직구성원의 요구를 만족시키는 데 초점을 두고 있는데, 근무자가 최상의 상태에 있을 때 의료서비스의 질이 향상된다고 본다. PI과정은 QA과정과 비슷하면서 매우 포괄적이다.

표 10-4 QA 접근법과 TQM 접근법의 비교

특 징	질 관리(QA)	총체적 질 관리(TQM)
목표	• 환자진료의 질 향상	• 환자와 고객을 위한 모든 서비스와 진료에 대한 질 향상
영역	• 임상의료의 과정과 결과 • 환자에게 취해진 활동	• 모든 체계와 과정: 임상, 비임상을 포함한 조직 전반 • 진행과정 향상을 위해 취해진 모든 활동
리더십	• 의사 및 임상부서 리더: 임상의사, QA위원회	• 모든 임상과 비임상 부서의 리더
목적	• 문제해결 • 특정 범위를 벗어난 결과를 초래한 개인과 특별한 원인을 규명	• 지속적인 질 향상 • 특별한 것과 일반적인 원인 모두를 강조하나 대부분 일상적인 원인에 주의를 더 기울임
초점	• 임상 진료과별 수직적인 검토 • 표준에 미달하는 직원 교육 • 감사 • 결과 중심	• 결과에 영향을 주는 모든 진행과정과 직원 등을 향상시키도록 수평적으로 초점을 두고 검토 • 모든 구성원의 업무수행을 개선 • 과정을 향상시키기 위한 예방과 계획 • 과정과 결과 모두를 중시
고객의 요구사항	• 고객은 전문 의료인과 감시기구임 • 환자가 대상 • 전문의료인에 의해 설정된 기준과 표준	• 고객은 환자, 전문의료인, 감시기구 • 모든 구성원이 고객 • 고정된 표준은 없으며, 고객과 전문의료인에 의해 지속적으로 향상되는 기준 설정
방법	• 의무기록 감사 • 명목집단 기법 • 지표 모니터링	• 지표의 모니터링과 자료이용 • 브레인스토밍 • 흐름도, 체크리스트, 히스토그램, 파레토 차트, 런 차트, 관리도 등
참여자	• QA위원회 위원 및 담당자 • 제한된 참여	• 과정에 관련된 모든 구성원 • 전 조직구성원이 참여
결과	• 측정과 모니터링 포함 • 지적된 소수 개인의 업무수행 개선 • 방어적 자세	• 측정과 모니터링 • 과정에 참여한 모든 개인의 성과 향상 • 과정개선에 초점 • 팀 정신을 강조
지속적인 활동	• 역치/표준에의 이탈을 감시 • 특별한 원인에 의한 이탈이 있을 경우 개선활동 수행	• 지속적으로 표준을 개선 • 특별한 원인 또는 공통의 원인에 의한 이탈일 경우 개선활동 수행

자료: Coffey, R. J.(1991). Comparing TQM and Traditional QA: Considerations for Health Care Organizations. Competitive Times 2:9–10.

2) 의료서비스 평가의 종류

의료서비스의 평가는 국가, 보험자 혹은 전문가협회가 주체가 되어 의료체계 전반에 걸친 질 향상을 목적으로 수행하는 거시적 평가와, 개별 의료인이나 의료기관이 자신이 제공하는 의료서비스 질을 자치적으로 관리하는 미시적 평가로 구분된다. 국가가 지원하는 각종 의료보장제도가 등장하면서 의료서비스의 적정화를 보장하려는 정책적 시도가 불가피하게 나타나게 되고, 이에 따라 의료의 질 관리도 점차 거시적 틀에 의해 다루어지게 된다. 의료서비스의 질 평가는 규제 · 허가 · 신임제도, 적정성 평가, 임상진료지침서 개발, 고객만족도와 서비스 평가의 4가지 형태로 구분할 수 있다.

(1) 규제 · 허가 · 신임제도

의료서비스와 관련된 각종 규제 · 허가 · 신임제도는 의료서비스에 대한 최소한의 질을 보장하여 국민건강을 보호하기 위한 목적으로 사용되는 방법으로, 국가가 주관하는 질 관리의 대표적인 유형이다. 한정된 의료자원으로 많은 사람이 양질의 의료서비스 혜택을 골고루 받기 위해서는 의료의 질 관리를 민간부분의 자율에만 전적으로 일임할 수 없기 때문에 국가는 이러한 기전을 통해 의료의 질을 일정수준으로 유지하기 위해 노력한다.

의사, 간호사, 약사 등 각종 보건인력에게 면허증 또는 자격증을 발급함으로써 최소한의 자격기준을 설정한다든가, 의료기관 설립인가기준 설정, 연간 특정 시술건수가 일정량 이상인 의료기관에 대해서만 해당 시술에 대한 건강보험 급여를 인정하는 것은 국가가 수행하는 질 관리의 예이다. 또한 대한병원협회에서 주관하는 수련환경평가와 같은 의료기관 신임제도 역시 관리 주체는 다르지만 거시적 질 관리의 한 예이다.

국가차원에서 행해지는 이러한 정책과 규제는 전통적으로 사용되어 온 질 향상 전략 중의 하나로, 의료질 관리의 가장 전통적이고 보편적인 방법인 동시에 한편으로는 진부하고 비효율적인 방법으로 평가되기도 한다. 이러한 규제에 의한 질 관리는 의료서비스와 의료기관에 대하여 국민이 수용할 수 있는 최소한도의 질 수준을 구체적으로 설정함으로써 국가 전체적으로 의료의 질을 일정수준 이상으로 유지할 수 있게 한다.

(2) 적정성 평가

적정성 평가는 의료서비스의 진료비 지불자인 정부나 민간보험자가 주관하는 의료서비스의 적정성 평가방법이다. 이는 제공된 의료서비스의 적정성을 의약학적 기준에 의해 심사하여 명백하게 질적 수준이 낮은 의료제공자 혹은 의료서비스 제공 유형에 잠정적 문제가 있는 것으로 판단되는 의료제공자를 식별하여 그들의 제공 유형을 교정함으로써 의료의 과다사용, 과소사용, 오사용을 방지하여 불필요한 지출을 억제하고자 하는 질 관리 기법이다. 미국 메디케어(Medicare)와 우리나라 건강보험의 의약품 적정사용 평가(drug utilization review, DUR), 결핵 적정성 평가 등 요양급여 적정성 평가가 이에 해당된다.

이러한 적정성 평가 프로그램이 효과적으로 수행되고 그 근본 목적인 질 향상을 달성하기 위해서는 두 가지 전제조건이 충족되어야 하는데, 첫째는 적용된 평가기준이 과학적이며 의약학적으로 타당하고 합리적이어야 하고, 둘째는 평가결과에 대한 환류방법이 적절해야 하며, 부적절한 진료 유형을 변화시키기 위한 수단이 효과적이어야 한다.

일반적으로 진료행태 변화를 위해 시도되는 정책적 개입은 그 접근방법에 따라 긍정적 개입과 부정적 개입으로 구분될 수 있다. 긍정적 개입으로는 대상 의료제공자에게 교육용 인쇄물 제공, 강의와 세미나 참여 권유, 일대일 교육을 시도하거나, 본인의 진료형태와 다른 의사나 기관과의 비교치, 표준값과의 비교 등을 제시함으로써 진료행태의 변화를 유도하는 방법이 있다. 이에 반해 부정적 개입방법으로는 의료제공자의 처방권과 조제권 제한, 보험급여비 지불 거부나 삭감이 있다.

(3) 임상진료지침서 개발

국가나 전문가협회가 주관하여 임상진료지침서를 개발하고 보급하는 것은 심사나 규제와 같은 강제적인 방법보다는 의료제공자에게 과학적이고 실용적인 정보를 제공하고 교육함으로써 의료제공자가 자발적으로 의료행태를 변화할 때 더 효과적으로 질 향상을 기대할 수 있다는 전제에 입각한 방법이다. 미국의 경우 과거에는 동료심사나 규제에 의존하여 질 관리를 하였는데, 오늘날에는 근거에 의한 의료(evidence based medicine, EBM) 중심으로 질 관리 접근법이 바뀌고 있다.

미국의 연방정부 산하기구인 '보건의료연구와 질관리청(Agency for Healthcare Research and Quality, AHRQ)'에서는 의료서비스와 기술에 대한 객관적이고 과학적인 증거와 정보를 축적하고 제공함으로써 의료서비스의 이해 당사자인 의료인, 환자, 보험자가 보다 정확한 의료이용 결정을 내릴 수 있도록 하고 있다. 이를 통해 궁극적으로는 의료의 적정성, 비용, 접근성, 치료결과 향상이라는 목적을 달성할 수 있도록 하고 있다.

우리나라도 정부가 대한의사협회, 대한병원협회와 공동으로 지속적으로 다양한 질병 치료 분야별로 임상진료지침을 개발, 보급하여 의료의 표준화를 통한 전반적인 질 향상을 도모하고 있다. 또한 임상진료지침정보센터를 설립, 운영하여 고혈압, 당뇨, 이상지질혈증 등에 대한 임상진료지침을 개발, 보급하고 있으며, 최근에는 한의약 분야에도 표준 임상진료지침의 연구개발이 이루어지고 있다.

(4) 고객만족도와 서비스 평가

각 의료기관이 제공한 의료서비스의 질적 수준 평가 자료나 환자만족도 조사 자료를 공개함으로써 의료기관의 자체적인 질 향상 노력을 유도하고 있다. 고객만족이란 소비자가 제품이나 서비스를 구매, 비교, 평가, 선택하는 과정에서 경험하는 호의적인 감정으로서 사용 전의 기대와 사용 후에 느끼는 제품 간의 지각된 불일치에 대한 소비자 평가 결과이다.

의료서비스란 전문서비스로서 고도의 전문교육을 거쳐 일정한 자격 또는 면허를 취득한 전문가가 행하는 진료행위의 과정과 체계를 말한다. 의료서비스는 다른 소비재와는 달리 독특하고 복합적인 특성을 가진다. 의료서비스는 인간의 생명과 건강을 다루는 것으로 공익성이 강하며, 의료진의 숙련도에 따라 의료서비스의 질이 달라질 수 있고, 환자가 의료서비스 구성요소로서의 서비스 과정에 얼마나 적극적으로 참여하는가에 따라 그 결과가 달라진다. 또한 의료서비스는 기대와 실제결과 사이에 불일치가 매우 큰 특징이 있다. 즉, 의료서비스는 형태가 보이지 않고 환자의 질병이 복잡하며 진료에 대한 환자의 반응도 각기 달라 상대적인 결과를 측정하기가 어렵다. 구매자인 환자는 육체적, 정신적으로 비정상적인 상태에서 회복에 대한 불확실성으로 인해 심리적 불안감을 겪게 되므로 의료서비스 평가에서 구매 전후에 불일치 감정이 높을 수밖에 없는 상황이다.

의료기관의 고객만족은 일반기업의 고객만족과는 많은 차이점을 지닌다. 친절하고 적극적인 대응으로 환자를 고객의 입장에서 모셔야 한다는 전제에서는 동일하다 할 수 있지만, 의료에서의 기본 주체, 즉 의사의 진료부분은 아직까지 환자의 무조건적인 신뢰, 처방에 의한 일방적 명령 하달과 시행이라는 측면에서 다르다고 할 수 있다. 그러나 환자만족은 의료기관에 대한 환자 요구와 의료서비스의 결과로 기대가 충족되었느냐에 따라 달라지므로 의료기관은 환자의 요구에 부응하는 서비스를 제공해야 한다.

05 질 향상 활동 방법

1) 6시그마

6시그마(Six Sigma, 6σ)는 기업에서 전략적으로 완벽에 가까운 제품이나 서비스를 개발하고 제공하려는 목적으로 정립된 품질경영기법으로, 기업 내의 다양한 문제를 구체적으로 정의하고 현재 수준을 계량화하고 평가한 후 개선하고 이를 유지관리하는 경영기법이다. 특히 1990년대와 2000년대에 많은 인기를 얻은 기업 혁신을 위한 방법이다. 6시그마는 단순히 불량률을 낮추자는 운동이 아니라 6시그마라는 구체적인 목표를 설정하여 품질을 개선해나가는 방법이다. 즉, 여기서 시그마(σ)는 정규분포에서 표준편차를 의미하는데, 6시그마는 99.999998%이므로 100만 개 중 3.4개의 불량률이 나오는 것을 목표로 한다는 의미이다.

총체적 품질관리의 경우에는 생산품질 자체에 집중하지만 6시그마는 기업의 모든 부서 업무에 적용할 수 있으며, 각자의 상황에 알맞은 고유한 방법론을 개발하고 적용하여 정량적 기법과 통계학적 기법으로 품질관리를 향상시킬 수 있다.

6시그마는 1986년 모토로라(Motorola)의 기술자인 빌 스미스(Bill Smith)가 이전에 많이 쓰이던 불량률 제로 운동, 총체적 품질관리 등의 다양한 품질관리기법을 참고하여 정립하였다. 6시그마는 1995년 잭 웰치(Jack Welch)가 제너럴 일렉트릭(General Electric, GE)에 도입하면서 한층 더 알려지고 발전하였다.

6시그마에는 DMAIC(define, measure, analyze, improve, control)과 DMADV(define, measure, analyze, design, verify)라는 두 가지 주요한 방법론이 있다. 이 두 가지는 원래 데밍(Deming)의 계획-실행-점검-행동 순환이론에서 영향을 받은 것이다. DMAIC은 주로 기존의 공정을 향상시키기 위해 활용되고, DMADV는 새로운 제품을 만들거나 예측가능하고 결함이 없는 성능을 내는 디자인을 만들기 위한 목적으로 쓰인다.

DMAIC는 다음의 5단계를 거친다.

- **정의(define)**: 공정의 개선을 위한 목적을 정의한다. 이는 반드시 기업 전략과 소비자 요구사항과 일치해야 한다.
- **측정(measure)**: 현재의 제품수준, 위험정도를 측정하고 품질에 결정적인 영향을 주는 요소를 확인한다.
- **분석(analyze)**: 각 요소의 관련성과 인과관계를 밝혀낸다. 어떤 관련성을 가지는지 결정하고 모든 요소가 충분히 고려되었는지를 확인해야 한다.
- **개선(improve)**: 공정을 향상시키거나 혹은 최적화시키는 과정이다.
- **관리(control)**: 결함에 영향을 미치는 모든 변수가 적절하게 관리되고 있는지를 확인하는 것이다. 시험 공정을 통해 공정 능력을 측정하고 실제 생산으로의 전환과 이후의 공정에 대한 계속적인 측정과 관리 체계를 구축하도록 한다.

DMADV는 다음의 5단계를 거치는 방법론이다.

- **정의(define)**: 기업 전략과 소비자 요구사항과 일치하는 설계 활동의 목표를 정한다.
- **측정(measure)**: 현재의 공정능력, 제품수준, 위험수준을 측정하고 어떤 것이 품질에 결정적 영향을 미치는 요소인지를 밝혀낸다.
- **분석(analyze)**: 설계 대안, 상위수준의 설계 만들기 그리고 최고의 설계를 선택하기 위한 설계가능성을 평가하는 것을 개발하는 과정이다.
- **설계(design)**: 세부사항, 설계의 최적화, 설계 검증을 위한 계획을 하는 단계를 말한다. 여기서 모의실험 과정이 필요하다.
- **검증(verify)**: 설계, 시험작동, 제품개발과정의 적용과 과정 담당자에게 이관하는 단계이다.

6시그마는 측정할 수 있는 것만을 고려하기 때문에 측정가능한 것 혹은 추정하여 측정한 것만을 다루는 한계가 있다. 이러한 이유로 전체 문제에서 부분적인 것만을 고려하게 되는 경우가 있으며, 근본적인 해결 방법을 제시하지 못할 수 있다. 6시그마는 과업을 운영하는 특성상 장기적인 측면을 고려하지 못하고 단기적이며 가시적인 부분에만 집중하여 해결방법을 택할 가능성이 높다. 따라서 근본적인 문제를 해결하지 못해 원래의 문제가 재발하거나 다른 문제가 생기는 것을 방지하지 못하는 단점이 있다. 또한 보다 큰 그림을 보는 시각을 가지지 못하고 미래의 전략을 결정하는 데 오히려 보수적이며, 항상 위험요소를 피하는 방향을 선택하게 되는 근시안적인 해결방법에만 집착할 수도 있다.

린 6시그마(Lean Six Sigma)는 기존의 6시그마가 분석방법의 엄격함 등으로 인해 개선결과 도출까지 상당한 시간이 소요되는 등의 문제점을 개선하고자 도입되었다. 린 6시그마는 제품의 가치에 도움이 되지 않는다고 판단되는 장비, 재료 등을 체계적으로 제거함으로써 품질개선 과정을 속도감 있게 진행할 수 있는 장점이 있다.

2) 임상경로

임상경로(clinical pathway, CP)는 산업공학과 경영학에서 사업진행과 물류공급의 효율성을 관리하는 기법으로 개발되었으며, 사업을 완성하기 위한 최단거리를 찾아내는 경로분석기법이라고 할 수 있다. 의료기관에서의 임상경로는 진료 지연과 자원사용량의 최소화, 의료의 질 향상을 목적으로 도입되고 있는데, 병원에서 의료진의 진단과 의료행위의 절차를 가장 적합하게 순서화하는 시간계획표로 사용되고 있다.

임상경로는 1985년 미국 보스턴의 뉴잉글랜드병원에서 활용되어 성공을 거둔 후 미국 의료계에 빠르게 확산되었다. 미국 의료계에서 임상경로는 진료제공자, 의료기관, 보험자에게 환자진료 결과를 향상하여 진료비를 절감하는 도구로 각광받으면서 확대되기 시작하였다. 일본에서는 1990년대 중반 이후 표준진료지침, 질병관리, 재원일수 단축을 목적으로 많이 이용되고 있다.

임상경로는 진단별 또는 절차별로 의사, 간호사 그리고 여러 의료인력이 최적의 순서에 따라 최적의 시기에 업무를 수행하도록 조직화한 것으로, 간호를 계획하고 수행, 감시하고, 기록함과 동시에 검토하기 위해 사용하는 도구이며, 일종의 표준화된 간호활동지침이다. 진단별로 다학제 팀에 의해 개발된 실무지침서이며, 정해진 기간 내에 기대하는 환자결과에 도달하기 위해 일정한 시간에 달성해야 할 핵심적인 내용을 보여 주는 요약된 자료이다. 표 10-5는 측후방 융합술을 시행한 요추관 협착증 환자에 대한 임상경로의 예이다.

표 10-5 임상경로의 예

특 징	질 관리(QA)	총체적 질 관리(TQM)
활동 및 식사	• 통증이 없는 한 자유롭게 일반식사	• 침상안정 및 침상 내 자세변경 • 금식
검사	• 수술 시 수혈에 대비한 혈액검사 및 소변검사	• 수술 직후 수술부위 촬영 • 수술 시 출혈 정도를 확인할 혈액검사
처치 및 시술	• 수술부위 면도와 소독 • 보조기 맞춤	• 소변줄과 혈액배액관 삽입 • 수술 후 가습기 틀기 • 심호흡과 기침 • 자세: 똑바로 눕기와 통나무 굴리기 자세변경
투약	• 항생제 반응검사 실시 • 수술 전에 예방적으로 항생제 투여 시작 • 필요한 경우 진통제 투여	• 항생제, 진통제 투여 • 정맥수액 공급 • 기타
교육	• 병실생활 안내 • 입원기간의 일정 안내 • 수술 전 교육 • 보조기 착용에 대한 안내 • 자정부터 금식	
진료내용	수술 후 1일	수술 후 2~5일
활동 및 식사	• 침상안정 및 자세변경 • 자세: 똑바로 눕기, 머리쪽 30도 올리기, 통나무 굴리듯 옆으로 돌아눕기 • 다리관절과 발목 운동 • 물-죽-밥	• 침상안정 및 자세변경 • 자세: 똑바로 눕기, 머리쪽 30도 올리기, 앉아있기 • 다리 들어올리기와 발목 운동 • 상체 배액
검사	• 혈액검사	• 이틀에 한 번씩 혈액검사
처치 및 시술	• 섭취와 배설량 조사 • 수술 상처 관리와 혈액배액관 관찰 • 방광 훈련	• 혈액배액량이 줄어들면 관 제거와 수술상처 관리 • 소변줄 제거 후 스스로 소변보기 • 배변양상 관찰과 변비예방 • 보조기를 착용하고 걷기운동 시작
투약	• 항생제, 진통제 투여 • 정맥수액 주입	• 항생제 투여 • 정맥수액 준비 • 통증이 심할 때는 진통제 주사
교육	• 수술상처 회복에 중요한 자세와 운동 • 보조기 착용 이유 및 기간	• 회복을 위한 운동방법과 시간 • 허리에 부담주지 않는 자세 유지

3) PDCA

PDCA는 계획(plan), 실행(do), 점검(check), 개선활동(act)으로 이루어진 품질관리방법으로서 계획을 세우고 실행하고 평가하고, 평가를 근거로 새로운 계획에 반영하거나 개선활동을 통하여 조직의 성과와 질을 향상하는 방법이다(그림 10-4).

PDCA 사이클은 지속적인 개선을 시도하고자할 때, 반복적인 업무 프로세스를 분명히 하고자 할 때, 문제의 우선순위나 근본원인을 확인하기 위한 자료수집 및 분석을 계획할 때 활용될 수 있다.

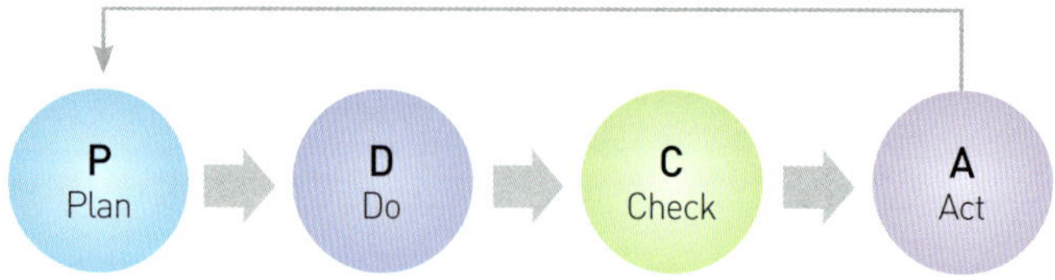

그림 10-4 PDCA

06 의료기관인증제

의료의 질 관리를 위해 현재 우리나라에서 시행 중인 의료기관평가제도는 의료기관인증평가를 비롯하여 요양급여 적정성 평가, 상급종합병원 지정평가, 응급의료기관평가 등 10가지 이상의 다양한 평가가 이루어지고 있다. 대표적인 평가제도는 종합적인 측면에서 의료기관의 서비스를 평가하는 의료기관인증제이다.

표 10-6 의료기관평가제도의 예

평가	평가 주체	평가위탁 담당기관
의료기관인증제도	보건복지부	의료기관평가인증원
의료질평가	보건복지부	건강보험심사평가원
상급종합병원지정평가	보건복지부	건강보험심사평가원
지역거점공공병원 운영평가	보건복지부	국립중앙의료원
수련환경평가	보건복지부	대한병원협회
전문병원지정평가	보건복지부	건강보험심사평가원
요양급여적정성평가	보건복지부	건강보험심사평가원
응급의료기관평가	보건복지부	중앙응급의료센터
연구중심병원지정평가	보건복지부	한국보건산업진흥원
완화의료전문기관평가	보건복지부	국립암센터
뇌사자판정 대상자관리 전문기관 평가	질병관리본부	질병관리본부
국가건강검진기관 평가	보건복지부	국민건강보험공단
공공보건의료계획 수립 · 결과평가지원	보건복지부	국립암센터

1) 시행 배경

의료기관평가제도는 1994년 의료보장개혁위원회에서 개혁과제의 일환으로 제시되어 1995년 39개 상급종합병원에 대한 시험평가로 시작되었다. 이 당시 의료기관서비스평가제도라는 명칭이었으나, 2002년 3월 의료법 개정에서 의료기관평가 관련 의료법 조항을 신설하였고, 의료기관평가라는 명칭으로 변경되었다. 2004년 상급종합병원과 500병상 이상 종합병원 78개를 대상으로 본격적인 평가를 실시하였으며, 그 대상을 점차 확대하였다.

의료기관평가제도는 대부분 시설, 인력, 장비 등 구조적 평가에 중점을 두었고, 또한 300병상 이상의 병원은 의무적으로 평가받아야 한다는 점에서 의료계와의 갈등이 지속되었다. 또한 의료기관평가제도는 의료기관의 시설, 인력, 장비 등 외형적인 평가항목이 많은 반면, 환자가 필요로 하는 각종 질환의 치료수준을 나타내는 의료서비스의 질 평가가 미흡하다는 구조적인 한계와 의료기관평가를 전담하는 기구가 없어 평가의 독립성, 전문성, 객관성을 확보하는 데 미흡하다는 문제가 제기되었고, 평가에 즈음하여 교대근무 간호사를 전일근무로 전환하거나 임시직, 용역업체 직원의 단기간 고용 등 병원의 편법 대응과 병원계의 소모적 경쟁이 문제점으로 지적되었다.

이에 따라 보건복지부는 2009년 평가제도를 인증제도로 전환하고 의료기관이 자율적으로 참여할 수 있도록 정책을 결정하였으며, 2010년 의료기관평가인증원(Korea Institute for Healthcare Accreditation, KOIHA)을 설립하고, 7월 의료법 개정으로 2011년부터 의료기관인증제도로 전환되었다. 2013년부터 요양병원과 정신병원은 의무인증을 받도록 하였고, 일반병원은 자율인증제로 시행하고 있다.

의료기관평가제도의 도입 목적은 다음과 같다.

- 첫째, 의료소비자가 전문지식 부족으로 의료서비스에 대한 평가를 할 수 없는 문제점을 보완하고 의료인이 최선을 다하여 환자를 치료하도록 함으로써 진료과정에서 부작용 발생 등 의료사고를 사전에 예방하는 것이다.
- 둘째, 진료비에 상응하는 수준의 보건의료서비스가 제공되도록 유도하고, 수익위주에서 환자위주로 의료제공 행태의 변화가 필요하다는 인식과 함께 보건의료기관 간의 서비스 격차를 해소하고, 일정수준의 의료서비스를 국민에게 보장할 수 있도록 의료기관의 수준을 객관적, 전문적으로 보장하여 보건의료서비스의 질적 수준을 보장하는 것이다.
- 셋째, 의료서비스에 대한 국민의 관심이 질적 측면으로 전환되고, 의료관련 분쟁과 불만 증가 등 의료에 대한 소비자의 권리의식이 신장되어 양질의 서비스를 요구하므로 의료기관의 시설, 인력, 장비, 서비스에 대한 사후관리를 강화하는 것이다.

2) 의료기관인증기준

현재 시행 중인 의료기관인증기준의 주요 내용은 환자의 권리와 안전, 의료기관의 의료서비스 질 향상 활동, 의료서비스의 제공과정 및 성과, 의료기관의 조직·인력관리 및 운영, 환자만족도 등이며, 세부적으로는 총 500여 개의 평가지표로 구성되어 있다.

인증기준은 기본가치체계, 환자진료체계, 성과관리체계, 조직관리체계 등 4개 영역(domain)으로 구성된다.

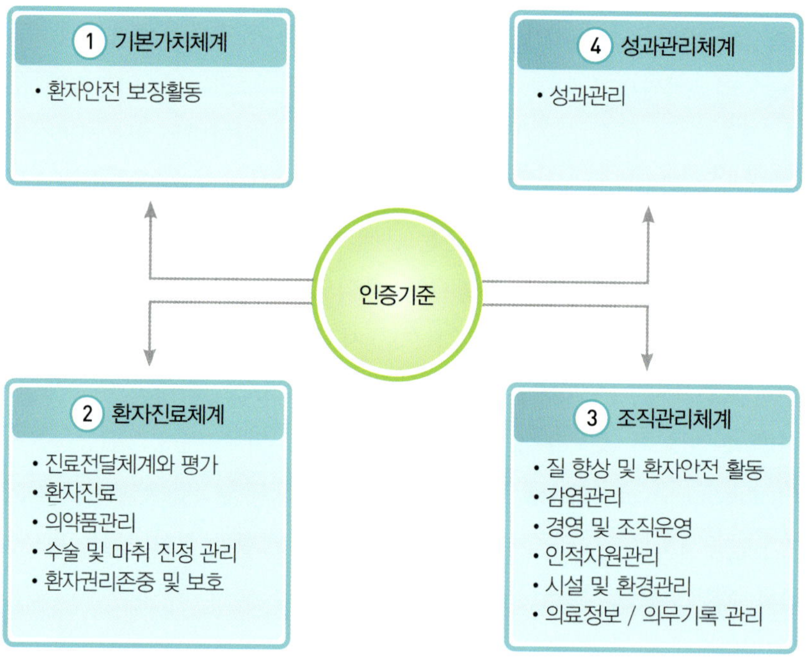

그림 10-5 의료기관인증기준

인증을 받기 위해서는 전반적인 인증기준을 충족해야 하며, 특히 기본가치체계 내에서 안전보장활동의 환자안전 및 직원안전 범주에 속하는 5개 기준은 인증을 받기 위한 필수 기준으로써 반드시 충족되어야 한다. 인증기준은 모든 의료기관에 공통적으로 적용가능한 보편적인 기준을 근간으로 구성되어 있으나, 의료기관의 규모와 특성에 따라 일부 기준이나 조사항목을 선택적 또는 단계적으로 적용하도록 구성되어 있다(표 10-7).

표 10-7 급성기병원 인증기준 (4주기)

장(Chapter)		기준(Standard)		병원		종합병원		상급종합병원	
				등급	항목	등급	항목	등급	항목
13		92		512(51)		512(7)		512(2)	
필수항목				51		51		52	
Ⅰ. 기본가치체계		5		23		23		23	
1장. 환자안전 보장활동		1.1	정확한 환자 확인	필수	5	필수	5	필수	5
		1.2	의료진 간 정확한 의사소통	필수	5	필수	5	필수	5
		1.3	수술 · 시술의 정확한 수행	필수	5	필수	5	필수	5
		1.4	낙상 예방활동	필수	5	필수	5	필수	5
		1.5	손위생 수행	필수	3	필수	3	필수	3
Ⅱ. 환자진료체계		47		248(7)		256(1)		256(1)	
2장. 진료 전달체계와 평가	진료 전달 체계	2.1.1	외래 및 응급환자 등록 절차	정규	4	정규	4	정규	4
		2.1.2	입원수속 절차	정규	4	정규	4	정규	4
		2.1.3	중환자실/특수치료실 입실 절차	정규	6	정규	6	정규	6
		2.1.4	환자진료의 일관성 및 연속성 유지	정규	5	정규	6(1)	정규	6(1)
		2.1.5	퇴원 및 전원 절차	정규	6	정규	6	정규	6
	환자 평가	2.2.1	외래환자 초기평가	정규	4	정규	4	정규	4
		2.2.2	입원환자 초기평가/재평가	정규	8	정규	8	정규	8
		2.2.3	응급환자 초기평가	정규	5	정규	5	정규	5
	검사 체계	2.3.1	검체검사 검사과정 관리	정규	8	정규	8	정규	8
		2.3.2	검체검사 결과 보고 절차	정규	5	정규	5	정규	5
		2.3.3	검체검사실 안전관리 절차	정규	5	정규	5	정규	5
		2.3.4	혈액제제 관리	정규	6	정규	6	정규	6
		2.3.5	영상검사 검사과정 관리	정규	8	정규	8	정규	8
		2.3.6	영상검사 결과 보고 절차	정규	4	정규	4	정규	4
		2.3.7	방사선 안전관리 절차	정규	6	정규	6	정규	6
3장. 환자 진료	환자 진료 체계	3.1.1	입원환자 치료계획	정규	7	정규	7	정규	7
		3.1.2	협의진료체계	정규	3	정규	3	정규	3
		3.1.3	통증관리	정규	5	정규	5	정규	5
		3.1.4	영양관리	정규	5	정규	5	정규	5
		3.1.5	영양집중지원서비스	시범	5(3)	정규	5	정규	5
		3.1.6	욕창관리	정규	5	정규	5	정규	5
		3.1.7	호스피스 · 완화의료	정규	4	정규	4	정규	4

표 10-7 급성기병원 인증기준 (4주기)–계속

장(Chapter)		기준(Standard)		병원		종합병원		상급종합병원	
				등급	항목	등급	항목	등급	항목
3장. 환자 진료	고위험 환자 진료 체계	3.2.1	중증응급환자 진료체계	정규	6	정규	6	정규	6
		3.2.2	심폐소생술 관리	정규	4	정규	4	정규	4
		3.2.3	수혈환자 관리	정규	4	정규	4	정규	4
		3.2.4	항암화학요법	정규	8	정규	8	정규	8
		3.2.5	신체보호대 및 격리 · 강박	정규	4	정규	4	정규	4
4장. 의약품 관리		4.1	의약품관리체계	정규	3	정규	3	정규	3
		4.2	의약품 구매선정	정규	4	정규	4	정규	4
		4.3	의약품 보관	정규	8	정규	8	정규	8
		4.4	처방 및 조제	정규	10	정규	10	정규	10
		4.5	투약 및 모니터링	정규	7	정규	7	정규	7
		4.6	의약품부작용 모니터링	정규	4	정규	4	정규	4
5장. 수술 및 마취진정관리		5.1	수술 계획	정규	5	정규	5	정규	5
		5.2	수술 중 환자안전보장	정규	5	정규	5	정규	5
		5.3	시술 계획, 시술 중 환자안전보장	정규	8	정규	8	정규	8
		5.4	진정치료	정규	4	정규	4	정규	4
		5.5	마취진료	정규	5	정규	5	정규	5
		5.6	환자상태 모니터링	정규	5	정규	5	정규	5
		5.7	수술장 안전관리	정규	3	정규	3	정규	3
6장. 환자권리 존중 및 보호		6.1	환자권리 존중 및 안전보장	정규	7	정규	7	정규	7
		6.2	취약환자 권리보호	정규	5	정규	5	정규	5
		6.3	불만 및 고충 처리	정규	6	정규	6	정규	6
		6.4	사회복지체계	정규	4	정규	4	정규	4
		6.5	동의서	정규	6	정규	6	정규	6
		6.6	임상연구관리	정규	8	정규	8	정규	8
		6.7	장기이식관리	정규	5	정규	5	정규	5
Ⅲ. 조직관리체계		37		202(30)		206(5)		206	
7장. 질 향상 및 환자안전 활동		7.1	질 향상 및 환자안전 운영체계	필수	5	필수	5	필수	5
		7.2	위험관리체계	정규	6	정규	6	정규	6
		7.3	환자안전사건 관리	필수	7(1)	필수	7	필수	7
		7.4	질 향상 활동	정규	5	정규	5	정규	5
		7.5	진료지침 개발 및 관리	시범	4(4)	정규	4	정규	4

표 10-7 급성기병원 인증기준 (4주기)–계속

장(Chapter)	기준(Standard)		병원		종합병원		상급종합병원	
			등급	항목	등급	항목	등급	항목
8장. 감염관리	8.1	감염예방 · 관리체계 구축 및 운영	필수	4	필수	6	필수	6
	8.2	감염감시 및 개선활동	정규	5	정규	5	정규	5
	8.3	감염예방 · 관리 교육	정규	4	정규	4	정규	4
	8.4	의료기구 감염관리	정규	4	정규	4	정규	4
	8.5	세척, 소독, 멸균 및 세탁물 관리	정규	7	정규	7	정규	7
	8.6	환자치료영역 환경관리	정규	3	정규	3	정규	3
	8.7	급식서비스 관리	정규	5	정규	5	정규	5
	8.8	감염성질환 및 면역저하 환자관리	정규	7	정규	7	정규	7
9장. 경영 및 조직운영	9.1	합리적인 의사결정	정규	9(2)	정규	9	정규	9
	9.2	의료기관 운영방침	정규	4	정규	4	정규	4
	9.3	부서운영	정규	4(4)	정규	4	정규	4
	9.4	윤리위원회 운영	정규	2	정규	2	정규	2
10장. 인적자원관리	10.1	인사관리체계	정규	6	정규	6	정규	6
	10.2	의사(전문의)의 진료권한 승인과 평가	정규	5(5)	시범	5(5)	정규	5
	10.3	전문의를 제외한 직원의 직무확인과 평가	정규	5	정규	5	정규	5
	10.4	인사정보관리	정규	4	정규	4	정규	4
	10.5	직원교육	정규	6	정규	6	정규	6
	10.6	의료인력 법적기준	정규	6	정규	6	정규	6
	10.7	직원안전 관리활동	필수	6	필수	6	필수	6
	10.8	폭력 예방 및 관리	정규	3	정규	3	정규	3
11장. 시설 및 환경관리	11.1	시설 및 환경 안전관리	정규	9(1)	정규	9	정규	9
	11.2	설비시스템 관리	정규	5	정규	5	정규	5
	11.3	위험물질 관리	정규	4	정규	4	정규	4
	11.4	보안관리	정규	4	정규	4	정규	4
	11.5	의료기기 관리	정규	9(2)	정규	9	정규	9
	11.6	화재안전 관리활동	필수	8	필수	8	필수	8
	11.7	재난관리	정규	3(1)	정규	3	정규	3
	11.8	유행성 감염병 대응체계	정규	3(3)	정규	5	정규	5
12장. 의료정보/의무기록관리	12.1	의료정보/의무기록관리	정규	9(1)	정규	9	정규	9
	12.2	퇴원환자 의무기록 완결도 관리	정규	11	정규	11	정규	11
	12.3	의료정보수집 및 활동	정규	5	정규	5	정규	5
	12.4	개인정보보호 및 보안	정규	6	정규	6	정규	6

표 10-7 급성기병원 인증기준 (4주기)–계속

장(Chapter)	기준(Standard)		병원		종합병원		상급종합병원	
			등급	항목	등급	항목	등급	항목
Ⅳ. 성과관리체계	3		27(14)		27(1)		27(1)	
13장. 성과관리	13.1	환자안전 지표 관리	정규	6	정규	6	정규	6
	13.2	진료영역 지표 관리	정규	15(9)	정규	15(1)	정규	15(1)
	13.3	관리영역 지표 관리	정규	6(5)	정규	6	정규	6

주: 1) 4개 영역(domain), 13개 장(chapter), 92개 기준(standard), 512개 조사항목.
2) 괄호( )는 시범항목 수
자료: 의료기관평가인증원(2021). 4주기 급성기병원 인증기준. 보건복지부 · 의료기관평가인증원

3) 서비스평가제도의 문제점과 미래방향

의료의 질 향상과 관련한 핵심정책은 의료기관서비스평가제도라고 할 수 있다. 의료기관서비스평가제도는 의료기관으로 하여금 쾌적한 진료환경을 조성하도록 하여 환자의 불편을 최소화하고 서비스 수준의 질적 향상을 도모하도록 유도하는 것이다. 그 결과 의료기관 이용의 편의성을 높일 수 있고, 환자에게 양질의 의료서비스를 제공할 수 있다.

의료기관서비스평가제도는 이러한 이점 때문에 선진국에서는 일반화된 제도이지만 우리나라에서는 제도 도입의 정책적 효과가 확산되기 이전에 의무평가에서 선택평가로 바뀌어 의료기관서비스평가제도 자체가 갖는 중요성을 제대로 구현하지 못하고 있다. 2011년부터 시행된 의료기관평가인증제는 기존의 의료기관평가제도를 보완하여 개선하였으나 요양병원과 정신병원을 제외하고 일반병원은 강제평가에서 자율인증제로 전환되었고, 평가결과에 대한 인센티브 부족, 인증기구의 거버넌스가 정부기구에서 민간기구로 전환되어 정부의 책임성이 약화되고 민주적 의사결정과 운영이 담보되지 못한다는 평가를 받고 있다. 또한 평가인증 결과 공개가 불투명하여 국민의 알 권리와 의료기관 선택권이 보장되지 못한다는 비판을 받고 있다.

의료기관서비스평가제도를 성공적으로 정착시키기 위해 양질의 의료서비스를 받고자 하는 국민의 일반적인 의료욕구를 토대로 서비스평가제도에 대한 다양한 의견과 비판을 수렴한 합리적인 방안을 수립하여 추진해 나가야 한다.

비판적 사고 문제

1. 환자의 안전과 병원의 이익이 서로 충돌할 때 의료의 질 관리를 위해 정부가 수행해야 할 정책에는 어떤 것이 있는가?

2. CQI를 위한 수단에는 어떤 것이 있는가?

3. 평가와 환류를 효과적으로 수행하기 위해 어떤 분석방법을 사용할 수 있는가?

4. 현행 의료기관인증제의 문제점을 분석하고 개선방안을 제시하시오.

>> 참고문헌

1. 강윤숙, 김은경, 김숙영, 김을순, 김지수, 유문숙, 전인숙 외(2015). 효과적인 리더십과 간호관리. 제2판. 포널스.
2. 김춘배 외 역(2001). 의료의 질 경영 따라잡기. 계축문화사(Graham, N. O., Quality in Health Care: Theory, Application, and Evolution. Aspen Publishers, 1995).
3. 이상일 외 역(1999). 의료의 질 관리. 울산대학교출판부(Harrigan, M. L., Quality of Care: Issues and Challenges in the 90s. Canadian Medical Association, 1992).
4. 신영수, 이신호, 김수경, 이영성(1994). 주요 국가의 의료기관 신임제도 비교연구. 한국의료QA학회지, 1(1):66-94.
5. 조우현, 손명세 역(1997). 질 중심의 병원경영. 학연사(Marszalek-Gaucher, E. and Coffey, R. J. Total Quality in Healthcare: from Theory to Practice. Jossey-Bass Publishers, 1993).
6. 장현숙, 김은경, 권영대(1998). 의료의 질 향상. 한국보건의료관리연구원.
7. 정면숙, 박광옥, 김세영, 김은경, 김종경, 박은준 외(2018). 알기 쉽고 현장감 있는 간호관리학. 제3판. 현문사.
8. Berwick, D. M.(1989). Continuous improvement as an ideal in health care. The New England Journal of Medicine, 320(1):53-56.
9. Berwick, D. M., Godfrey, A. B., and Roessener, J.(1990). Curing Health Care. New Strategies for Quality Improvement. Jossey-Bass.
10. Center for Quality Management(1991). The Seven Step Method: a Problem-solving Process for Continuous Improvement. developed by Analog Devices.
11. Coffey, R. J.(1991). Comparing TQM and Traditional QA: Considerations for Health Care Organizations. Competitive Times, 2:9-10.
12. Darr, K.(1990). Applying the Deming method in hospitals: Part 2. Hospital Topics, 68(1):4-6.
13. Hospital Corporation of America(1989). Hospitalwide Quality Improvement Process, Strategy for Improvement, FOCUS-PDCA.
14. Lohr, K. N.(1990). Medicare: A Strategy for Quality Assurance. Vol. I and II. National Academy Press.
15. Love, E. D. and Skitmore, M.(1996). Approaches to organisational effectiveness and their application to construction organisations. In Thorpe, A., eds. Proceedings 12th Annual Conference and Annual General Meeting, The Association of Researchers in Construction Management, Sheffield Hallam University.
16. Thomson, R. E. and Darr, K.(1990). Some practical applications of Deming's 14 points. Journal of Quality Assurance, 12(4):22-23.
17. George, M. L.(2002). Six Sigma: Combining Six Sigma Quality with Lean Speed. McGraw-Hill.

제 11 장

간호단위관리

11 간호단위관리

학습목표

- 간호단위관리의 주요 내용을 설명한다.
- 환자간호관리와 환자교육의 주요 내용을 설명한다.
- 물품관리의 중요성과 주요 내용을 설명한다.
- 약품관리의 중요성과 주요 내용을 설명한다.
- 환경관리의 중요성과 주요 내용을 설명한다.
- 병원감염관리의 중요성과 주요 내용을 설명한다.
- 간호기록과 보고의 주요 내용을 설명한다.
- 간호정보관리의 주요 내용을 설명한다.

주요용어

• 간호단위관리 • 환자간호관리 • 물품관리 • 약품관리 • 환경관리
• 병원감염관리 • 간호기록관리 • 간호정보관리

01 간호단위관리

1) 간호단위관리의 의의

간호단위는 최적의 간호를 수행하고 간호목표를 달성하기 위한 간호관리의 기본단위로, 일정 수의 간호대상자와 지원 · 시설의 범위를 포함한다. 다양한 병원의 간호부 조직 내에 하위조직으로 여러 개의 간호단위가 있다. 간호단위의 예로는 내과간호단위, 외과간호단위와 같은 입원간호단위와 수술실, 분만실, 외래진료실, 중환자실 등 특수간호단위가 있는데, 이러한 간호단위는 간호관리의 기본단위가 된다. 또한 간호단위는 간호직원이 공동으로 간호를 수행하기 위한 공간과 조직 공동체로서의 의미도 포함하고 있다.

간호단위는 간호대상자에게 직접간호를 제공하고 직접간호를 제고하기 위한 지원을 수행하는 기능을 수행한다. 또한 보건의료팀과 원활한 의사소통과 인간관계가 이루어 지도록 한다. 이러한 기능은 간호대상자와 간호사 사이의 일대일 관계로 이루어지는 경우도 있지만, 간호사 개인이 수행한 간호의 결과는 간호단위 전체에 영향을 미치고 간호단

위 내 다른 인력의 업무와도 관계가 되므로 간호단위 전체 차원에서 관리되어야 할 경우가 많다.

따라서 간호단위는 일반적으로 업무의 책임에 따라 조직구조와 관리체계를 갖추며, 간호단위 관리자, 책임간호사, 일반간호사의 수직적 구조를 갖는다.

2) 간호단위관리의 목표

간호단위관리의 목표는 다음과 같다.

① 입원환자에게 쾌적하고, 안전한 환경을 조성한다.
② 간호에 필요한 인력, 시설과 물품의 적정 수와 상태를 확보한다.
③ 간호실무표준과 환자의 간호요구를 반영한 간호를 계획하고 수행한다.
④ 환자의 건강회복을 위하여 의사의 진단과 치료활동을 지원한다.
⑤ 환자와 가족이 자가 간호 기술과 지식을 습득하도록 건강교육을 실시한다.
⑥ 환자 및 가족과 유쾌하고 원만한 인간관계를 수립한다.
⑦ 다른 부서 직원과 긴밀한 의사소통과 협조체계를 수립한다.
⑧ 간호단위 직원의 건강, 복지, 만족을 도모한다.
⑨ 간호직원의 전문적인 지식습득 및 직무역량 향상을 도모한다.
⑩ 간호직원과 학생에게 교육을 제공한다.
⑪ 간호실무의 향상을 위하여 지속적으로 간호연구를 수행한다.
⑫ 최소의 비용으로 최대의 효과를 얻도록 간호단위를 운영한다.

3) 간호단위의 기능

(1) 간호제공

간호단위는 간호업무의 수행에 가장 기본이 되는 단위이므로 궁극적으로 간호를 제공하는 기능이 우선적이고 중요하다. 간호의 내용은 간호전문직 고유의 활동, 즉 독자적이며 전문적인 간호활동과 전통적인 진료보조 활동으로 나눌 수 있다. 간호사는 간호요구에 따라 독자적, 비독자적 간호활동을 수행하며 시간을 낭비하지 않도록 업무를 잘 조직화할 수 있어야 한다.

가. 독자적 간호활동

독자적 간호활동은 간호대상자의 개별적 간호요구에 따른 간호과정, 즉 간호진단, 간호계획, 간호수행, 간호평가의 과정과 간호과정을 수행하는 간호인력에 대한 동기부여와 지도, 평가와 환류 활동을 포함한다. 이는 간호전문직의 고유영역으로서 간호사가 아닌 다른 인력으로 대체될 수 없는 활동이다.

나. 비독자적 간호활동

비독자적 간호활동은 진료와 치료 목적으로 의사의 처방에 따른 간호수행에 해당한다. 이는 전통적인 간호의 내용으로서 보건의료팀 내에서 다른 전문직과 협조하여 보건의료 조직의 목표를 달성하기 위하여 간호사에게 부여된 활동이다.

(2) 간호지원

간호지원 기능은 간호단위에서 간호를 제공하는 데 필요한 물리적 환경조성, 안전관리, 물품의 확보 및 관리를 포함한다. 간호단위는 병실, 간호사실, 처치실, 소독물실, 비소독물실, 린넨실, 배선실, 화장실, 샤워실 등이 포함되며, 보건의료팀이 대상자에게 전문적 기능을 수행하는 공간이므로 안전하게 관리되어야 한다. 또한 간호관리자는 필요한 물품의 배치, 물품순환과 공급이 적절히 이루어지도록 해야 한다.

(3) 의사소통과 인간관계

간호단위에서는 여러 보건의료전문직이 상호협력하에 각 전문영역별 서비스를 제공한다. 따라서 대상자를 중심으로 타 부서와 협력하고 좋은 인간관계를 유지하여 상호 도움을 주고받아야 한다. 만일 각각의 전문직이 타 전문직 기능을 고려하지 않고 업무를 추진하는 경우 업무가 중복되거나 일관성이 없어 혼동과 비효과적인 결과를 초래할 수 있다. 따라서 대상자의 요구를 중심으로 보건의료 기능이 조정될 필요가 있고, 업무의 조정과 협력관계를 위한 의사소통은 간호단위관리의 궁극적인 목표를 달성하는 데 매우 중요하고 필수적인 기능이다.

4) 간호단위관리자의 역할

(1) 간호단위관리자의 위치

간호단위관리자는 병원간호업무의 중요한 부분을 담당하고 있고, 병원서비스의 중심이 되는 위치에 있으며, 간호부 조직의 중간관리자 역할을 수행하는 위치에 있다. 종적으로는 간호부의 최고관리자인 간호부장, 간호과장으로부터 간호관리의 책임을 위임받아 수행하고 일선간호사에게서 기능 수행상의 문제점을 보고받는 관리자이다. 동시에 병원 운영의 가장 기본인 간호단위에서 하루 24시간의 간호실무를 계획하고 조직하며 통제하는 간호관리자는 병원 전체조직 구조상 하위관리자의 역할을 수행하게 된다.

간호단위에서 간호단위관리자는 환자에게 만족스러운 간호를 제공하고 간호단위의 관리업무를 얼마나 성공적으로 잘 수행하는가 하는 조직목표 성취의 성패를 좌우하는 중요한 요인이 된다. 즉, 간호단위관리자는 간호단위를 운영 · 관리함에 있어서 간호단위의 기능인 간호제공, 간호지원기능을 효율적으로 수행하도록 계획, 수행, 평가할 책임이 있고, 그 중에서도 간호전문직의 고유활동인 간호제공 기능에 대한 관리자로서의 역할은 매우 중요하다.

(2) 간호단위관리자의 역할

전통적으로 간호단위관리자는 일반간호사의 업무관리와 감독, 교육, 임상간호전문가로서의 역할을 수행하며, 이에 따른 역할은 시대에 따라 변화하고 있다. 1960년대에는 간호업무활동, 인적자원관리, 조정 역할로, 1980년대에는 병원 운영관리, 직접간호, 인적자원관리 역할로 구분하고 있으며, 1990년대 이후에는 직접 환자간호, 환자간호관리, 간호직원관리, 운용관리, 교육과 연구 역할로 구분하거나 관리자, 임상간호전문가, 교육자와 지도자로 구분되어 역할이 점차 세분화되고 확대되어 왔다.

구체적인 간호단위관리자의 역할은 환자간호의 관리, 직원의 인사관리, 교육, 감독, 평가, 물품의 관리와 공급 등이며, 이 중 가장 중요한 것은 간호제공과 관리이다. 간호단위관리자는 양질의 간호를 제공하기 위하여 환자가 입원할 때부터 퇴원할 때까지의 간호사정, 진단, 계획, 수행, 평가에 이르는 간호과정을 지도하고 감독해야 한다. 간호단위관리자의 관리책임은 환자간호의 관리, 간호직원의 관리, 간호부서의 실무행정, 간호환경과 물품설비의 관리를 포함한다.

구체적인 간호단위관리자의 업무수행 내용은 다음과 같다.

- 병실 순회를 통해 환자의 상태를 관찰하고 간호가 계획대로 이행되는지 확인한다.
- 간호실무표준화를 위한 기준을 제시하고, 이를 근거로 간호직원과 학생을 교육하고 훈련한다.
- 간호단위의 업무를 기획하고, 간호사와 간호단위 직원의 업무를 지도하고 통제한다.
- 간호단위의 약품, 비품, 물품을 관리하고 운영한다.
- 간호사 근무표를 작성하여 간호의 연속성을 보장하고, 구성원의 직무만족도를 향상한다.
- 환자상태와 간호사의 능력을 파악하여 업무를 조정한다.
- 간호단위 환자의 투약, 식이, 간호기록 현황을 모니터링하고 교육한다.
- 안전한 환경을 유지하고 관리한다.
- 병동 운영과 간호실무 개선을 위하여 회의에 참여하고 개선안을 제시한다.
- 신규직원에게 간호단위 목표, 주요 업무 내용, 시설, 직원 소개 등의 예비교육을 실

시한다.

- 대상자의 건강을 유지, 증진하기 위하여 다른 의료진과 협조하고 연구한다.
- 간호단위 내에서 문제(낙상, 투약사고 등) 발생 시 표준화된 보고절차에 따라 보고한다.
- 새로운 시설과 장비에 대한 사용법을 간호사와 소속직원에게 교육한다.
- 필요한 경우 간호단위 직원, 환자, 보호자와 면담하여 문제점을 파악하고 해결한다.
- 직원, 환자, 시설 등 업무에 관한 사항에 변경이 있거나 고려할 문제는 간호부에 보고한다.
- 입 · 퇴원간호가 원활하게 시행되도록 조정한다.
- 간호단위의 모임을 주관한다.
- 간호학생의 임상실습교육을 실시하고 평가한다.

이상과 같이 간호단위관리자는 간호관리 능력과 간호실무 능력이 모두 요구된다. 따라서 조직에서는 간호단위관리자 임명 전에 간호관리 지식과 기술에 대한 교육을 반드시 제공해야 한다.

5) 간호단위의 구성

(1) 간호단위의 구성과 시설

가. 병상수와 구조

간호단위의 병상수는 환자수와 간호필요도, 간호사 1인당 환자수와 간호단위관리자의 관리범위에 따라 결정되어야 한다. 일반적으로 단일 간호단위 내 환자를 수용할 수 있는 적정 공간과 시설, 편의시설, 간호와 치료 준비를 위한 공간과 가구, 기구, 의약품을 저장 · 관리할 수 있는 공간이 포함된다.

최근 병원이 대형화되면서 간호단위의 규모가 커지고 있는데, 간호단위의 규모가 커지면 간호사의 업무활동영역이 넓어지고, 그만큼 동선이 길어져 노력이 많이 들고, 간호단위관리자가 관리해야 할 간호사의 수와 환자수가 증가하므로 관리상의 어려움이 따르고 비효율적이다. 반면 간호단위 내 병상수가 지나치게 적게 되면 관리효율이 떨어지므로 간호단위의 적정 병상수를 유지하는 것이 필요하다. 간호단위의 동선은 짧을수록 효율적이므로 간호단위의 구조는 정사각형과 원형이 이상적이지만, 일반적인 간호단위의 구조는 직사각형이나 T자형, Y자형, E형 등으로 되어 있는 경우가 많다.

나. 병실

가) 병실의 종류

나이팅게일이 '병원에 관한 소견(Notes on Hospitals)'에서 최초로 병실의 일조, 환기, 청결 등 위생상의 문제를 제시하고 약 40명의 환자를 한 병실의 간호단위로 설정하여 병상을 직각으로 배치하는 방식(large open ward)의 병동을 시도한 이후 20세기 초반까지 간호단위인 병동의 표준형으로 전해져 왔다. 이와 같은 개방된 형태의 대형병동은 사생활 침해, 교차감염, 공기오염, 소음 문제로 인해 점차 감소되어 소규모의 병실로 대체되었다. 병실에는 1인실, 2~3인실, 4인 이상의 다인실이 있으나 2017년 개정된 의료법 시행규칙에 의하여 2018년 이후 신축되는 병원은 병실 한 개당 최대 4명(요양병원은 6인)으로 정하고 있다. 간호단위 병실의 배치는 간호사의 업무효율과 대상자의 상태와 요구를 고려하여 1인실과 다인실의 비율을 적정하게 배치하는 것이 필요하다.

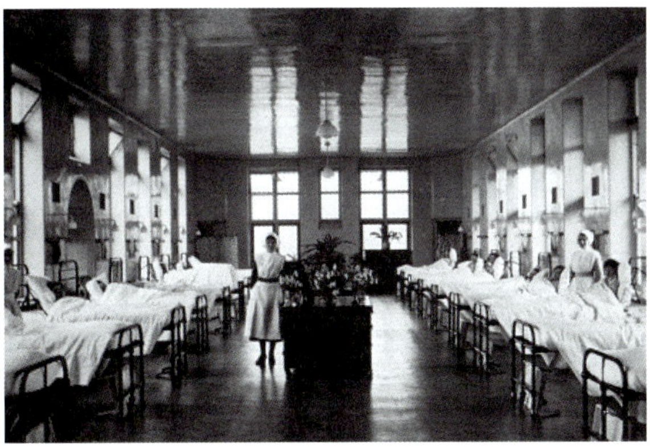

그림 11-1 나이팅게일 병실

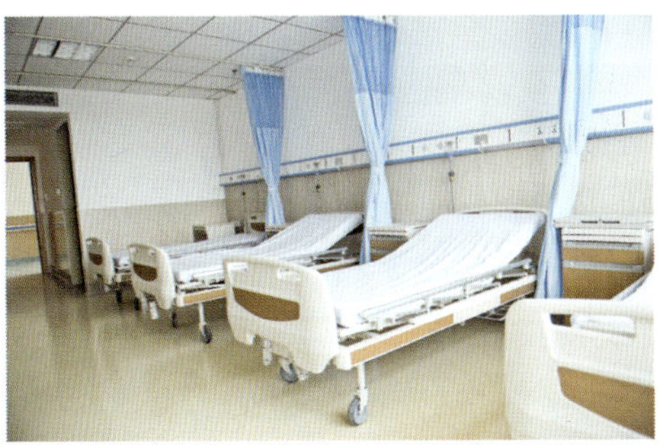

그림 11-2 다인용 병실

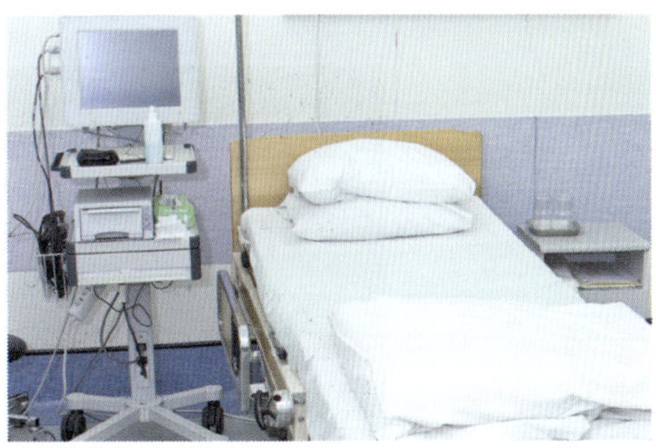

그림 11-3 1인용 병실

나) 병실 면적과 병상 간 배치

2017년 개정된 의료법 시행규칙에 의하면 성인기준 병실의 최소 면적기준으로 1인실은 $10m^2$ 이상, 2인실 이상의 병실일 경우 1인당 $6.3m^2$ 이상의 면적을 확보하도록 하고 있다. 2018년 이후에 신설되는 병원은 병상 간 떨어진 거리를 1.5m 이상으로 규정하고 있다. 이전까지는 환자 1인당 면적기준은 침대를 배치하고 나면 간호사가 침대 사이로 이동하는 공간이 부족했다. 병실문은 침대가 드나들 수 있도록 넓어야 한다. 1인실은 중환자, 격리환자, 사생활 보장을 원하는 환자를 우선 배치한다. 간호단위 내 1인실 등 병실당 환자수가 적은 병실이 많을수록 간호인력이 많이 필요하다. 다인실은 간호나 설비 측면에서 유리하지만 환자의 사생활 유지가 곤란하며, 병원감염의 위험, 소음, 악취, 질서유지에 어려움이 있어 내부에 칸막이나 커튼을 설치하여 사생활이 방해받지 않도록 하는 것이 필요하다.

병실 내의 병상 배치는 병실의 건축 설계 시부터 고려하여 창에 직각 방향이나 평행 방향으로 배치한다. 직각 배치는 과거 유럽에서 전통적으로 시행된 방법으로, 창문을 작게 내고 하나의 창문에 하나의 병상을 직각으로 배치하는 것이다. 평행 배치는 창문이 크고 광선을 받기 쉬운 병실에서 창문과 평행되게 배치하는 것이다. 병상의 방향은 환자의 눈에 직사광선이 닿지 않고 병실 외부와 내부를 잘 볼 수 있어야 하며, 간호와 처치 시 불편이 없도록 배치하는 것이 좋다.

다. 간호사실

간호사실은 간호준비와 행정업무가 이루어지는 핵심적인 공간으로, 환자 간호인력이 효율적으로 업무를 수행할 수 있도록 충분한 공간을 확보하고 동선을 고려하여 위치되어야 한다. 간호사실에는 간호기록과 보고, 환자와 소통할 수 있는 장치가 구비되어 있어야 한다. 간호단위관리자 방은 간호사실 옆에 별도로 설치하는 것이 효율적이다.

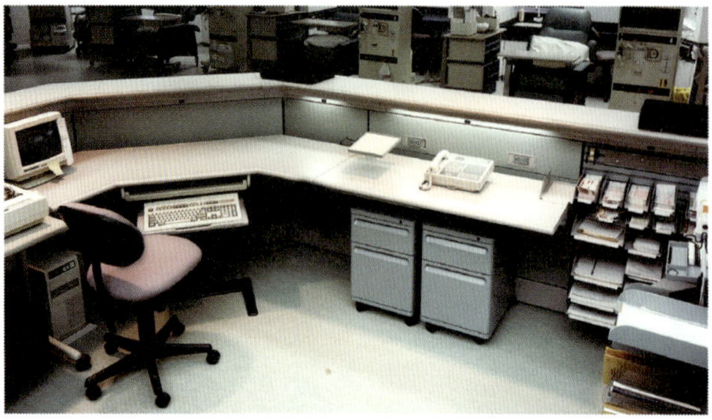

그림 11-4 간호사실

라. 준비실과 처치실

준비실은 간호와 치료에 필요한 기구와 물품을 비치하고, 기구를 세척할 수 있는 싱크대와 1차 소독을 할 수 있는 시설이 구비되어 있어야 한다. 처치실은 병실에서 수행하기 곤란한 치료나 검사를 실시하기 위해 설치한다.

마. 린넨실

시트, 환의, 베갯잇 등 린넨을 정리 보관할 수 있는 보관시설이 있어야 하며, 보관해야 할 린넨의 숫자와 종류를 쉽게 알아볼 수 있도록 선반을 설치한다.

바. 휴게실

환자와 보호자의 휴식에 이용되며, 독서, 담화, 오락, 면회 공간으로 사용된다. 소아병동에서는 놀이방으로, 정신병동에서는 작업요법이나 오락요법 공간으로 사용될 수 있다.

사. 회의실

회의실은 간호집담회나 교육을 하는 곳으로, 간호단위마다 설치하면 좋으나, 2~3개 간호단위가 공동으로 사용하기도 한다.

아. 배선실

배선실은 냄새나 소리가 병실로 유입되지 않도록 하고 음식을 데울 수 있는 시설과 보관할 수 있는 냉장고가 있어야 한다. 보호자의 취사는 금하는 것이 좋으며, 과일 등을 씻을 수 있는 싱크대 시설이 되어 있으면 편리하다.

자. 화장실(욕실)

화장실 내에는 응급상황에 연락할 수 있도록 비상벨이 있어야 하며, 수액을 걸 수 있도록 고리가 설치되어야 한다. 화장실 문은 외부에서 바로 접근 가능하도록 바깥으로 열

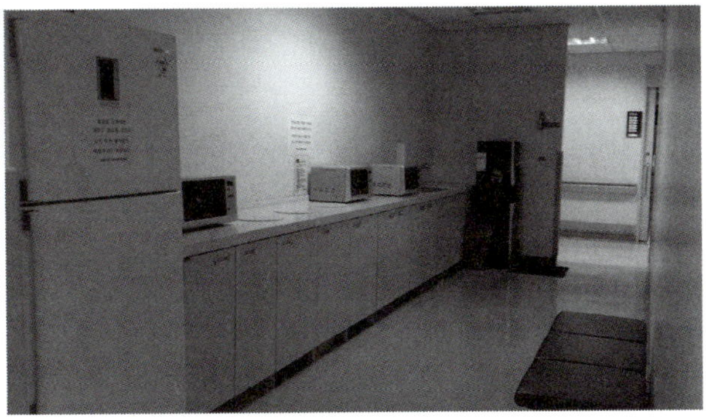

그림 11-5 배선실

리는 것이 바람직하고, 욕실바닥은 미끄럼 방지 시설이 되어 있어야 한다. 화장실과 욕실의 문은 휠체어가 드나들 수 있도록 충분히 넓어야 하고 환기가 잘 되도록 설계되어야 한다.

(2) 특수간호단위

입원간호단위 외에 중환자실, 수술실, 분만실, 신생아실, 인공신장실, 외래 등 특수간호단위가 있으며, 이외에도 가정간호팀, 장기이식 전문간호팀, 고객서비스 관리부서, 보험심사팀, 중앙공급실, 통합물류팀, 감염관리실, QI 팀 등이 운영된다. 표 11-1은 특수간호단위의 주요 업무내용이다.

표 11-1 특수간호단위와 업무 내용

구분	주요 업무 내용
중환자실	• 중환자실 내 환자상태, 간호문제 및 제반 사항 관리 • 수술, 특수검사 및 특수치료와 관련된 적정 간호 업무 • 각종 의료기기의 작동상태나 삽관된 튜브의 상태를 점검, 숙지, 교육
수술실	• 수술환자간호를 담당하며 수술을 위한 준비와 제반관리 업무(순회, 소독, 수술환자의 안위도모) 수행
응급실	• 중증도 분류 및 심정지 환자간호 • 응급질환(쇼크, 심혈관계, 호흡기계, 신경계, 소화기, 외상, 중독, 출혈 등)을 가진 환자의 간호
외래간호팀	• 외래진료와 관련된 간호업무 관리 및 환경관리 • 진료치료목적 및 방법, 병원 규칙과 절차에 대한 설명 • 진료가 끝난 후 추가 설명이 요구되는 환자교육
분만실	• 임부의 간호 및 태아 감시를 실시하고 분만 전, 중, 후 간호 • 분만실 환경관리
신생아실	• 신생아의 상태 파악, 목욕 및 피부간호, 수유 실시 • 신생아에게 필요한 검사 및 치료와 관련된 적정 간호업무 • 수유 및 신생아 간호에 관한 산모 교육
인공신장실	• 혈액투석환자와 복막투석환자에게 적절한 투석치료와 간호업무수행
가정간호팀	• 가정을 방문하여 대상자상태와 가정환경사정 • 가정에서의 간호방법과 필요한 자가간호 기술 교육
장기이식 전문팀	• 기증자와 수혜자 및 가족에게 정보와 직접적인 간호 및 교육, 상담, 지지를 제공 • 이식에 관한 제반 절차를 중재, 조정하는 역할 수행
보험심사팀	• 보험삭감분석 및 관리, 이의신청 • 진료수가, 약제의 조정 및 관리 • 수진내역 확인 및 진료비 민원처리
중앙공급실	• 멸균업무 및 멸균 물품 공급 • 의료기관 세탁물 및 기타 세탁물 수거, 세탁, 공급 • 린넨 및 직원근무복 관리업무
감염관리실	• 환자 및 직원의 의료관련감염 예방, 감염전파 차단 • 감염감시 및 감염예방에 관한 업무수행 • 감염병에 대한 예방조치 및 관리 수행

02 환자간호관리

환자간호관리는 입원부터 퇴원까지 환자에게 제공하는 환자 사정부터 간호 진단, 계획, 수행, 평가에 이르는 일체의 활동과 이를 위한 모든 업무의 질을 관리하는 활동이다. 환자간호관리는 양질의 간호를 제공하고 계속적으로 간호의 질이 향상하기 위하여 간호표준을 설정하고 간호의 결과를 표준과 비교, 평가, 분석하여 간호업무에 반영하는 질 향상 활동이라고 볼 수 있다.

질 향상 활동과 더불어 의료환경의 변화와 대상자의 요구를 충족하기 위한 만족도 관리활동도 환자간호관리에서는 중요하다. 의료기관은 대상자의 만족도 향상을 위하여 환자의 권리와 의무에 대한 정보를 제공하고 적절한 진료와 자기결정권을 발휘할 수 있도록 하는 것이 필요하다.

1) 환자의 권리

(1) 진료받을 권리

환자는 자신이 건강보호와 증진을 위하여 적절한 보건의료서비스를 받을 권리를 갖고, 성별, 나이, 종교, 사회적 신분 또는 경제적 사정 등을 이유로 건강에 관한 권리를 침해받지 아니하며, 의료인은 정당한 사유 없이 진료를 거부하지 못한다.

(2) 알 권리와 자기결정권

환자는 담당 의사, 간호사 등으로부터 질병상태, 치료방법, 의학적 연구대상 여부, 장기이식 여부, 부작용 등 예상 결과, 진료비용에 관하여 충분한 설명을 듣고, 이에 관한 동의 여부를 결정할 권리를 갖는다. 특히 정부는 건강보험 비급여 진료에 대해서 환자에서 진료 내용과 예상되는 부작용, 진료비에 대해 설명하고 환자의 동의를 받도록 규정하고 있다.

(3) 비밀을 보호받을 권리

환자는 진료와 관련된 신체상, 건강상의 비밀과 사생활의 비밀을 침해받지 아니하며, 의료인과 의료기관은 환자의 동의를 받거나 범죄 수사 등 법률에서 정한 경우 외에는 비밀을 누설, 발표하지 못한다.

(4) 상담 · 조정을 신청할 권리

환자는 의료서비스 관련 분쟁이 발생한 경우 한국의료분쟁조정중재원, 한국소비자원에 상담과 조정을 신청할 수 있다.

2) 환자의 의무

(1) 의료인에 대한 신뢰, 존중 의무

환자는 자신의 건강 관련 정보를 의료인에게 정확히 알리고, 의료인의 치료계획을 신뢰하고 존중해야 한다.

(2) 부정한 방법으로 진료를 받지 않을 의무

환자는 진료 전에 본인의 신분을 밝혀야 하고, 다른 사람의 명의로 진료를 받는 등 거짓이나 부정한 방법으로 진료를 받아서는 안 된다. 특히 외국인이나 재외국민에 의한 국민건강보험증 도용 사례가 적지 않은데, 이런 일이 발생하지 않도록 접수 단계에서부터 철저한 확인이 필요하다.

3) 입원 시 간호관리

입원 시 간호관리의 목표는 질병과 새로운 환경에 대한 환자의 불안과 스트레스를 관리하여 치료과정에 잘 참여할 수 있도록 하는 것이다. 이를 위하여 입원 시 환자의 상태와 요구를 정확하게 파악하여 간호진단, 간호계획, 간호수행을 실시해야 한다.

입원 시 간호관리에서 시설관리도 중요한 부분 중 하나이다. 담당간호사는 입원실은 청소가 완료되었는지 침대, 침구, 환의, 필요한 물품이 완전하게 준비되었는지 병실의 가구류와 블라인드, 커튼이 고장난 것이 없는지 등을 입원환자가 병실에 도착하기 전에 준비상태를 확인해야 한다.

환자가 병실에 도착하면 담당간호사는 입원생활안내서를 배포하고 입원생활을 안내하며, 화장실, 배선실 구조와 식사시간, 회진시간, 면회시간 등 매일의 일과와 침상사용법, 간호사호출법, 귀중품 보관법을 알려준다. 담당간호사가 입원간호를 수행하는 동안 간호단위관리자는 가능한 신속하게 환자를 방문하여 관리책임자임을 알리도록 한다.

간호정보조사지 예

병 록 번 호:
성 명:
주민등록번호:

xxxxxxxxxx병원

간호정보조사지(성인)

일반정보

입 원 일 _____ 년 _____ 월 _____ 일 _____ 시
정보제공자 __________ 작성간호사 __________
직 업 __________ 교 육 정 도 __________
종 교 __________ 전 화 번 호 __________
현 주 소 ______________________________
흡 연 양 ________ 갑/일 기간 ______ 년

가계도 및 가족병력

음 주 종류 ________ 양 ______ 병/회 횟수 ______ 회/월 기간 ______ 년

입원과 관련된 정보

진단명 ______________________________
입 원 경 로 ☐ 외래 ☐ 응급실 ☐ 기타 ______________________________
입 원 방 법 ☐ 도보 ☐ 휠체어 ☐ 눕는차 ☐ 기타 ______________________________
입 원 동 기 주증상 ______________________________ 발행일 __________

____
____
____
____
____
____
____
____

과 거 병 력 ☐ 고혈압 ☐ 당뇨 ☐ 결핵 ☐ 기타 ______________________________
____
수술명 ________________ 알레르기 ☐ 없음 ☐ 있음 ______________
최근투약상태 ______________________________
____
병에 대한 인식 ______________________________

신체검진

전반적 상태

기 형 ☐ 없음 ☐ 있음 ☐ 부위 ______________________________
동 통 ☐ 없음 ☐ 있음 ☐ 부위 __________ (둔함, 쑤심, 퍼짐, 예리함, 찌르는듯함, 기타)
식 욕 ☐ 좋음 ☐ 보통 ☐ 나쁨 체중변화 ☐ 없음 ☐ 있음 ______________
수 면 상 태 수면시간 ________ 시간/일, 수면장애 ________ 수면을 돕는법 ________
대 변 횟수 ________ 회/()일 색깔 ________ ☐ 설사 ☐ 변비 ☐ 동통 ☐ 기타
소 변 횟수 ________ 회/()일 양 ________ 색깔 ________ 냄새 ________
☐ 빈뇨 ☐ 핍뇨 ☐ 혈뇨 ☐ 긴급뇨의 ☐ 실금 ☐ 작열감 ☐ 배뇨곤란
활 동 상 태 ☐ 자유로움 ☐ 자유롭지 못함

피 부 피부상태 □ 정상 □ 비정상 부위 ________________________
(발진, 물집, 흉터, 상처, 반점, 욕창, 발한, 건조, 소양감, 불결함)
피부색깔 □ 정상 □ 비정상(창백, 홍조, 청색증, 황달) 부위 ____________

소화기계 소화기장애 □ 없음
□ 있음(연하곤란, 오심, 구토, 토혈, 소화장애, 복부팽만, 복부동통, 점액변, 인공장

순환기계 순환기장애 □ 없음
□ 있음(심계항진, 흉통, 청색증, 호흡곤란, 식은땀, 부정맥, 심잡음)
부 종 □ 없음 □ 있음 부위(전신, 사지, 상지, 하지, 얼굴, 안검, 기타)
요 혼 □ 없음 □ 있음

호흡기계 호흡기장애 □ 없음
□ 있음(호흡곤란, 가래, 기침, 폐잡음, 청색증, 객혈, 이상호흡음, 기관절개관)

신 경 계 동공크기(대칭 비대칭) 빛반사 좌(반응, 무반응), 우(반응, 무반응)
시력장애 □ 없음 □ 있음 (좌/우) ________________________
청력장애 □ 없음 □ 있음 (좌/우: 청력저하, 이명, 청각상실, 기타)
신경근육 □ 이상없음 □ 우감각/저림 □ 동통 부위 ____________________
마 미 □ 없음 있음 부위(상지: 좌/우, 하지:좌/우)

의식상태 지 남 력 사람(있음/없음) 시간(있음/없음) 장소(있음/없음)
의 식 □ 명료 □ 혼돈 □ 반의식 □ 무의식(통증에 반응: 있음/없음)
의사소통 □ 원만함 □ 곤란함 □ 불가능함

정서상태 □ 안정 □ 불안 □ 슬픔 □ 분노 □ 우울 □ 흥분 □ 안절부절 □
기타

보조기구 □ 없음
□ 있음(의치, 안경, 콘텍트렌즈, 보청기, 보조기, 의안, 가발, 목발, 지팡이, pace maker)

입원 시 간호 및 교육내용

□ 입원 시 준비물품
□ 병실내 시설 안내
□ 침대 □ 침상식탁 □ 침상둥 □ 전화 □ TV □ 샤워실 □ 간호사호출기
□ 병원시설 안내
□ 배선실 □ 은행 □ 우체국 □ 매점 □ 식당 □ 공중전화
□ 가스, 전열기구 사용금지 및 화재방지
□ 귀중품 관리 및 도난방지
□ 낙상장치
□ 보호자 면회 및 식사시간
□ 지정진료, 진단서 발급, 의사회진시간

환자(보호자) 서명 ____________________

간호정보조사지 작성요령

1. 목적 및 개요

입원 시 환자의 일반정보, 입원과 관련된 정보, 신체검진 내용, 간호 및 교육 내용을 기록 하는 서식지로서, 진료와 간호활동을 위한 기초 정보를 파악하기 위함이다.

2. 작성지침

1) 일반정보

(1) 입원일 : 년/월/일과 함께 시간은 오전, 오후를 AM/PM으로 구분하여 기록한다.
(2) 정보제공자 : 환자 본인 또는 가족으로 가족인 경우는 남편, 부인, 아들, 딸 등 구체적으로 기록합니다.
(3) 작성간호사 : 내용을 작성한 간호사의 이름을 기록한다.
(4) 직업 : 환자의 직업을 구체적으로 기록한다.
(5) 교육정도 : 무학, 초/중/고/대/대학원, 재학/졸업/중퇴 등을 구체적으로 기록한다.
(6) 종교 : 무/기독교/천주교/불교/기타 등으로 기록한다.
(7) 전화번호 : 연락 가능한 전화번호를 지역번호까지 기록한다.
(8) 현주소 : 현재 거주하고 있는 주소를 기록한다.
(9) 흡연 : 일일 흡연양과 총 흡연 기간을 기록한다.
(10) 음주 : 술의 종류와 일회 주량, 한달 단위의 음주 횟수, 총 음주 기간을 기록한다.

2) 가계도 및 가족병력

(1) 환자를 중심으로 3대를 그린다.
(2) 결혼한 경우는 양쪽 부모와 배우자, 자녀를 모두 표시한다.
(3) 결혼하지 않은 경우는 부모와 형제를 모두 표시한다.
(4) 남자는 ㅁ, 여자는 ㅇ로 그리고 사망한 경우는 각각 ■, ● 로 그린다.
(5) 쌍생아의 경우 사선을 이용하여 표기하는데, 일란성인 경우 짧은 수직선에 사선을 연결하여 표기하고 이란성인 경우는 사선을 연결하여 표기합니다.

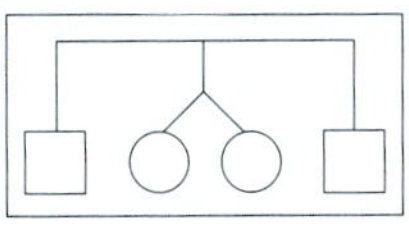

일란성의 예

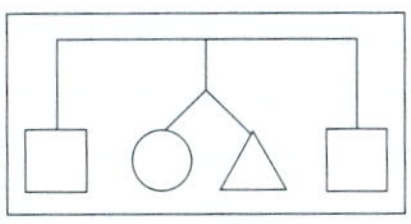

일란성의 예

(6) 환자본인은 pt.로 표시하고 질환이 있는 경우는 해당부분에 HT, DM, Tb 등과 같은 질환명을 기록한다.

3) 입원과 관련된 정보

(1) 진단명 : 입원결정서에 근거하여 기재한다.
(2) 입원경로 : 해당 ㅁ에 V로 표시한다.
(3) 입원방법 : 해당 ㅁ에 V로 표시한다.
(4) 입원동기 : 주증상과 발병일을 기록하고 입원하게 된 직접적인 증상이나 징후 또는 입원목적을 기록한다. 이와 관련하여 외래나 타 의료기관에서 받은 검사나 진단이 있는 경우는 그 내용을 요약하여 기록한다.
(5) 과거병력 : DM, HT, Tb 등 과거의 타 질환상태 여부와 이와 관련된 입원력, 수술력 등을 요약하여 기록한다.
  ① 수술명 : 수술경험이 있는 경우 수술명을 모두 기록한다.
  ② 알레르기 : 해당 ㅁ에 V로 표시하고 알레르기가 있는 경우는 구체적인 알레르기원을 기록한다.
(6) 최근 투약상태 : 최근 복용하고 있는 약의 이름, 용도, 용량, 용법을 기록한다.
(7) 병에 대한 인식 : 병식의 유무와 정도를 기록한다.

4) 신체검진

(1) 전반적 상태 : 해당 ㅁ에 V로 표시합니다.
  ① 기형이 있는 경우 해당 ㅁ에 V로 표시한 후 신체부위를 기록한다.
  ② 동통이 있는 경우 신체부위를 적고 해당 동통의 양상을 O 로 표시한다.
  ③ 식욕의 정도를 해당 ㅁ에 V로 표시한다.
  ④ 수면상태는 일일 수면시간과 수면장애 유무, 수면장애시 사용하는 돕는 방법을 기록한다.
  ⑤ 체중변화가 있는 경우 해당 ㅁ에 V로 표시하고 체중의 변화정도와 기간을 기록한다.
  ⑥ 대변은 일일 횟수와 색깔 등을 기록하고 특이양상을 해당 ㅁ에 V로 표시한다.
  ⑦ 소변은 일일 횟수, 양, 색깔, 냄새를 기록하고 배뇨시 문제가 있는 경우는 해당 ㅁ에 V로 표시한다.
  ⑧ 활동상태는 신체 및 기능의 자유로움 유무에 따라 해당 ㅁ 에 V로 표시한다.
(2) 피부 : 해당 ㅁ에 V로 표시한다.
  ① 피부상태가 비정상일 경우, 해당사항에 O로 표시하고 해당 신체부위를 기록한다.
  ② 피부색깔이 비정상인 경우, 해당사항에 O로 표시하고 해당 신체부위를 기록한다.
(3) 소화기계 해당 ㅁ에 V로 표시하고, 장애가 있을 경우 해당사항에 O 로 표시한다.
(4) 순환기계 해당 ㅁ에 V로 표시하고, 장애가 있을 경우 해당사항에 O 로 표시한다.
(5) 호흡기계 해당 ㅁ에 V로 표시하고, 장애가 있을 경우 해당사항에 O 로 표시한다.

간호정보조사지 작성요령

(6) 신경계 동공크기의 대칭 유무를 0 로 표시하고, 빛반사는 좌우로 구분하여 반응유무를 0 로 표시한다.
   ① 시력장애 : 해당 ㅁ에 V로 표시하고, 장애가 있는 부위에 0로 표시한 후 한 후 장애특성을 ____ 에 기록한다.
   ② 청력장애 : 해당 ㅁ에 V로 표시하고, 장애가 있는 쪽을 0로 표시한 후 해당 장애특성에 0로 표시한다.
   ③ 신경근육 : 해당 ㅁ에 V로 표시하고, 해당 부위를 ____ 에 기록한다.
   ④ 마비 : 해당 ㅁ에 V로 표시하고, 해당 부위에 0 로 표시한다.
(7) 의식상태
   ① 지남력 : 사람, 시간, 장소에 대한 지남력 유무를 0 로 표시한다.
   ② 의식 : 해당 ㅁ에 V로 표시하고, 무의식인 경우 통증에 반응 유무를 V로 표시 한다.
   ③ 사소통 : 해당 ㅁ에 V로 표시한다.
(8) 정서상태 : 해당 ㅁ에 V로 표시한다.
(9) 보조기구 : 사용중인 보조기구가 있는 경우 해당 ㅁ에 V로 표시하고, 해당 보조기구 에 0 로 표시한다.

5) 입원 시 간호 및 교육내용

입원 시 환자에게 실시한 해당 교육 내용 ㅁ에 V로 표시한다.

6) 환자(보호자) 서명

교육을 받은 환자 혹은 보호자의 서명을 받는다.
   ② 청력장애 : 해당 ㅁ에 V로 표시하고, 장애가 있는 쪽을 0로 표시한 후 해당 장애특성에 0로 표시한다.
   ③ 신경근육 : 해당 ㅁ에 V로 표시하고, 해당 부위를 ____ 에 기록한다.
   ④ 마비 : 해당 ㅁ에 V로 표시하고, 해당 부위에 0 로 표시한다.
(7) 의식상태
   ① 지남력 : 사람, 시간, 장소에 대한 지남력 유무를 0 로 표시한다.
   ② 의식 : 해당 ㅁ에 V로 표시하고, 무의식인 경우 통증에 반응 유무를 V로 표시 한다.
   ③ 사소통 : 해당 ㅁ에 V로 표시한다.
(8) 정서상태 : 해당 ㅁ에 V로 표시한다.
(9) 보조기구 : 사용중인 보조기구가 있는 경우 해당 ㅁ에 V로 표시하고, 해당 보조기구 에 0 로 표시한다.

5) 입원 시 간호 및 교육내용

입원 시 환자에게 실시한 해당 교육 내용 ㅁ에 V로 표시한다.

6) 환자(보호자) 서명

교육을 받은 환자 혹은 보호자의 서명을 받는다.

4) 입원 중 간호관리

간호사는 환자중심간호를 실천하여 간호와 치료의 효과를 높이고, 안전한 병원생활을 할 수 있도록 해야 한다. 간호단위관리자는 주기적 또는 수시로 간호과정 적용상의 문제점과 개선안을 집담회를 통하여 토의하고 개선하도록 이끌어야 한다. 간호기록시스템을 활용하여 간호문제, 간호진단, 간호수행, 간호평가 등 일련의 간호활동을 체계적으로 기록하여 간호과정이 효율적으로 적용되도록 해야 한다.

5) 전과와 전동의 간호관리

전과(轉科)와 전동(轉棟) 간호관리의 목표는 진료과 또는 재원병동 변경 시 해당 부서와 병동 사이의 의사소통이 원활하게 이루어져 환자, 보호자, 관련 의료팀이 혼동없이 환자에 대한 치료를 지속할 수 있도록 하는 것이다.

(1) 전과

전과는 환자의 상태에 따라 진료과를 변경하는 것으로, 진료과 간의 협진을 통하여 환자에게 옮기게 되는 진료과, 주치의, 전과 사유, 전과 이후의 치료계획에 대한 설명이 이루어져야 한다.

(2) 전동

전동은 환자상태의 변화, 환자나 의사의 요구에 따라 병동을 변경하는 것을 의미한다. 기존 병동의 간호사는 전동 전에 환자에게 정보를 제공하고 환자와 관련된 기록과 물품을 정리하고, 보내기 직전 활력징후와 환자상태를 모니터링하여 기록하고 환자를 받는 병동의 담당간호사에게 인계한다. 전동 시 병원의 전동지침에 따라 보조요원 또는 의료진이 동반하도록 한다. 환자를 받는 병동의 간호사는 병동정보를 제공하고 환자 정보와 상태를 확인하여 기록한다.

6) 퇴원 시 간호관리

퇴원 시 간호관리의 목표는 퇴원후 일상생활로의 복귀이다. 이를 위하여 간호사는 퇴원계획을 수립하여 환자를 격려하고 신체적인 훈련과 일상생활로의 복귀를 위한 준비를 도와주어야 한다.

1~2일 전 퇴원예고제를 실시하여 계속적인 간호나 치료가 필요한 부분은 미리 환자에게 교육하고 가족에게도 환자의 건강관리에 대하여 미리 설명해 주어야 한다. 병원의 퇴원절차에 따라 퇴원절차를 설명하고 필요한 서류(입원확인서, 진단서 등)를 확인하여 퇴원을 준비할 수 있도록 한다.

퇴원약 복용과 관련하여 약의 목적과 효과, 정확한 용량, 복용기간, 복용방법, 보관법, 장기복용 시 나타날 수 있는 부작용이나 특이 증상을 알려준다. 그 외에 식사, 배설문제, 운동과 휴식도 자세하게 설명해 주고, 불규칙한 생활로 인한 병의 재발이 없도록 교육한다.

퇴원 후 계속적인 치료가 필요한 경우에는 외래방문 날짜와 절차를 알려주며, 지역사회의 이용가능한 자원에 대하여 소개해 준다. 간호단위관리자는 퇴원 전에 미리 관심을 가지고 퇴원계획이 잘 진행되고 있는지 살피고 환자와 가족을 면담하는 것이 효과적이다.

03 운영관리

1) 물품관리

(1) 병원 물류와 물품관리

가. 물류관리

물류관리란 공급자로부터 수요자에 이르는 물자의 흐름을 효율적으로 계획, 실행, 통제하는 과정을 의미한다. 물류관리는 물자유통활동과 정보유통활동이 통합된 것이며, 기업의 전략적 목표를 달성하기 위해 물건의 흐름을 통제하는 시스템을 설계하고 실행시키는 것으로 정의된다. 물류관리의 흐름은 그림 11-6과 같다.

물류관리흐름도

구매	입고	청구	불출	사용	재고	수리	반납/폐기
구매의뢰	입고예정	청구단위 결정	불출준비	수가연계	기초재고	수리의뢰	반납
구매요청	입고처리	물품청구	청구불출	기타	재고조정	수리	이동
계약							반출
발주							폐기

그림 11-6 물류관리의 흐름

병원에서의 물류란 환자나 직원에게 필요한 물품이 생산자의 공급, 관리부서, 사용부서 사이의 유기적인 관계를 통하여 청구, 구매, 사용, 관리, 처분되는 일련의 과정을 말한다. 병원 물류관리의 주체는 병원경영을 위하여 필요한 제반 재화와 용역에 대한 선정, 소요판단, 구매, 저장, 분배, 운용, 처분의 물류흐름을 과학적으로 운용하여 물류관리비용을 최소화하는 것이다. 이를 위해 적시, 적소, 적량의 물자공급과 정확한 이력관리, 각종 물자관리, 통계관리를 표준화하여 물류관리를 합리적으로 수행할 수 있는 과학적인 관리기술을 적용해야 한다. 효율적인 물류관리는 가장 적은 비용으로 적절한 시간과 적절한 장소에 적절한 물자를 공급하여 병원의 경쟁력 제고에 기여할 수 있다.

나. 물품관리

물품은 병원 내에서 소비되고 있는 모든 유형의 자산을 의미하며, 회계상 재고자산으로 분류되는 약품, 진료재료, 의료소모품, 피복급량, 일반소모품 등의 저장품, 집기비품, 기계설비, 의료기기 등의 유형자산으로 구분된다. 물품관리는 물품, 재화, 기구에 대한 통제와 관리이며, 이는 구입, 수령, 저장, 운송, 살균과정, 세탁, 약품저장, 통제의 기능을 포함한다. 즉, 물품관리란 조직이 목적을 달성하기 위하여 필요한 물품의 원활한 지원과 효율적인 활용을 위한 관리를 의미하고, 물품에 대한 소요량 추계, 시장조사, 구매, 저장, 분배, 정비, 수리, 보수, 폐기의 기능을 합리적으로 수행할 수 있는 과학적인 관리기술이다. 환자에 대한 치료와 간호는 물품을 사용하거나 소비를 통해 이루어지므로 물품관리를 얼마나 효율적으로 하느냐에 따라 진료와 간호활동의 효율성이 결정된다.

(2) 물품관리의 중요성

물품관리는 간호사가 간호업무를 하는 데 소요되는 물리적 지원과 효율적인 활용을 위한 활동으로, 간호과정과 간호결과에 영향을 미치는 투입요소이다. 즉, 간호성과를 달성하기 위하여 간호업무에 필요한 비품과 물품의 공급과 순환이 원활하지 못할 경우 간호업무에 지장을 초래하게 되고, 그 결과 원하는 간호성과를 기대하기 어렵게 된다.

간호사는 공급품이나 비품을 일선에서 직접 사용하는 인력이므로 가장 효율적으로 물품을 사용하고 관리할 수 있다. 병원은 운영하는 데 매우 많은 비용이 드는 조직이므로 효율적인 운영관리방안을 모색해야 하며, 병원운영비 중 물품에 소비되는 예산의 비중이 인건비 다음으로 많은 비중을 차지하고 있다.

물품관리가 환자간호에 미치는 영향을 살펴보면 다음과 같다.

가. 물품수량이 부족한 경우

간호에 필요한 물품이 부족한 경우는 간호를 제공하지 못하게 되거나 물품이 공급될 때까지 간호가 지연되므로 목적하는 간호를 수행할 수 없거나 적시에 간호를 하지 못함으로써 질이 낮은 간호를 제공하게 된다. 필요한 물품이 없어서 대용 물품을 사용할 때가 많다. 예를 들면, 면봉 대신 거즈를 쓰거나 베갯잇이 없을 때 홑이불을 사용하면 나중에는 대용품 부족현상을 초래할 뿐만 아니라 간호에 투입되는 비용이 상승하게 되므로 비용-효과분석을 하게 되면 당연히 효과성이 저하된다. 또한 필요한 간호물품이 없어서 간호를 할 수 없는 경우 간호사의 의욕이 저하되므로 양질의 간호를 기대하기 어렵게 된다.

나. 기구가 고장난 경우

물품이나 기구가 고장난 경우도 물품이 부족한 경우와 마찬가지로 간호가 지연되고 간호대상자나 직원에게 위험한 상황을 초래할 수 있다.

다. 물품의 공급과 순환이 원활하지 못한 경우

병원 내에서 특정 간호단위에서는 재고품이 쌓여있는 반면 다른 간호단위에는 해당 물품이 부족한 상황이 계속된다면 물품의 공급과 순환과정에 문제가 있는 것이다. 이런 경우도 물품이 부족한 경우와 동일하게 양질의 간호는 기대하기 어렵게 된다.

라. 물품의 보관이나 배치가 잘못된 경우

물품의 보관과 배치는 사용의 용이성과 내구성을 고려해야 한다. 소독물품을 보관할 경우 선입선출의 원칙에 따라 유효기간이 얼마 남지 않아 먼저 사용해야 할 물품을 앞쪽 혹은 손이 닿기 쉬운 쪽에 두고 소독한 날짜가 최근의 것일수록 뒤쪽에 보관함으로써 소독한 차례대로 물품을 사용하도록 배치해야 한다. 관리상 습기를 피해야 하거나 특별한 주의사항이 있는 물품은 적절한 장소에 보관 · 배치하여 불필요한 손실을 줄이고 경제적 사용을 해야 한다.

(3) 물품관리의 내용

가. 물품의 정확한 분류

물품을 정확히 분류하는 것은 물품관리에 있어서 가장 기본적인 내용으로, 물품분류가 정확하지 않다면 물품을 구분할 수 없으므로 효과적인 관리를 할 수 없다. 병원에서 사용하는 물품은 다음과 같이 분류할 수 있다.

- **유형자산:** 의료기기, 기계설비, 일반비품
- **재고자산:** 약품, 진료재료(검사재료, 방사선재료, 약국재료, 중앙공급실 공급 진료용 재료, 혈액 등) 등
- **소모성 자산:** 의료용 소모품(감가상각이 필요없는 비품), 편의시설 소모품, 사무용 소모품 등

나. 물품의 종류에 따른 관리

가) 의료장비와 비품

- 의료장비의 매뉴얼을 비치하고 신입직원에 대한 교육이 시행되어야 한다. 새로운 장비가 배치될 경우 직원을 대상으로 하는 교육도 시행된다. 정기적으로 수량과 기능, 청결상태를 점검한다.
- 고위험 의료기구는 병원의 관리기준(매뉴얼)을 마련하고 정상 기능이 유지되도록 한다.

나) 진료재료

입원하는 환자와 주 진료과에 따라 진료재료의 품목, 수량, 관리방법을 설정한다. 진료재료의 공급방법은 정수보충, 정수교환, 물품청구로 구분된다.

- 정수보충은 사용빈도가 높고 소모량이 일정하고 비교적 부피가 적은 물품을 공급부서에서 정기적으로 정수량만큼 공급하는 방법이다.
- 정수교환은 사용빈도는 높으나 부피가 커서 간호단위 내 재고량을 파악하여 공급부서에서 사용량만큼 보충하는 방법이다.
- 물품청구는 사용빈도가 일정하지 않아 필요할 때 청구하여 사용하는 것을 의미한다.

다) 멸균물품

- 간호단위관리자는 멸균물품의 안정성을 확인하고 수량을 파악하여 적정재고가 유지되도록 한다.
- 멸균물품의 보관은 청결영역과 오염영역으로 구분하여 보관한다. 보관 시 습도는 35~75%, 온도는 18~22℃를 유지하고 문을 닫아둔다. 또한 멸균물품은 바닥에서 20~25cm 천장에서 45cm, 외부벽에서 5m 이상 떨어진 곳에 보관하도록 한다.
- 사용 전 포장상태, 유효기간을 확인하고 사용하도록 교육한다.

라) 린넨

- 정기적으로 수량을 파악하여 적정재고가 유지되도록 한다.
- 린넨의 정수량은 1일 사용량의 1.5배로 하고 매일 공급하도록 한다.
- 사용한 린넨은 햄퍼에 뚜껑을 덮어 지정된 장소에 보관한다. 법정감염병 환자가 사용한 세탁물, 병원균이 오염의 우려가 높은 세탁물 및 환자의 분비물이 묻은 세탁물은 별도로 관리해야 한다,

다. 기타 관리

- 정확한 기록 계정: 어떤 품목에 대한 과거의 수요 실적이나 재고 출납기록을 통해 재고 현황과 그 품목의 수요 추세를 판단할 수 있다.
- 정기적인 수리와 적기의 처분: 수리의 경제적인 타당성을 검토하여 수리를 의뢰하고, 폐품 또는 불용품을 적기에 처분하여 물품 사장으로 인한 손실을 미연에 방지한다.

라. 비용 절감 방안

가) 적정 재고유지

과잉재고로 인한 자본과 인력의 낭비를 줄여야 한다. 예를 들어, 10억원의 재고를 유지하고 있는 병원에서 재고수준을 감축하여 8억원의 재고를 유지할 수 있다면 2억원은 다

른 용도로 활용될 수 있다. 또한 재고의 감축으로 인해 보관시설이나 인력 등 관리비용의 절감을 기대할 수 있다.

나) 자동구매제도

소비량이 많은 품목은 안전재고량, 발주시점, 경제적 주문량을 설정하여 자동구매하는 것이 효과적이다. 물품관리자는 발주시점에 달한 품목을 함께 자동적으로 경제적 주문량 만큼 주문하는 것이다.

다) 공동구매제도

공동구매제도는 여러 개의 병원을 운영하고 있는 계열병원체제에서 많이 볼 수 있는 방식이다. 동일 법인 산하에 여려 병원이 운영되고 있을 때, 각 병원이 개별적으로 구매하는 것보다 여러 병원이 공동으로 물품을 구입하게 되면 대량구매의 이점을 살릴 수 있으므로 싼 가격으로 구입할 수 있다.

라) 구매물품의 표준화

병원에서 사용하는 물품은 그 기능과 특성이 유사한 물품이라도 제조회사에 따라 규격과 모양이 다양하다. 그러므로 위원회 등을 통하여 모든 품목을 표준화 하면 보관, 입출고 등을 효율적으로 운영하여 비용을 절감할 수 있다.

마) 가격정보교환

병원 간의 구매가격에 대한 정보를 교환하여 공동이익을 추구할 수 있도록 한다.

바) 가치분석기법 활용

가치분석은 비용절감의 매우 효과적인 방법으로 물품의 기능을 분석하여 불필요한 기능을 제거하고 동일한 효능이나 더 높은 성능을 발휘하는 값싼 재료나 물품이 없는가를 연구하는 방법이다. 이를 통하여 필요한 기능은 포함하고, 가격은 낮추어서 물품을 규격화 표준화하여 비용을 절감하는 방법이다.

마. 통합물류시스템

통합물류시스템은 환자진료와 환자진료지원에 사용하는 모든 물품의 선정, 구매, 검수, 공급, 재고관리, 폐기를 업무적, 공간적으로 한곳에서 통합하여 종합적으로 관리하는 것이다. 관리물품을 하나의 창고에서 관리하는 것을 의미하지 않고 시스템으로 하나의 창고 개념으로 운영하는 것이다. 이러한 통합물류시스템의 개발로 병원경영의 합리화와 진료부서는 진료에만 전념할 수 있어 업무의 편리성과 질 높은 의료서비스를 제공할 수 있다. 또한 실시간 부서별 통계, 원가, 보험, 경리 시스템 일원화와 부서별 정보를 공유할 수 있으며, 정확한 원가분석이 가능하고, 전 병원의 물류현황 파악과 물류량 조정이 용이하며, 장비 · 관련 재료 · 소모품의 연계 검토와 중앙통제가 용이하다. 그리고 구매력

상승과 관리비용의 감소로 업무가 개선되고 일관성 있는 업무추진이 가능하다.

통합물류관리시스템의 업무절차에는 사용부서, 자산관리부서, 구매대행업체, 물품을 공급하는 납품업체가 관여된다(그림 11-7).

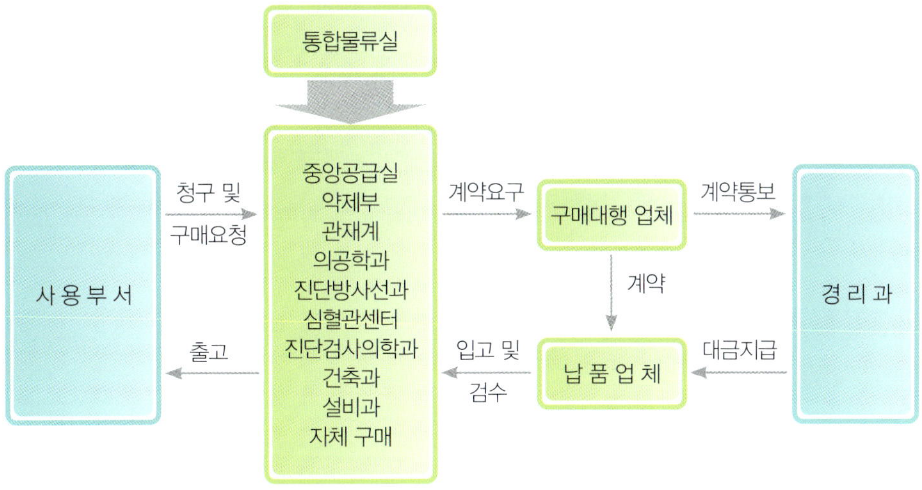

그림 11-7 통합물류관리시스템의 흐름도

(4) 간호단위의 물품관리체계

간호단위 내에서 효율적으로 물품관리를 수행하기 위해서는 물품의 표준량 설정, 교환체계, 재고조사, 물품청구, 물품관리에 대한 직원교육이 필수적이다.

가. 표준량(기준량) 설정

간호단위 물품관리에서 가장 우선적으로 물품에 따라 표준량을 정하는 것이 필요하며, 표준량은 필요수량을 근거로 설정한다. 공급품과 비품의 필요량은 간호단위 내의 병상 수에 따라 정해지게 된다. 또한 표준량을 설정할 때에는 환자수, 서비스 유형, 환자의 연령, 성별, 질병상태, 간호필요도, 물품가격, 견고성(파손가능성), 물품청구기간의 간격을 감안해야 한다. 관행적으로 표준량은 1주일 평균 사용량의 2.2배 정도로 설정한다.

나. 교환체계의 이용

표준량이 설정되면 비품인 경우에는 표준량의 범위 내에서 파손된 물품과 새 것을 교환한다. 예를 들면, 간호단위 내의 혈압계 표준수량이 3개인 데 1개가 파손되었을 경우 1개를 새 것과 교환하는 것이다. 이때 파손보고서 또는 분실보고서를 작성하게 되는데, 이러한 보고서는 파손물품의 원인분석에 유용하다. 기계류인 경우에는 정기적으로 점검하여 환자간호에 지장을 주지 않도록 하며, 기능 이상이 있는 경우에는 해당 부서에 의뢰하여 수리한다. 사용 중에 불량품이 발견되면 해당 부서에 연락하여 교환한다.

다. 재고조사

재고조사는 재고목록과 물품명세서에 따라 물품에 대한 양과 상태를 확인하는 것이다. 재고조사를 하는 목적은 표준량을 확보하고 있는지, 불필요한 물품은 없는지, 수선이나 교환할 물품이 있는지를 확인하기 위해서이다. 따라서 공급품이나 비품에 따라 매일, 매주, 매월 또는 연중으로 재고조사 기간을 설정하여 정기적으로 조사를 실시해야 한다. 재고량은 물품청구일 직전에 정확히 파악하고 재고량과 불출량을 기록한 재고표를 비치한다.

라. 물품청구

물품을 확보하기 위해 다음과 같은 사항을 고려해서 물품청구를 한다.

- 부패성: 물품의 부패성에 따라 소독물품을 매일 혹은 격일로 신청하며, 비소독물품은 청구간격을 길게 할 수 있다. 따라서 소독물품의 유효기간을 반드시 확인하여 사용하도록 한다.
- 보관장소: 물품 수령 시 보관할 장소가 충분한지 확인한다.
- 청구의 접수처리 방법, 물품별 지정일자, 청구양식 등을 확인한다.
- 청구량 설정: 청구량 = (물품별 필요한 표준량 – 청구시점의 재고량)으로 산출하여 청구량을 설정한다.

마. 직원교육

물품관리는 물품에 관한 기초지식과 업무숙련이 필요하므로 물품관리에 대한 직원교육은 장기적이고 체계적으로 계획해야 한다. 또한 간호단위관리자는 모든 직원이 참여하도록 하여 물품사용방법, 절감방안, 기타 전반적인 사항에 대해 오리엔테이션이나 시범, 집담회를 통한 교육을 실시한다. 직원교육을 통하여 공급품과 비품의 사용과 관리에 대한 인식을 향상하여 효율적인 물품관리가 이루어 질 수 있다.

바. 물품관리지침

간호단위관리자는 간호단위 내에 물품관리지침을 마련해 두어야 한다.

- 물품의 점검지침: 유용성, 청결성, 안전성, 편리성
- 물품사용 방법에 대한 지침서 게시, 지휘, 감독: 새 기구나 장비가 도입된 경우에는 물품사용법에 대한 교육을 받아 사용법을 익히고 경제적으로 사용하여 낭비가 없도록 한다.

- 사용한 물품에 대해서 처치 수가 입력방법
- 물품목록 비치
- 물품의 인계, 인수 장부 비치: 물품의 철저한 인계인수
- 물품관리의 문제점, 개선방안 모색: 간호단위 내 집담회 운영

이상과 같이 간호사는 간호수행에 필요한 물품의 사용과 관리에 관심을 가지고 참여한다. 간호단위관리자는 간호단위 물품관리의 책임자로서 필요한 물품을 좋은 상태로 확보하고 사용하기에 편리하게 배치 · 보관함으로써 직접적인 환자간호에 지장이 없도록 해야 한다. 또한 물품의 오남용을 예방하고, 물품관리에 대한 관찰, 감독 역할을 수행해야 하며, 경제적으로 물품을 사용하도록 직원을 교육시키는 역할도 해야 한다.

2) 약품관리

간호단위관리자는 병원의 약품관리 지침에 따라 간호단위 내 약품을 관리하고 안전한 투약이 이루어질 수 있도록 하는 책임을 갖고, 간호단위 내 간호사와 직원이 약품분류와 관리방법을 이해하고 준수하도록 해야 한다.

(1) 약품처방체계와 투약

투약은 의사의 처방으로 시작되고 처방은 정규처방, 응급처방, 필요시처방(p.r.n)으로 분류되며, 처방에 따라 안전한 투약이 이루어질 수 있도록 확인하도록 한다.

① **정규처방:** 의사의 치료계획에 따라 다음날 투약을 위한 처방으로, 처방일수에 따라 지속적으로 환자에게 투약된다.

② **응급처방:** 환자상태 변화나 응급으로 투약하기 위한 처방으로, 즉시 환자에게 투약된다.

③ **p.r.n.처방:** 환자상태 변화에 따라 필요시 환자에게 투약된다.

(2) 일반약품관리

가. 적정수량관리

간호단위 내에서 사용하는 약품의 수량을 병원의 지침에 따라 주기적으로 조사하여 초과재고 약품이 발생하거나 부족한 약품이 없도록 관리한다. 병동에서 자주 사용하는 약품은 비품약으로 관리하여 보관방법에 따라 용도별로 배치하고 비품약품 목록을 만들어 근무교대 시마다 인수인계한다. 유효기간이 표시된 비품약품은 유효기간 이전에 교환한다.

나. 보관방법

약품명, 유효기간 등을 표시하여 보관하고, 약품의 보관방법에 따라 실온, 냉장, 차광으로 보관한다. 약품냉장고의 온도가 적정온도인 2~8℃로 유지되는지 1일 1회 점검하고 기록한다. 냉장온도가 유지되지 않을 경우의 대처방법을 마련하고 교육해야 한다.

(3) 고위험 약품관리

고위험 약품이란 처방, 조제, 투약 오류에 의해 환자에게 치명적인 위해를 줄 수 있거나 잠재적 위험성이 높은 약품이나 부작용 발생위험이 큰 약품을 의미한다. 항암제, 고농도 전해질류, 헤파린 주사제, 인슐린 주사류 등이 해당된다. 고위험 약품은 다른 약물과 분리하고 경고 문구를 부착하여 보관한다. 예를 들어, 고농도 전해질의 경우는 희석 후 점적 투여하도록 주의문구를 부착하고, 남은 약은 버리도록 한다.

(4) 고주의성 약품관리

가. 혼동되기 쉬운 의약품

유사의약품코드, 유사외관, 유사발음 등으로 인해 투약오류의 가능성이 높은 약품은 다른 약품과 분리하여 보관한다. 간호단위에서 자주 사용되는 약품 중 혼동하기 쉬운 의약품은 약품목록을 만들고 보관장소를 분리하여 투약 문제가 발생하지 않도록 교육하고 관리한다.

나. 마약류 관리

마약류는 마약류 관리에 관한 법률에 의거하여 마약, 향정신성의약품, 대마를 의미한다. 마약류 관리자는 약사이며, 취급의료업자는 의사, 치과의사, 한의사, 수의사이다. 정부는 마약류의 오남용과 불법유출을 예방하기 위하여 2018년 5월부터 마약류취급보고제도를 개선하여 마약류취급자가 취급한 모든 내역을 식품의약품안전처로 보고할 수 있도록 마약류통합관리정보시스템을 운영하고 있다.

가) 마약류 처방

의사는 마약 처방 시 환자명, 주소, 성명, 나이, 상병명, 투약명, 용량, 연월일을 기록하고 의사의 면허번호를 기입한 후 서명 또는 날인을 해야 한다. 입원환자는 1일씩 처방하고, 처방내역은 2년간 보관한다.

나) 마약류 보관

간호단위관리자는 간호단위의 마약류 관리책임자로서 매일 1회 마약류 관리 상태를 점검하고 기록해야 한다. 마약류는 일반인이 쉽게 접근하지 못하는 장소에 보관하고, 이중으로 잠금장치가 되어 있는 철제금고에 보관한다. 향정신성의약품은 잠금장치가 되어 있는 장소에 보관한다.

다) 마약류의 수령과 반납

병원의 마약류 관리지침에 따르며, 대부분 사용 직전에 정해진 직원이 수령하여 사용하고, 비품을 사용하는 경우는 근무시간 내에 채워 놓는다. 마약의 반납은 24시간 이내에 이루어지도록 하고, 의사의 반납처방전은 마약처방 시와 동일하게 작성한다. 마약 투약 후 잔량은 정확한 양을 1일 1회 반납한다. 마약류 파손 시에는 파손상태를 촬영하고 파손된 상태 모두를 사고마약류 발생보고서와 함께 약제부서에 보고한다. 보고서에는 파손자, 파손경위, 파손상태를 모두 포함하여 작성해야 한다.

(5) 응급의약품관리

응급의약품은 병동, 중환자실, 응급실의 응급카트에 포함되는 의약품으로, 의료기관의 규정에 따라 관리한다. 응급의약품은 목록을 만들어 수량, 유효기간, 상태, 사용여부 등을 매 근무 교대 시 확인하고 인수인계한다. 간호단위의 응급의약품을 포함한 응급카트의 관리는 의료기관별로 표준화하여 관리하고, 응급상황 시 효율적으로 대처할 수 있어야 한다.

(6) 투약오류

가. 원인

일반적인 투약오류의 원인은 처방된 투약의 누락, 처방되지 않은 다른 약의 투약, 숙련되지 않은 투약기술, 잘못된 양, 투약형태 오류, 투여방법 오류, 투여량 오류, 투약시간 오류, 준비상의 과오로 분류할 수 있다. 외국 사례에 의하면 병원 내 투약오류로 인한 사망 사고가 적지 않으므로 투약오류가 발생하지 않도록 특별한 주의가 필요하다.

나. 분석평가와 정책

간호단위관리자는 의료기관의 약제위원회의 투약오류 분류기준에 따라 투약오류가 발생하지 않도록 관리해야 한다. 투약의 질을 향상하기 위해서는 투약오류와 사고에 관한 정보를 완전하게 파악해야 한다. 의료기관별로 투약오류에 대한 보고체계가 수립되어야 하고, 투약오류 및 사고보고서는 당사자가 직접 작성해야 하며, 사실적이고 객관적으로 작성해야 하고, 질책과 비난을 해서는 안 된다. 투약오류와 사고 보고 내용을 의료기관의 약품관리정책에 반영하여 투약에 대한 지속적인 개선이 이루어지도록 해야 한다.

3) 환경관리

병원의 공간은 환자간호를 지원하는 역할을 하며, 쾌적하고 효율적인 환경관리는 환자의 신속한 건강회복과 직원의 원활한 업무수행을 위하여 매우 중요하다. 간호단위관리자는 내부 직원이나 방문객이 사용하는 시설에 대하여 철저한 관리를 수행 하여야 한다.

간호단위관리자는 정기적으로 시설의 기능을 평가해야 한다. 건물 내의 시설과 공간은 미적인 측면의 고려와 함께 기능적인 측면에서 시설의 효과, 효율성에 영향을 미치는 요인을 평가해야 한다.

(1) 환경관리의 실제

가. 안전관리

간호단위는 시설, 환경적 안전성을 위협하는 요소가 항상 존재하므로 간호대상자에게 안전하게 간호를 제공할 수 있도록 관리되어야 한다. 간호단위관리자와 간호사는 사고요인으로 작용할 수 있는 요건, 즉 미끄러운 바닥이나 높은 침대, 낮은 창문, 낡은 환자운반용 차, 부실한 가구와 기계, 뜨거운 물, 불, 약물, 가스, 감전 위험물, 예리한 칼, 가위, 송곳 등을 제거함으로써 사고를 미연에 방지하도록 관리해야 한다. 또한 이러한 환경에서 간호대상자는 건강한 정상인보다 각별한 배려가 요구된다.

간호대상자 중 특별히 안전관리에 더 관심을 기울여야 할 대상자는 다음과 같다.

- 시력 · 청력의 장애가 있는 경우
- 연령, 질병 또는 약물로 인한 무기력한 상태에 있는 경우
- 졸도, 경련, 심장마비, 뇌출혈 등 응급상황이 예측되는 경우
- 정신적, 감정적인 변화로 인한 판단력 결핍이 예상되는 경우
- 부주의, 무관심, 건망증, 협조 거부가 있는 경우

보건의료인이 사용하는 물품을 적절히 관리하지 못할 경우 환자의 안전을 위협할 수가 있다. 예를들면 기구나 기계가 고장나서 제 기능을 발휘하지 못하거나 환자운반용 휠체어나 이동식 침대의 바퀴가 빠지는 경우 등은 안전사고의 요인이 될 수 있으므로 물품의 상태를 확인하고 사용해야 한다.

나. 화재예방과 관리

간호단위에서는 간호사나 다른 보건의료전문직, 환자, 보호자 등 여러 사람이 시설물을 이용하기 때문에 화재예방에 각별히 유의하도록 해야 한다. 간호단위관리자는 기관의 매뉴얼에 따라 간호직원에게 화재예방과 화재 발생 시 행동요령에 대하여 교육하고 필요

한 제반사항을 관리한다.

- 화재예방을 위하여 간호단위 내 소화전과 소화기의 위치를 확인하고 사용방법을 숙지해야 한다, 대피경로가 확보되어 있는지 정기적으로 확인하고, 비상구에 유도등을 설치하고 기능을 유지한다. 직원교육시 대피경로체계를 교육한다. 간호단위 내 산소 및 전기사용 안전수칙을 교육하고 관련 내용을 게시한다.
- 화재 발생 시 보건복지부의 의료기관 화재안전매뉴얼에 근거하여 최초 화재 발생 시 건물 내 전파와 신고, 연락과 대피유도, 소화진화, 구조구급의 단계로 활동한다. 대피 시 우선순위는 화재병실의 환자, 화재병실 옆 병실의 환자이며, 경환자, 중환자, 직원 순으로 대피한다.

다. 소음관리

환자는 건강한 사람보다 신체적, 정신적, 심리적으로 예민한 반응을 하게 되므로 간호단위에서 소음을 줄이도록 관리해야 한다. 소음이 인체에 미치는 영향으로는 50~60dB의 소음이 있는 경우 위액분비의 증가, 혈압상승, 맥박상승, 호흡증가, 근긴장도의 증가, 산화효소 증가 등의 생리적 반응이 나타난다. 그리고 소음이 있는 경우 일의 능률이 저하되며, 수면방해, 피로도가 증가하므로 간호단위에서는 불필요한 소음을 줄이도록 해야 한다. 입원실은 30dB 이하, 중환자실은 30~35dB 이하, 간호사실 등은 40dB 이하를 유지하도록 관리한다.

소음을 줄이기 위한 방법으로는 방음벽, 방음천정, 소리가 나지 않는 바닥재를 설치하도록 하며, 문소리를 줄이기 위해 도어체크를 달도록 한다. 전화기, 가구, 환자운반용 차, 배식 차의 바퀴에서 소리가 나지 않도록 관리한다. 그리고 운반통로, 배선통로는 가급적 병동을 거치지 않도록 조정한다. 특히 간호단위에서 시끄러운 소리가 나는 처치실, 예를 들면 석고붕대를 절단하는 경우에는 다른 환자의 심리적 안정감을 위협하게 되므로 처치실 문을 닫고 최소한으로 소음을 줄이도록 노력해야 한다. 환자와 보호자를 대상으로도 소음 방지에 대하여 교육해야 한다.

라. 환기

현대식 대형건물은 밀폐식으로 건축되어 자동공기정화 시스템을 갖추고 있다. 환기가 잘 안되는 경우에는 공기 중의 산소량이 부족하고 이산화탄소량이 많아지게 되며, 발한이나 체취로 인한 냄새, 습도의 상승, 실내온도의 상승을 보일 수 있다. 환자는 건강한 사람보다 식욕이나 신체적 활동이 저하되어 있으며, 냄새는 환자에게 식욕과 신체적 활동에 대한 의욕을 저하시키므로 간호사는 환자의 목욕, 린넨 교환, 구강 간호, 드레싱 교환, 쓰레기통 뚜껑관리에 주의를 기울여 냄새의 원인을 없애도록 해야 한다.

마. 채광

태양광선은 인체의 성장과 영양에 중요한 작용을 하며, 간호단위는 환자뿐만 아니라 간호직원, 기타 보건의료인이 근무하는 곳이므로 근무환경으로써 적절한 채광관리가 요구된다. 채광과 관련해서 고려할 것은 벽의 색깔로 전통적으로 병실벽은 흰색만을 사용해 왔으나 최근에는 안정감을 주는 중간색을 사용하는 경향이 있다. 흰색이나 형광색은 빛을 반사시키므로 되도록 사용하지 않는 것이 좋다.

바. 청결

병실이나 간호단위는 환자와 방문객의 이동이 많은 곳으로, 감염방지를 위한 기구, 린넨, 바닥, 벽의 청결이 필요하다. 간호사와 간호단위관리자는 청소도구나 청소방법의 지도 · 감독을 통하여 간호단위의 청결이 유지되도록 관리해야 할 것이다.

간호단위관리자는 비품실이나 처치실, 처치실에서 사용하는 공급품과 비품은 오염된 물품과 소독물품을 구분하여 사용하도록 교육하며, 모든 직원이 싱크대나 바닥이 오염되지 않도록 처치 후 마무리까지 잘하도록 관리한다. 간호단위에서 의사나 간호사, 기타 보건의료인은 환자에게 의료나 간호행위를 시행한 후 교차감염을 예방하기 위해 손씻기를 자주 수행해야 한다.

4) 감염관리

(1) 의료기관 감염관리

의료관련감염(healthcare-associated infection, HAI)이란 입원뿐만 아니라 외래진료를 포함하여 의료기관 내에서의 의료행위와 관련된 감염을 말하며, 이는 병원근무자의 감염까지 포함한다. 의료관련감염 발생은 환자군의 특성, 병원의 특성, 감염의 종류에 따라 다르지만, 입원환자의 5~10%에서 발생하는 것으로 추정되며, 특히 중환자실을 중심으로 요로감염, 혈류감염, 폐렴 순으로 발생빈도가 높은 것으로 알려져 있다(질병관리청, 2021)

우리나라는 의료법의 '의료관련감염의 예방', 의료법 시행규칙의 '감염관리위원회 및 감염관리실의 설치 등'에 관한 법률에 의거하여 종합병원과 150병상 이상 의료기관은 의료관련감염 예방을 위하여 감염관리위원회와 감염관리실을 설치 · 운영하고, 보건복지부령으로 정하는 바에 따라 감염관리 업무를 수행하는 전담인력을 두는 등 필요한 조치를 해야 한다고 명시하고 있다.

(2) 의료기관 감염관리체계

가. 의료기관 감염병 감시

우리나라는 2006년부터 전국 의료관련감염 감시체계(Korean National Healthcare Associated Infections Surveillance System, KONIS)를 구축하여 중환자실 감염과 수술부위 감염 등을 대상으로 운영하고 있으며, 2010년 12월 '감염병의 예방 및 관리에 관한 법률' 시행에 따라 6종의 다제내성균에 대하여 법정감염병으로 지정하고 있다.

구체적인 감시대상 감염병은 다음과 같다.

- 반코마이신내성황색포도알균(Vancomycin Resistant Staphylococcus Areus , VRSA) 감염증
- 반코마이신내성장알균(Vancomycin Resistant Enterococcus, VRE) 감염증
- 메티실린내성황색포도알균(Methicillin Resistant Staphylococcus Areus , MRSA) 감염증
- 다제내성녹농균(Mutipledrug Resistant Pseudomonas aeruginosa , MRPA) 감염증
- 다제내성아시네토박터바우마니균(Mutipledrug Resistant Acinetobactor baumannii, MRAB) 감염증
- 카바페넴내성 장내세균속균종(Carbapenem Resistant Enterobacteriaceae, CRE) 감염증

나. 의료기관의 감염관리 프로그램

질병관리청은 의료기관 감염병 표준예방지침을 마련하여 기관 내 조직 구성과 감염관리를 위한 프로그램 등의 가이드라인을 마련하였고, 구체적인 내용은 표 11-2와 같다.

표 11-2 의료기관의 감염관리 프로그램 가이드라인

수행단계	수행 내용
계획	• 매년 감염관리 프로그램을 평가하고, 계획한다. • 감염관리 프로그램은 의료기관의 규모, 지역적 위치, 환자 및 진료의 특성을 반영하여 계획한다(IB). • 격리지침, 멸균과정, 감염관리에 대한 직원의 교육 및 훈련, 역학적 감시 등을 포함한다(IB). • 감염관리 프로그램은 의료기관 전체에서 동일하게 적용되어야 한다(IB).
감시	• 의료관련감염의 현황파악을 위한 감시체계를 구축한다(IB). • 의료기관 및 지역사회관련 주요 병원체에 대한 감시체계, 진료 특성을 반영하는 삽입기구 관련 감염이나 수술부위감염, 법정감염병에 대한 감시체계 등 다양한 감시체계를 구축한다(IB). • 감염감시체계 구축에 있어서 훈련된 인력과 우수한 미생물 검사실의 운영은 기본적인 요소이다(IB).
감염관리 체계 및 프로그램	• 감시대상과 방법은 감염위험사정(risk assessment)을 근거로 결정한다(IB). • 감시는 가능하면 전향적으로 시행하고 시기적절한 피드백을 제공한다(IB). • 감염관리위원회와 감염관리실은 감염감시를 계획하고, 자료의 조사 및 분석, 감시 결과 공유에 대한 책임이 있다(IB). • 의료기관의 감염발생 현황과 감염관리수준을 파악하기 위하여 전국적인 규모의 감염감시네크워크에 참여한다(II). • 감시 데이터의 질 평가시스템을 갖춘다(IB).

표 11-2 의료기관의 감염관리 프로그램 가이드라인-계속

수행단계	수행 내용
감염관리 규정 및 지침 개발	• 규정 및 지침은 관련법과 과학적 근거를 중심으로 개발한다(IB). • 규정과 지침을 실무에 적용할 수 있도록 모든 직원은 교육을 받아야 한다(IB). • 감염관리규정 및 지침에는 다음의 내용 등을 포함한다. ◦ 환자진료: 손위생을 포함한 표준주의지침, 격리지침과 술기, 개인보호구의 선택과 착용, 무균술 및 삽입기구 관리 ◦ 부서별 감염관리 • 의료기구의 재처리 절차 • 세탁물관리 • 의료폐기물관리 • 환경관리 ◦ 직원감염관리: 주사침 자상 등 감염노출 예방 및 노출 시 관리 ◦ 역학적으로 중요한 병원체 관리 ◦ 환자 방문 시점에서 역학적으로 중요한 감염이 의심되는 환자에 대한 적절한 관리 방법
교육 및 훈련	• 의료기관은 직원과 환자에게 감염관리에 대한 교육과 훈련을 제공한다(IB). ◦ 대상자의 교육수준, 학습 방법, 근무형태에 따라 교육 방법과 내용을 조정한다. ◦ 환자, 가족, 방문객에게 손위생 등 감염관리 주의사항을 안내한다. ◦ 실무에서 환자와 가족에게 제공하고 사용할 감염관리 교육자료를 개발 사용한다. ◦ 간접적으로 환자와 접촉하는 직원과 교육생도 포함한다.

주) 미국질병통제센터의 권장지침에 따른 권고수준
◦ IA: 잘 설계된 연구결과에 따라 강력하게 추천되는 권고안
◦ IB: 일부의 연구결과의 명확한 이론적 타당성에 따라 강력하게 추천하는 권고안
◦ II: 일부 연구나 이론적 타당성에 따라 수행할 것을 제안함
자료: 질병관리청(2021)

다. 표준주의 지침

표준주의(standard precaution)는 모든 유형의 의료기관에서 모든 환자에게 항상 적용해야 하는 감염예방과 실무내용으로 구체적인 사항은 표 11-3과 같다.

표 11-3 의료관련감염의 표준주의 실무 내용

감염관리 항목	수행 내용
손위생	손위생을 수행해야 하는 5가지 상황 • 환자와 접촉 전 • 치료적 행위(시술) 시행 전 • 치료적 행위 또는 체액에 노출 가능 행위 시행 후 • 환자와 접촉 후 • 환자의 주변 환경 접촉 후
개인보호구	장갑 • 소독과 멸균이 필요한 경우는 손위생 후 장갑을 착용한다. • 혈액, 체액에 오염된 물건, 점막, 손상된 피부, 오염된 피부를 접촉할 가능성이 있는 경우 착용한다. • 오염된 부위에서 청결한 부위로 이동하여 접촉해야 하는 경우에는 장갑을 벗고 손위생을 수행한 후 새장갑을 착용한다. • 장갑은 재사용하지 않으며, 사용 즉시 의료폐기물 전용 용기에 버린다.

표 11-3 의료관련감염의 표준주의 실무 내용–계속

감염관리 항목	수행 내용
개인보호구	가운 • 혈액, 체액, 분비물, 삼출물과 접촉이 예상되는 경우에는 작업에 적합한 가운을 착용하여 피부를 보호하고 옷이 오염되지 않도록 한다. • 환자의 주변이나 병실을 나오기 전에 가운을 벗고 손위생을 시행한다. • 일회용 앞치마나 가운은 매 시술 또는 환자마다 갈아 입는다.
	안면보호구/고글 • 안면보호구를 착용하기 전에 손위생을 수행한다. • 시술 또는 환자 처치 중에 혈액, 체액, 분비물, 삼출액이 튈 경우에는 눈, 코, 입의 점막을 보호하기 위하여 개인보호구를 착용한다. 마스크, 고글, 안면보호구 등을 작업 종류에 따라 적절히 사용한다. • 병원체의 종류와 예상되는 노출시간을 고려하여 적합한 마스크를 착용한다.
호흡기 위생/기침예절	• 의료종사들은 환자, 가족, 방문객을 대상으로 손위생과 호흡기 예절에 대해 안내한다. • 병원 입구와 눈에 잘 띄는 장소에 호흡기 예절과 관련된 포스터를 게시한다. • 병동과 외래의 대기장소에는 손위생과 관련된 물품을 제공하고 손위생방법을 안내한다.
환자의 이동과 배치	• 다른 사람들에게 전파할 위험이 있는 환자의 경우 가능한 한 1인실에 두도록 한다. • 1인실에 여유가 없는 경우에는 가능한 감염전파경로 등의 우선순위를 결정한다.
환경관리	환자와 가까운 거리에 있거나 환자가 자주 만지는 물건과 환경의 표면은 병원균으로 오염될 가능성이 높기 때문에 자주 청소하고 소독한다.
직원감염관리	• 감염관리규정 및 지침에는 주사침 자상 등 감염노출 예방 및 노출 시 관리방안을 마련한다. • 의사, 간호사, 학생, 자원봉사자 등 모든 의료종사자는 감염관리 규정을 준수하도록 한다. • B형간염, 홍역, 유행성이하선염, 풍진, 백일해, 수두, 파상풍, 디프테리아, 인플루엔자는 예방접종을 실시하여 관리한다.

자료: 질병관리청(2021), 병원간호사회(2017).

라. 전파경로별 표준주의

가) 공기전파주의

공기전파주의는 공기 중에 오랜시간과 먼 거리에서 부유하고 있는 미생의 전파를 예방하는 것으로, 공기로 전파되는 질병인 결핵, 홍역, 수두 등이 확진되었거나 의심되는 경우에 필요하다(병원간호사회, 2017).

표 11-4 의료관련감염의 공기전파주의 실무 내용

감염관리 항목	수행 내용
일반적인 주의	• 병실 입구나 다른 잘 보이는 곳에 공기주의가 필요하다는 표시를 한다. • 공기주의를 지켜야 하는 감염병에서 에어로졸이 형성될 수 있는 시술을 시행할 경우에는 다음의 주의사항을 따라야 한다. ◦ 의학적으로 필요한 경우에만 시술을 하고, 계획적으로 시술을 시행하고, 적절한 안정제를 사용한다. ◦ 시술에 참여하는 의료종사자수를 제한한다. ◦ 가능한 한 공기주의 격리실에서 시행한다. 공기주의 격리실이 없다면 밀폐된 상태로 시행한다. ◦ 시술 중 충분한 환기를 해야 하고, 참여하는 모든 의료종사자는 N95 마스크를 착용한다. 가능하다면 폐쇄형 기도흡인을 행한다.

표 11-4 의료관련감염의 공기전파주의 실무 내용–계속

감염관리 항목	수행 내용
환자배치	• 공기주의가 필요한 환자는 음압격리실에 배치한다. • 홍역이나 수두처럼 각 감염병마다 바이러스가 동일한 경우 코호트 격리를 할 수 있다. 활동성 폐결핵은 균주의 특성과 전염력이 다를 수 있어 방을 공유하지 않는다. • 외래에서 공기전파가 가능한 환자를 선별하기 위한 체계를 구축한다. • 공기주의가 필요한 환자에게 수술용 마스크 착용과 호흡기 예절 준수를 안내한다. 환자는 공기주의 격리실에서는 마스크를 벗을 수 있지만 격리실 밖에서는 마스크를 착용해야 한다.
환자이동	• 공기주의가 필요한 환자는 의학적으로 필요한 경우를 제외하고 병실 밖으로의 이동을 제한한다. 병실 밖으로 나가야 할 경우에는 의료종사자를 동반한다. • 의학적인 이유로 병실 밖을 나가야 한다면 시간을 최소화한다. • 공기주의가 필요한 환자가 격리실 밖으로 이동해야 하는 경우에는 수술용 마스크를 착용하고 호흡기 예절을 준수하도록 한다. • 의학적인 이유로 이송이 필요하지만 마스크를 착용할 수 없는 상태라면 주변으로의 노출을 최소화하도록 계획을 세워 이동하고, 이송 목적지의 의료진에게 환자의 상태를 알린다.
보호구 착용	• 공기로 전파되는 병원체에 감염이 의심되거나 확진된 환자의 치료 영역으로 들어갈 때는 N95 마스크를 착용하고 제대로 착용이 되었는지 확인한다. • 의료종사자들은 결핵이 의심되거나 확진된 환자를 치료할 때 N95 마스크를 착용한다. 올바른 보호구 착용을 준수한다. ◦ N95 마스크를 착용하기 전에 손위생을 한다. 마스크 착용 후 제대로 착용되었는지 확인한다. ◦ 마스크를 사용하거나 버릴 때 마스크의 표면에 손이 오염되지 않도록 주의를 한다. ◦ 마스크는 끈을 이용하여 조심스럽게 벗는다. 사용하지 않을 때에는 목에 걸어 두지 않는다. ◦ 젖었거나 오염되었을 경우나 호흡이 어려울 경우에는 마스크를 교체한다. ◦ 사용하고 나서 의료폐기물 전용 용기에 바로 버리고 손위생을 수행한다. 코호트 중인 병실에서는 여러 환자를 대상으로 교체하지 않고 사용할 수 있다.
의료종사자 관리	• 모든 의료종사자들은 홍역과 수두에 대해 면역이 형성되어 있어야 한다. • 항체가 없다면 전파가능한 기간 동안에는 홍역, 수두, 대상포진에 걸린 환자의 치료와 간호에 관여해서는 안 된다.
방문객 관리	• 환자와 방문객, 가족과 간병인에게 전파를 예방하기 위해 격리기간과 주의사항, 예방방법에 대해 안내한다. • 성인의 경우 항체가 있는 경우가 아니라면 의료진과 동일한 개인보호구를 사용해야 한다. N95 마스크를 올바르게 착용하는 방법을 교육받는다. • 활동성 결핵 환자의 경우 방문객의 출입을 제한한다.

자료: 질병관리청(2021), 병원간호사회(2017).

나) 비말전파주의

비말은 재채기, 콧물, 이야기, 흡인, 기관지경 검사와 같은 시술을 할 때 생성된다. 생성된 비말이 공기를 통과해 단거리를 이동하여 숙주의 결막, 비점막, 구강에 정착할 때 전파가 발생한다(병원간호사회, 2017).

표 11-5 의료관련감염의 비말전파주의 실무 내용

감염관리 항목	수행 내용
일반적인 주의	• 비말주의가 필요한 환자를 선별하기 위하여 입구나 잘 보이는 장소에 안내문을 비치한다. • 의료종사자들은 자가 오염을 방지하기 위하여 자신의 눈, 코, 입의 점막을 손으로 만지지 않는다. • 유행성 이하선염이나 풍진에 면역력이 없는 의료종사자는 이러한 감염을 앓고 있는 환자의 진료에 참여하지 않도록 한다.
환자배치	• 비말주의가 필요한 환자는 가능한 한 1인실에 배치한다. • 1인실 사용이 제한이 있어 일반 병실에서 코호트를 구성할 때는 동일한 병원체에 감염된 환자들로 배치한다. • 코호트 격리를 한 경우에는 병상 간 이격 거리는 1m 이상 유지하고, 접촉의 기회를 줄이기 위해 가능한 한 침대 사이에 물리적 칸막이를 설치한다.
환자이동	• 비말주의가 필요한 환자는 의학적으로 필요한 경우에 한하여 병실 밖으로 이동이 가능하며, 그 외에는 가급적 병실 밖으로의 이동을 제한한다. • 비말주의가 필요한 환자가 병실 밖으로 이동하는 경우 환자는 수술용 마스크를 착용하고 호흡기 예절을 준수한다. • 비말주의가 필요한 환자는 병실 밖을 나가기 전에는 손위생을 수행한다. • 이송 목적지에 있는 의료종사자는 환자의 상태와 주의사항을 알고 있어야 한다.
보호구 착용	• 비말주의가 필요한 환자의 병실에 들어갈 때에는 수술용 마스크를 착용한다. • 비말주의를 위한 개인보호구는 병실 입구 또는 전실 안에서 제공되어야 한다.
방문객 관리	• 가족과 방문객에게 현재 적용 중인 주의와 격리기간, 손위생과 같은 예방법에 대해 교육한다. • 방문객은 필요한 경우에 한하여 최소화하며, 한 환자만 방문하도록 제한한다.

자료: 질병관리청(2021), 병원간호사회(2017).

다) 접촉주의

의료기관 내 감염 전파 유형 중 가장 중요하고 빈번하게 발생하며, 직접접촉전파와 간접접촉전파로 구분한다. 직접접촉전파는 감수성 있는 숙주와 감염된 또는 집락화된 사람과 신체 표면의 직접적인 접촉과 미생물의 물리적인 전파에 의한 감염을 말한다. 간접접촉전파는 감수성이 있는 숙주가 오염된 매개물, 주로 무생물 환경과 접촉하는 경우에 발생한다. 예를 들면, 오염된 의료기구, 주사바늘, 드레싱, 씻지 않은 오염된 손과 다른 환자에게 사용한 오염된 장갑 등이 매개체가 될 수 있다(병원간호사회, 2017).

표 11-6 의료관련감염의 접촉주의 실무 내용

감염관리 항목	수행 내용
일반적인 주의	• 접촉주의가 필요한 환자를 선별하기 위하여 입구나 잘 보이는 장소에 안내문을 비치한다. • 환자나 그 주변 환경과 직접 또는 간접적인 접촉으로 병원균이 전파되는 경우에는 표준주의와 함께 접촉주의를 추가로 적용한다. 접촉주의가 필요한 감염병은 다음과 같다 ◦ 콜레라, 장티푸스, 세균성이질, A형간염, 옴, 다제내성균(VRE, CRE 등), C.difficile

표 11-6 의료관련감염의 접촉주의 실무 내용-계속

감염관리 항목	수행 내용
환자배치	• 급성기 병원에서 접촉주의가 필요한 경우에는 가능하면 1인실로 입원해야 하며, 감염병의 전파가능성이 높은 환자를 우선 배치한다. • 1인실이 여유가 없는 경우, 동일한 병원균에 감염되었거나 보균 중인 환자들끼리는 한 병실에 입원(코호트)할 수 있다. • 코호트 격리도 어려운 경우, 환자 병상 간 이격 거리는 1m 이상 유지하고 접촉의 기회를 줄이기 위해 가급적이면 물리적 차단막을 설치한다. • 코호트 격리도 어려워 다인실에 접촉격리 환자가 배치된 경우, 다인실 병실의 환자와 방문객에게 준수해야 하는 주의사항을 안내한다.
환자이동	• 접촉주의가 필요한 환자는 의학적으로 필요한 경우를 제외하고 병실 밖으로의 이동과 이송을 제한한다. • 접촉주의가 필요한 환자를 이송하는 경우 이송 요원과 도착지의 의료종사자에게 주의사항을 알린다. • 이송을 담당하는 요원과 도착지의 의료종사자는 개인보호구를 착용한다. • 접촉주의 환자는 병실 밖으로 나가기 전에 손위생을 수행한다.
보호구 착용	• 접촉주의가 필요한 환자를 직접 접촉하거나 환자 주변의 물건을 만져야 할 때는 손위생 수행 후 장갑을 착용하고, 옷이 오염될 것으로 예상될 때는 가운을 착용한다. 접촉주의에 필요한 개인보호구는 병실 입구에서 제공되어야 한다. 병실을 나올 때는 장갑과 가운을 벗어 의료폐기물통에 버리고 손위생을 수행한다. • 가운을 벗은 후에는 옷이나 피부가 주변 환경에 오염되지 않도록 주의한다. • 코호트 격리를 하는 병실에서 개인보호구는 환자마다 교체하고 손위생을 수행한다.
치료장비와 기구관리	• 접촉주의 환자가 사용한 장비, 기구 및 장치의 관리는 표준주의에 따른다. • 사용 중인 장비와 기구는 다른 환자가 사용하는 것을 예방하기 위해 따로 표시하고 보관한다. • 환자의 치료를 위해 필요한 물품은 가능한 한 일회용품을 사용하고 다른 환자와 공유해서 사용하지 않는다. 만약 다른 환자와 공유해서 사용해야 한다면 깨끗이 세척하고 소독 후 다른 환자에게 사용한다.
환경 관리	• 접촉주의 병실은 다른 병실보다 더 자주 청소하고 소독해야 하며, 특히 환자가 자주 만지는 표면과 물건은 철저히 청소하고 소독한다.
방문객 관리	• 가족과 방문객에게 현재 적용 중인 주의와 격리기간, 손위생과 같은 전파 예방법에 대해 안내한다.

자료: 질병관리청(2021), 병원간호사회(2017).

5) 간호정보관리

정보학의 발전은 정보를 기반으로 한 지식정보화의 시대로 변화를 주도하고 있으며, 보건의료 현장에도 많은 변화를 가져 왔다. 오늘날 보건의료 분야가 처한 환경은 노인인구와 만성질환의 증가, 의료기술의 급속한 발달, 의료기관간의 경쟁 증가로 인해 그동안 공급자 중심이었던 의료계의 관행에서 벗어나서 보다 적극적인 소비자 중심으로 변화되고 있으며, 정보학의 발전은 이러한 변화의 시점과 맥을 함께 하면서 그 속도를 더하고 있다. 즉, 정보기술의 변화는 지식과 정보가 사회기반의 축으로 자리 잡는 데 결정적인 기여를 하였으며, 소비자 주권 의식이 강화된 의료소비자는 인터넷을 통해 언제 어디서든 원하는 정보를 얻게 되어 시간과 공간의 제약을 벗어난 정보의 확보와 활용이 가능하게 되었다.

또한 보건의료 분야에서 다양한 종류의 대규모 자료를 생성, 수집하여 보건의료 현상에 대한 정확한 예측과 개인마다 맞춤형 정보를 제공하여 의사결정의 질을 향상할 수 있게 되었다. 의료 분야 중 임상영역에서 빅 데이터(big data)를 활용하여 치료에 대한 비용 효과적인 방법을 선택하고, 의료기관의 모든 치료정보를 공유하여 합리적인 의사결정을 할 수 있도록 한다. 보건영역에서는 전국의 의료데이터를 연계하여 감염병 발생 시 빠른 의사결정과 의료자원의 분배를 가능하게 할 수 있다.

이와 같이 보건의료 분야에서 빅 데이터의 효율성을 발휘하기 위해서는 대량의 보건의료 정보수집이 필수적이므로 개인정보보호와 빅 데이터 활용이라는 두 가지 가치가 상충하게 된다. 보건의료 분야에서 빅 데이터의 활용과 보급을 위해서는 이러한 문제에 대한 가이드라인과 법률적인 뒷받침이 준비되어야 한다.

(1) 간호정보학의 활용

빠르게 발전하는 정보기술과 함께 보건의료 지식의 양 또한 엄청나게 증가되므로 실무에서 환자를 돌보는 간호사는 정보의 신뢰성, 관련성, 접근성, 시기적절성에 대한 판단에 어려움을 겪기도 한다. 간호사가 수준 높은 간호서비스를 제공하기 위해서는 과학적 근거를 기반으로 한 간호서비스를 제공해야 하고, 이를 위하여 간호실무의 체계적이고 과학적인 연구결과로부터 가장 적합한 임상적 근거를 찾아서 가장 적절한 내용을 선택해서 실무에 적용하는 근거중심의 간호가 필요하다.

그레이브(Judith R. Graves)와 코크란(Shella Corcoran)은 간호학에서 처음으로 자료, 정보, 지식 간의 상호관계를 설명하였고, 간호정보학의 정의를 간호실무와 간호수행을 지원하기 위하여 간호자료, 정보, 지식을 관리하고 처리하는 간호과학, 정보과학, 컴퓨터 과학을 결합한 학문으로 정의하였다.

이처럼 간호정보학은 실무에서 환자간호의 의사결정에 대한 정보를 지원받고, 정보를 관리하며 처리하는 데 활용되는 분야이고, 간호사는 간호실무에 필요한 정보를 관리하고 활용할 수 있는 능력을 갖추고 있어야 한다. 구체적인 간호정보의 활용영역은 다음과 같다.

가. 간호실무와 행정

간호사가 근거기반 간호실무를 수행하기 위해서는 정보 활용이 필수적이며, 간호정보시스템을 활용하여 간호과정이 계획, 수행, 평가의 과정이 상호 체계적으로 연계성을 갖도록 함으로써 간호과정 수행이 원활하도록 지원한다. 간호실무에서 정보의 활용은 간호계획시스템, 환자모니터링, 처방전달과 결과보고시스템, 퇴원계획시스템, 온라인 약물정보 등이다.

간호행정에서 정보의 활용은 직원 일정 관리, 환자분류체계, 의사소통을 위한 이메일, 예산 목적의 비용분석과 추세분석, 질 향상과 결과분석, 사례관리를 위한 환자 추적과 배치를 들 수 있다. 자동화된 간호사 근무표 편성을 위한 자동화 프로그램을 통해 시간과 인력의 낭비를 줄일 뿐 아니라 시간외 수당의 산정이나 각종 통계자료 작성에도 유용하게 활용된다. 환자분류체계는 몇 가지 항목의 체크 과정을 거쳐서 바로 환자의 중증도와 간호필요도를 객관적으로 분류하고, 그에 따라 적정 간호인력을 산정할 수 있는 도구로써 여러 병원에서 실무에 유용하게 활용되고 있다.

이 밖에도 간호기록 전산화와 물품관리에 정보를 활용함으로써 기록이나 물품관리에 쏟던 시간과 비용을 줄이고 환자간호에 더 많은 시간을 할애할 수 있게 되었다. 특히 물품관리시스템은 중앙물류센터에서 각 간호단위로 약품과 진료나 간호에 활용되는 물품을 공급하는 시스템으로, 물품의 반입, 처리, 재생, 보관, 반송을 체계화하여 물품관리의 효율성을 높여 준다. 그리하여 간호사의 물품관리 업무의 부담 감소와 물품보관에 따른 추가비용의 절감, 원내동선 감소, 재고 감소의 효과를 가져다 주고 있다.

나. 간호교육

간호교육에서 컴퓨터는 원격교육, 온라인 저널, 환자교육 등에 다양하게 활용되고, 이메일, 온라인 문헌검색, 블로그 등 활용범위도 다양하다. 컴퓨터를 활용한 대표적인 교육은 컴퓨터지원 교육(computer-assisted instruction, CAI). 웹기반 교육을 들 수 있다. 컴퓨터지원 교육은 개별 학습자의 요구에 따라 교육매체를 구성하고 제출할 수 있으며, 24시간 활용이 가능하고, 학습자가 학습속도를 조정할 수 있다. 컴퓨터 활용 교육은 대용량 자료를 효율적으로 활용할 수 있고, 시간과 공간적 제약을 초월할 수 있는 장점이 있는 반면, 비용과 기술적 제약, 면대면 교육에 비해 피드백이 어렵다는 단점이 있다.

다. 간호연구

지금까지 많은 간호사가 다양한 연구개발에 기여하고 있으며, 특히 병원정보시스템의 개발 · 판매 업체는 간호사를 컨설턴트나 고문, 프로그램 개발자로 선호하고 있다. 간호연구에서 정보활용의 예로는 문헌검색, 자료수집, 자료분석, 분석결과의 작성과 활용, 타 연구자와의 협력을 들 수 있다.

(2) 간호의료정보체계

가. 병원정보체계

병원정보체계(hospital information system, HIS)란 의료서비스를 제공하는 병원에서 의료서비스 생산을 비롯하여 병원 내 각종 의료제공 업무와 일반 업무에서 정보이용자와 컴퓨터를 결합시켜 조직구성원과 병원조직 전체의 성과 향상을 목적으로 구축되는 업무지원체계를 말한다. 다양화된 병원업무의 효과적인 처리를 위해서 방대한 의료정보와 경영정보를 공유하고 최고경영자의 의사결정을 지원하는 다차원의 병원정보시스템이 필요하게 되었다. 효과적인 병원정보시스템의 활용을 통해 진료나 간호서비스, 환자서비스, 병원경영에서 도움을 받을 수 있다.

이러한 병원정보체계의 범위는 크게 업무처리체계와 의사결정지원체계로 나뉜다. 업무처리체계는 다시 진료지원체계와 관리체계로 구분되는데, 대형병원을 중심으로 이미 오래 전에 처방전달체계(order communication system, OCS), 영상정보체계(picture archiving communication system, PACS), 전자의무기록(electronic medical record, EMR)이 개발되어 상용화되어 있으며, 최근에는 병원 간 원격진료망의 구축으로 원격진료체계가 구축되기도 한다.

병원종합정보체계의 구축 목적은 환자서비스 개선, 수익증대와 비용절감, 합리적 경영평가를 위한 원가분석, 업무생산성 극대화, 정보의 정확도와 신속성 향상 인력운용의 효율성 증대, 의학연구의 효과적인 지원에 두고 있다.

나. 전자의무기록

전자의무기록체계는 키보드, 마우스, 펜, 음성인식체계, 스캐너, 터치스크린 등 다양한 입력도구를 이용하여 검사결과, 촬영결과, 환자상태, 처방 등 환자의 모든 건강정보를 저장하고 전송할 수 있는 체계이다. 즉, 전자의무기록은 완전하고 정확한 자료와 여러 가지 의학지식에 기초한 의사결정을 지원해 주는 전문 시스템을 가진 전자형식의 의무기록이다. 저장된 기록은 필요시 언제 어디서나 조회해 볼 수 있어 편리성도 갖추고 있다.

정부는 표준화된 진료정보의 생산 · 관리와 정보보호를 위한 전자의무기록인증제를 도입하였고, 의료법 제23조에서 전자의무기록표준화 준수를 권고하고 있다. 전자의무기록의 도입에 따른 장점은 다음과 같다.

- 의무기록 관리 간소화로 인한 시간 및 인력의 효율적 분배
- 저장공간의 축소로 인한 경제적 효과
- 의무기록의 분실 및 훼손 방지
- 의무기록의 실시간 조회 및 여러 사용자 동시 이용가능

- 의무기록 표준화에 따른 의무기록의 질적 향상
- 환자의 진료대기시간 단축 및 진료서비스 향상
- 병원 의료진의 진료업무 효율 증가 및 각종 연구정보 제공
- 신속하고 정확한 각종 통계정보 추출
- 영상정보체계, 처방전달체계와 연계한 병원정보시스템 구축
- 전반적인 환자서비스 향상

그러나 전자의무기록이 모든 면에서 바람직한 것은 아니며, 입력도구의 제한, 차트작성 방법의 획일화에 따른 차트내용 부실, 전산장애 시 접속의 차질 등 여러 가지 문제점도 가지고 있으므로 이에 대한 대비책을 마련하는 것도 필요하다.

다. 간호정보체계

전자의무기록의 발전으로 전자간호기록(electronic nursing record, ENR) 개발이 활성화되었다. 병원에서는 전자간호기록을 위해 임상간호현장에 맞는 용어표준화와 분류체계에 따른 간호진술문을 분류하고 의사결정지원시스템을 구현하여 간호과정을 전자간호기록에 적용하고 있다. 간호문제와 간호진단을 선택하여 목록화하고 간호중재, 간호평가, 간호계획과 연계하는 작업을 통해 간호과정을 적용하여 의사결정지원시스템으로 구축하여 사용하고 있다. 이러한 의사결정지원시스템은 환자의 간호문제를 통해 곧바로 진단과 중재계획, 평가가 이루어지게 하고 간호중재와 간호행위의 표준화에도 기여한다.

또한 환자간호를 수행하는 과정에서 발생하는 간호정보는 보건의료체계 내에서 타 전문직과의 의사소통을 효율적으로 할 수 있게 할 뿐만 아니라 간호의 역할을 객관적으로 평가받을 수 있게 한다. 오늘날 병원정보의 통합적 관리는 간호정보기록에도 중요한 변화를 가져왔으며, 다음과 같은 목적으로 간호정보기록이 활용된다.

- 환자정보관리
- 처방 및 검사결과 조회
- 전자간호기록
- 투약기록
- 행정업무
  - 병동 재원환자 목록 관리(장기재원환자 관리)
  - 근무보고서 작성
  - 처치수가 관련 업무: 발행 및 반납
  - 전과전동전실 관리
  - 식이 발행, 조회, 반납

◦입원진료비 내역 조회
◦퇴원환자 예약, 퇴원 수납절차 관련 보험심사 조회
◦검사반납
◦물품관리

6) 간호기록과 보고

간호기록이란 환자간호를 문서화하는 과정이며, 일차적인 목적은 치료의 연속성을 유지하는 것이다. 간호기록은 보건의료전문가 사이의 의사소통 수단이며, 간호서비스 평가와 간호사를 보호하기 위한 법적 근거이고, 연구와 교육의 기초자료이며, 간호의 질 향상과 간호실무 수행의 지침이다.

의료법은 간호기록부에 체온, 맥박, 호흡, 혈압과 투약에 관한 사항, 섭취와 배설물, 처치와 간호에 대한 사항이 기록되어야 하며, 병원관리자는 이를 보관하도록 규정하고 있다. 환자상태나 환자에게 취해진 조치 및 그에 대한 평가가 간호기록에 가장 자세하고 정확하게 기록되어 있으므로 간호기록은 의료분쟁이 발생될 경우 적절한 업무수행 여부를 객관적으로 판단할 수 있는 가장 중요한 근거가 된다. 환자상태의 변화 등 전반적인 의료행위에 대한 상세한 기록은 환자뿐 아니라 간호사 자신의 보호를 위해서도 매우 중요하다.

(1) 간호기록 작성원칙

간호기록은 입 · 퇴원 시, 수술 · 처치 후, 근무 번 순회 시, 투약 후에 환자의 현재 상태를 기록할 필요가 있거나 변화가 있을 때 기록이 필요하다. 상황에 따라서는 간호계획에 의한 간호행위, 환자의 간호요구, 간호와 치료에 대한 환자의 반응, 간호사가 관찰한 환자의 증상과 징후, 환자가 사용하고 있는 의료장비 모니터링 결과, 의사와 간호단위관리자에게 보고한 내용, 수술 또는 시술 전후의 간호행위를 기록한다.

가. 정확성과 적합성

간호기록은 정확하고, 객관적이고, 구체적이고 사실대로 기록해야 한다. 간호사가 관찰한 내용과 사실에 근거하여 작성하며, 해석하거나 주관적인 판단 내용을 기록하지 않는다. 또한 본인이 직접 간호한 내용을 직접 기록하고 서명해야 한다.

나. 완전성과 간결성

모든 간호수행 내용을 포함하여 기록해야 한다. 예를 들어, 특이사항, 사정자료, 퇴원지침, 환자와 가족의 염려사항과 이에 대한 간호사의 대응 내용, 주요 정보제공자, 환자의 불이행, 환자상태 변화, 의사나 다른 보건의료인의 방문 등의 정보가 포함되어야 한다. 간호기록이 다른 보건의료전문가와의 의사소통은 물론 의사결정의 자료원으로 가치를 갖고 법적인 증거로 사용되기 위해서 기록의 완전성은 매우 중요하다. 또한 간호사가 제공한 간호과정의 평가를 위해서도 간호기록은 완전하게 기록되어야 하고, 간호기록의 활용을 통한 의사소통을 단축하고 모든 사람이 이해하기 쉽도록 표준화되고 간결하게 기록해야 한다.

다. 적시성

간호행위를 수행한 후 즉시 기록해야 기록에 오류가 없으며, 수행한 시각을 정확하게 기록할 수 있다.

(2) 인수인계

인수인계는 간호의 연속성을 보장하기 위하여 다음 근무번에게 현재 환자상태와 간호, 최근 상황 변화에 대한 정보를 정확하게 전달하는 제도이고, 정확하고 완전하고 적시성을 확보한 인수인계는 환자의 안전과도 직결된다. 최근 미국의 병원신임위원회(The Joint Commission, TJC)의 보고에 의하면 인수인계 과정에서 정보오류로 인하여 37% 정도는 환자의 안전을 위협한다고 느끼고 있으며, 21%의 인수자는 인수인계의 질에 만족하지 못한다고 하였다.

가. 인수인계 방법

- 카덱스를 이용한 구두 인수인계
- 전자의무기록 화면을 이용한 구두 인수인계
- 전자의무기록을 보고 인수자(다음 근무 번 간호사)가 파악하는 인수인계
- 문서화된 인수인계, 체크리스트를 활용한 인수인계
- 음성녹음기를 이용한 인수인계

나. 일반간호사의 인수인계에 포함되어야 할 내용

- 입 · 퇴원 현황, 현재 재원 중인 환자 정보
- 환자안전에 관한 정보
- 현재 또는 잠재적 간호문제에 대한 정보
- 다음 근무 시 간호중재의 우선순위에 대해 정보
- 간호문제의 중재에 대한 평가내용에 대한 정보
- 현재 간호문제에 대한 연속적인 간호중재가 필요한 사항에 대한 정보
- 당일 시행하는 검사와 관련된 내용 및 의미있는 검사결과에 대한 정보

- 당일 시행하는 처치에 대한 정보
- 당일 변경된 투약에 대해 정보

다. 인수인계 시 유의사항

- 환자와 관련된 정보를 편중되지 않게 인계한다.
- 환자와 관련된 정보에 대한 비밀을 보장하면서 인계한다.
- 환자와 관련된 정보를 적시에 인계한다.
- 인수인계는 객관적이어야 한다.
- 인수인계는 간결해야 한다.
- 인수인계는 간호사 간, 근무조 간에 간호의 연속성을 확보해 주어야 한다.
- 인수인계는 환자의 주요 문제에 초점을 맞추어야 한다.

인수인계의 목적을 달성하기 위해서는 간호사들의 의사소통 훈련과 간호단위 혹은 의료기관의 인수인계 매뉴얼을 활용한 표준화된 인수인계를 수행하는 것이 환자안전을 강화하는 데 필요하다.

라. 의료인의 표준화된 의사소통 방법

미국의 병원신임위원회는 정확하고 시기적절한 의사소통을 위한 구성원들 간에 표준화된 방식으로 의사소통할 수 있도록 SBAR(situation, background, assessment, recommendation)를 도입하였고, 국내의 병원에서도 사용되고 있다. SBAR를 활용하여 간호사와 의사 간의 원활한 의사소통과 긴밀한 협력관계가 유지되어 치료의 질을 높일 수 있을 것이다.

- 상황에 대한 설명(**S**ituation): 보고자의 이름과 부서, 진료과, 환자의 이름과 현재 문제 등을 제공
- 환자에 대한 배경 설명(**B**ackground): 입원 당시 환자의 진단명과 입원일, 병력 등을 제공
- 환자를 사정한 결과(**A**ssessment): 환자문제, 사정한 내용 및 가장 최근의 활력징후, 현재 시행되고 있는 치료 등 제공
- 환자문제에 대한 해결방법(**R**ecommendation): 보고자가 추천하는 방법 등을 제공

(3) 개인정보보호

개인정보는 성명, 주민등록번호 등과 같이 개인을 식별할 수 있는 정보이고, 진료정보는 진료를 목적으로 수집 · 처리하는 개인정보가 포함된 정보로, 진료기록부, 수술기록부, 간호기록부 등을 의미한다.

간호단위관리자는 의료기관의 개인정보 및 진료정보보호 지침에 따라 간호단위 정보관리를 실시하고, 간호단위의 간호사 및 직원은 이를 준수하여 환자의 진료 및 간호와 관련된 정보를 안전하게 보호될 수 있도록 한다. 기관은 의료기관의 개인정보보호 가이드라인에 따라 환자 및 직원의 정보가 보호되도록 지침을 수립하고 개인정보보호책임자를 지정하여 관리해야 한다. 또한 병원정보시스템의 자료가 손실되지 않도록 안전장치를 마련해야 한다.

가. 개인정보수집

개인정보보호위원회와 보건복지부는 의료기관의 업무특성을 고려한 개인정보 처리기준을 마련하여 2011년부터 시행 중이다. 진료를 목적으로 한 개인정보 수집은 최소한으로 해야 하며, 만 14세 미만의 아동인 경우에는 법정대리인의 동의를 받아 개인정보를 수집할 수 있다. 진료목적으로 수집된 개인정보를 병원서비스 홍보 등으로 활용할 때는 반드시 별도의 동의를 받아야 한다.

나. 개인정보 활용과 제공

의료기관은 개인정보를 정당한 사유 없이 제3자에게 제공할 수 없으며, 제공이 필요한 경우 당사자의 동의를 받아야 한다. 특히 진료기록은 정보제공자 당사자가 아닌 경우 의료법에서 정한 위임장 등 관련 서류를 첨부한 경우에만 제공할 수 있도록 하고 있다.

다. 비밀유지

의료법 제19조는 의료인이나 의료기관 종사자는 근무 중 알게 된 다른 사람의 정보를 누설하거나 발표하지 못하도록 명시하고 있으며, 의료기관인증에 관한 업무에 종사하는 자 또는 종사하였던 자는 업무를 하면서 알게 된 정보를 다른 사람에게 누설하거나 부당한 목적으로 사용하지 못하도록 고지하고 있다.

라. 개인정보관리

보존기간이 경과하고 수집 · 이용 목적이 달성된 개인정보는 보존기간의 종료일 또는 개인정보의 처리가 불필요한 것으로 인정되는 날로부터 5일 이내에 파기해야 한다. 개인정보보호를 위하여 개인정보 출력자를 제한하고, 필요한 경우 개인정보 보호책임자의 승인을 거쳐 활용 · 출력하도록 한다. 또한 개인정보는 관리적, 기술적, 물리적 보호조치를 통하여 안전하게 보관해야 하며, 기관의 개인정보 처리방침은 환자가 쉽게 알 수 있도록 인터넷 홈페이지 혹은 기관 내 게시를 통하여 공개해야 한다(표 11–7).

표 11-7 개인정보 안전성 확보조치 기준(개인정보보호법 제29조)

구분	내용
관리적 조치	• 개인정보에 관한 내부관리계획의 수립 · 시행
기술적 조치	• 개인정보 접근 권한의 관리 • 정보시스템의 비밀번호 관리 • 접근통제 시스템 설치 및 운영 • 개인정보 암호화 • 접속기록의 보관 및 위 · 변조 방지 • 보안 프로그램(백신, 방화벽 등)의 설치 및 운영
물리적 조치	• 개인정보의 안전한 보관을 위한 보관시설 • 잠금장치 설치

비판적 사고 문제

1. 환자간호관리에서 입원관리, 입원중 관리, 전과전동관리, 입 · 퇴원 관리의 목적을 달성하기 위하여 우선순위를 어떻게 설정해야 하는가?

2. 운영관리에서 물품관리, 구매관리, 약품관리, 환경관리영역에서 우선순위를 어떻게 설정해야 하는가?

3. 환경관리가 간호단위의 생산성에 미치는 영향에 대하여 논의하시오.

4. 간호기록과 보고가 환자의 안전에 미치는 영향에 대하여 논의하시오.

5. 고령화와 만성질환의 시대에 병원정보의 활용에 대한 미래상을 어떻게 전망하는가?

>> 참고문헌

1. 개인정보보호위원회, 보건복지부(2021). 개인정보 보호 가이드라인[의료기관편].
2. 건강보험심사평가원(2021). http://www.hira.or.kr/main.do
3. 국민건강보험공단(2021). http://www.nhis.or.kr/retrieveHomeMain.xx
4. 김수배, 이도연(2021). 원무관리론. 제24판. 에듀팩토리.
5. 김은만, 유미, 이향렬, 고지운, 조의영, 김을순(2014). 국내병원간호사의 인수인계 실무표준, 표준지침 및 표준화된 항목 개발에 관한 연구. 임상간호연구, 20(1):1-14
6. 김인숙, 장금성, 이명하, 하나선, 이태화, 김정숙, 강경화, 김미영(2015). 최신 간호관리학. 제4판. 현문사
7. 김정일, 유종기 외 역(2009). 데이터 혁명. 한국경제신문사.
8. 노규성 외(2018). 빅데이터 개론. 한국소프트웨어기술인협회 빅데이터전략연구소. 광문각.
9. 박성애, 김명자, 김인경, 김진현, 배현지, 유옥수, 이경아, 이은희, 장해나, 정유미, 정은영, 주미경, 황인영(2019). 간호관리학-간호정책과 간호경영-. JMK.
10. 병원간호사회(2017). 근거기반의 임상간호 실무지침(의료기관의 격리지침).
11. 보험심사간호사회(2015). 보험심사관리사 길라잡이.
12. 연세대학교 의료법윤리학연구원(2013). 의료기관 시설기준 개선방안 연구보고서.
13. 의료기관평가인증원(2021). https://www.koiha.or.kr/web/kr/index.do
14. 조성우(2011). Big Data 시대의 기술. KT종합기술원.
15. 질병관리본부(2017). 의료관련감염 표준예방지침.
16. 질병관리청(2021). https://www.kdca.go.kr/
17. Graves, J. R. and Corcoran, S.(1989). The study of nursing informatics. Image--the Journal of Nursing Scholarship, 21(4):227-231.
18. Kaiser, P.(2021). SBAR technique for communication: a situational briefing model(2021). http://www.ihi.org/resources/Pages
19. The Joint Commission(2021). https://www.jointcommission.org

제 12 장

환자안전관리

12 환자안전관리

학습목표
- 환자안전과 관련된 주요 개념을 이해한다.
- 환자안전법의 주요 개념을 이해한다.
- 환자안전 관리활동을 설명한다.
- 환자안전과 관련된 간호사의 법적 책임을 설명한다.
- 환자안전보고체계를 설명한다.

주요용어
- 환자안전 • 의료오류 • 근접오류 • 위해사건 • 적신호사건 • 의료사고
- 의료과오 • 의료과실 • 간호과오 • 환자안전보고

01 환자안전의 개념

환자안전(patient safety)은 의료의 질 향상에서 매우 중요한 요소로 의료서비스의 질 향상과 환자안전 수준을 높이기 위한 간호사의 역할이 더욱 중요해지고 있다. 1999년 미국 국립의학원(Institute of Medicine, IOM)의 '사람은 누구나 잘못할 수 있다: 보다 안전한 의료시스템의 구축(To err is human: Building a safer health system)'의 보고서에 의하면 미국에서 의료오류로 사망하는 사람은 연간 44,000명에서 98,000명이었고, 이로 인한 경제적 손실은 연간 170억~200억 달러에 이른다고 추정하였다(Kohn 외, 2000). 의료오류로 인한 사망자는 자동차 사고나 유방암으로 인한 사망보다 더 높은 수준이고, 손실비용도 의료비의 절반을 넘는 수준이었다. 미국에서는 이 보고서를 계기로 환자안전과 관련된 내용이 점차 대중에게도 알려지면서 중요한 보건정책 과제의 하나로 대두되었고, 2005년에 '환자안전과 질 향상법'을 제정하여 환자안전기관 지정, 전국적인 환자안전 데이터베이스 구축 등 개선활동을 시작하게 되었다.

우리나라는 2011년에 의료기관 인증제도가 시행되었고, 2015년 1월 28일 환자안전사고를 예방하고 재발을 방지하기 위한 목적으로 '환자안전법'이 제정되어 2016년 7월 29일부터 전 의료기관에서 시행되었다. 환자안전법의 목적은 환자안전에 필요한 사항을 규

정하여 환자의 보호와 질 향상에 이바지하는 것이다. 보건복지부 보건의료정책과와 의료기관의 정책과가 관할하며, 국가환자안전위원회에서 환자안전종합계획을 수립하여 일정 규모 이상의 병원(200병상 이상 병원, 100병상 이상 종합병원)은 환자안전위원회와 환자안전 전담인력을 운영하도록 하고 있다.

1) 환자안전과 관련된 용어

환자안전의 개념에 대해서는 통일된 정의가 있다고 하기는 어려우나 세계보건기구(World Health Organization, WHO)는 의료와 관련하여 환자에게 발생하는 불필요한 위해의 위험을 허용된 최소한의 수준으로 낮추는 것으로 정의하고 있고, 미국 국립의학원은 작위 또는 무작위에 기인한 오류로 발생하는 환자의 위해에 대한 예방으로 환자안전을 설명하고 있다. 환자안전 분야에서 빈번하게 사용되는 용어는 의료오류, 위해사건, 환자안전사고 등이 있으며, 이 밖에도 다양한 용어가 환자안전 영역에서 사용되고 있다.

(1) 의료오류와 위해사건

의료오류(medical error)란 환자에게 미친 위해 여부와 관계없이 의료제공 과정에서 계획한 활동을 의도한 대로 성취하지 못했거나 목표달성을 위한 계획을 잘못 수립한 경우를 말한다. 위해사건(adverse event)은 환자가 가지고 있는 질병이 아닌 의학적인 처치에 의하여 발생한 손상으로, 환자의 입원기간이 연장되거나 퇴원 시점에 장애를 초래한 경우를 말한다. 즉, 환자의 질환이나 상태에 의한 것이 아닌 의료서비스로 인해 발생하는 모든 형태의 손상을 의미한다. 여기서 위해는 신체의 기능이나 구조의 장애 또는 이들로부터 발생한 모든 해로운 효과이며, 질병, 손상, 고통, 장애, 사망을 포함한다. 그림 12-1과 같이 모든 의료오류가 위해사건은 아니며, 위해사건 또한 의료오류에 의해서만 발생하는 것도 아니다. 즉, 위해가 발생한 의료오류가 위해사건에 포함된다고 볼 수 있다.

(2) 환자안전사고

환자안전법에서 정의한 환자안전사고란 보건의료인이 환자에게 보건의료서비스를 제공하는 과정에서 환자에게 위해가 발생하였거나 발생우려가 있는 사고를 말한다. 이는 위해사건과 의료오류를 포괄하는 개념으로, 환자에게 끼친 피해의 유무와 관계없이 병원 내에서 일어나는 모든 종류의 오류, 실수, 사고를 포함하는 개념이다.

환자안전사고의 유형에는 근접오류, 위해사건, 적신호사건이 있다. 근접오류(near miss)는 문제발생 전에 발견되어 환자에게 해를 끼치지는 않았으나 재발했을 경우에는 중대한 위해를 초래할 수 있는 과정상의 오류를 말한다. 위해사건(adverse event)은 환자

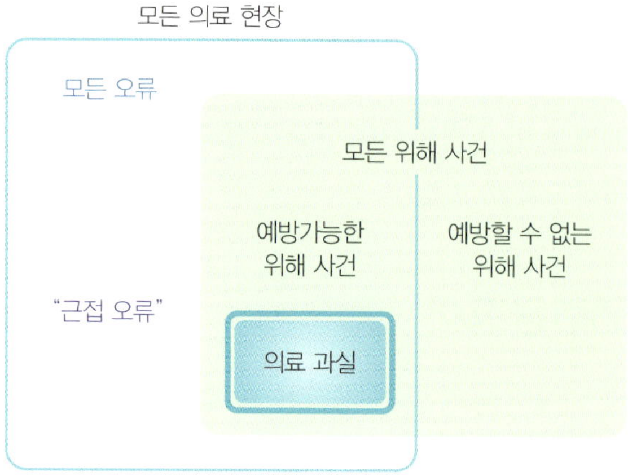

그림 12-1 의료오류와 위해사건의 관계

자료: Wachter & Gupta(2018). Understanding Patient Safety. New York: McGraw Hill Education.

의 치료과정 중 발생한 상해, 낙상, 투약오류 등 예상하지 못한 나쁜 상황을 말하며, 적신호사건(sentinel event)은 예기치 않은 사고발생으로 사망이나 심각한 신체적 손상을 초래한 사건을 말한다.

(3) 법률용어와 의학용어

의료오류, 위해사건, 환자안전사고 이외에도 환자안전과 관련된 용어로는 의료과오(medical malpractice), 의료과실(medical negligence), 이상반응(adverse reaction), 부작용(side-effect) 등이 있다. 이 중에서 법률적 책임과 관련된 용어는 의료과오이며, 관련 주요개념의 정의는 표 12-1과 같다.

표 12-1 환자안전과 관련된 용어

개념	정의
환자안전(patient safety)	의료와 관련된 불필요한 위해의 위험을 허용되는 최소한으로 낮추는 것(WHO, 2009)
환자안전사고 (patient safety incident)	환자에게 불필요한 위해를 주었거나 줄 수 있는 사건(WHO, 2009)
의료오류(medical error)	의료제공과정에서 계획된 활동을 의도대로 성취하지 못하거나 계획이 잘못 수립된 경우(IOM, 2000)
위해사건(adverse event)	환자가 앓고 있는 질환이 아닌 사건으로 위해를 유발한 사건(WHO, 2009)
오류(error)	계획된 활동을 의도대로 수행하지 못함(WHO, 2009)
위해(harm)	신체적 기능 또는 구조적 장애로부터 발생한 모든 효과(WHO, 2009)
근접오류(near miss)	위해를 끼치지 않은 사건(WHO, 2009)

표 12-1 환자안전과 관련된 용어-계속

개념	정의
적신호사건(sentinel event)	사망 또는 심각한 신체적 정신적 손상을 동반한 사건(JCAHO, 2005)
의료과오/의료과실 (medical malpractice /medical negligence)	표준에 충실하지 못하여 발생한 과실(JCAHO, 2005)
이상반응(adverse reaction)	올바른 과정으로 진행된 정당한 처치로부터 발생한 예상하지 못한 위해(WHO, 2009)
부작용(side effect)	약물의 약리학적 특성으로 주된 효과 이외에 부수적으로 발생하는 알려진 효과(WHO, 2009)

02 환자안전의 법과 제도

환자안전에 대한 관심이 증가하면서 의료인의 책임이 강조되고 있다. 우리나라는 환자안전법을 제정하여 환자안전을 보장하기 위한 사항을 규정하였고, 이 법은 2015년 1월에 제정되어 2016년 7월부터 시행되고 있다. 환자안전법뿐만 아니라 의료기관인증제도를 통해서도 환자안전을 보장하고 있다. 환자안전과 관련된 법과 제도를 통해 점차 증가하는 의료인의 환자안전 관련 법적 책임에 대해서 살펴보고자 한다.

1) 환자안전법

환자안전법이란 환자안전에 필요한 사항을 규정함으로써 환자보호 및 의료 질 향상에 이바지함을 목적으로 시행된 법이다. 환자안전법은 환자안전을 보장하기 위해 법적으로 환자안전사고보고, 환자안전기준, 환자안전지표, 환자안전교육, 실태조사, 위원회 구성 등에 대한 사항을 규정하고 있으며, 이를 위해 환자안전위원회를 설치하고 전담인력을 배치하도록 하고 있다(그림 12-2).

전담인력 배치 기준은 200병상 이상의 병원급 의료기관과 100병상 이상 500병상 미만의 종합병원은 전담인력 1명 이상이며, 500병상 이상의 종합병원은 전담인력 2명 이상이다. 환자안전 전담인력은 의사, 치과의사, 한의사, 약사 또는 간호사 면허 취득 후 3년 이상 보건의료기관에 근무한 사람을 자격기준으로 하며, 담당업무는 환자안전사고 정보의 수집, 분석, 관리 · 공유, 보건의료인과 환자 및 보호자 교육 등 환자안전 업무이다.

환자안전위원회는 환자안전사고의 예방 및 재발 방지를 위한 계획을 수립하고 시행하는 등 의료기관에서 환자안전업무를 중추적으로 운영하는 역할을 수행하며, 환자안전 전담인력을 배치하여 환자안전 및 의료 질 향상에 관한 업무를 전담하여 수행한다.

환자안전사고 자율보고 (법 제14, 16, 17조) (원인분석을 통한 재발방지)
- 보고자, 자율보고의 내용 · 방법 및 절차
- 보고학습시스템의 구축 운영
- 주의경보 발령 사유
- 자율보고 된 내용의 검증

환자안전기준 (법 제9조) (환자안전기준 준수 유무)
- 보건의료기관의 시설장비관리체계
- 보건의료인의 환자안전을 위한 준수사항

환자안전지표 (법 제10, 15조) (환자안전수준 분석 · 관리)
- 환자안전지표의 개발 · 보급에 필요한 사항
- 환자안전지표 개발을 위한 자료의 종류 및 보유기관

환전안전교육 (법 제13조) (전담인력 등 교육 · 관리)
- 교육기관의 위탁
- 환자안전교육의 방법 · 시간 · 내용 등

+

국가환자안전위원회 설치(법 제8조) (환자안전 주요시책 논의)
- 국가환자안전위원회/분과위원회 구성 및 운영

환자안전종합계획 수립 • 시행(법 제7조) (환자안전실태조사 등 환자안전관리기전 점검 및 관리)
- 환자안전실태조사의 내용 및 방법 등
- 환자안전종합계획에 추가적으로 포함되어야 할 사항

↓

환자안전위원회 설치 • 운영(법 제11조) (의료기관 차원의 환자안전관리활동 계획 및 관리)
- 환자안전위원회 설치 기관
- 환자안전위원회의 업무
- 환자안전위원회의 구성 및 운영

환자안전 전담인력 배치(법 제12조) (의료기관 차원의 환자안전관리활동 계획 및 관리)
- 전담인력배치 기관
- 전담인력의 업무
- 전담인력의 자격 및 배치기준

그림 12-2 환자안전법의 주요 내용(자료: 의료기관평가인증원 홈페이지)

2) 의료기관인증제

의료법 제58조에 근거하여 2010년 의료기관평가인증원을 설립하고, 인증제를 통하여 의료의 질과 환자안전의 수준을 제고하기 위한 노력을 기울이고 있다. 제10장에서 서술한 바와 같이 의료기관인증기준은 크게 기본가치체계, 환자진료체계, 조직관리체계, 성과관리체계의 4가지 영역으로 구성되어 있으며, 이 중 기본가치체계 내의 환자안전 보장활동 항목과 조직관리체계 내의 질 향상 및 환자안전 활동은 환자안전과 직접적인 관련이 있다. 세부적인 평가기준은 정확한 환자 확인, 의료진 간 정확한 의사소통, 수술 · 시술의 정확한 수행, 낙상예방활동, 손위생 수행, 질 향상 및 환자안전 운영체계, 위험관리체계, 환자안전사건 관리, 질 향상 활동, 진료지침 개발 및 관리 등이다. 의료기관인증제를 통해 주기적으로 환자안전보장을 위한 체계를 평가하고 있다.

3) 기타 외부보고체계

환자안전보고체계의 궁극적인 목적은 환자안전사고를 분석하여 원인을 해결하는 것이다. 이를 위하여 보고체계는 비처벌성, 기밀성, 독립성, 전문적 분석, 적시성, 시스템 지향성, 반응성의 특성을 가져야 한다. 환자안전사고의 자료를 분석하여 개선안을 도출하기 위해서 덴마크, 영국, 네덜란드, 스웨덴, 미국, 캐나다 등에서는 다양한 형태의 환자안전보고체계를 국가 또는 비정부기구가 운영하고 있다.

환자안전 관련 보고체계는 기관 내부의 보고체계와 기관 외부의 보고체계로 구분할 수 있다. 대부분의 나라에서는 매우 심각한 사건에 대해서는 보고를 의무화하고 있으며, 경미한 사건 혹은 일어날 수 있었던 사고에 대해서는 자율보고를 장려하고 있다. 미국 27개 주에서는 National Quality Forum이 정의한 심각한 보고대상 사건에 대한 보고와 분석을 의무화하고 있으며, 95개의 환자안전기관이 자율적으로 환자안전보고체계를 운영하고 있다(Agency for Healthcare Research and Quality, 2022).

우리나라의 외부 보고체계로는 한국의약품안전관리원의 의약품 유해사례 보고관리체계, 한국혈액안전감시체계, 전국병원감염감시체계 등이 있다. 환자안전법 시행으로 우리나라도 의료기관의 안전사고를 자율보고하도록 규정하고 있으며, 보고된 내용과 보고자에 대한 비밀보장과 불이익 방지를 법으로 규정하고 있다. 우리나라는 국가 차원의 환자안전보고학습시스템을 구축하여 공식적으로 안전사고에 관한 내용을 의료기관이 공유할 수 있도록 체계를 갖추고 있다.

환자안전보고학습시스템은 정보수집 및 학습체계로, 환자안전사고를 발생시켰거나 발생한 사실을 알게 된 보건의료인, 보건의료기관의 장, 전담인력, 환자, 환자의 보호자가 온라인과 오프라인 신고를 통해 자율적으로 보고할 수 있도록 구축되어 있다. 기본적으로는 자율보고시스템이지만, 2021년부터 환자안전법 제14조 제2항에 총 4가지 사고유형을 중대한 환자안전사고로 정해 의무보고하도록 보완하였다(그림 12-3).

환자안전보고학습시스템은 새로운 유형의 위험요인이 나타나거나 환자안전에 중대한 위해가 발생한 경우 등 주의경보가 필요하다고 판단되는 환자안전사고에 대해 환자안전 주의경보를 제공하여 환자안전사고 유형, 위험요인과 재발방지대책 등을 공유하고 있다. 또한 2016년 7월부터 매년 통계연보를 발간하여 환자안전사고 보고추이, 종류, 위해정도 등에 대한 내용을 시각화하여 이해하기 쉽게 제공하고 있다.

1. 「의료법」 제24조의2제1항에 따라 설명하고 동의를 받은 내용과 다른 내용의 수술, 수혈 전신마취로 환자가 사망하거나 심각한 신체적 · 정신적 손상을 입은 환자안전사고가 발생한 경우
2. 진료기록과 다른 의약품이 투여되거나 용량 또는 경로가 진료기록과 다르게 투여되어 환자가 사망하거나 심각한 신체적 · 정신적 손상을 입은 환자안전사고가 발생한 경우
3. 다른 환자나 부위의 수술로 환자안전사고가 발생한 경우
4. 의료기관 내에서 신체적 폭력으로 인해 환자가 사망하거나 심각한 신체적 · 정신적 손상을 입은 경우

그림 12-3 환자안전사고 의무보고 대상: 총 4가지 사고유형(「환자안전법」 제14조 제2항)

환자안전보고학습시스템에 보고된 환자안전사고는 2016년 563건에서 2017년 3,864건, 2018년 9,250건, 2019년 11,953건, 2020년에는 13,919건(월평균 1,160건)으로, 보고건수가 매년 증가하는 추세를 보였다(보건복지부 · 의료기관평가인증원, 2021). 통계연보에서 제공하는 자료는 환자안전보고학습시스템을 통해 자율적으로 수집된 데이터이므로 환자안전사고 발생률 및 현황을 보여 주는 것은 아님을 주의해야 한다. 환자안전사고 보고건수가 많을수록 환자안전사고 재발을 방지하기 위한 보고활동이 활발한 것으로 이해하는 것이 적절하다(보건복지부 · 의료기관평가인증원, 2021).

국가 또는 외부기구에서 운영하는 보고체계 이외에 의료기관인증제의 필수항목으로 의료기관 자체적으로 환자안전사고를 보고하는 내부 보고체계를 수립하고 운영하도록 요구하고 있다. 의료기관은 그림 12-4와 같이 적신호사건, 근접오류, 위해사건과 같은 환자안전사고를 어떻게 보고하는지 세부적인 체계를 갖추고 운영하고 있다.

03 환자안전 관련 간호사의 법적 책임

간호사는 전체 의료인력의 많은 부분을 차지하고 있으며, 의료기관을 포함한 다양한 현장에서 전문적인 간호서비스를 제공하고 있다. 사회환경의 변화, 의료기술의 발전, 사회 · 경제적 발전에 따른 국민의 건강요구는 점차 증가하여 건강개념과 간호전문직에 대한 사회의 인식과 기대가 크게 변화하고 있다. 이에 따라 간호의 학문적 발전과 함께 실무에 대한 책임성이 증가되면서 간호업무에 대한 평가가 보다 엄격해지고 있다. 또한 간호직 내부적으로도 법적, 윤리적인 책임을 강조하고 있다. 앞으로 간호사는 간호업무에 필요한 정확한 법적 지식을 토대로 환자에 대한 충실한 의무를 수행하고, 간호사고 발생 시 적절한 대응을 할 수 있어야 한다.

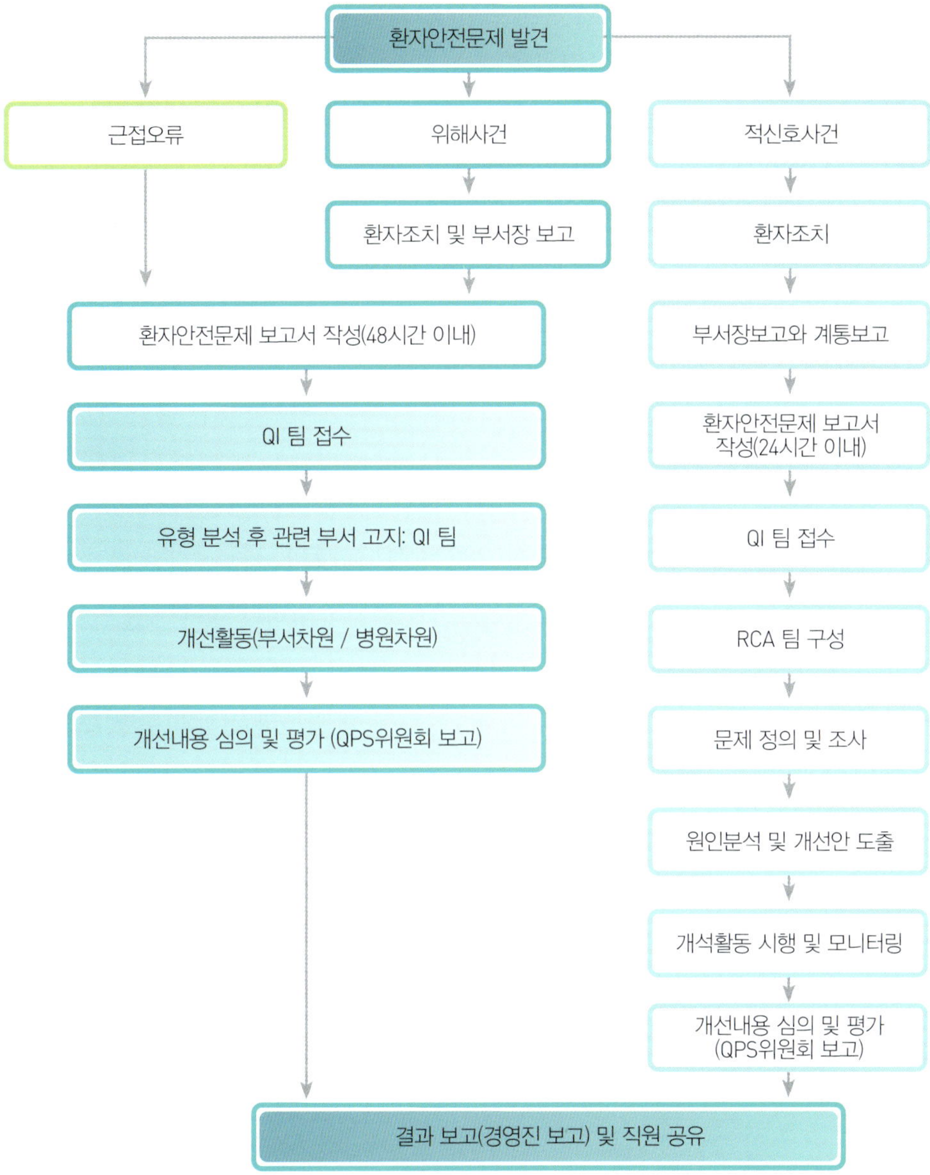

그림 12-4 환자안전사고 보고체계

1) 관련 법령

법은 사회질서를 유지하기 위하여 지켜야 할 인간행위의 최저수준이 지켜지지 않을 때 법적 권위를 발휘하게 되는 형식적 규정으로서 인간의 사회적 행위를 통제하는 인간이 만든 표준이라 할 수 있다. 간호사의 간호행위로 인해 발생하는 부정적인 결과는 형법과 민법을 적용받을 수 있다. 형법은 간호사가 업무상 과실로 환자에게 심각한 손상이나 사망을 초래했을 때 처벌을 목적으로 하는 법이다. 예를 들면, 간호사가 투약오류로 환자에게 위해를 가한 경우에 간호사는 형법에 의해 처벌을 받을 수 있다. 민법은 환자가 간호행위 중 상해를 입었다면 손해보상을 통해 이를 금전적으로 보상해 주는 법을 말한다. 간호사의 법적 책임 여부를 판단하는 기준이 될 수 있는 것 중 하나는 실무표준인데, 이는 같은 상황에서 합리적이고 신중한 사람이 갖는 지식과 기술을 의미하며, 일반적으로 환자를 관리하는 많은 기관에서 실제로 사용되어 관찰되는 실무를 말한다. 아직 우리나라는 실무표준이 명확하게 규정되어 있지 않은 경우가 있으므로 법적인 보호를 받기 위해 간호실무표준 설정에 대한 노력을 기울여야 할 것이다.

2) 법률상 간호행위의 범위

의료법상 간호사의 업무는 다음과 같다(의료법 제2조 제2항 제5호).

- 환자의 간호요구에 대한 관찰, 자료수집, 간호판단 및 요양을 위한 간호
- 의사, 치과의사, 한의사의 지도하에 시행하는 진료의 보조
- 간호요구자에 대한 교육 · 상담 및 건강증진을 위한 활동의 기획과 수행, 그 밖의 대통령령으로 정하는 보건활동
- 간호조무사가 수행하는 업무보조에 대한 지도

환자요구에 대한 관찰, 자료수집, 간호판단, 요양을 위한 간호와 간호조무사 지도 등은 2017년 개정 시행된 항목이다. 의료법 개정으로 간호과정에 대한 개념이 신설되었고, 건강관리자로서 간호사의 역할이 법률로 명확히 규정되게 되었으며, 간호조무사 지도권을 명시함에 따라 간호조무사의 업무는 간호사의 업무를 보조하는 것으로 직무의 구분을 명확히 하는 계기가 되었다.

3) 간호사의 법적 의무

간호사의 법적 의무는 간호사 면허범위 내에서 환자에게 간호를 제공할 때 법적 근거하에 수행해야 하는 의무로서 주의의무, 설명의무, 확인의무, 비밀유지의무가 해당되며, 환자안전사고와 관련된 간호사의 법적 의무는 주의의무, 설명의무, 확인의무가 있다.

(1) 주의의무

주의의무는 의료행위 당시 통상적인 간호학적 지식 정도의 능력을 갖춘 간호사가 일반적으로 준수해야 할 간호전문가로서의 주의의무를 의미한다. 간호사는 간호행위에 있어 주

의를 집중하여 간호행위 과정에서 예측가능한 부정적 결과를 회피하기 위한 조치를 강구할 의무가 있다. 즉, 사고발생가능성을 예측하고 사고를 회피할 수 있는 행위를 하였는가 하는 의무이다. 주의의무는 구체적인 내용이 명확하게 설정되어 있는 것이 아니라 환자안전사고가 발생한 후에 간호제공과정에서 이를 위반하였는지 여부를 검토하게 된다.

(2) 설명의무

설명의무는 의료행위에 대한 환자의 동의를 구하기 위해 충분한 정보를 제공하는 것이며, 환자에게 자기결정권을 이양하는 것이다. 설명은 환자가 상식 수준에서 이해할 수 있는 수준으로 설명되어야 하며, 질병의 예후, 경과, 행위의 목적, 위험성, 부작용과 후유증을 모두 설명해야 한다. 의료인은 환자에게 필요한 행위라고 판단하여 의료행위를 수행한다고 할지라도 사전에 대상자의 동의를 얻어야 한다. 사전동의의 불이행으로 인한 법적 문제는 간호사도 예외가 아니며, 점차 간호사의 독자적인 간호행위가 많아지므로 이러한 문제는 더욱 빈번해질 것으로 예상된다. 따라서 간호의 독자적 행위에 대한 기준 설정과 그에 대한 충분한 설명, 사전 동의에 대한 전문교육이 병행되어야 할 것이다.

(3) 확인의무

확인의무는 동료의료인과 의료보조인력의 행위에 대한 확인, 장비와 물품을 확인하는 것이 해당된다. 의료행위는 분업적 협력관계에 의해 수행되는데, 각각 자신의 의무를 충실히 수행해야 하며, 서로 이를 확인해야 할 의무가 있다. 특히 간호사의 업무 중에는 간호조무사가 수행하는 업무보조에 대한 지도업무가 있다. 따라서 간호조무사의 행위로 환자안전사고가 발생하더라도 간호사가 이를 지도할 의무가 있으므로 간호사가 그 의무를 수행하지 못하였다면 간호사에게도 책임이 있다고 볼 수 있다. 그 밖에도 사용하는 기자재, 의약품 등을 확인해야 할 의무가 있으므로 환자안전사고를 예방하기 위해서는 간호행위를 제공하는 과정에서 사용하는 물품과 약품에 대해서도 면밀하게 확인할 필요가 있다.

04 간호업무 중에 발생하는 환자안전사고

1) 환자안전사고 유형

간호사가 법적 의무를 다하지 못해서 환자안전사고가 발생한 경우 간호사는 마땅히 수행해야 할 간호행위를 하지 않은 것이므로 책임을 지게 된다. 임상에서 주의의무, 확인의무 불이행으로 발생할 수 있는 간호사고의 유형은 다음과 같다.

(1) 투약오류

환자에게 투약할 때 가장 핵심적인 역할을 하는 사람은 간호사이다. 특히 입원환자의 경우는 간호사의 투약에 대한 책임이 더욱 크다고 볼 수 있다. 왜냐하면 의사의 처방에 의해 약사가 제조하였더라도 간호사가 직접 환자에게 투여하기 때문에 투여하기 전에 약을 확인해야 할 의무가 있기 때문이다. 따라서 간호사는 의사의 처방이나 약사의 조제가 잘못되었다고 하더라도 간호사가 이를 발견하여 시정할 수 있는 위치에 있기 때문에 약물에 대한 지식을 갖추고 있어야 하며, 확인의 의무를 다하여 정확한 투약이 이루어지도록 해야 한다.

특히 주사약을 투여하는 것은 특별한 경우를 제외하고 간호사에 의해 이루어지는데, 종합병원의 경우 간호사의 업무 중 주사는 막중한 비중을 차지하며, 많은 부작용과 합병증을 가져올 수 있으므로 다음 내용을 주의 깊게 확인해야 할 의무가 있다.

① **주사약의 확인:** 처방한 약인지 확인하며, 주사약과 주사기의 혼탁, 점조도의 변화, 착색, 냄새에 이상이 없는지 확인한다.
② **용량의 확인:** 처방한 약의 용량이 정확한 것인지, 정확한 양이 준비되었는지 확인한다.
③ **대상자 확인:** 개방형 질문을 통해 투약 대상자를 확인한다.
④ **주사부위 및 방법의 확인:** 처방 지시된 방법이 적당한 것인지(정맥내, 근육내, 피내 등) 또 그 부위가 적합한지, 주사부위에 감염우려는 없는지 확인한다.
⑤ **투여시간 확인:** 정해진 시간에 투여하고, 정해진 주입속도를 확인한다.
⑥ **기타:** 투여 약물에 대한 대상자 교육과 정확한 기록을 수행하고 감염위험성에 대해서 확인한다.

투약 중 주사로 인한 사고는 환자에게 미치는 영향이 매우 크다. 대표적으로는 말초신경손상(마비)과 감염을 들 수 있다. 약물로 인한 과민성 쇼크는 치명적인 경우가 많으므로 주사하기 전에 반드시 특이체질 여부 또는 민감성 여부에 대한 검사와 과거력을 확인함으로써 예방해야 한다. 사고가 발생한 경우는 즉시 필요한 응급처치와 함께 의사에게 보고하고 적절한 조치를 취하도록 한다. 주사 시 주사부위, 방법, 주사약, 용량을 확인한 후 주사과정에서 출혈 여부의 확인, 적절한 속도의 주입, 무균법에 의한 주사과정을 철저히 지켜 사고를 방지해야 한다.

(2) 수혈사고

수혈 시 수혈대상자와 수혈혈액의 혈액형을 확인하고 적합한 방법으로 수혈하는 것은 필수적이다. 간호현장에서 간호사의 업무가 과중되고 기계적으로 간호업무를 하다 보면 수혈사고의 발생가능성이 증가하게 된다. 정맥주사 과오보다도 수혈사고가 더욱 치명적인 결과를 초래한다는 점에서 간호사는 반드시 수혈 시 철저하게 표준화된 원칙을 지켜야 한다.

(3) 수술 관련 의료오류

수술 관련 의료오류로는 수술부위 확인을 하지 않아 발생한 수술부위 오류, 수술 시 사용하는 기계와 거즈 등이 수술 후 복강 내에 남아 있어 발생하는 사건 등이 있다. 수술 관련 의료오류는 환자에게 심각한 위해를 입힐 수 있으며, 영구적인 손상까지도 입힐 수 있다. 따라서 수술 관련 환자안전사고를 예방하기 위해 수술 전 환자 확인과 수술부위 확인을 철저히 수행하고, 수술과정에서 사용한 기구와 물품을 정확히 확인하는 등 간호사는 주의를 기울여서 책무를 수행해야 한다.

(4) 낙상

노인이나 아이, 수술 후 환자, 수술 전 약물처치를 받은 환자, 정신적으로 불안한 환자는 정신적, 신체적 기능이 저하되어 있어 낙상의 위험성이 높다. 이런 경우 낙상주의 안내문 부착과 사이드 레일(side rail)을 항상 올리도록 주의를 기울여야 한다. 또한 바닥이 물, 비누, 왁스 등으로 인해 미끄러운 경우에도 즉시 조치를 취해야 한다. 환자를 홀로 있게 하여 부상을 당하면 간호사의 업무상 과실이 된다. 예를 들어, 환자운반 침대에서 환자가 혼자 있다가 떨어져서 부상을 입게 되면 간호사의 책임이 된다.

(5) 기타 안전사고

가. 화상

간호업무에서 뜨거운 물주머니나 패드를 쓰는 경우가 종종 있으므로 화상에 주의해야 한다. 관장용액, 뜨거운 물주머니, 스팀, 전기, 우유병 등을 사용할 때는 사전에 반드시 그 온도를 확인하고 관찰하며 신중히 업무를 수행함으로써 화상을 방지해야 한다.

나. 물품과 기구불량에 의한 부상

간호사가 사용한 물품이나 기구의 불량으로 대상자가 피해를 입었거나 간호사가 잘못이 있는 것을 알고도 사용하였다면 간호사에게 법적 책임이 있다. 예를 들면, 무균적으로 사용되어야 하는 기구나 물품이 오염된 것을 알고도 간호사가 간호행위에 사용하였다면 간호사는 이에 대한 책임을 져야 한다.

2) 환자안전사고의 원인

(1) 주요원인

환자안전사고의 원인은 인적 요인, 물리적 요인, 과정적 요인으로 다양하고, 복잡하게 작용한다. 인적 요인에는 간호사 요인과 환자 요인이 있으며, 간호사 요인으로는 지식부족, 의사소통 부족 등이 원인이다. 환자 요인으로는 의료진에게 협조하지 않고 자의적으로 행동하는 경우와 정보를 제대로 제공하지 않는 경우가 이에 해당한다. 물리적 요인은 병원의 환경으로 인한 것으로, 병동구조, 시설, 장비, 인력 등이 해당한다. 과정적 요인으로는 부서 간 의사소통 오류 등 간호와 의료를 제공하는 과정에서 발생하는 것이 해당된다.

(2) 원인분석

환자안전사고가 재발되지 않도록 하기 위해서는 원인분석을 통해 업무개선을 해야 한다. 환자안전법에서는 환자안전 전담인력의 업무 중 하나로 환자안전사고에 대한 분석을 규정하고 있다. 의료기관평가인증원의 환자안전법 운영 매뉴얼에도 환자안전법상의 환자안전사고 정보분석 업무와 관련하여 근본원인분석(root cause analysis, RCA)을 하도록 제시하고 있다. 근본원인분석이란 어떤 문제나 사건과 직접적으로 관련된 원인(근접원인)에 기여한 시스템이나 프로세스상의 원인을 분석하는 방법으로, 환자안전 사례 발생 시 개인에 대한 비난보다는 사건에 기여한 취약한 시스템과 업무처리 과정을 확인하고 개선하는 데 집중하도록 하는 접근법이다(그림 12-5).

환자안전사고와 관련된 근본원인을 찾기 위해 원인-결과도(fish-bone diagram)가 자주 사용된다. 이 방법은 결과에 대한 원인을 찾기 위하여 범주를 나누고, 주요 원인과 부수적인 원인을 가시로 표시하여 결과를 해결하기 위한 방안을 찾는 방법이다. 그림 12-6은 낙상이 발생(결과)했을 때 근본원인을 찾기 위해 원인-결과도를 작성한 예시이다. 예시에서 보듯이 범주를 인적 요인, 장비요인 등으로 나누고, 사건발생 순서로 원인요소를 분석한 후 범주별로 원인요소를 도식화하고 해결전략을 마련하여 의료기관에서 낙상예방 활동을 할 수 있도록 정보를 제공하는 것이다.

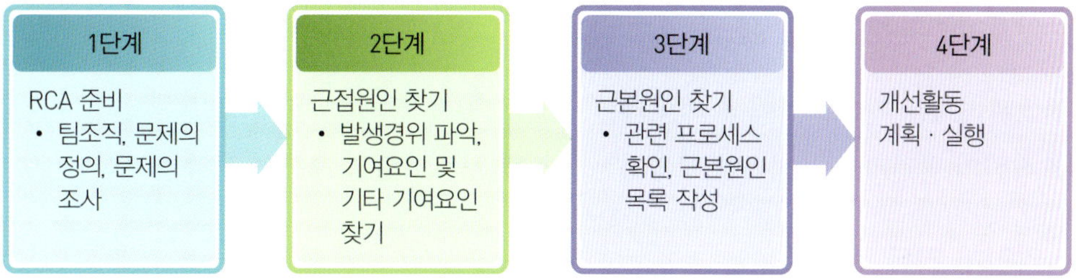

그림 12-5 근본원인분석 과정(자료: 의료기관평가인증원, 2021)

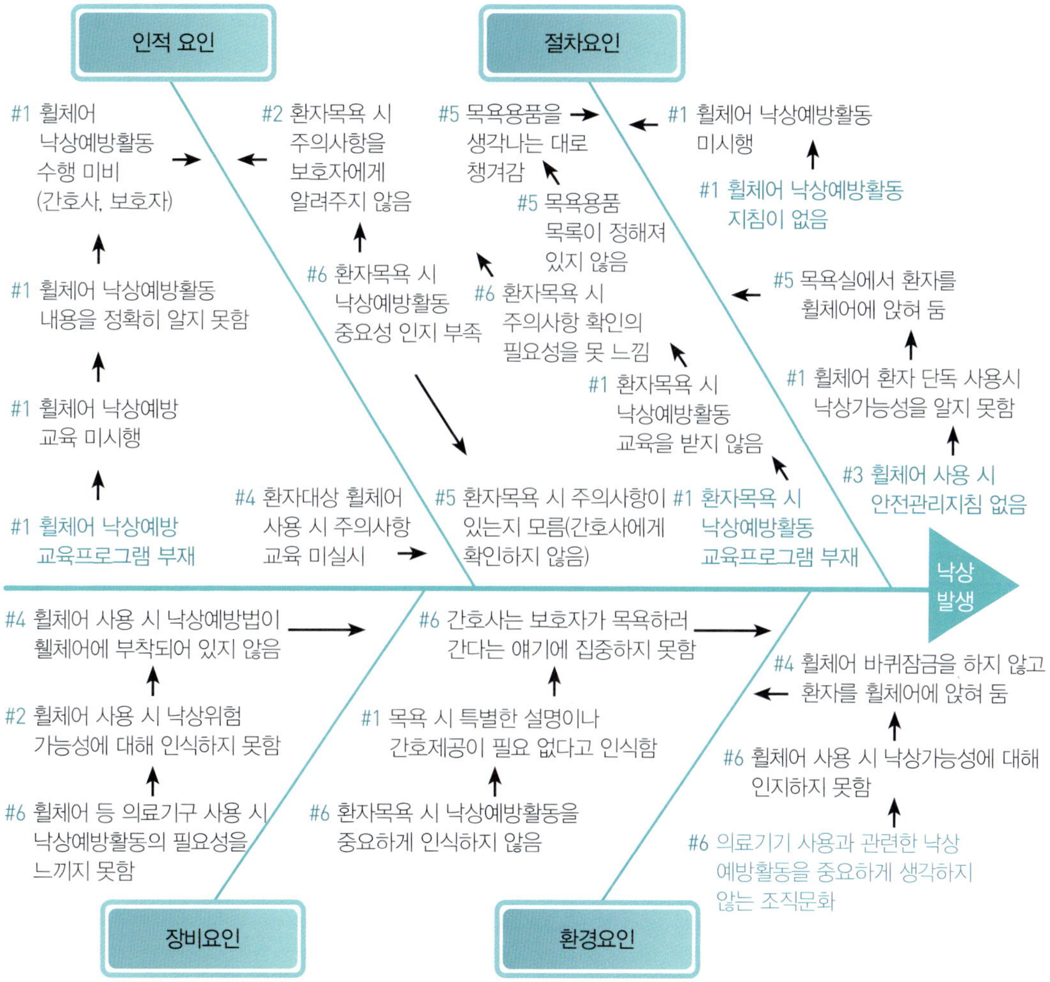

그림 12-6 원인-결과도(자료: 의료기관평가인증원, 2021)

3) 간호관리자의 책임

간호관리자는 간호조직에서 제공되는 간호의 질을 통제할 법적 책임이 있다. 이것은 간호직원의 발전과 업무성과를 보장하는 방향과 프로그램을 제공할 책임을 포함한다.

(1) 위임과 감독

간호관리는 간호실무와 간호를 제공하는 인력을 감독하는 것을 포함한다. 간호관리자는 위임과 감독행위를 수행할 책임이 있으므로 위임과 감독을 잘못하는 것은 업무상 과실이 될 수 있다. 이런 업무상 과실에서는 간호사 개인의 책임이 면제되는 것이 아니면서 간호관리자까지 책임이 확대된다.

따라서 간호관리자는 직원의 지식, 기술, 능력을 파악하고 업무를 위임해야 하며, 위임한 업무가 실무표준에 따라 잘 수행되고 있는지 감독해야 한다. 간호관리자가 업무를 적절하게 위임하지 못한 결과 환자가 해를 입었다면 간호관리자는 그에 대한 책임이 있다.

(2) 인력관리

환자안전을 위해 인력 관리 측면에서 표준에 맞는 적정인원을 유지하고, 자격을 갖춘 직원을 선발, 채용하여 지속적인 교육을 제공해 실무 역량을 유지하도록 관리하는 것이 필요하다. 또한 업무에 따라 개인의 근무 경력 및 숙련도를 고려하여 인력을 배치하는 것도 병행되어야 한다.

(3) 물품관리와 장비관리

물품과 장비를 적절히 관리하고 기능을 확인하여 언제든지 사용할 수 있도록 준비하는 것도 환자안전을 위해 중요한 업무 중 하나이다. 간호사는 사용하는 특정 물품이나 장비의 사용방법을 정확하게 숙지해야 한다. 간호관리자는 부서 내 물품과 장비 관리를 총괄 감독하며, 필요시 간호사가 물품, 장비와 관련된 교육을 받을 수 있도록 관리해야 한다.

(4) 지침과 절차

간호사가 간호실무를 수행할 때 판단을 요하는 절차는 표준화된 프로토콜로 자세히 기술되어 있어야 한다. 의료기관은 특수한 상황에서 간호사가 수행해야 할 기능, 기능을 수행할 때 요구되는 조건, 절차를 수행하는 간호사의 교육, 경험, 훈련요건, 실무를 수행하는 간호사의 능력을 평가하는 방법에 대한 간호표준을 명확히 기술하여 서면화해야 한다. 표준을 설정함으로써 간호사들 간의 수행도 차이를 줄이고 환자안전사고를 예방할 수 있다. 또한 임상간호표준은 환자안전사고가 발생했을 때 간호사의 과실여부를 판단하는 기준이 되므로 임상 상황에 따라 적합한 표준을 개발할 필요가 있다.

05 환자안전 개선을 위한 접근

보건의료조직에서 환자안전과 질을 보장하기 위해서는 궁극적으로 환자안전문화가 조직 내에 정착되어야 하며, 조직의 개별적 구성원도 환자안전문화의 중요성을 인식하고 긍정적인 문화 정착을 위해 실제적으로 기여해야 한다.

1) 조직차원의 접근

(1) 환자안전문화

환자안전문화란 의료서비스 제공과정에서 발생하는 환자안전사고를 예방하기 위해 조직, 부서, 개인차원에서 공유하고 있는 신념, 가치, 행동패턴을 의미한다. 환자안전사고, 즉 의료오류에 대한 전통적인 접근방식은 의료를 직접 제공했던 제공자의 문제로 파악하고 이를 비난하는 것이었다. 이러한 문화는 옳고 효과적인 일을 하는 대신 비난을 피하는 데 초점을 두게 되었다. 이러한 방식으로 오류가 해결되지 않음에 따라 시스템적 사고라는 새로운 방법으로 접근하고 있다.

시스템적 사고에서는 환자안전사고가 발생하였을 때 개인을 비난하는 것보다 시스템적인 관점에서 인적 요인, 업무설계요인, 절차 등의 시스템적 요인을 점검하도록 강조한다. 환자안전사고의 경우 개인의 책임보다 의료시스템을 개선하는 것이 효과적이며, 의료시스템 개선을 위해서는 문제의 원인을 파악하는 것이 선행되어야 한다. 문제의 원인을 파악하기 위해서는 발생한 사고가 정확하게 보고되고, 보고된 사례의 분석을 근거로 원인을 파악할 수 있으므로 관련 사고를 보고할 수 있는 문화를 구축하는 것이 필요하다.

(2) 직원에 대한 지도와 지원

환자안전을 개선하기 위해서는 해당 의료기관에 근무하는 직원의 역량을 증진시킬 필요가 있고, 이를 위해서는 적절한 교육훈련이 시행되어야 한다. 대규모 의료기관의 경우 의료기관 자체에서 이루어지는 교육이 많으나, 소규모 의료기관에 근무하는 의료진의 경우 교육프로그램의 한계가 있을 수 있으므로 국가 차원에서 운영하는 교육프로그램이 갖추어져야 할 필요가 있다. 구성원의 역량을 증진시키기 위해서는 관리자의 역할도 중요하다. 간호관리자는 구성원이 절차를 준수할 수 있도록 긍정적인 피드백을 강화할 필요가 있다.

(3) 보고 장려

환자안전사고의 보고는 원인분석과 개선방안 수립에서 매우 중요한 시작점이다. 의료기관이 자발적으로 환자안전 개선활동을 하기 위해서는 내부적으로 환자안전과 관련된 자료를 수집하고 분석하는 것이 확대되어야 한다. 미국은 환자안전과 질 향상법(Patient Safety & Quality Improvement Act)에 따라 기밀성이 보장되는 보고체계를 운영하고 있고, 덴마크의 경우도 환자안전과 관련된 법을 제정하여 환자안전 개선활동을 지원하고 있다. 우리나라도 환자안전법 제14조에 의거 환자안전사고를 발생시켰거나 발생한 사실을 알게 된 보건의료인이나 환자 등이 자율보고하도록 권하고 있으며, 이후 행정처분을 감경하거나 면제하도록 하고는 있으나 외국에 비하여 보고율이 높지 않다.

(4) 인적 요인을 고려한 시스템 설계

인간공학(ergonomics)은 인간이 도구, 장비, 방법, 환경과 상호작용하는 방식에 초점을 두는 것으로, 인간이 업무를 올바른 방식으로 보다 용이하게 하도록 돕는 학문이다(WHO, 2021). 인적 요인(human factor)을 고려한 업무 환경 설계를 통해 오류 발생가능성을 줄이고 오류가 발생했을 때 오류의 영향을 최소화할 수 있다. 인간은 기계가 아니며 신체적, 정신적, 인지적 한계를 가지고 있어 실수할 수 있다. 인간의 숙련도, 지적 능력, 동기, 주의집중과 관계없이 상황을 잘못 인식하여 오류가 발생할 수 있다. 약 처방과 조제, 인수인계, 간호기록 등의 활동을 안전하게 설계하기 위해 하드웨어(자동주입 펌프, 사용하는 도구, 적절한 조명과 같은 업무 환경의 물리적 배치 등) 및 소프트웨어(전산화된 입력 시스템, 약물 조제 지원 시스템 등)를 포함한 디자인 솔루션이 요구된다(WHO, 2011).

외관이 비슷하거나 발음이 비슷한 약물, 장비설계의 복잡성은 오류가능성을 증가시킨다. 기억에만 의존하지 않도록 치료 프로세스나 절차와 관련된 단계를 보여 주는 사진과 도표를 참고하고 최신 프로토콜을 확인해야 한다. 또한 손위생 알림판과 같이 사용법에 대한 사진과 안내문을 시각화하여 사용하는 것도 도움이 된다. 또한 인수인계나 약물처방 및 조제 등의 프로세스를 검토하고 단순화하는 것이 오류를 줄일 수 있다. 기관에서 사용하는 장비의 종류, 문서 서식, 처방 방식 등 공통 프로세스와 절차를 표준화하고 WHO의 수술 체크리스트와 같이 근거 기반의 체크리스트를 일상 업무에 적극 활용하도록 권장하여 보다 안전하고 효율적으로 일할 수 있도록 해야 한다. 앰플 약제의 미세 유리파편 유입을 방지하는 필터 니들과 정맥 내 약물을 주입할 때 최고속도로 과량 투여되는 것을 방지하는 수액유량조절기 등과 같은 안전을 향상시키는 진료 재료를 도입하는 것도 도움이 된다.

소프트웨어 차원에서 의료정보기술(health information technology, HIT)은 보건의료서비스 제공을 위해 활용되는 정보통신기술로, 환자안전에 필수요소로 알려져 있다. 전자의무기록(EMR), 처방전달시스템(OCS), 임상의사결정지원시스템(clinical decision support system, CDSS), 바코드와 무선인식(radio frequency identification, RFID)은 대표적인 HIT이다. HIT는 보건의료제공자의 의사소통을 향상시키며, 복잡한 계산을 도와주고, 환자상태를 실시간으로 모니터링하며, 필요한 핵심 정보를 제공해 주어 임상의사결정을 돕는 기능을 한다. 안전 향상을 위한 시스템 도입 사례로 신속대응시스템을 들 수 있는데, 집중 모니터링이 필요한 환자의 활력징후가 전자의무기록(EMR)에 실시간 연동되는 시스템이다. 이 시스템은 병동의 담당 간호사가 수기로 환자상태를 입력하지 않아도 활력징후가 프로그램을 통해 신속대응팀에 전송된다.

또한 바코드와 무선인식(RFID) 기술은 환자, 약물, 검체를 정확하게 확인하게 하여 확인과정의 오류를 예방하게 한다. 구체적인 사례로, 의약품 포장지에 인쇄된 바코드를 통해 환자정보, 처방정보, 복용방법 등의 투약 내역을 확인하고, 투약 단계에서는 간호사가 환자팔찌의 바코드와 의약품 포장지의 바코드가 일치하는지 교차확인하여 정확성을 높인 것을 들 수 있다.

HIT의 다양한 장점에도 불구하고 HIT를 안전하게 사용하기 위해서는 의료정보서비스 장애, 자료전송 오류, 부분적인 전산화 도입, 경고피로(alert fatigue)와 같은 문제가 발생할 수 있다는 것을 유념해야 하며, 자료 백업의 대비 방법도 이해하는 것이 필요하다(Sittig & Singh, 2012).

2) 개인차원의 접근

개인차원의 안전관리 대상은 보건의료인을 포함한 의료기관 전체 인력이며, 환자 및 보호자도 포함한다.

(1) 안전문화 인식

안전과 관련된 실무행동은 안전에 대한 중요도를 인지함으로써 시작된다. 실제 여러 연구에서 안전인식 수준이 높을수록 대상자에 대한 교육을 잘 시행하고, 실무에서 안전지침을 잘 준수하는 것으로 나타났다. 더불어 환자와 보호자에게 안전교육을 실시하여 안전에 대하여 인지하고 안전행동수칙을 준수할 수 있도록 해야 한다.

(2) 업무의 전문성 향상

환자안전을 지키기 위해서는 간호사 개인은 근거중심의 간호행위를 수행하고 간호표준을 준수해야 한다. 또한 간호업무능력을 향상하여 실수나 과오가 발생하지 않도록 해야 한다. 관리자는 안전을 우선순위에 두는 리더십을 발휘해야 하며, 구성원들의 실무능력 향상과 안전표준지침 준수를 위한 교육과 관리를 시행하고 적절한 훈육도 실시해야 한다.

(3) 윤리적으로 행동하기

안전관리를 위하여 중요한 조직문화는 비난하지 않고 안전사고에 대하여 공개적으로 논의하고 재발되지 않도록 방지대책을 수립하는 것이다. 보건의료인은 전문직에서 요구하는 윤리지침을 준수해야 환자안전사고를 예방하고 재발을 방지할 수 있게 된다. 간호사도 간호사 윤리지침을 준수하고 환자안전사고가 발생하였을 때 정직하게 보고하는 것이 간호사로서 윤리적인 행동일 것이다.

(4) 팀원으로 일하기

환자안전은 의료기관의 모든 구성원이 관심을 가지고 함께 노력했을 때 보장될 수 있다. 그러므로 스스로를 보건의료팀의 구성원으로 인지하고, 팀원으로서 협력하는 자세로 업무를 수행하고 효과적인 의사소통을 실시해야 한다. 미국병원신임위원회(The Joint Commission, TJC)에서 심각한 환자안전사고의 근본원인을 분석한 결과, 잘못된 의사소통이 높은 빈도(63%)를 차지한 것은 의사소통의 중요성을 보여 준다. 의료인 간에 부정확한 정보를 전달하거나 적시에 필요한 정보가 제공되지 않으면 환자안전을 위협하고 의료의 질이 저하된다. 간호사는 함께 일하는 동료 간호사는 물론, 환자, 의사, 다른 직종의 보건의료제공자와 지속적으로 의사소통하며 협업하는 위치에 있으므로 환자안전에 있어 간호사의 의사소통 역량은 매우 중요하다.

비판적 사고 문제

1. 환자안전과 관련된 다양한 개념을 설명하시오.

2. 환자안전을 보장하기 위한 법과 제도를 설명하시오.

3. 간호사의 법적 책임과 관련하여 간호기록이 중요한 이유를 설명하시오.

4. 환자안전을 개선하기 위한 접근법에는 무엇이 있는가?

>> 참고문헌

1. 김기경, 김인숙, 김대란, 김모임(2001). 간호판례법과 관리지침. 군자출판사.
2. 김영미(2009). 법적 관점의 간호기록 작성방법에 대한 교육프로그램의 개발 및 효과분석. 서울대학교 대학원 박사학위논문.
3. 김영미, 박성애(2007). 병원간호사의 간호기록 작성방법에 대한 지식측정도구 개발 - 법적인 관점에서-. 임상간호연구, 13(2):27-38.
4. 보건복지부, 의료기관평가인증원(2021). 환자안전 통계연보 2020. https://www.kops.or.kr/portal/board/stat/boardDetail.do
5. 법제처 국가법령정보센터(2021). 환자안전법. 법제처.
6. 병원간호사회(2019). 환자안전사건 사례와 예방.
7. 서울대학교 간호관리학교실(2016). WHO 환자안전교육과정 지침: 다양한 보건의료인 대상 2011.
8. 염호기(2013). 환자안전 관리와 전망. Journal of the Korean Medical Association, 56(6):454-458.
9. 유현정(2007). 의료소송에서 간호기록의 역할 및 정확한 기재의 중요성. 대한간호, 46(2):38-39.
10. 의료기관인증원(2021). 인증평가기준. http://www.koiha.or.kr
11. 이현정, 최은영, 옥민수, 이상일(2017). 근본원인분석을 위한 수행지침. 한국의료질향상학회지, 23(1):25-38.
12. 이재호, 이상일(2009). 환자안전의 개념과 접근방법론. 한국의료QA학회지.
13. 이재호(2013). 의료정보기술은 환자안전을 향상시키는가? 의료질향상학회지, 19(1): 17-26.
14. Agency for Healthcare Research and Quality(2022). Federally-Listed PSOs. https://www.pso.ahrq.gov/listed
15. Cohen, H., Tuohy, N., and Carroll, R.(2009). The risk management professional and medication safety. Journal of Healthcare Risk Management, 29(1):34-43.
16. Institute of Medicine(2001). Crossing the Quality Chasm: A New Health System for the 21st Century. National Academies Press.
17. Institute of Medicine(2003). Patient Safety: Achieving a New Standard for Care. National Academy Press.
18. Joint Commission Resources(2005). Inc. Hospital Accreditation Standards. Joint Commission on Accreditation on Healthcare Organizations.
19. Kohn, L. T., Corrigan, J., and Donaldson, M. S.(2000). To Err Is Human: Building a Safer Health System. National Academy Press.
20. Price, B.(2006), Teaching record keeping; Mentoring learners in practice: No. 18, Nursing Standard, 20(22):8-9.
21. Sentinel Events Data-Root Causes by Event Type, 2004-2013. Joint Commission on Accreditation of Healthcare Organizations. Retrieved April 15, 2015, from http://www.jointcommis-

sion.org/Sentinel_Event_Statistics

22. Sittig, D. F. and Singh, H.(2012). Electronic health records and national patient–safety goals. The New England journal of medicine, 367(19):1854–1860.
23. Wachter, R. and Gupta, K.(2018). Understanding Patient Safety. McGraw Hill Education.
24. World Health Organization(2009). Conceptual Framework for the International Classification for Patient Safety. https://www.who.int/patientsafety/implementation/taxonomy/ICPS–report/en/
25. World Health Organization(2011). Patient Safety Curriculum Guide: Multi–Professional Edition. https://www.who.int/publications/i/item/9789241501958
26. World Health Organization(2021). Global patient safety action plan 2021–2030: towards eliminating avoidable harm in health care. https://www.who.int/teams/integrated–health–services/patient–safety/policy/global–patient–safety–action–plan

찾아보기

한글

ㄱ

ㅇ

ㅊ

영어

A

B

C

기타

저자소개

박성애 서울대학교 명예교수
김명자 동의대학교
김인경 송곡대학교
김진현 서울대학교
배현지 안동대학교
이경아 가천대학교
이은희 한림대학교
장해나 동아대학교
정유미 국군간호사관학교
정은영 원광대학교
주미경 경북대학교
황인영 경북대학교

저자와의 협의하에 인지생략

간호관리학 제2판
- 간호정책과 간호경영

발 행 일 2022년 3월 5일 2판 인쇄
2022년 3월 10일 2판 발행
저 자 박성애 김명자 김인경 김진현 배현지 이경아
이은희 장해나 정유미 정은영 주미경 황인영
발 행 인 김재민
발 행 처 정문각 JMK
서울특별시 마포구 백범로 104, 봉화빌딩 4층
출판등록 2011년 1월 19일 제2011−000035호
전 화 02)713-0421~3
팩 스 02)704-6265
전자우편 jmk@jmkp.co.kr
홈페이지 www.jmkp.co.kr

정 가 **35,000원**

ISBN 979-11-6260-224-9 93510